"十三五"国家重点图书出版规划项目

中医临床病证大典

总主编

陈仁寿

眼科病卷

主编

高卫萍

上海科学技术出版社

图书在版编目（CIP）数据

中医临床病证大典. 眼科病卷 / 陈仁寿总主编 ；高
卫萍主编. -- 上海 ：上海科学技术出版社，2020.12
ISBN 978-7-5478-5133-3

Ⅰ．①中… Ⅱ．①陈… ②高… Ⅲ．①中医临床②中
医五官科学—眼科学 Ⅳ．①R24②R276.7

中国版本图书馆CIP数据核字(2020)第211793号

中医临床病证大典·眼科病卷

总主编　陈仁寿

主　编　高卫萍

上海世纪出版(集团)有限公司
上海科学技术出版社　　出版、发行
(上海钦州南路71号　邮政编码 200235　www.sstp.cn)
当纳利(上海)信息技术有限公司印刷
开本 889×1194　1/16　印张 23.75
字数 550千字
2020年12月第1版　2020年12月第1次印刷
ISBN 978-7-5478-5133-3/R·2207
定价：248.00元

内容提要

  《中医临床病证大典·眼科病卷》,以眼科常见病证如针眼、流泪症、暴风客热、聚星障、瞳神紧小、圆翳内障等为纲,通过检索历代中医药古籍,将其中与该病证相关的条文选择摘录,并进行梳理、分类、归纳和阐述。按胞睑、两眦、白睛、黑睛、瞳神等眼不同部位疾病,分别列出总计 10 个章节 121 条病证。每一病证按照辨病名、辨病因、辨病机、辨病证、论治法、论用方等进行逐项归纳,阐述历代医家对眼科病证的内涵、病因病机、预后转归、诊断治疗的认识,总结他们诊治眼科病证的学术理论和临证经验,揭示古今中医眼科临床病证的学术源流。

  眼科病证名称繁多,古代医家对眼的解剖和生理有独特见地,早期各家有异,故同证不同名现象多见。且眼为整体,各部病证可相互传变。本书力求从病证分类、内容取舍等方面体现研究与考证成果,特别是挖掘整理眼科病证体系,梳理辨治方法和规律,"推陈出新""古为今用",使本书成为一部为中医眼科临床、教学、科研提供学习和参考的重要工具书,既为现代临床诊治提供丰富资料,也为中医药科研、新药开发提供有效信息。此外,本书所整理与研究的病证及其内容和体系,对现代中医眼科临床教材与教学方式的改革也将有重要的参考意义。

《眼科病卷》编委会

主　编

高卫萍

副主编

沈乎醒

编　委

（按姓氏笔画为序）

丁　宁　王娇娇　孙心怡　胡欣欣

施立新　桑玲玲　徐　倩　董莹莹

序　言

　　历代医书以传承为旨,记述中医精粹,启悟后人,可谓功德无量。

　　对病证之认识,是中医发展过程的一大升华,以病证为目标,则治病可以做到有的放矢。自《黄帝内经》始,可散见有病名或病证的记载,而到了唐代《备急千金要方》,已形成较为系统的五脏分科,对病证及病证系统的认识逐渐深入并丰富,此后更加日益发展。

　　古人著书立说,擅长总结自己的临床经验,还有一部分熟悉前贤医著的医家,喜欢集解历代医学前贤对病证的认识与治病的思想与经验,并考源与阐释,使分散于众多医书中的内容精华集于同一本医著之中而流传下来。书如明代徐春甫的《古今医统大全》,"撰取历代医源与圣贤立法制方,足为天下准绳者;取诸名医家书与文集,其学本《内经》而方法醇正者。医道以脉为先,分类病证首论病源,病机祖述《内经》与《诸病源候论》"。这种记录中医药文献的范式成了传承中医精华的一种较好的模式,它不仅可以反映历代中医对临床病证的源流与沿革认识,而且较好地将历代对病证认识的精华记述并流传下来。在历史演变过程中,有的著作原书虽已散佚,而正因为了这一类文献,将原书中的全部或部分内容被保存下来,而今天可以从中辑佚原文,以恢复原貌,并且使后人能够十分便捷地查阅到众多古籍中自己所需要的知识。以这种形式所编纂的文献被称为"类书",它较"丛书"的编纂工作难度要大得多。编纂者不仅需要有校勘古医书的能力,而且知识面要求更广,且要熟悉更多的中医药古籍,还需要将众多文献中的资料进行分门别类、编辑排序、归纳点评,使之成为一种全新的文献著作。

　　在类书的编纂上,南京中医药大学中医药文献所与中医文献学科团队的《中药大辞典》《中医方剂大辞典》和《中华本草》做出了很好的榜样,这几本书倾注了一大批专家多年的心血和汗水,它们以记录古代方药认识源流为主,并夹有今人的认识与总结,做到了古今交融,均具有划时代的学术价值。今天这个团队的新一代中医药文献学者,鉴于目前对中医临床病证的系统整理工作尚属空缺,为此以所长陈仁寿教授为首精心策划、带领中青年老师共同编纂《中医临床病证大典》,将成为一部反映历代发展源流的中医病证类临床实用性文献。

　　与前面三部方药类著作相比,关于临床病证的论述在古代文献中更为繁杂,收集与整理起来更加困难。从我已经看到的部分书稿看,这部书前期准备工作十分仔细,编纂中作者们付出了很多的心血。据了解参考古籍文献超过1 000部,稿件中将内容分为病名、病因、病机、病证以及用方、用药,还有医论医案,各项内容分门别类,层次清晰;归纳点评,层层递进。在每一项目中的引用文献,大多数按出处年代排列,这样既避免了重复,又能体现中医知识的发展进程。各个小标题与简要概述起到了点睛的作用,能够帮助读者理解古代文献的原意与内涵,省去中医临床工作查阅古籍的时间,随时可以收集到临床常见病证的文献资料,为诊疗提供思路。

从古代病证到现代疾病,其间经过了中医本身对疾病认识的不断演变,又到现代西方医学疾病的明确诊断,故古今“疾病观”存在明显的差异和区别。可以说,古今疾病名称既有相关性,又有明显的区别,如消渴与糖尿病、头痛与高血压,它们既有关联又有区别,如何利用中医传统理论与疾病认识观来辨治现代疾病常常会造成困惑。因此本书的价值还在于,通过对古代病证进行重新考证与辨别,能引起我们进行古今疾病比较,寻找他们之间的异同点。书中的内容大大超出了我们的现有视野,通过这本书可以让我们对中医古代病证有更加深入和充分的认识,或许通过此,能让新一代中医人,充分利用好中医传统的“病证思维”来辨治现代疾病,真正做到古今融合,守正创新。

书中的每一种病证均具有研究的现实价值与意义,尽管中医临床类教材或参考书籍对一些常见病证都有总结,但从古代大量的文献来看,已有总结都不够全面和系统,如从病证的数量来说,内科疾病只有数十种,但是在古代文献中的病证数量远远超过这些。而且现在的内容一般都不全面,古籍中相关的病证内容要比现在一些教材中丰富得多。所以说《中医临床病证大典》为后人研究病证开辟了一道门径,这或许本就是该书的编纂目的所在。

我还希望通过这部对中医病证进行系统整理的著作,能够对重新构建中医病证体系,让今天的中医人能够真正从中医的角度认识病证,构建既符合古代中医传统病证理论,又能为现代医学思维所接受的“中医病证体系”有所启发。

总之,对历代中医病证的整理总结是一项十分艰巨又有价值的研究工作,《中医临床病证大典》做了很好的尝试工作,希望陈仁寿教授团队在整理总结的基础上,今后能够进一步挖掘中医病证的学术精华,总结古人留下的中医临证学术思想与经验,充分发挥中医古籍中的丰富内涵在诊疗当代疑难病和重大疾病方面的指导作用,真正做到古为今用。

　　故乐而为序!

周仲瑛

2020.11 于南京

前　言

从不同学科角度对中医药文献进行阶段性分类整理研究,一直是历代中医药文献研究领域的重要工作之一,无论从古代的《备急千金要方》《外台秘要》《证类本草》《普济方》《本草纲目》,到当代的《中药大辞典》《中华本草》《中医方剂大辞典》,均成为划时代的著作,为中医药学术的发展起到了促进作用。《中药大辞典》《中华本草》《中医方剂大辞典》等大型著作的出版,表明现代对中医方药的研究成果已有了全面的系统整理,而对于临床中医病证的系统整理工作一直属于空白,因此有必要对中医病证进行系统整理研究,这是编纂本书的初衷之一。

对中医病证的理论和诊治研究历史上的医家均十分重视,并积累了丰富的文献资料,目前中医临床的分科就是在对古代中医病证研究的基础上产生的,古代医家对病证的认识与研究,对现代中医临床产生了极大的影响。然而,通过查阅古代文献可以发现,在古代文献中所记载的病证要比我们现在所认识的病证种类要多得多。在临床上也可以发现,有许多病证从现在的教科书上找不出对应的病证,但是从古代文献中可以找到比较相应的认识和治疗方法。所以对于一些疑难杂证,应不忘从古文献中查找治疗方法。即使是一些古今均属常见病证,也需在中医传统思维下进行辨治,方能起到最佳疗效。

近年来,对中医病证的研究越来越受到重视,许多专家提出应加强对中医临床文献的研究,倡导对中医病证的全面认识,有专家提出"中医临床离不开中医文献的研究"的观点,并举例说明一些疑难杂证在古代文献中可以找到相应的病证,对如何进行治疗具有指导意义,认为对病、证、治的研究是中医临床文献研究的重点,提出要深入挖掘中医文献中有关病证的认识,做到"古为今用"。虽然研究中医病症的相关论文近年来也屡有发表,如水肿、消渴、咳嗽、胃痛等,从认识源流到诊治演变均有归纳和阐释。但大多以单个疾病为主题展开,尚不够系统和全面。部分以古代病证为专题的图书出版物也仅仅以一个或几个疾病为主题进行历代文献的介绍,对内容的分析与分类皆不够深入和细致。

鉴于目前中医临床文献研究的不足及临床需求,我们认为应对历代中医病证文献进行全面而系统的整理和归纳,以病证为纲,从病证名称出处、概念、鉴别、病因病机,到治法、方药、病案等进行逐项介绍,从而反映古今中医文献有关各病证的学术发展源流,阐述历代医家对中医病证病因病机、诊断治疗的认识与发展沿革,总结他们诊治各科病证的学术理论和临证经验,编撰完成一部为中医临床、教学、科研提供学习和参考的工具书,既为现代临床诊治提供丰富资料,以提高中医临床诊疗水平,也为中医药科研、新药开发提供有效信息。此外,系统整理研究中医病证及其内容和体系,对中医临床教材与教学方式的改革也将有重要的参考意义。为此,我们一直在计划并实施编纂这样一部大型的中医临床病证文献著作《中医临床病证大典》。经过多年的努力,本书被列入"十三五"国家重点图书出版规划项目,并得到了很多专家与上海科学技术出版社的大力支持。

收载病证的中医古籍浩如烟海,各种病证分散在不同的书籍之中,为此在编纂过程中,我们首先对中医古籍进行目录编排、版本考证,并参考有关病证辞书,制定了文献目标,涉及中医古籍逾1 000种,从中采集各种病证,确定了总目录与各科分目录。接下来以病证为纲,对历代文献进行考证、梳理、分类、简评,对病证正本清源、梳理源流、整理治法、古今对照,从而系统介绍历代文献对临床病证从病名、病因、病机、病证到治法、方剂、药物、医论与医案等内容,尽可能为现代临床提供丰富的古代文献资料。

从古代病证到现代疾病,其间经过了中医本身对疾病认识的不断演变,又到现代西方医学疾病的明确诊断,故古今"疾病观"存在明显的差异和区别。可以说,古今疾病名称既有相关性,又有明显的区别,如消渴与糖尿病、头痛与高血压,它们既有关联又有区别,可以说古代文献中的中医病名与现代某一病名绝对一致者,这样的病证十分稀少。因此本书主要以中医病名为纲,但在分类与分科上,书中或多或少蕴含我们对古今病证(病名)相关性的探索。当然,中医病证(病名)认识下的文献摘录与编排,对于利用好中医传统的"病证思维"来辨治现代疾病,具有很大的指导意义。

中医对病证的认识与现代疾病完全是两条不同的思路,不仅古今病名无法一一对应,而且从现代疾病观的角度看,古代疾病本身也存在混杂的现象,如泄泻与痢疾、胃痛与腹痛、痞病与积病等。对于疾病的认识，今天的中医已经无法完全脱离现代疾病的知识，因此我们尽量将一些古代资料尽可能按照不同病证进行分开摘录与表述，但一些无法分开的病证资料只能并存共载，如泄泻与痢疾，宋之前资料混杂较为严重，宋以后尽量做到尽量分开。从现代医学的角度，古代病证的"混杂"，或许正是中医病证体系和架构的特征，所以必须予以保留，为中医临床提供"守正"思路与方法。

历代中医药文献对于病证的记载，资料重复甚至抄袭的现象十分严重，我们在编纂过程中，对于重复者尽量予以删除，但有些资料为了保持文献的完成性，部分重复的内容有所保留。按病名、病因、病机到医案分类后的引用资料，均按年代排列。本书的编纂风格，以收载历代医家论述为主，通过建立小标题与撰写概述的方式，对古代文献进行归纳评述，给现代中医临床给予指导。

全书按内、外、妇、儿、眼、耳鼻喉科分类编纂，内科下又分脾胃病、肺系病、肾系病、心系病、肝系病等，分不同卷册分批出版。各册之间的内容亦是尽量避免重复，但由于病名的重合以及资料的不可分割，因此少量的重复也在所难免。

本书的编写难度超出了预期的想象，不仅涉及资料多、年代跨越长，而且历代文献存在相互摘抄的情况，因此内容重复现象也十分严重，加上很多资料的流传过程中，错漏亦不时存在。为此编纂中尽管允许借助电子图书或现代网络寻找资料线索，但要求认真核对原文，出处也尽量选择最佳版本，以保证原文的正确性。然而，由于工作量过大，时间有限，加上作者水平的原因，书中错漏难免存在，敬请读者与同行批评指正，以便再版时修改！

编　者

2020.10

凡　例

………………　一、本书是一部全面介绍中医临床病证的文献类著作,书中对中医药古籍中的主要病证进行梳理、分类、归纳并简述,以便对中医临床病证有一个全面系统整理与展示,可供现代中医临床工作者查阅与参考。

………………　二、全书按脾胃病卷、肾系病卷、肺系病卷、肝系病卷、心系病卷、伤寒温病卷、气血津液病卷、肢体经络病卷、妇科病卷、儿科病卷、眼科病卷、外科病卷、皮肤科病卷、耳鼻喉科病卷编排,原则上是 1 卷 1 册,少数 2 卷 1 册。每卷下设若干临床常见病证。

………………　三、内科五脏病及伤寒温病、气血津液病、肢体经络病每卷下所列病证从常见病到非常见病排序,妇科病、儿科病、眼科病、外科病、皮肤科病、耳鼻喉科病基本按照现代中医教材上的疾病分类系统编排。

………………　四、每个病证记录历代有关病名、病因、病机、证候、治法、方剂、药物、医论、医案的文献论述,并对文献进行分类与归纳,通过列出标题或撰写概述,对所摘录的文献进行必要的小结。

　　1. 辨病名:主要收录历代文献有关该病的名称论述,包括病名的命名方式、分类及其他名称,反映历代对该病病名认识的历史演变。

　　2. 辨病因:主要收录历代文献对该病有关病因的论述,包括内因、外因、不内外因等各种致病原因。

　　3. 辨病机:主要收录历代文献对该病有关疾病产生机理的论述。病因与病机的内容常常在一起论述,根据主要论述的角度会将内容收录于辨病因或辨病机项中。

　　4. 辨病证:主要收录历代文献中关于该病的症候属性(外感内伤、脏腑、寒热、阴阳、缓急)、色脉、吉凶等内容。

5. 论治法：主要收录历代文献中有关该病的治疗大法、原则、禁忌等内容。

6. 论用方：主要收录历代文献中有关该病的治疗处方，包括通用方、某病方，主要是有名方为主，收载少量的无名方。

7. 论用药：主要收录历代文献有关某药治疗该病的论述，药物依照笔画排序。

8. 医论医案：主要收录文献中有关该病治疗思路的论述和/或典型病案。

五、书中引文力求正确，发现有问题者根据校勘原则予以迳改，不出注。原文按照成书年代排列。本书根据编写要求，对古籍原文进行了分割摘录，为了保持句子的完整性，部分原文段落会有少量重复。

目 录

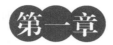

胞睑疾病

针眼

【辨病名】

针眼指胞睑边缘生疖,红肿疼痛,三五日间便生浓汁的眼病。又名偷针、土疳、土疡。相当于西医的睑腺炎,又称麦粒肿。

《诸病源候论·目病诸候·针眼候》:"人有眼内眦头忽结成疱,三五日间便生脓汁,世呼为偷针。"

《秘传眼科龙木论·卷之七·诸家秘要名方·巢氏针眼候》:"凡眼内眦头忽结成疱,三五日间,便生脓汁,世呼为偷针。"

《外科启玄·卷之九·偷针眼》:"凡大人小儿眼眦角上有小疮疖,肿起作痛,亦是心胆小肠之火盛也。凡有此疮,胸背上必有小疮寠累,宜用针刺出其血,眼角疮眦则自愈矣,故名曰偷针眼。"

《证治准绳·杂病·七窍门上·目疮疣》:"土疳证,谓睥上生毒,俗呼偷针眼是也。有一目生又一目者,有止生一目者。"

《审视瑶函·卷四·目疣·土疳症》:"土疳之病,俗号偷针。"

《外科大成·卷三·眼部·针眼》:"针眼,土疳也,小疮生于眼睫间。微者不脓而愈,甚者成漏。入风则头面发肿,目亦赤疼。"

《杂病源流犀烛·卷二十二·面部病源流·治面部病方十二》:"眼胞上生疮痦,名偷针眼。"

《疡医大全·卷十·正面头面部·偷针眼门主论》:"申斗垣曰:此心胆小肠之火壅盛也,眼眦角上起寠作肿,久则溃脓。凡有此疮,其人胸背上必有小疮寠累,但以针挑出血,则眼角疮不治自愈矣。故名曰偷针,俗名偷针寠。(《启玄》)"

《金匮启钥(眼科)·卷四·目疣·土疳论》:"土疳者,谓睥上生疮,俗呼偷针眼是也。其候有一目生而传两目者,有只生一目者,有微邪不出脓血而愈者……或问俗呼偷针何也?尝闻初生小儿疱,视其背上,即有细细红点,以针刺破,其患即瘥,故号曰偷针也。"

【辨病因】

1. 热气客眦间,热搏津液而成

《诸病源候论·目病诸候·针眼候》:"此由热气客在眦间,热搏于津液所成。但其热势轻者,故止小小结聚,汁溃热歇乃瘥。"

《玉机微义·卷二十九·眼目门·论偷针眼》:"谨按:世传眼眦初生小疱,视其背上,即有细红点如疱,以针刺破,眼时即瘥,故名偷针,实解太阳经结热也。"

《张氏医通·卷八·七窍门上·目疮疣》:"实热生疮,有痛痒轻重不同。重则堆积高厚,紫血脓烂,而腥臭如瘀滞之证。膏涸水浊,每每流于脾眦成疮,血散而疮自除。别无痛肿证者,轻而无妨。若火盛疮生,堆重带肿痛者,又当急治,恐浊气沿入而病及于珠也。"

2. 犯触辛热燥腻脂肥之物,脾胃积热所致

《世医得效方·卷第十六·眼科·五轮八廓》:"肉轮病:因多餐热物,好吃五辛,远道奔驰,驻晴骤骑,食饱耽眠,积风痰壅,其候胞眩赤肿,暴赤昏蒙,眼泪常盈,倒睫涩痛,瘀血侵晴,宜疏醒脾药。泽廓病:因春不宣解,冬聚阳毒,多吃脂肥,过餐热物。致令脑脂凝聚,血泪攻潮,有如雾笼,复见飞蜂缭绕,黑花常满,难于瞻视。"

《证治准绳·杂病·目·目疮疣》:"有邪微不出脓血而愈者,有犯触辛热燥腻、风沙烟火,为漏为吊败者,有窍未实,因风乘虚而入,头脑俱肿,目亦赤痛者。其病不一,当随宜治之。"

【辨病机】

肉轮属脾,两眦属心,脾经受热毒而传于肝,肝受脾毒内生眦疡;心、胆、小肠之火亦可致眼角上生小疮疖。

《太平圣惠方·卷第三十二·眼》:"论脾脏病者应于肉轮,肉轮病即睑内肿疼,眦头涩痛,眼见飞丝缭乱,又如毛发纵横,夜半甚于昏黄,日没增于早起,此是脾脏之疾。"

《明目至宝·卷一·明堂问答七十二证之因》:"七十问曰:挑针眼者,何也?答曰:此脾经受热毒传于肝,肝受脾毒也,令胞睑上生疖名曰挑针,宜服消毒饮子、洗心散、当归丸。"

《外科启玄·卷之九·偷针眼》:"凡大人小儿眼眦角上有小疮疖,肿起作痛,亦是心胆小肠之火盛也。凡有此疮,胸背上必有小疮窠累,宜用针刺出其血,眼角疮眦则自愈矣,故名曰偷针眼。再以泻心火药服之更效。"

《洞天奥旨·卷十三·偷针眼》:"眼角上生小疮疖肿起,乃心、胆、小肠之火也。火重则生,火衰则轻,毋论大人小儿,往往皆生此疮。凡生此疮者,必须胸背之上,觅别有小疮否,如或有之,疮窠上累累者,宜用针刺出其血,眼角疮自愈矣。倘若未愈,宜诊其脉,看何经火盛,用药微泻之必愈。"

《医宗金鉴·外科心法要诀·眼部·针眼》:"针眼眼睫豆粒形,轻者洗消脓不成,甚则赤痛脓针愈,破后风侵浮肿生。此证生于眼皮毛睫间,由脾经风热而成,形如豆粒有尖。"

《杂病源流犀烛·卷二十二·面部门·目病源流》:"偷针眼,或太阳结热,或脾家积热,兼宿食不消,令目眦生小泡如疮,以针刺破即差。"

《针灸易学·卷上·二认症定穴·眼目门》:"肉轮赤肿,火乘脾也。"

《金匮启钥(眼科)·卷四·目疡·土疳论》:"有窍未实,因风乘虚而入,头脑俱肿,目亦赤痛者,为病不一,总无非脾客燥热,瘀滞积于眦间,热搏于津液所成。治宜服清脾散,外用南星、生地为膏贴之,无不即效。"

《家用良方·卷一·治身体各症》:"针眼,俗名偷针。珠生于眼皮上,如赤珠,由脾经风。"

《吴氏医方汇编·第一册·目症》:"一目内眦忽结成泡,三日内便生脓汁者,为之目疖,乃心经邪热而成。"

【辨病证】

辨症候

针眼之辨证主症有眼胞上生疮疖,初起发痒,而后焮肿疼痛,继之脓溃。此肿疡细小,生于睑缘之处,皆当细察。

《圣济总录·卷第一百一十三·针眼》:"针眼者,以邪热搏于血脉,上攻眼目,发于睑眦,结焮肿痛,赤根白头,包裹脓汁,痛如针刺,治法当详其外证,随宜砭刺,决泄邪毒,后以消肿败热之剂,断其根本。"

《眼科锦囊·卷二·外障篇·病系胞睑之证》:"麦粒肿,汉名偷针眼。乃细小之肿疡,生睑缘弓状软骨之部,其初起发痒,而后焮肿疼痛,必为脓溃。惟是小儿少壮之人往往有之,大人极少也。误治之,则坚硬甲错变成固结肿。若积日经月,则必刺戟眼珠以发翳。"

【论治法】

本病治则多以祛风清热,清脾泻热,消肿止痛为主。内外同治,外治为主。外治方法则用膏剂外敷局部或太阳穴,外洗、针刺患部,或用铍针除其脓等法。

1. 内治法

《银海精微·卷上·睑生偷针》:"问曰:人之患目睑生小疮,俗名偷针者何也?答曰……此症番转睑皮,剔洗瘀血,点用清凉散,先宜服退赤散,后用通精散、泻脾饮。"

《审视瑶函·卷四·目疡·土疳症》:"因其病而治之,宜服敷。清脾散。"

《外科大成·卷三·眼部·针眼》:"初起以针刺破即瘥。芎皮散,治针眼:川芎(为君)、青皮(减半)为末。每服二钱,煎细茶、菊花汤调服。"

《医宗金鉴·外科心法要诀·眼部·针眼》:"亦有破后邪风侵入疮口,令人头面浮肿、目赤涩痛者,外仍洗之,内服芎皮散即愈。"

《家用良方·卷一·治身体各症》:"如风热甚者,色赤多肿痛,洗之不消。即用川芎、青皮、白菊花、煎水调服二钱,数次即愈。"

2. 外治法

《华佗神方·卷九·华佗治睑肿如粟神方》:

"俗名偷针眼。取生南星、生地黄各等分同研成膏,贴二太阳穴,肿自渐消。"

《太平圣惠方·卷第三十二·治针眼诸方》:"世呼为偷针,此由热气客在眦间,津液所成。但其热势轻,故止小结聚汁,温热歇乃瘥。亦可针破捏去之。凡针,须翻眼皮里针之,若于外畔,恐作瘢痕。又虑风入,往往有此状也。"

《证治准绳·杂病·目·目疮疣》:"治偷针眼方,南星,生为末三钱,生地黄不拘多少,一处研成膏。贴太阳两边,肿自消。又方,生姜捣细盦之,泪出即愈。"

《外科大成·卷三·眼部·针眼》:"外以枯矾末、鸡子清调敷。肿者用南星末同生地黄捣膏。贴太阳穴而肿自消。"

《医宗金鉴·外科心法要诀·卷五·眼部》:"(针眼)初起轻者,宜用如意金黄散,盐汤冲洗,脓不成即消矣。风热甚者,色赤多痛,洗之不消,脓已成也,候熟针之,贴黄连膏。"

《疡医大全·卷十·正面头面部·偷针眼门主论》:"《启玄》:章氏曰:偷针眼,初起令患人自用针尖对患上,轻轻戳四十九下,自消。《经验》:王氏曰:偷针眼,初起翻过眼胞,眦内有一细眼,用头发一根,刺入泪出自愈。《集效》:《秘录》曰:偷针眼,其人背上膏肓穴有红点,但以针挑破,即愈。东垣曰:偷针眼又名挑针毒,乃肝脾积热所致,初起用冷水以手拍脑后、背膊百遍,看有红筋白泡起,用小针刺破其泡,其肿自消;又曰:偷针眼,用糯稻七粒,每粒在泡上轻轻撞之,七粒七下,自消。《心法》曰:偷针眼生于眼皮毛睫间,由脾经风热而成,形如豆粒有尖,初起轻者,宜金黄散盐汤冲洗,脓未成即消矣。如洗之不消,候脓熟针之。如破后冒风浮肿,用芎皮散,外用枯矾末,鸡蛋清调敷肿处。"

《是斋百一选方·卷之九·第十二门·咒偷针眼》:"已结赤肿,未成脓者,神验!取患人衣衫角,以手紧捻,定于所患眼大眦上,揾之,每一揾即念一声云:移甚底移橄眼,如此一气念七遍,揾七揾讫,即随声就手捻,令紧打一结,结定,自然便退,直候眼安方解。切在志诚,不须令病人知咒语,或欲自咒自移亦可。"

《眼科锦囊·卷二·外障篇·病系胞睑之证》:"(麦粒肿)治法起先用铍针,而可除其脓。

自然脓溃漏脱者,亦为不少焉。倘若变于固结肿者,宜用洗蒸剂,以缓和之。割破肿头,除去所藏病毒。此证有屡发者,此胃中畜积污液之人也。施手术之后,宜与下剂。"

《家用良方·卷一·治身体各症》:"盐汤热洗。或以鸡蛋清,调熟明矾敷,即消。"

《济世神验良方·目疾门》:"偷针眼,初起时,看患人背上有红疱如蚊叮状,用指揩碎出血,即消。"

3. 针灸法

针挑法,在背部膏肓俞附近找出红点挑破,即愈。

《针灸大全·卷之一·治病十一证歌》:"更向大都针眼痛,太渊穴内用行针。牙痛三分针吕细,齿疼依前指上明。更推大都左之右,交互相迎仔细寻。"

《杨敬斋针灸全书·卷之下·治病十一证歌》:"头风头痛与牙疼,合谷三间两穴寻;更向大都针眼痛,太渊穴内用行针;牙痛三分针吕细,齿疼依前指上明;更推大都左之右,交互相迎仔细寻。"

《明目至宝·卷四·治眼方·针眼痛》:"泪出须先泻后补,穴道:光明二穴,合谷二穴,风池二穴,行间、睛明二穴。"

《急救广生集·卷九·外治补遗·偷针》:"背上膏肓穴上有红点,用针挑破即愈。"

《针灸逢源·卷五·证治参详·目病》:"三阴交,眼睑动;头维、攒竹,偷针眼、眼内眦生小块。"

《验方新编·卷一·目部·眼边忽然红肿发痒》:"名偷针眼。背上膏肓穴处(第三节骨两旁是),有红点,用针挑破,即愈。如不用针挑,用灯芯一烧即愈。如不见点,用大梳背频频刮之,红点自现出也。又方:臭虫血,每日点数次,其效如神。又方:用蛇蜕皮贴之,立愈。又方:白芨磨水点之,亦效。"

【论用方】

1. 退赤散(《银海精微·卷上·睑生偷针》)

治睑之间时发疮毒,俗名偷针。

黄芩　黄连　白芷　当归　赤芍药　栀子　桑白皮　木通　桔梗　连翘

每服水煎,食后服。

2. 通精散（《银海精微·卷上·睑生偷针》）

治睑之间时发疮毒,俗名偷针。

防风 川芎 当归 赤芍药 大黄 芒硝 蒺藜 石膏 黄芩 甘草 桔梗 牙硝 黄连 羌活 滑石 荆芥

上用姜三片,食后服。

3. 泻脾饮（《银海精微·卷上·睑生偷针》）

治睑之间时发疮毒,俗名偷针。

茺蔚子 防风 黄芩 玄参 栀子 石膏 大黄（炙） 知母 黄柏

4. 大黄散（《太平圣惠方·卷第三十二·治针眼诸方》）

治风热毒气,忽冲眼睑,生如米豆,名曰针眼;或白睛似水泡,疼痛,不可睡卧。

川大黄（锉碎,微炒） 黄连（去须） 蓝叶川朴硝（各一两） 川升麻 决明子（微炒） 黄芩 栀子仁（以上各三分） 甘草（半两,炙微赤,锉）

上件药,捣粗罗为散。每服三钱,以水一中盏,煎至六分,去滓。每于食后及夜临卧,温服。忌炙爆油腻面生果。

5. 玄参散（《太平圣惠方·卷第三十二·治针眼诸方》）

治针眼赤肿,心躁,风热壅滞,眼开即涩痛。

玄参（一两） 甘菊花（三分） 防风（一两,去芦头） 羚羊角屑（三分） 蔓荆子（三分） 赤芍药（三分） 马牙硝（一两） 子芩（一两） 甘草（半两,炙微赤,锉）

上件药,捣粗罗为散。每服三钱,以水一中盏,煎至六分,去滓。每于食后温服,临卧再服之。

6. 赤羚羊角散（《太平圣惠方·卷第三十二·治针眼诸方》）

治肝膈虚热,生针眼肿。

羚羊角屑（三分） 茯神（一两） 防风（一两,去芦头） 麦门冬（一两半,去心,焙） 地骨皮（一两） 枳实（二分,麸炒微黄） 蕤仁（三分） 甘草（半两,炙微赤,锉）

上件药,捣粗罗为散。每服三钱,以水一中盏,煎至六分,去滓,入地黄汁半合,更煎一沸。每于食后温服之。

7. 牛黄散（《太平圣惠方·卷第三十二·治针眼诸方》）

治针眼,睑内生疱如豆大,隐睛,肿痛。

牛黄（一分,细研） 黄连（去须,一两） 玄参（一两） 犀角屑（一两） 柴胡〔一(二)两,去苗〕 川升麻 决明子 郁金 栀子仁（以上各一两）

上件药,捣细罗为散,入牛黄研匀。每于食后,以竹叶汤,调下一钱,夜临卧再服之。

8. 熁毒膏（《太平圣惠方·卷第三十二·治针眼诸方》）

治针眼碜涩肿痛。

川大黄（三两） 木香（一两） 玄参（二两） 白蔹（二两） 射干（二两） 川芒硝（二两）

上件药,捣罗为散。以鸡子白调如膏,贴熁眼睑上,干即易之。

9. 熁眼方（《太平圣惠方·卷第三十二·治针眼诸方》）

治针眼暴赤成疮,疼痛,羞明。

玄参（一两） 黄芩（一两） 黄连（一两,去须）

上件药,捣细罗为散。以猪胆汁和令稠,剪帛子可眼大小,匀摊药,贴睑上,干即易之。

10. 针眼疼痛方（《太平圣惠方·卷第三十二·治针眼诸方》）

治针眼疼痛。

黄连（去须） 杏仁（汤浸去皮尖） 黄柏（以上各半两）

上件药,捣令碎,以绵裹,纳生地黄汁中浸,频点目中。

11. 半夏汤（《圣济总录·卷第一百一十三·针眼》）

治热客目眦,结成肿疱,俗呼偷针者。

半夏（汤洗七遍去滑） 细辛（去苗叶,各一两） 前胡（去芦头） 枳壳（去瓤麸炒,各二两） 乌梅肉（半两）

上五味,粗捣筛。每服五钱匕,水一盏半,入生姜一枣大拍碎,同煎至六分,去滓食后,临卧温服。

12. 前胡汤（《圣济总录·卷第一百一十三·针眼》）

治热气客目,内眦肿起。

前胡（去芦头,二两） 芍药 青葙子 决明子（微炒） 细辛（去苗叶） 车前子 栀子仁（各上七味,锉如麻豆大。每服五钱匕,水一盏半,入竹叶七片,煎至七分,去滓入芒硝末一钱匕,再煎一沸,食后临卧温服,微利为度。

13. 麦门冬汤(《圣济总录·卷第一百一十三·针眼》)

治目内眦成疱,三五日间,生脓汁者。

麦门冬(去心,焙) 旋覆花 木通(锉) 大青(各一两半) 茯神(去木) 黄连(去须,各一两)

上六味,粗捣筛。每服五钱匕,水一盏半,煎至七分,去滓入生地黄汁半合,芒硝末半钱匕,更煎三二沸,食后临卧温服。

14. 药汤方(《圣济总录·卷第一百一十三·针眼》)

治热毒攻目眦,目肿起有脓汁者。

赤芍药(一两半) 羚羊角(镑) 玄参 防风(去叉) 黄芩(去黑心,各一两) 蔓荆实 甘菊花(各三钱)

上七味,粗捣筛。每服五钱匕,水一盏半,煎至七分,去滓入马牙硝一钱匕,食后临卧温服。

15. 大黄汤(《圣济总录·卷第一百一十三·针眼》)

治眼暴热痛,眦头肿起。

大黄(锉,炒) 枳壳(去瓤,麸炒) 芍药(各三两) 山栀子仁 黄芩(去黑心,各二两)

上五味,粗捣筛。每服五钱匕,水一盏半,煎至七分,去滓食后临卧服。

16. 点眼石胆散(《圣济总录·卷第一百一十三·针眼》)

治针眼暴肿痛不得开。

石胆(研如粉,一分) 黄连(去须,捣) 黄柏(去粗皮,捣,各三分) 蕤仁(去皮,研) 铜青(研) 芒硝(各半两)

上六味末,更入乳钵中,重研令极细匀,每取如黍米大,点目眦头。

17. 蕤仁煎(《圣济总录·卷第一百一十三·针眼》)

治热毒攻注,目眦肿结赤痛。

蕤仁(去皮,研) 秦皮(去粗皮) 黄柏(去粗皮) 青竹茹(洗,切,各一两) 栀子仁(半两)

上五味,锉碎拌匀。以水三升,入铜器内,煎取一升,以绵滤取清汁点眼,日三五度。

18. 洗眼石胆散(《圣济总录·卷第一百一十三·针眼》)

治眼忽结肿。

石胆(煅令白,去火毒) 滑石(研,各一两) 秦皮(半两,为末) 腻粉(二钱匕)

上四味,同研匀。每用一字,汤浸候温,闭目洗两眦头,以冷为度。

19. 洗心散(《明目至宝·卷一·论五行所属金木水火土位》)

治心经热毒暴赤,针眼疼痛。

生地黄 白芍药 川芎 槐花 当归 防风 朴硝 荆芥 大黄 甘草 栀子仁(炒,为末) 龙胆草

上药各等分为末,淡竹叶煎汤调下,每服三五钱,重者日三服。

20. 清脾散(《审视瑶函·卷四·目疣·土疳症》)

清热解毒化瘀,治土疳之病。

薄荷叶 升麻 甘草(减半) 山栀仁(炒) 赤芍药 枳壳 黄芩 广陈皮 藿香叶 石膏 防风(各等分)

上为细末。每服二钱五分,白水煎服。

21. 敷药方(《审视瑶函·卷四·目疣·土疳症》)

清热解毒化瘀,治土疳之病。

生南星(三钱,研末) 生地黄(五钱)

上共捣烂为膏,贴太阳穴,其肿即消矣。

22. 芎皮散(《外科证治全书·卷一·眼部证治·偷针眼》)

治生睫边,形如豆粒有尖。

川芎(二两) 青皮(一两)

共为细末。每服二钱,菊花煎汤调服。

第二节

眼丹

【辨病名】

眼丹指上下眼睑,甚至整个眼胞红肿疼痛,甚至溃烂流水的急症眼病。又名眼狐狸。相当于西医的眼睑蜂窝织炎。

《幼幼新书·卷第三十五·丹候第一》:"眼丹:眼卒然赤肿,生翳,至有十数翳者是也。"

《外科大成·卷三·眼部·眼丹》:"眼丹生于眼胞。"

《洞天奥旨·卷十三·眼丹胞》:"眼胞为肉轮,属脾胃,乃土之象也。人肉轮上生胞,红肿而作脓,名曰眼丹,又名眼狐狸。此胃火沸腾而上炽于目也。"

《外科证治全书·卷一·痈疽部位名记》:"红肿曰痈,白塌曰疽,部位既殊,称名亦异……于眼为时火眼,为淹缠赤眼,为眼丹。"

《吴氏医方汇编·第一册·目症》:"一目泡,或上或下生疮,为之眼丹。"

【辨病因】

风热客于胞睑,发为痈肿;素体脾胃湿热,复外感风热之邪,以致胞睑红肿疼痛,硬结难消,热偏甚者,皮色红紫,甚则破溃。

《外科正宗·卷之四·杂疮毒门·眼丹第一百》:"眼丹脾经有风,胃经多热,共结为肿。风多者则浮肿易消,热甚者则坚肿难收。"

《疡医大全·卷十·正面头面部·眼丹门主论》:"陈实功曰:眼丹乃脾经有风,胃经多热,共结为肿……《心法》曰:眼丹若肿突下垂,不能视物者,偏于风盛也,浮肿易消;若焮红色紫,坚硬者,偏于热盛也,肿硬难消。"

《外科十法·外科症治方药·眼丹》:"眼丹,眼旁生泡,溃而流水也。属风热。"

《外科备要·卷一·目部·眼丹》:"生上、下眼胞内,红肿疼痛。由脾胃湿热受风而成。若肿硬(或软)下垂不能视物者风偏盛也,浮肿易消。焮热色紫,坚硬甚者,热偏盛也。"

【辨病机】

1. 心经受毒,热传脾胃,热毒升上,气血凝聚成丹

《疡科心得集·卷上·辨眼丹眼漏论》:"夫眼丹者,生于眼胞,或在上,或在下。眼胞属脾胃,证虽见于脾胃之部,实由心经受毒,热传脾胃,热毒升上,以致气血凝聚而成丹毒也。"

2. 心肝积热,毒气上冲,血壅成丹

《万氏秘传外科心法·卷之八·面图形十五症·上下眼丹》:"上眼丹生于眼胞之上,下丹生于眼胞之下,赤肿而痛痒不一……乃心肝积热,毒气上冲,血壅而成也。"

【辨病证】

1. 辨症候

本病多为外感风热之邪,或素体脾胃湿热,胞睑属肉轮,肉轮属脾,肉轮之病多属脾病。

《洞天奥旨·卷十三·眼丹胞》:"眼胞为肉轮,属脾胃,乃土之象也。人肉轮上生胞,红肿而作脓,名曰眼丹,又名眼狐狸。此胃火沸腾而上炽于目也。"

《医宗金鉴·外科心法要诀·卷五·眼部》:"眼丹眼胞上下生,红热肿痛软偏风,焮热紫硬偏于热。"

2. 辨吉凶

眼丹为眼科急症,硬结难消,热毒甚者,易溃烂,溃烂部位靠近睛明穴,形成瘘道,溃脓不断,难以愈合。

《幼幼新书·卷第三十五·眼丹第四》:"《集验方》治小儿眼卒然赤肿、生翳,至有十数翳者,名眼丹方。迟救之,必能损目。"

《医宗金鉴·外科心法要诀·卷五·眼部》:"眼丹眼胞上下生,红热肿痛软偏风,焮热紫硬偏于热……此证宜速溃,迟则溃深穿透眼胞,成漏难敛。"

《疡科心得集·卷上·辨眼丹眼漏论》:"夫眼丹者……风多者,则浮肿易消;热甚者,则坚肿难散……如脓成,急以针刺之,迟则眼头自破。此乃睛明穴,内空难敛,成漏者多。"

《吴氏医方汇编·第一册·目症》:"一目泡,或上或下生疮,为之眼丹,乃脾经有风、胃经有热而成。未溃,以清热散毒为主;已溃者,当加意调养,否则易于成漏。"

《万氏秘传外科心法·卷之八·面图形十五症·上下眼丹》:"上眼丹生于眼胞之上,下丹生于眼胞之下,赤肿而痛痒不一,若不治,恐成脓流坏眼目。"

【论治法】

内治法以清热祛风解毒为主;外治分为未破溃时局部清热解毒药外敷,破溃后敷药促进破溃

口收敛。

1. 内治法

《证类本草·卷第十二·榆皮》："孟诜云……眼丹，石人采叶生服一两顿佳。"

《外科启玄·卷之九·眼丹》："凡眼胞属脾胃，谓之内输，如赤肿甚不作脓为之眼丹。内宜泻胃火三黄汤丸，外宜水澄膏涂之即愈。"

《外科大成·卷三·眼部·眼丹》："眼丹生于眼胞。红热肿痛。由脾胃二经风热所致。若风盛则浮肿易散。热甚则坚肿难消。初起宜败毒黄连丸清之。"

《外科十法·外科症治方药·眼丹》："眼丹，眼旁生泡，溃而流水也。属风热，加味逍遥散主之。又眼珠忽然肿胀突出，属祟症，平祟散主之。"

《彤园医书(外科)·卷之二·外科病症·目部》："初起俱服荆防败毒散汗之，如口渴便燥，次服内疏黄连汤下之。如日久不消当服透脓散。"

《疡科捷径·卷上·眼部·眼丹》："眼丹上下眼疱生，红肿焮疼风热成。宜服桑丹清毒饮，已成托里透脓行。"

《外科证治全书·卷一·眼部证治·眼丹》："风热搏于眼胞，则患眼丹，红肿胀痛。风盛者肿软下垂，不能视物，用荆防败毒散散之。热盛者焮红，紫色坚硬或疼痛，用仙方活命饮去栝蒌根加羌活、川芎消之。如日久不消，成脓欲溃者，按阳痈则例治之。然须速愈，若溃久溃深，亦能成漏。"

《吴氏医方汇编·第一册·目症》："一目泡，或上或下生疮，为之眼丹，乃脾经有风、胃经有热而成。未溃，以清热散毒为主；已溃者，当加意调养，否则易于成漏。"

《外科证治秘要·第七章·眼丹、眼漏、眼胞痰核》："眼丹，眼胞红肿，属风热。软者自消，硬者成脓，治以清热散风可也。"

2. 外治法

《外科正宗·卷之四·杂疮毒门·眼丹第一百》："初起宜用金黄散敷之，有表症者荆防败毒散，里症者清胃散加大黄利之；如后不散，必欲作脓，宜换膏贴之，脓成者即针。迟则眼头自破，此乃睛明穴，内空难敛，成漏者多。"

《医方集宜·卷之六·眼目门·治方》："(明目益肾丸)治眼丹赤肿作疼，用厨上使用旧瓢穰刮下敷患处即愈。"

《外科大成·卷三·眼部·眼丹》："甚者贵金丸下之；外贴精猪肉片，或涂坎宫锭子，俟脓成则针之，贝叶膏贴之收口。"

《彤园医书(外科)·卷之二·外科病症·目部》："初起用如意金黄散以热水泡汁，鸡翎蘸涂。肿久不消者，当令速溃以防内腐，须贴琥珀膏。"

【论用方】

1. 葵子散(《太平圣惠方·卷第三十二·治丹石毒上攻眼目诸方》)

治眼丹石毒，先面赤口干，目黄赤睛疼痛，恐变生翳障。

葵子豉（微炒） 犀角屑 地榆（锉） 川升麻 露蜂房（微炒，各一两） 甘草（三分，炙微赤，锉）

上件药，捣粗罗为散。每服四钱，以水一中盏，煎至六分，去滓。每于食后温服。忌炙爆热面。

2. 犀角散(《太平圣惠方·卷第三十二·治丹石毒上攻眼目诸方》)

治丹石毒上攻眼目，赤肿疼痛。

犀角屑（三分） 川升麻 黄芩 栀子仁 甘菊花 玄参 川大黄（锉碎，微炒，各三分） 麦门冬（一两半，去心，焙） 甘草（半两，炙微赤，锉）

上件药，捣粗罗为散。每服四钱，以水一中盏，入竹叶二七片，煎至六分，去滓，每于食后温服。

3. 羚羊角散(《太平圣惠方·卷第三十二·治丹石毒上攻眼目诸方》)

治丹石毒上攻眼黑白睛，肿胀疼痛，开张不得，心神烦闷。

羚羊角屑（一两） 地骨皮（三分） 黄芩（三分） 麦门冬（一两半，去心，焙） 秦艽（半两，去苗） 柴胡（半两，去苗） 栀子仁（半两） 车前子（三分） 葳蕤（半两） 川升麻（半两） 甘草（半两，炙微赤，锉）

上件药，捣粗罗为散。每服四钱，以水一中盏，煎至六分，去滓，不计时候温服。

4. 车前子散(《太平圣惠方·卷第三十二·治丹石毒上攻眼目诸方》)

治丹石毒上攻眼黑白睛，肿胀疼痛，开张不得，心神烦闷。

车前子　川升麻　羚羊角屑　赤芍药　黄芩　川大黄（锉碎，微炒，各一两）　麦门冬（一两半，去心，焙）　甘草（半两，炙微赤，锉）

上件药，捣粗罗为散。每服四钱，以水一中盏，入竹叶二七片，煎至六分，去滓，不计时候温服。

5. 芒硝散（《太平圣惠方·卷第三十二·治丹石毒上攻眼目诸方》）

治丹石毒攻眼，疼痛肿生翳，心神躁乱。

川芒硝　黄连（去须）　黄芩　枳壳（麸炒微黄，去瓤）　栀子仁　钩藤（锉，以上各一两）　川大黄（三分，锉碎，微炒）　甘草（三分，炙微赤，锉）

上件药，捣细罗为散。每于食后，以乌豆汤，调下二钱。

6. 大黄丸（《太平圣惠方·卷第三十二·治丹石毒上攻眼目诸方》）

治丹石毒上攻眼，目赤肿，开眼不得，涩痛生阴翳，心神烦躁。

川大黄（一两，锉碎，微炒）　麦门冬（一两半，去心，焙）　玄参　黄芩　决明子　车前子　青葙子　黄连（去须）　寒水石（以上各三分）　甘草（半两，炙微赤，锉）　马牙硝　栀子仁　蕤仁（汤浸去赤皮）　犀角屑（以上各三分）

上件药，捣罗为末，炼蜜和捣三二百杵，丸如梧桐子大。每服不计时候，煎竹叶汤下二十丸。

7. 大黄膏（《太平圣惠方·卷第三十二·治丹石毒上攻眼目诸方》）

治丹石毒，眼肿痛，热泪出。

川大黄（二两，锉，生用）　木香（半两）

上件药，捣细罗为散，以生地黄汁调和如稀膏，敷于肿处，干即换之，以瘥为度。

8. 杏仁膏（《太平圣惠方·卷第三十二·治丹石毒上攻眼目诸方》）

治丹石毒，冲目赤痒及生浮膜。

杏仁（一分，去皮尖）　腻粉（半钱）

上件药，合研如膏。每取少许，点浮膜，不过四五度瘥。

9. 柴胡洗眼汤（《太平圣惠方·卷第三十二·治丹石毒上攻眼目诸方》）

治丹石毒上攻眼，目赤痛，微肿烂。

柴胡（去苗）　蕤仁（研）　黄连（去须）　川升麻　玄参（以上各一两）

上件药，捣粗罗为散。以水三大盏，煎取一大盏半，滤去滓，微热淋洗，不勒度数，冷即重暖用之。

10. 败毒黄连丸（《外科大成·卷三·眼部·眼丹》）

治上下眼丹。

黄连　连翘　羌活（各二两）　菊花（二两）　防风（一两五钱）　细辛　甘草（各一两）

上为末，炼蜜为丸梧子大。每服五十丸，茶水下。

11. 草矾膏（《外科大成·卷三·眼部·眼丹》）

治眼丹。

粉草（二两）　皂矾（五钱）

水煎浓汁，滤净渣，再煎浓，加冰片，以鸡翎蘸膏，频扫肿处。

12. 加减三黄汤（《洞天奥旨·卷十三·眼丹胞》）

祖传内治眼丹胞。

石膏（三钱）　黄芩（一钱）　黄连（一钱）　黄柏（一钱）　炒栀子（一钱五分）　柴胡（一钱）　夏枯草（五钱）　天花粉（二钱）　赤芍（三钱）

水煎服，四剂渐消。

13. 败毒黄连丸（《异授眼科·眼有七十二症医治·眼丹》）

治眼丹。

黄连　甘草　连翘　羌活（各一两）

共末，蜜丸梧桐子大。服五十丸，白汤下。

14. 流气饮（《异授眼科·眼有七十二症医治·眼丹》）

治上下眼丹。

芍药　茯苓　防风　甘草　柴胡　羌活　独活　川芎　青皮　紫苏　荆芥　麦冬　连翘　石青

水煎，饱时服（夏月加黄连）。

15. 平崇散（《经验良方全集·卷一·眼目》）

治眼丹，眼珠忽然肿胀突出。

黄连末（二分）　甘草末　冰片（各一分）　硼砂（三分）

为细末。人乳调，点两眼角立消。

16. 五龙丸（一名**流注丸**）（《外科传薪集》）

治半阴半阳及眼痛、鱼口、便毒、鹤膝风症。

甲片（土炒）　全蝎（酒炒）　槐末（炒）　僵

蚕(炙) 土贝母(研,各一两)

面糊为丸。每服三钱,陈酒送下。

17. 清肝流气饮(《万氏秘传外科心法·卷之八·面图形十五症·上下眼丹》)

治上下眼丹。

羌活 防风 茯苓 甘草 柴胡 川芎 当归 青皮 荆芥 紫苏 蔓荆子 赤芍 麦冬 连翘 蒙花 石膏

食后服头汤,二汤洗丹。

18. 清心黄连丸(《万氏秘传外科心法·卷之八·面图形十五症·上下眼丹》)

治上下眼丹。

甘草 黄连 防风 连翘 羌活 细辛 菊花

各等分为末,炼蜜为丸如梧子大。每服五十粒,空心服,茶汤送下。

【医案选】

《曹沧洲医案·外疡总门科》

傅眼丹:眼丹溃脓,眼皮全行翻出。幼质患此,不易见功。桑叶、白蒺藜、石决明、丹皮、赤芍、泽泻、浙菊、土贝、陈皮。

第三节

胞生痰核

【辨病名】

胞生痰核指胞睑内生核状硬结,形状如豆,无痛无痒,质硬,皮色如常或红或紫的眼病。又名脾生痰核、目疣、目疣疮。相当于西医的睑板腺囊肿。

《证治准绳·杂病·目·目疮疣》:"脾生痰核证,乃脾外皮肉有赘如豆,坚而不疼。"

《审视瑶函·卷四·目疣·脾生痰核症》:"此症乃脾外皮内,生颗如豆,坚而不疼。火重于痰者,其色红紫。"

《医宗金鉴·眼科心法要诀·卷二·外障总名歌》:"痰核者,脾生痰核也。"

《目经大成·卷之二·八十一证·痰核三十五》:"此症艮廓内生一核,大如芡实,按之坚而不痛,只外观不雅。间亦有生于下睑者……翻转眼胞,必有形迹,一圆一点,色紫或黄。"

《眼科易知·卷三·外障病·胞生痰核》:"主于胞内皮外,核形如豆,坚硬不疼。"

【辨病因】

好食辛辣炙煿之味,酒色不节。

《证治准绳·杂病·目·目疮疣》:"有恣嗜辛辣热毒、酒色斫丧之人,久而变为瘿漏重疾者,治亦不同。"

《金匮启钥(眼科)·卷四·目疣·脾生痰核论》:"然虽易治,而在恣食辛辣热毒之物,酒色不节,素自斫丧之人,亦有难治,久而变为瘿漏重疾者矣。"

【辨病机】

1. 痰火郁结,阻滞经络,气血痰热混结睑内

《审视瑶函·卷四·目疣·脾生痰核症》:"凡是脾生痰核,痰火结滞所成。皮外觉肿如豆,脾内坚实有形。或有不治自愈,或有壅结为瘿,甚则流脓出血。治之各不同名,此火土之燥,毋向外求情;若能知劫治,顷刻便清平。"

《银海指南·卷二·脾经主病》:"脾为诸阴之首,统摄一身之血。在气为中气,在脏为心子。目之上脾属脾,下脾属胃……脾生痰核,在皮里膜外,如樱如梅,由于气滞燥结,防有成疣之患。"

《眼科易知·卷三·外障病·胞生痰核》:"此证因痰火结聚而成。"

2. 心肝经气血运行不畅,血气不分混结而成

《原机启微·卷之上·血气不分混而遂结之病》:"《难经》曰:血为荣,气为卫,荣行脉中,卫行脉外。此血气分而不混,行而不阻也明矣。故如云腾水流之不相杂也。大抵血气如此,不欲相混,混则为阻,阻则成结,结则无所去还,故隐起于皮肤之中,遂为疣病。然各随经络而见,疣病自上眼睑而起者,乃手少阴心脉、足厥阴肝脉,血气混结而成也。初起时,但如豆许。"

【辨病证】

辨吉凶

病变初期硬结如豆粒大小,气血衰弱者硬结增长缓慢甚至不再增长;血气旺盛者硬结生长不止,可如杯盏大小,长久不治者逐渐长为瘿,可破溃成漏,难以愈合。

《原机启微·卷之上·血气不分混而遂结之病》:"初起时,但如豆许。血气衰者,遂止不复长,亦有久止而复长者。盛者则渐长,长而不已,如杯如盏,如碗如斗,皆自豆许致也。"

《医宗金鉴·眼科心法要诀·卷二·睥生痰核歌》:"若久而不治,渐长为瘿,破则成漏,为难治矣。"

【论治法】

分虚实治之。实证痰火郁结,宜清热祛风,化痰散结;虚证肾阴不足,则补肾滋阴。

1. 化痰散热

《医宗金鉴·眼科心法要诀·卷二·睥生痰核歌》:"睥生痰核痰火结,核形如豆坚不疼,失治成瘿流脓血,防风散结芷芩风,黑桔前胡陈赤芍,浙贝苍术花粉同。[注]睥生痰核之证,因痰火结聚而成,生于胞外,皮内核形如豆,坚硬不疼,宜用防风散结汤,化痰散热。"

《金匮启钥(眼科)·卷四·目疣·睥生痰核论》:"此生于上睥者多,屡有不治自愈,若初起劫治,顷刻平复,通治宜服防风散结汤。"

《眼科易知·卷三·外障病·胞生痰核》:"宜用防风散结汤,化痰散热;或内服化坚二陈丸。外用生南星,和醋磨浓汁,时时搽之。浅者数日即消。"

2. 补肾滋阴

《金匮启钥(眼科)·卷四·目疣·睥生痰核论》:"治此者,又宜详慎……系色过伤所致,则病又发于肾矣,治法又当辨别虚实,实用泻肾汤,虚用补肾丸,或六味地黄汤。如此审治,庶几无失。""证治歌:睥生痰核可推寻,火重于痰色紫红。颗生如豆坚不痛,火滞痰凝病厥躬。病自上睥生者众,初时即治并无凶。防风散结汤宜进,亦有难治不相蒙。肆欲纵情多斫丧,阴漏变成术几穷。饮酒过多贪辛辣,宜投清胃汤最工。伤于色欲病由肾,虚实分明贵折衷。实宜泻肾(汤)虚补肾(丸),六味地黄(汤)同奏功。"

【论用方】

1. 防风散结汤(《审视瑶函·卷四·目疣·睥生痰核症》)

清火化痰散结,治睥生痰核。

玄参(一钱) 前胡 赤芍药 黄芩 桔梗 防风 土贝母 苍术 白芷 陈皮 天花粉(各八分)

上锉剂,白水二钟,煎至八分,去滓,食后热服。

2. 清胃汤(《审视瑶函·卷四·目疣·睥生痰核症》)

治眼胞红硬。

山栀仁(炒黑) 枳壳 苏子(各六分) 石膏(煅) 川黄连(炒) 陈皮 连翘 归尾 荆芥穗 黄芩 防风(各八分) 甘草(生,三分)

上锉剂,白水二钟,煎至一钟,去滓,热服。

3. 化坚二陈丸(《验方新编·卷十一·痈毒杂治·痈毒诸方》)

治眼胞痰核甚效。

陈皮 制半夏(各一两) 生甘草 川连(各三钱) 白僵蚕(二两) 白茯苓(两半)

共研细末,荷叶熬浓汁为丸如梧子大。每服二钱,白滚水下。外用生南星和醋磨,浓汁搽之。

第四节

椒疮

【辨病名】

椒疮指生于胞睑内面颗粒,色红而坚,累累如花椒状,眼难睁,如有砂石入眼,疼痛流泪的眼病。相当于西医的沙眼。

《证治准绳·杂病·目·目疮疣》:"生于睥内,累累如疮,红而坚者是也。有则沙擦,开张不便,多泪而痛……椒疮红而坚,有则碍睛,沙涩不便,未至于急。"

《张氏医通·卷八·七窍门上·目疮疣》:"椒疮生于睥内,累累如椒,红而坚者是也。有则砂擦难开,多泪而痛。"

《目经大成·卷之二·八十一证·椒粟三十四》:"睑急开张涩,头痛坐卧疲,椒疡红而硬……此症似疮非疹,细颗丛聚,生于左右上睑之内……嫣红而坚者,名椒疮。形实邪盛则疙瘩高低,连下睑亦蕃衍,碍睛沙涩,开闭多泪。"

《外科证治全书·卷一·眼部证治·椒疮粟疮》:"二证生于眼胞之里,有如沙擦,开张不便,多泪而痛,其累累坚赤者如椒粒,名椒疮。"

《类证治裁·卷之六·目症论治》:"椒疮生于睑内,红粒如椒而坚硬者,是也。"

《金匮启钥(眼科)·卷四·目疡·椒疮论》:"椒疮生于睑内,累累如疮,红而坚者是也。其候内如沙擦之难开,且多泪而痛……此则红坚而难散。"

【辨病因】

外有风热,内有脾经蕴热。

《证治准绳·杂病·目·目疮疣》:"椒疮以风热为重。"

《审视瑶函·卷四·目疡·椒疮症》:"血滞脾家火,胞上起热疮。泪多并赤肿,沙擦最难当。或疼兼又痒,甚不便开张。可恶愚顽者,全凭出血良。目睛惟仗血,血损目无光。轻时须善逐,重开过则伤。胞间红瘰瘰,风热是椒疮。"

【辨病机】

1. 脾经湿热

胞睑属脾胃,脾胃有热,脾肺湿热,血热滞于睑肉,生为椒疮。

《证治准绳·杂病·目·胞肉胶粘证》:"两睑腻沫,粘合难开,夜卧尤甚……其病重在脾肺湿热之故。夫肺主气,气化水为泪,泪为热击而出,邪热蒸之,浑浊不清,出而为脾土燥湿所滞,遂阻腻凝结而不流,燥甚则结硬而痛……久而不治,则有疮烂之变,内则有椒疮、粟疮,羞明瘀滞等证生矣。"

《外科大成·卷三·眼部·眼胞内生椒疮粟疮》:"椒疮粟疮,生眼胞之内,由脾胃血热所致,椒疮则赤坚而难消。"

《医宗金鉴·眼科心法要诀·卷二·睑生风粟椒疮歌》:"椒疮风粟睑胞生,多泪难睁摩涩疼,脾经风热粟黄软,脾经湿热椒硬红……椒疮如椒,其形红硬,属脾经湿热而成。"

《医宗金鉴·外科心法要诀·卷五·眼部》:"椒疮粟疮生胞里,脾胃血热是根苗,粟疮黄软湿易散,椒疮赤硬热难消。"

《外科备要·卷一·证治·目部》:"(椒疮、粟疮)俱生眼胞里边,虽皆由脾胃血热所致……椒疮偏于热盛,故色赤形硬而难消。"

2. 血滞脾肉

风热在肝,肝虚血少,火乘虚而入,煎灼津液,导致痰燥湿热,或头风搏结,血滞脾肉。

《证治准绳·杂病·目·目痛有二》:"睑硬睛疼证,不论有障无障,但两睑坚硬而睛疼,头或痛者尤急,乃风热在肝,肝虚血少,不能营运于目络,水无所滋,火反乘虚而入,会痰燥湿热,或头风夹搏,故血滞于脾肉,睛因火击而疼,轻则内生椒疮,重则为肿胀如杯、瘀血灌睛等证。治当傅退稍软,翻睑开导之吉。若坚硬之甚,且渐渐肿起,而痛及头脑,虽已退而复来,其胀日高,虽敷治不退不软者,此头风欲成毒也。"

【辨病证】

辨吉凶

病久变生倒睫毛、赤膜下垂,若赤膜中血脉胀大丝粗,色红疼痛,流泪头痛,则病情变化急骤,甚至赤膜遮蔽瞳神;病缓则血脉色淡,黑睛上翳膜薄。

《外台秘要·卷第二十一·眼杂疗方二十首》:"又眼有倒睫毛,或折在睑中,聚生刺人白睛,唯觉痒闷,渐赤膜起,连上下睑多赤生疮。若掣刺黑睛,则泪出似白翳出,若刺着瞳仁,令眼疼痛碜涩,不欲见明,连鼻骏痛,兼脑掣疼,此多损伤,宜速救疗。"

《医宗金鉴·杂病心法要诀·卷五·外障病证》:"火眼赤肿泪涩痛,硬肿多热软多风……赤膜下垂黄膜冲。[注]风热上攻,目赤肿痛多泪,隐涩难开。火眼也。肿而硬者,属热盛也,宜先下之。肿而软者,属风盛也。"

【论治法】

分内治和外治法。内治法多口服清热祛风解毒方剂;外治法为劆洗,去其瘀血,一次不可过度损伤血脉,循序渐进,平稳治疗。

1. 内治法

《目经大成·卷之二·八十一证·椒粟三十四》:"亟用竹叶泻经汤、泻黄散或杞菊饮、防风散结汤交互递进,心清胃调,病徐兴矣。《经》曰:久而增气,物化之常,其斯之谓与。"

《外科证治全书·卷一·眼部证治·椒疮粟疮》:"二证生于眼胞之里,有如沙擦,开张不便,多泪而痛,其累累坚赤者如椒粒,名椒疮……俱宜服清脾凉血汤,外以清凉丸洗之。"

《类证治裁·卷之六·目症论治》:"椒疮生于脾内,红粒如椒而坚硬者是也,宜祛风热。"

《金匮启钥(眼科)·卷四·目疡·椒疮论》:"治方以归芍红花散主之,甚为平稳。"

2. 外治法

《证治准绳·杂病·目·目疮疣》:"医者率以龙须、灯心等物,出血取效,效虽速,不知目以血为荣,血损而光华有衰弱之患。轻则止须善治,甚重至于累累,连片砓磕,高低不平,及血瘀滞者。不得已而导之,中病即止,不可太过。过则血损,恐伤真水,失养神膏。大概用平熨之法,退而复来者,乃内有瘀滞,方可量病渐导。若初治便用开导者,得效最速,切莫过治。"

《外科大成·卷三·眼部·眼胞内生椒疮粟疮》:"椒疮则赤坚而难消……今人用灯草、竹叶以治标。孰若清脾凉血以治本,宜菩提露洗之。"

《目经大成·卷之二·八十一证·椒粟三十四》:"盖风热蕴结而成。凡病颇重,旬余不罢,胞内势所必有,只利刀间曰劆洗,照本症点服不辍,自尔渐渐稀疏。若二三颗如粟如椒,红根、黄顶,高平,不敢施刀,即施未必净尽,且头自定肿痛,眵泪随拭随来。此湿热郁于土木,土木争胜故也。"《瑶函》:"谓粟疮防病变,当指是。"

《外科证治全书·卷一·眼部证治·椒疮粟疮》:"如眼皮里有红丝堆累者,乃血热有瘀也。法以灯草刮丝处,令血出即愈。一睛上生疮:用桑皮一两,以清水于白碗内浸半日,视水碧色为度,箸头缠绵,蘸点满眼,微痛勿畏,良久沥去热汁,日点十次,不过二三日可愈。"

【论用方】

1. 归芍红花散(《审视瑶函·卷四·目疡·椒疮症》)

治眼胞肿硬,内生疙瘩。

当归 大黄 栀子仁 黄芩 红花(以上俱酒洗,微炒) 赤芍药 甘草 白芷 防风 生地黄 连翘(各等分)

上为末。每服三钱,食远,白水煎服。

2. 除风清脾饮(《医宗金鉴·眼科心法要诀·卷二·睑生风粟椒疮歌》)

治椒疮风粟之证。

知母 连翘 大黄 生地黄 防风 黄芩 元明粉 黄连 桔梗 陈皮 荆芥穗 黑参(各等分)

上为粗末。以水二盏,煎至一盏,去渣食远温服。

3. 清脾凉血汤(《外科证治全书·卷一·眼部证治·椒疮粟疮》)

治椒疮。

荆芥 防风 赤芍 元参 陈皮 蝉蜕 苍术(炒) 白藓皮 连翘(去心) 大黄(各一钱五分,酒洗) 厚朴(五分) 生甘草(五分)

上加竹叶三十片,水煎,食远服。

4. 清凉圆(《外科备要·卷四方药·肿疡溃疡洗涤汇方》)

治眼胞菌毒,胬肉椒疮。

石菖蒲 归尾 赤芍(各二钱) 地肤子 黄连 杏仁(各一钱) 羌活(五分) 胆矾(二分)

共研粗末。红绸包裹,略放松些,入碗中滚汤泡发,乘热将绸包蘸洗数次,勿沾尘土。

第五节

粟疮

【辨病名】

粟疮指胞睑内颗粒累累,色淡黄,质地柔软,形如粟粒的眼病。相当于西医的慢性滤泡性结膜炎与结膜滤泡症。

《证治准绳·杂病·目·目疮疣》:"粟疮证,生于两脾,细颗,黄而软者是。"

《审视瑶函·卷四·目疡·粟疮症》:"粟疮胞内起,粒粒似金珠,似脓脓不出,沙擦痛无时,脾急开张涩……此症生于两脾之内,细颗黄而软者是。"

《急救广生集·卷七·疡科·诸疮》:"粟疮,生上下眼皮,形如黄米。"

《外科证治全书·卷一·眼部证治·椒疮粟疮》:"其细颗黄软,形如黄粟者,名粟疮。"

《金匮启钥（眼科）·卷四·目疡·粟疮》："若粟疮一证，其生同在两睑，然细颗黄而软……且与玉粒之淡黄色坚有别。"

【辨病因】

外感风热，或内伤饮食，风邪与湿热相搏，致使外燥内热交争。

《审视瑶函·卷一·识病辨症详明金玉赋》："粟疮湿热椒风热，椒疮红硬粟黄软。"

《医宗金鉴·眼科心法要诀·卷二·睑生风粟椒疮歌》："椒疮风粟睑胞生，多泪难睁摩涩疼，脾经风热粟黄软，脾经湿热椒硬红。"

《疡科捷径·卷下·发无定处·粟疮》："粟疮症属火邪生，风热乘脾起粟行，火盛化风能作痒。"

《春脚集·卷之一·目部·治暴发火眼宜北方》："北平之人，日受风沙，夜卧热炕，二气交争，况又地土寒冷，多食烧炙葱韭蒜姜椒等物，以致内外交攻，并入于目，所以胞肿珠痛，多眵多泪，痛涩难开，白睛红赤，或起粟疮，黑睛昏暗，或起膜翳，种种风火交集之症。"

【辨病机】

1. 脾胃血热，湿热蕴结

《审视瑶函·卷四·目疡·粟疮症》："粟疮是湿热郁于土分，极重……虽皆生于脾内，属于血分。"

《外科大成·卷三·眼部·眼胞内生椒疮粟疮》："椒疮粟疮，生眼胞之内，由脾胃血热所致。椒疮则赤坚而难消，粟疮则黄软而易散。"

《张氏医通·卷八·七窍门上·目疡疣》："实热生疮，粟疮亦生在脾。"

《医宗金鉴·外科心法要诀·眼部·椒疮粟疮》："椒疮粟疮生胞里，脾胃血热是根苗，粟疮黄软湿易散，椒疮赤硬热难消。此二证生于眼胞之里，虽皆由脾胃血热所致。然粟疮偏于湿盛，故色黄形软，其证易愈……若眼皮里有红丝堆累者，乃血热有瘀也。"

《目经大成·卷之二·八十一证·椒粟三十四》："风湿郁肝脾，荣凝卫不舒，粟疡胞内起，粒粒似金珠；睑急开张涩，头痛坐卧疲，椒疡红而硬，阳毒易为驱……形实邪盛则疙瘩高低，连下睑亦蕃衍，碍睛沙涩，开闭多泪。盖风热蕴结而成。"

《金匮启钥（眼科）·卷四·目疡·粟疮》："若粟疮一证，其生同在两睑，然细颗黄而软，因湿热蒸于土分而生……证既不可误认，施治亦不可概执。"

2. 心肺壅毒，肺脏积热

《太平圣惠方·卷第三十二·治睑生风粟诸方》："夫眼痛状如眯者，名曰粟眼。此皆心肺壅毒，肺脏积热，肝家有风，致令眼睑皮肉上下，有肉如粟粒，或赤或白，泪出涩痛，如眯隐睛。"

【辨病证】

辨吉凶

粟疮质软易散，若出现头目疼痛，可能有变证；若久治不愈，则易出现溃烂，甚至病变波及真睛。

《证治准绳·杂病·目·胞肉胶粘证》："两睑腻沫，粘合难开，夜卧尤甚……久而不治，则有疮烂之变，内则有椒疮、粟疮，羞明瘀滞等证生矣。"

《证治准绳·杂病·目·目疡疣》："粟疮见若目痛头疼者，内必有变证。"

《张氏医通·卷八·七窍门上·目疡疣》："实热生疮，有痛痒轻重不同……若火盛疮生，堆重带肿痛者，又当急治，恐浊气沿入而病及于珠也……粟疮亦生在脾，但色黄软而易散，此则坚而难散。"

《目经大成·卷之二·八十一证·椒粟三十四》："若二三颗如粟如椒，红根、黄顶、高平，不敢施刀，即施未必净尽，且头目定肿痛，眵泪随拭随来。此湿热郁于土木，土木争胜故也。《瑶函》谓粟疮防病变，当指是。"

【论治法】

1. 内治法

本病多因风热侵袭肝经，肺脾湿热蕴结，上攻于目所致。故治以清热除湿，疏风清肝，清脾凉血为主。

《明目至宝·卷一·明堂问答七十二证之因》："六十三问曰：大人胞睑生风粟疮者，何也？答曰：此脾肺二经受风邪热毒。肺主皮毛，脾主肌肉，二经失职，风热邪毒即乘虚而入，冲攻于目，故胞睑之间生此风粟之疮，宜服鲨皮散、省风汤、石膏散。"

《审视瑶函·卷四·目疡·粟疮症》："粟疮黄

软不易散,故治亦不同,岂可概论哉。宜服除风清脾饮。"

《张氏医通·卷八·七窍门上·目疮疣》:"粟疮亦生在脾,但色黄软而易散……粟疮生于两脾,细颗黄而软,是湿热郁于土分,须服退湿热药。"

《银海指南·卷二·血病论》:"《经》曰:目得血而能视,血者气之所化也……夫血本阴类,其动者皆由于火,或外邪不解,而火郁于经,或纵饮不节,而火动于胃,遂使血热妄行,致成目赤眦疡。治法以凉血清火为主,或壅瘀于经络,则睛珠胀闷,或郁结于脾眦,则胬肉堆突,或乘风热,则发椒疮粟疮之类。总以行血散血为治。"

《类证治裁·卷之六·目症论治》:"杂症,粟疮亦生脾内,色黄而软如粟,宜退湿热。"

《金匮启钥(眼科)·卷三·赤痛·瘀血贯睛论》:"瘀血贯睛症若何,在脾肿胀粟疮罗。瘀滞于中脾色晕,均宜导法任调和。宣明(丸)通血丸宜服,或用分珠(散)仍起疴。"

《金匮启钥(眼科)·卷四·目疡·粟疮》:"若粟疮一证,其生同在两脾,然细颗黄而软,因湿热蒸于土分而生,与椒疮之红坚有异,且与玉粒之淡黄色坚有别,证既不可误认,施治亦不可概执。治法以除风清脾饮,纵无速效,其无害也。证治歌:粟疮一证黄而软,湿热蒸脾是病缘。治法除风清脾饮,修方因证自无愆。"

2. 内外并治法

内治多以清热化湿为主;外治则多以针拨、刮擦局部颗粒,或以药物局部点眼。

《太平圣惠方·卷第三十二·治睑生风粟诸方》:"夫眼痛状如眯者,名曰粟眼。此皆心肺壅毒,肺脏积热,肝家有风,致令眼睑皮肉上下,有肉如粟粒,或赤或白,泪出涩痛,如眯隐睛。可翻眼皮起,以针拨之,兼服汤散宣其风热。频剌出血,可以永除根本也。"

《外科大成·卷三·眼部·眼胞内生椒疮粟疮》:"椒疮粟疮,生眼胞之内,由脾胃血热所致。椒疮则赤坚而难消,粟疮则黄软而易散。今人用灯草、竹叶以治标,孰若清脾凉血以治本,宜菩提露洗之。"

《医宗金鉴·眼科心法要诀·卷二·睑生风粟椒疮歌》:"剌洗后用清脾饮,知母翘军生地风,黄芩元粉黄连桔,陈皮荆芥黑参灵。"

《外科证治全书·卷一·眼部证治·椒疮粟疮》:"其细颗黄软,形如黄粟者,名粟疮。俱宜服清脾凉血汤,外以清凉丸洗之。如眼皮里有红丝堆累者,乃血热有瘀也。法以灯草刮丝处,令血出即愈。一睛上生疮,用桑皮一两,以清水于白碗内浸半日,视水碧色为度,箸头缠绵,蘸点满眼,微痛勿畏,良久沥去热汁,日点十次,不过二三日可愈。"

《外科备要·卷一·证治·目部》:"椒疮、粟疮,俱生眼胞里边,虽皆由脾胃血热所致,然粟疮偏于湿盛,故色黄形软而易愈,椒疮偏于热盛,故色赤形硬而难消,俱宜服清脾凉血汤,外以清凉丸洗之,若眼皮里有红丝堆累,乃血热有瘀也,用灯心刮,令血出即愈。"

《本草简要方·卷之六·木部·皂荚》:"治粟疮作痒。"

【论用方】

1. 防风散(《太平圣惠方·卷第三十二·治睑生风粟诸方》)

治睑生风粟。

防风(去芦头) 犀角屑 羚羊角屑 川大黄〔锉碎,微炒,各二(三)两〕 前胡(去芦头) 黄芩 玄参 地骨皮〔各二(一)两〕 甘草(半两,炙微赤,锉)

上件药,捣筛为散。每服四钱,以水一中盏半,煎至五分,去滓,每于食后温服。

2. 茺蔚散(《太平圣惠方·卷第三十二·治睑生风粟诸方》)

治眼生风粟疼痛,时有泪出。

茺蔚子 防风(去芦头) 羚羊角屑 川大黄(锉碎,微炒) 黄芩 杏仁(去皮尖、双仁,麸炒微黄) 车前子 赤茯苓(以上各一两)

上件药,捣筛为散。每服四钱,以水一中盏,煎至六分,去滓,入川芒硝半分,搅匀,每于食后温服。

3. 风粟磨隐睛痛方(《太平圣惠方·卷第三十二·治睑生风粟诸方》)

治眼睑风粟垂肿。

蜜(少许) 水银(半枣大,以津液研令星尽) 龙脑(半钱,细研)

上件药,相和研匀。每用少许,日三五上点之。

4. 除风清脾饮（《审视瑶函·卷四·目痒·粟疮症》）

治椒疮、风粟。

广陈皮　连翘　防风　知母　元明粉　黄芩　玄参　黄连　荆芥穗　大黄　桔梗　生地（各等分）

上锉剂。白水二钟，煎至八分，去滓，食远服。

5. 清脾凉血汤（《外科证治全书·卷一·眼部证治·椒疮粟疮》）

治椒疮、粟疮。

荆芥　防风　赤芍　元参　陈皮　蝉蜕　苍术（炒）　白藓皮　连翘（去心）　大黄（各一钱五分，酒洗）　厚朴（五分）　生甘草（五分）

上加竹叶三十片，水煎，食远服。

6. 治粟疮方（《急救广生集·卷七·疡科·诸疮》）

治睑生粟疮。

当归尾　石菖蒲　赤芍药（各二钱）　生川连　生杏仁　地肤子（各一钱）　羌活（五分）　胆矾（二分）

共研粗末。以红绸包之，如樱桃大，甜滚水浸包，乘热洗，勿见尘土。若眼皮里有红丝者，乃血热有瘀，法以灯草擦疮处，令血出即愈。

第六节

风赤疮痍

【辨病名】

风赤疮痍指眼睑皮肤色红如霞，若生于内外眦处则睑弦红而溃烂，甚则眼睑溃烂，眼痒流泪，侵犯黑睛后可致黑睛生翳。相当于西医的病毒性睑皮炎、过敏性睑皮炎等。

《世医得效方·卷第十六·眼科·外障》："风赤疮疾五十七：眼两睑似朱砂涂而生疮，黑珠端然无所染。此因风热生于脾脏，若经久不治，则生翳膜。"

《秘传眼科龙木论·卷之五·风赤疮痍外障》："此眼初患之时，或即痒痛，作时发歇不定，或出多泪，遂合睑肉疮出，四眦如朱砂色相似。"

《明目至宝·卷二·眼科七十二证受疾之因·风赤疮痍》："两睑赤似赤霞，疮痍热是风邪，久而不治翳来遮。"

【辨病机】

本病病因分为内因、外因、内外合邪，外因为感受风热之邪，循经上犯胞睑；内因为肝经风热，肝木乘土，肝脾同病；内外合邪则为外邪引动内火，风火之邪上犯胞睑。脾经风热邪毒内壅，土盛侮木，脾病及肝，肝脾同病，以致病变累及黑睛。

《秘传眼科龙木论·卷之五·风赤疮痍外障》："四眦如朱砂色相似，然后渐生膜翳，障闭瞳仁。盖是脾脏毒风即热膈中，致令眼病。"

《明目至宝·卷二·眼科七十二证受疾之因·风赤疮痍》："此是脾经有热，受风邪也。"

《医宗金鉴·眼科心法要诀·卷二·外障总名歌》："眼痒泪出疮痍生，客热伤寒并肝热，因他痰核天水行，青盲赤烂癍疮病，转关生赘疵眼名。小儿通睛恙虽小，还有睐目证为轻，此为外障四十八，熟读方知各证情。外障者，或因内热，或因外邪，或内外合邪，致生目赤肿痛翳膜等证也……疮痍者，风赤疮痍也。"

【论治法】

内治以清热解毒，疏风清脾为主，若黑睛生翳，则明目退翳。外治宜针烙。

《秘传眼科龙木论·卷之五·风赤疮痍外障》："不宜点药灸着头面，恐伤眼也。宜服泻肝汤、坠膈丸立效。"

《明目至宝·卷二·眼科七十二证受疾之因·风赤疮痍》："无计可治疾罢。好把碧霞散洗，医人妙手堪夸。黄连膏点得其瘥，眸子依旧无瑕。此是脾经有热，受风邪也。宜服驱风散、消毒散，宜手法针烙治之也。"

《医宗金鉴·眼科心法要诀·卷二·风赤疮痍歌》："风赤疮痍眦睑生，黑睛端好睑烂红，脾经风热宜急治，久生翳膜遮瞳睛。加减四物汤生地，苦参牛蒡薄荷风，当归赤芍天花粉，连翘荆芥穗川芎。[注]风赤疮痍者，起于两眦，其黑睛则端然无恙，惟睑边烂而红赤。此乃脾经风热上攻所致，宜急治之，久则恐生翳膜，遮盖睛瞳。用加减四物汤。"

【论用方】

1. 泻肝汤（《秘传眼科龙木论·卷之五·风赤疮痍外障》）

治风赤疮痍外障。

人参 黄芩 茯苓 大黄 桔梗 芒硝（各一两） 茺蔚子（二两） 黑参（一两半）

上为末。以水一盏，散一钱，煎至五分，食后去渣温服之。

2. 加减四物汤（《医宗金鉴·眼科心法要诀·卷二·风赤疮痍歌》）

治风赤疮痍睑生。

生地黄 苦参 牛蒡子 薄荷 防风 当归 赤芍药 天花粉 连翘 荆芥穗 川芎（各一钱）

上为粗末。以水二盏，煎至一盏，食后去渣温服。

第七节

睑弦赤烂

【辨病名】

睑弦赤烂指眼睑缘红赤，溃烂的眼病。又称风弦赤烂、迎风赤烂、风沿烂眼等；若发生在婴儿则成为胎赤、目胎赤、胎赤眼、胎风赤烂。相当于西医的睑缘炎。

《银海精微·卷上·胎风赤烂》："胎风赤烂者……两眼双赤，眵粘四眦，红赤湿烂。"

《证治准绳·杂病·目·风沿烂眼》："[风弦赤烂证]乃目脾沿赤烂垢腻也……[迎风赤烂证]谓目不论何风，见之则赤烂，无风则否，与风弦赤烂入脾络之深者不同……此专言见风赤烂之患，与后章迎东、迎西、迎风冷热泪证，入内之深者，又不同。"

《医灯续焰·卷十六·小儿脉证第七十八》："治儿初生，洗眼不净，秽汁浸渍，眼眦赤烂，至长不瘥，母食热物、热药，名曰胎赤。"

《张氏医通·卷八·七窍门上·风沿烂眼》："迎风赤烂证：目不论何风，见之则赤烂，无风则瘥。盖赤者木中火证，烂者土之湿证。此专言见风赤烂之患，与后见风泪出诸证不同。"

【辨病因】

1. 风热致病

《诸病源候论·目病诸候·目赤烂眦候》："此由冒触风日，风热之气伤于目，而眦睑皆赤烂，见风弥甚，世亦云风眼。"

《医心方·卷第五·治目赤烂眦方第二十五》："《病源论》云：目赤烂眦候。风热伤于目，眦则赤烂。其风热不去，故眦常烂赤，积年不瘥。"

2. 饮食中挟怒气

《证治准绳·杂病·目·风沿烂眼》："丹溪云：风沿眼系上膈有积热，自饮食中挟怒气，而成顽痰痞塞。"

3. 先天禀赋内热，护理不当

《圣济总录·卷第一百二·眼目门·目胎赤》："论曰：目胎赤者，缘在胎时，母嗜五辛，及饵热药，传移胞脏，内禀邪热，及至生长，两目赤烂，至大不瘥，故名目赤；又人初生，洗目不净，秽汁渍坏者亦有之，但内外之治小异也。"

《普济方·卷七十二·眼目门·胎赤眼》："《龙木论》云：胎患内障眼患之时，皆因乳母多有吃食乖违，将息失度，及食热面五辛，诸毒丹药，热气在腹，从此令胎中患眼。生后五岁以来，不言笑盼视……胎风赤烂及外障眼。初患之时，皆因初生后，乳母多食热面酒醋之物，致令小儿两目双赤。眵掩四眦赤烂，号曰胎风。后长十五岁以来。"

《古今医统大全·卷之六十一·眼科·烂弦风睑五十七》："小儿皆因胎气风热之毒。"

【辨病机】

1. 脾胃湿热，火炽水降

《保婴撮要·卷四·目症》："风沿烂眼者，膈有积热也。"

《古今医统大全·卷之六十一·眼科·烂弦风睑五十七》："此因脾胃积热，风邪相干，致患眼弦赤烂。"

《证治准绳·杂病·目·风沿烂眼》："丹溪云……浊气不降，清气不上升，由是火益炽而水益降，积而久也，眼沿因脓渍而肿，于中生细小虫丝，遂年久不愈而多痒者是也。"

《证治准绳·杂病·目·风沿烂眼》："[风弦赤烂证]乃目眦沿赤烂垢腻也。盖血虚液少不能滋养睥肉，以致湿热滞于睥络，常时赤烂如是者，非若迎风因邪乘虚之比。久而不治，则拳毛倒入，损甚则赤烂湿垢而拳毛皆坏。若先有障而后赤烂者，乃经络涩滞，神水不清而烂，治其障，通其脉络而自愈。"

2. 肝强脾弱，内外夹攻

《证治准绳·杂病·目·风沿烂眼》："[迎风赤烂证]谓目不论何风，见之则赤烂，无风则否，与风弦赤烂入脾络之深者不同。夫风属木，木强土弱，弱则易侵，因邪引邪，内外夹攻，土受木克，是以有风则病，无风则愈。赤烂者，木土之正病耳。赤者，木中火证；烂者，土之湿证。若痰、若湿盛者，烂胜赤；若火、若燥盛者，赤胜烂。心承肺承者，珠亦痛赤焉。"

【论治法】

1. 内治法

祛风泄热，清泄心火，除脾胃湿热为主。

《证治准绳·集之二·肝脏部·眼目》："风沿烂眼者，膈有积热也，用清胃散。"

《证治准绳·类方·目·外障》："流气饮（《和剂》）治肝经不足，内受风热上攻，眼目昏暗，视物不明，常见黑花，当风多泪，怕日羞明，堆眵赤肿，隐涩难开，或生障翳，倒睫拳毛，眼弦赤烂，及妇人血风眼，及时行暴赤肿眼，眼胞紫黑，应作眼病，并宜服之。"

《类证治裁·卷之六·目症论治》："风沿烂眼，年久不愈而多痒者，服柴胡饮子，点蕤仁膏。若迎风赤烂，川芎茶调散、洗肝散。因风流泪，菊花散。其实热生疮，宜泻心火，祛风热。"

2. 外治法

煎药、取汁外洗，或研末外涂。

《卫生易简方·卷之七·眼目》："治风热眼弦赤烂：用乳香一钱半别研，黄连半两，荆芥、灯心一百茎。每用二钱，水二盏，煎一盏，滤去滓热洗。"

《证治准绳·杂病·目·风沿烂眼》："一法劫治，以小烙铁卷纸，蘸桐油烧红烙之，烂湿而痒者，颇获其效。若失于内治，终难除根。"

《神农本草经疏·卷九·草部中品之下·薄荷》："《明目经验方》治眼弦赤烂。薄荷以生姜汁浸一宿，晒干为末，每用一钱，沸汤泡洗。"

《本草汇言·卷之十五·果部·大枣》："治风沿烂眼：用大黑枣二十个去核，明矾末五分，和枣肉捣成膏，湿纸包，火内煨二刻，取出去纸，水二碗，将枣膏煎汤，去渣将汤洗眼。"

《得配本草·卷二·草部·薄荷》："配生姜汁，治眼弦赤烂。"

《本草单方·卷十·眼目》："眼弦赤烂：用蕤仁四十九个去皮、胡粉煅如金色一鸡子大研匀，入酥一杏仁许、龙脑三豆许研匀，油纸裹收。每以麻子许涂大小眦上，频用取效（《近效方》）。又方用蕤仁、杏仁各一两去皮研匀，入腻粉少许为丸。每用热汤化洗（《经验良方》）。又方薄荷以生姜汁浸一宿，晒干，为末。每用一钱，沸汤泡洗（《明目经验方》）。"

3. 内外并治法

《银海精微·卷上·风弦赤眼》："治法：春夏烂者为热烂，服用三黄汤，洗用散、金钱汤，有瘀血宜劆洗，与服泻脾散；秋冬烂者为冷烂，又曰迎风洒泪，洗用碧天丹，点用重药，睑厚劆洗之，后宜火烙之，小儿患者，因母胎中受热，或落地之时，恶露入目，沐浴不净，拭之未干，却感外伤风邪，使邪入目，亦生此疾，治之小儿服黄芪汤，大人服茶调散，热甚洗金钱汤，风甚洗碧天丹，先劆洗后服药。"

4. 针灸法

《圣济总录·卷第一百九十一·针灸门·手阳明大肠经》："阳溪二穴，火也，一名中魁，在腕中上侧两筋陷中，手阳明脉之所行也，为经。治狂言喜笑见鬼，热病烦心，目风赤烂有翳，厥逆头痛，胸满不得息，寒热疟疾，喉痹耳鸣，齿痛惊掣，肘臂不举，痂疥。针入三分，留七呼，可灸三壮，慎如合谷法。"

《西方子明堂灸经·卷七·手阳明大肠经二十六·阳溪二穴》："在腕中上侧两筋间陷中，又名中魁。灸三壮。主狂言喜笑见鬼，热病烦心，目风赤烂有翳，厥逆头痛，胸满不得息，寒热疟疾，喉痹耳鸣，齿痛，惊掣，肘臂不举，痂疥，目痛耳痛鸣聋，咽如刺，吐舌戾颈，妄言。心闷而汗不出，掌中热，心痛，身热浸淫，烦满，舌本痛。"

《针灸资生经·针灸资生经第六·目翳膜》："阳溪，治目风赤烂有翳。"

《针灸大全·卷之四·窦文真公八法流注·

八法主治病证》:"风沿烂眼,迎风冷泪:攒竹二穴、丝竹空穴、二间二穴、小骨空穴(在手小指二节尖上)。"

《针灸聚英·卷四下·杂病歌·耳目》:"目风赤烂阳谷烧。"

《针方六集·卷之一·神照集》:"《针经》不载诸家奇穴二十八,大骨空二穴,在手大指拇本节侧横纹尖。灸七壮,禁针。治目痛,失明,怕日,风沿烂眼,迎风下泪。"

《针方六集·卷之六·兼罗集·风沿烂眼四十九》:"风沿烂眼可人憎,泪出汪汪亦苦辛,大小骨空皆妙处,艾火须当识得真。大骨空,穴在手大指本节尖,灸七壮,禁针。治目痛,失明,怕日,风沿烂眼,迎风下泪。又同二间穴治病。小骨空,穴在手小指第二节尖,灸七壮,禁针。治目羞明怕日,烂眼,迎风冷泪,吹之。"

【论用方】

1. 小防风汤(《银海精微·卷上·胎风赤烂》)

治小儿胎风赤烂,小儿眼生翳。

大黄　栀子　甘草　赤芍　归尾　防风　羌活

上等分,水煎食后服。

2. 羚羊角汤(《圣济总录·卷第一百二·眼目门·目胎赤》)

治胎赤眼久不瘥,昏暗漠漠,瞳仁胀痛。

羚羊角屑(三两)　防风(去叉)　芍药　蕤仁(去皮)　麦门冬(去心,焙)　地骨皮　决明子(微炒)　甘草(炙,各二两)　茯神(去木,三两)

上九味,粗捣筛。每服三钱匕,水一盏,煎至五分,去滓放温,食后临卧服。

3. 青葙子散(《圣济总录·卷第一百二·眼目门·目胎赤》)

治眼胎赤烂,日夜涩痛,畏日怕风,久医不瘥。

青葙子(一两)　黄连(去须)　郁金　栀子仁　射干　芎䓖　防风(去叉)　地骨皮(各三分)　甘草(炙,一两)

上九味,捣罗为散。每服一钱匕,煎防风汤调,食后临卧服,日三。

4. 芦根汤(《圣济总录·卷第一百二·眼目门·目胎赤》)

治胎风赤烂。

芦根(锉)　黄芪(锉)　大黄(锉,炒)　黄芩(去黑皮)　防风(去叉,各一两)　玄参(一两半)　芒硝(汤成下)

上七味,除芒硝外,粗捣筛。每服二钱匕,水一盏,煎至六分,去滓投芒硝半钱匕,放温食后服,临卧再服。

5. 柴胡洗眼汤(《圣济总录·卷第一百五·目赤烂》)

治眼赤痛微肿,赤烂多时。

柴胡(去苗)　蕤仁(去皮,研)　黄连(去须)　升麻(各一两)

上四味,粗捣筛。以水三升,煎取一升半,滤去滓,微热淋洗,如冷再暖,洗三两遍。

6. 复明丸(《普济方·卷七十三·眼目门·目赤烂》)

治眼赤烂肿痒。

干姜(炮制,半两)　滑石(研)　秦皮(去粗皮,各一两)　胆矾(走水)

上为散。每用水半钱,以沸汤浸,澄清洗之。

7. 蕤仁膏(《普济方·卷七十三·眼目门·目赤烂》)

治风眼两眦赤烂。

柴胡(去苗)　蕤仁(去皮)　黄连(去须)　升麻(各一两)

上粗捣筛。以水二升,煎取一升半,去滓淋洗,如冷再暖,洗三五遍。

8. 金波膏(《普济方·卷七十三·眼目门·目赤烂》)

治眼睑眦赤烂,迎风泪出,或痒或痛,瘀肉。

黄连(四两)　黄柏皮(二两,二味椎碎,以水二升浸一宿,于银石器内熬成膏)　蕤仁(去皮研,半两)　杏仁(去皮尖,炒研,四十九粒)

上以杏仁、蕤仁入前药内,同熬及一大盏,更滤过;及入好蜜九分,更入麝香白矾、硇砂各一钱,并飞研空青三钱,如无以铜青代之,略椎碎龙脑二钱。以绢袋盛在药内,又熬及一半,滴少许于冷水内,不散即止。用小瓶密封,再饭甑上蒸三遍,遂次于井内沉过令冷,银器内收。如常点之。

9. 流气饮(《证治准绳·类方·目·外障》)

治肝经不足,内受风热上攻,眼弦赤烂。

大黄(煨)　川芎　菊花(去梗)　牛蒡子

（炒） 细辛（去苗） 防风（去苗） 山栀子（去皮） 白蒺藜（炒,去刺） 黄芩（去芦） 蔓荆子 荆芥（去梗） 木贼（去根节） 甘草（炙） 玄参（去芦,各一两） 草决明（一两半） 苍术（米泔浸一宿,控炒,三两）

上捣罗为末。每服二钱半,临卧时用冷酒调下。小儿有患,只令乳母服之。

10. 柴胡散（《审视瑶函·卷六·风沿·迎风赤烂症》）

治眼眶赤烂,因风而作。

柴胡 防风 赤芍药 荆芥 羌活 桔梗 生地黄 甘草

上各等分,为细末。每服三钱,白水煎,温服。

11. 疏风散湿汤（《审视瑶函·卷六·风沿·迎风赤烂症》）

治迎风赤烂。

赤芍药 黄连 防风（各五分） 铜绿（另入） 川花椒 归尾（各一钱） 轻粉（一分,另入） 羌活 五倍子（各三分） 荆芥（六分） 胆矾 明矾（各三厘）

上为一处。水三钟,煎至一半,去滓,外加铜绿泡化,后入轻粉搅匀,汤脚用绵纸滤过澄清。可用手蘸洗目烂湿处。

12. 黄连散（《济阳纲目·卷一百零一·目病上·点洗方》）

治肝受风热,眼弦赤烂。

黄连（去须,半两） 乳香（另研,一钱半） 荆芥（六百穗） 灯心（一百茎）

上咬咀。每服二钱,水煎,去渣,热洗。

一方:洗风毒赤肿痒痛。

黄连 蔓荆子 苦参（各五钱） 五倍子（三钱）

上分作四次煎汤,澄清洗。热甚,加黄芩、黄柏;如风甚,加荆芥、防风、薄荷。

13. 金钱汤（《痘疹心法·卷之十九·痘后余毒症治歌括》）

治年久弦烂。

古钱（即老铜钱生锈者,用七个） 黄连（研末,二钱） 白梅干（五个,梅自落者为白梅）

上将此三味,用老酒二小盏,于瓷罐内煎至半盏,至夜时冷可洗用,不过三四次即愈,日二次。

【医案选】

《全国名医验案类编·四时六淫病案·风淫病案·目风眼痒案》

何拯华（绍兴同善局）

病者:孔春林,年念八岁,业农,住南门外谢墅村。

病名:目风眼痒。

原因:素嗜辛辣酒物,适冲风冒雨,遂发目疾。

证候:眼睑作痒,似烂非烂,头重怕风,四肢倦怠。

诊断:脉左浮弦,右软滞,舌苔白腻。浮弦为风,风动则痒,软滞为湿,湿重则烂,苔白而腻,尤为风湿触目之明证也。

疗法:内外并治,外用洗药。内用荆、防、蒺、蝉疏风止痒为君;赤苓、薏仁去湿收烂为臣;然眼痒必擦,烂亦必揩,揩擦则发电生热,故重用滁菊、谷精以清热散风为佐;其烂者必因风湿,风湿盛必有留瘀,故用红花为使以消散瘀血也。

处方:荆芥穗（钱半） 青防风（一钱） 白蒺藜（钱半） 净蝉蜕（八分） 赤苓（三钱） 薏仁霜（一钱） 滁菊花（二钱） 谷精珠（一钱） 片红花（七分）

洗方:羌活（钱半） 防风（钱半） 薏仁（钱半） 生桑皮（三钱） 净胆矾（二分）

如洗时有刺激性,改用硼酸水,放入白矾少许,常在痒烂轻轻频抹亦妙。

效果:三剂轻减,再进三剂而痊。

廉按:目风痒烂之症,其因虽多,总不外受风则眼痒,兼湿则眼睑烂。此案内外二方,虽皆清稳有效,若眼睑有泡点高起,或生椒粟疮等,必须用毫针轻轻刺破,方能立时止痒。惟病者须忌辛燥油腻,更避冲风冒雨,则其病庶可痊愈。

第八节

胞肿如桃

【辨病名】

胞肿如桃指眼胞肿胀,红赤壅肿,肿大如桃。又称胞肿如杯、覆杯。相当于西医的眼睑炎性肿胀病变。

《证治准绳·杂病·七窍门》:"肿胀如杯证,谓目赤痛睥胀如覆杯也。"

《类证治裁·卷之六·目症论治》:"肿有胞肿珠肿不同。"

【辨病机】

胞睑属肉轮,肉轮属脾,病当责于脾经,但亦与肺、心、肝有关。

1. 热积脾经

《古今医鉴·卷之九·眼目·速效散京师传》:"上睑胞肿如桃,此脾经病。"

《银海精微·卷下·胞肿如桃》:"问曰:人之患眼,胞睑壅肿如桃何也?答曰:此乃脾肺之壅热。邪客于腠理,致上下胞肿如桃,痛涩泪出,不绝之注。"

《杂病源流犀烛·卷二十二面部门·目病源流》:"六曰胞肉胶凝,由风毒所注,或热积脾经,或过于伤胞,故上下胞肿如桃,时出热泪(宜消风散、羚羊角散)。"

2. 肝实脾虚

《证治准绳·杂病·目·目肿胀》:"肿胀如杯证谓目赤痛、睥胀如杯覆也。是邪在木火之有余。盖木克土,火生土,今肝邪实而传脾土,土受木克,而火不能生,火邪反乘虚而为炎燥之病,其珠必疼尤重,而睥亦急硬。"

3. 感受风热,热积心脾二经

《明目至宝·卷二·眼科七十二证受疾之因·胞肉凝脂》:"鹧鸪天:胞肉凝脂不易平,皆因心热苦相刑。致令胞肿如桃李,疼痛时时热泪倾。清心火,得安宁,消风散血渐光明。更宜手法加针烙,莫使邪风劫眼睛。此是脾经受风热也。"

《类证治裁·卷之六·目症论治》:"(目)肿有胞肿、珠肿不同,胞肿多湿,珠肿多火,暴风客邪,胞肿如杯。"

【论治法】

内外并治。治疗大法宜清热祛风,散邪解毒。

《银海精微·卷下·胞肿如桃》:"问曰:人之患眼,胞睑壅肿如桃者何也?答曰:此乃脾肺之壅热。邪客于腠理,致上下胞肿如桃,痛涩泪出,不

绝之注。桃目治之,用桃叶烘热熨其肿处,宜服此散清凉散、羌活除风汤、蝉化散主之。"

《类证治裁·卷之六·目症论治》:"(目)肿有胞肿、珠肿不同,胞肿多湿,珠肿多火,暴风客邪,胞肿如杯,洗肝散、龙胆饮。五轮壅起,目胀不能转,若鹘之睛,酒煎散。风毒湿热,瘀血灌睛,胞与珠胀出如拳,石膏散加羌、辛、芎、芍、薄荷。若珠烂则无及矣。至于气轮平,水轮亦明,惟风轮泛起,或半边泛起,服以凉膈散,点以石燕丹。若水轮高而绽起如螺,为肝热甚,点以石燕丹、春雪膏,内服双解散,或六味丸加知、柏。神珠自胀,麻木泪痛,因五脏毒风所蕴,大黄当归散。"

【论用方】

1. 清凉散(《银海精微·卷下·胞肿如桃》)

治脾肺之壅热,胞肿如桃。

升麻 赤芍药 川芎 柴胡(各三两) 元参 黄芩 荆芥 甘草 白术 栀子 赤茯苓 干葛 草决明

上共为末。每服六钱,水煎服。

2. 羌活除风汤(《银海精微·卷下·胞肿如桃》)

治脾肺之壅热,胞肿如桃。

羌活 独活 川芎 桔梗 大黄 地骨皮 黄芩(各一两) 麻黄 苍术 甘草 菊花 木贼

上,水煎服。

3. 速效散(《古今医鉴·卷之九·眼目》)

治胞肿如桃。

黄连 黄芩 黄柏 栀子 连翘 薄荷 荆芥穗 柴胡 归尾 生地黄 地骨皮 天花粉 甘菊花 蔓荆子 牛蒡子 白蒺藜 草决明 枳壳 甘草

上锉,水煎,食后服。如大眦头红肉堆起,乃心经实热,宜菊汤补肾,加黄连、生地黄,减菊花、牛蒡子。小眦头红丝血胀,乃心经虚热,宜补心补肾,加茯苓、莲肉,减荆芥、蔓荆子。大乌睛上有红白翳障,乃肝经病,宜洗肝补肾,加柴胡、连翘。白珠上死血红,加地骨皮、天花粉,减薄荷。若白珠有红箭翳膜,清肺为主,加羚羊角为君。上睑胞肿如桃,此脾经病,泻脾,加砂仁、连翘,减草决明、天花粉。日夜疼痛,加防己、玄参。火眼后昏暗,加柴胡、游草。

第九节

胞虚如球

【辨病名】

胞虚如球指胞睑浮肿,皮色如常,按之虚软如球的眼病。又称脾虚如球。相当于西医的眼睑血管神经性水肿及心、肾病变引起的全身性眼睑水肿等非炎性水肿。

《张氏医通·卷八·七窍门上·脾急紧小》:"脾虚如球,谓目脾浮肿如球也。"

《金匮启钥(眼科)·卷四·脾病·脾虚如球论》:"脾虚如球者,谓目脾浮肿,虚起如球状也。"

【辨病机】

气血不足致虚火壅于气,胞睑浮肿如球。

《审视瑶函·卷一·识病辨症详明金玉赋》:"胞虚如球,血不足而虚火壅。皮急紧小,膏血耗而筋膜缩。实热生疮,心火炽而有瘀滞。"

《金匮启钥(眼科)·卷四·脾病·脾虚如球论》:"目上无别病,久则始有赤丝虬脉之患。火甚重,皮或红,目不痛;湿痰与火夹搏者,则有泪有眦烂之候。此乃火在气分之虚证,不可认如杯覆血分之实病,以两手掌擦热,拭之少平,顷复如故,可见其血不足而虚火壅于气也。"

【论治法】

治当补血行气,清虚热。

《张氏医通·卷八·七窍门上·脾急紧小》:"以两手掌擦热拭之,少平。顷复如故,可见其血不足,而虚火壅于气分也。补中益气汤去升麻加葛根、木通、泽泻。"

第十节

上胞下垂

【辨病名】

上胞下垂指上睑垂缓,覆盖瞳神,眼睑难睁,影响视物的眼病。又称睢目、侵风、睑废、眼睑垂缓。相当于西医的上睑下垂。

《诸病源候论·目病诸候·睢目候》:"其皮缓纵,垂覆于目,则不能开,世呼为睢目,亦名侵风。"

《圣济总录·卷第一百一十·眼睑垂缓》:"论曰:眼睑垂缓者,以血气不足,肤腠开疏,风邪客于睑肤,其皮垂缓,下复睛轮。故俗呼为睢目,又曰侵风,丸之则垂复愈下,眼闭难开。"

《目经大成·卷之二·八十一证·睑废六十五》:"此症视目内如常,自觉亦无恙,只上下左右两睑,日夜长闭而不能开,攀开而不能眨,理有不解。尝见患者,一行一动,以手拈起眼皮方能视。"

【辨病机】

气血不荣,肌肤腠理疏松,外受风邪,风邪客于胞睑,致使睑皮垂缓目不能开,覆盖瞳神。

《诸病源候论·目病诸候·睢目候》:"目,是腑脏血气之精华,肝之外候,然则五脏六腑之血气,皆上荣于目也。若血气虚,则肤腠开而受风,风客于睑肤之间,所以其皮缓纵,垂覆于目,则不能开,世呼为睢目,亦名侵风。"

《银海精微·序》:"气血不至,故有渺视胞垂雀目盲障之形。"

【论治法】

《圣济总录·卷第一百九十三·治目疾灸刺法》:"睢目少气,灸五里,右取左,左取右。"

【论用方】

1. 羚羊角散(《圣济总录·卷第一百一十·眼睑垂缓》)

治眼睑垂肿,心躁头疼。

羚羊角(镑) 黄连(去须) 木通(锉) 赤芍药 防风(去叉) 甘草(炙锉) 黄芩(去黑心,各三分) 葳蕤(一两) 栀子仁(半两) 麦门冬(去心,一两半) 石膏(二两)

上一十一味,捣罗为散。每服三钱匕,水一盏,入竹叶二七片,煎至七分,去滓食后温服。

2. 芜蔚散(《圣济总录·卷第一百一十·眼睑垂缓》)

治风毒攻眼,睑垂下。

芫蔚子 防风(去叉) 羌活(去芦头) 蔓荆实 甘菊花 玄参 细辛(去苗叶) 黄芩(去黑心) 车前子 甘草(炙,锉,各一两) 大黄(锉,炒,半两)

上一十一味,捣罗为散。每服四钱匕,水一盏,煎至七分,去滓温服,食后临卧。

3. 秦皮汤(《圣济总录·卷第一百一十·眼睑垂缓》)

治风热攻眼,睑垂肿痛。

秦皮(去粗皮,锉) 黄连(去须,各一两) 栀子仁(一分) 大黄(锉,炒) 甘草(炙,锉) 细辛(去苗叶,各半两) 蛇衔草(三分)

上七味,粗捣筛。每服三钱匕,水一盏,入生姜半分拍碎,竹叶二七片,煎至七分,去滓,食后温服。

4. 竹叶汤(《圣济总录·卷第一百一十·眼睑垂缓》)

治眼热毒,睑垂肿遮睛。

苦竹叶 黄连(去须) 黄柏(去粗皮,锉) 栀子仁(各一两) 蕤仁(汤浸去皮,半两)

上五味细锉。以水五大盏,煎至二盏半,去滓温服,澄清洗眼,日五七次,作两度使。

5. 熨眼饼子方(《圣济总录·卷第一百一十·眼睑垂缓》)

治眼肿生翳,睑垂疼痛。

大黄(锉) 郁金 黄连(去须,各一两)

上三味,捣罗为散,用酸粟米饭,和搜令匀,每用药五钱匕,捏作一饼子,以软帛裹,不住手熨之。

6. 黄芪丸(《圣济总录·卷第一百一十·眼睑垂缓》)

治血气不足,肤睑下复睛轮,垂缓难开。

黄芪(锉) 蒺藜子(炒去角) 独活(去芦头) 柴胡(去苗) 生干地黄(焙) 甘草(炙) 栀子仁 苦参白术 白花蛇(酒浸去皮骨,炙,各一两) 防风(去叉) 菊花 茯神(去木) 山芋 秦艽(去苗土,各三分) 天门冬(去心,焙) 枳壳(去瓤,麸炒) 白槟榔(锉,各一两半)

上一十八味,捣罗为末,炼蜜为丸如梧桐子大。每服三十丸,空心温酒下。

7. 升麻散(《圣济总录·卷第一百一十·眼睑垂缓》)

治风邪客于睑肤,其皮垂缓,下复睛轮,眼闭难开。

升麻 山茱萸(各三分) 甘菊花 细辛(去苗叶,各半两) 蔓荆实(去白皮) 山芋 防风(去叉,各一两)

上七味,捣罗为散。每服三钱匕,温酒调下。

8. 枸杞汤(《圣济总录·卷第一百一十·眼睑垂缓》)

治风邪客于睑肤,令眼睑垂缓,甚则眼闭难开。

枸杞子(炒,半两) 赤芍药 山芋 升麻(各一两半) 蒺藜子(炒) 茯神(去木,各二两) 防风(去叉,一两)

上七味,粗捣筛。每服五钱匕,以水一盏半,煎取七分,入生地黄汁一合,去滓温服,临卧再服。

第十一节

胞轮振跳

【辨病名】

胞轮振跳指眼睑不能自控的搐惕振跳。又名脾轮振跳、目瞤。相当于西医的眼轮匝肌痉挛性收缩引起的眼睑痉挛。

《证治准绳·杂病·目·脾轮振跳》:"谓目脾不待人之开合,而自牵拽振跳也。"

《审视瑶函·卷四·脾病·脾轮振跳症》:"脾轮振跳,岂是纯风,气不和顺,血亦欠隆,牵拽振惊心不觉,要知平病觅良工。此症谓目脾不待人之开合,而自率拽振跳也。"

《眼科菁华录·卷上·胞睑门·胞轮振跳》:"证状:目胞不待人之开阖,而自牵拽振跳。"

【辨病机】

本病为气分之病,病位在胞睑,责之肉轮,肝脾之病,不纯为外感风邪,亦有血虚,血虚则气行不畅,胞肉失养,以致胞睑自率牵拽振跳。

《证治准绳·杂病·目·脾轮振跳》:"乃气

分之病,属肝脾二经络牵振之患。人皆呼为风,殊不知血虚而气不顺,非纯风也。若有湿烂及头风病者,方是风邪之故。久而不治,为牵吊败坏之病。"

《眼科菁华录·卷上·胞睑门·胞轮振跳》:"原因:胞轮振跳,岂是纯风,气不和顺,血亦欠隆,牵拽振惊心不觉,要知平病觅良工……属肝脾二经之患,人皆呼为风,殊不知血虚而目不和润,非纯风也。"

【论治法】

治宜养血息风止痉。

《金匮启钥(眼科)·卷四·脾病·脾轮振跳》:"若有赤烂及头风病者,方是风邪之故。久而不治,恐为牵吊败坏之病。治法宜服当归活血饮子,审系风邪,则服驱风散热饮子。因病下方,甚勿拘滞贻误也。"

《金匮启钥(眼科)·卷四·脾病·脾翻粘睑论》:"脾翻粘睑证堪形,转贴无殊。由气滞兼血涌,皮急牵吊外证成。或病壅翻因致转,翻脾看病风热侵。患者每多风湿滞,倘非风者病常轻。开导外宜剃剔法,内服排风散最工。赤烂成疮何药妙,好投龙胆丸奏功。更有脾轮振跳证,脾常跳动不由人。病生气分宜详辨,患发原由肝胆经。此盖血虚气不顺,莫将浅见误为风。倘是真风必赤烂,兼有头风证可征。久病恐成牵吊患,当归活血饮(子)堪陈。审系真风当别治,驱风散热饮(子)能平。"

《眼科菁华录·卷上·胞睑门·胞轮振跳》:"方剂:当归活血汤。胞轮振跳岂非纯风,气不和顺血欠隆。四物活血甘草防,羌薄苍芪有神功。体壮,初起火旺,服驱风散热饮。"

【论用方】

当归活血饮(《审视瑶函·卷四·脾病·脾轮振跳症》)

治脾轮振跳。

苍术(制) 当归身 川芎 苏薄荷 黄芪 熟地黄 防风 川羌活 甘草(减半) 白芍药(各等分)

上锉剂。白水二钟,煎至八分,去滓,食后服。

目劄

【辨病名】

目劄指以胞睑频频眨动,不能自主为主要临床特征的眼病。又称目札。本病症常于西医的过敏性结膜炎、干眼、小儿多动症等病中出现。

《审视瑶函·卷四·目札》:"上下左右如风吹,不轻不重而不能任,故目连札也。此恙有四,两目连札,或色赤,或时拭眉。"

【辨病机】

外感风热之邪,引动肝风或热极生风,上犯胞睑。

《审视瑶函·卷四·目札》:"肝有风也,风入于目。"

《小儿推命方脉活婴秘旨全书·卷二·急惊歌》:"热甚生风作急惊,卒然目劄有痰鸣,面青脸赤频牵引,实热凉惊与利惊。"

【论治法】

治以平肝息风,补脾健运。

《幼科证治大全·慢惊》:"(薛氏)芍药参苓散,治肝木克脾土,目劄面青,食少体倦。芍药、人参、茯苓、白术、陈皮(各七分),柴胡、山栀、甘草(各五分)。上入姜、枣,水煎服。[泉按]脾土虚,则木乘之。面色青者,肝亢之兆;不食体倦者,脾虚候。此方中有柴芍栀,抑肝木;有五味异功散,补助脾土,最良剂也。"

【论用方】

1. 四味肥儿丸(《金匮启钥(眼科)·卷四·小儿目病·目劄》)

治目劄。

黄连(炒) 芜荑 神曲 麦芽(炒,各等分)

上为末,水糊丸如梧子大。每服一二十丸,空心白滚汤下。

2. 柴胡清肝饮(《金匮启钥(眼科)·卷四·小儿目病·目劄》)

治目剂。

柴胡（一钱半） 黄芩 人参 川芎（各一钱） 栀仁（炒一钱） 连翘 甘草（各五分） 桔梗（八分）

上水煎，热服。

第十三节
倒睫拳毛

【辨病名】

倒睫拳毛指睫毛反折于眼睑内，睫毛倒刺，眼疼痛碜涩，流泪不止，严重者睫毛倒刺黑睛，导致黑睛生翳。相当于西医的睑内翻倒睫。

《赤水玄珠·第三卷·目门》："倒睫拳毛，其毛入眼中央是也。"

《医宗金鉴·杂病心法要诀·卷五·外障病证》："两睑燥急，睫毛倒刺，谓之倒睫拳毛。"

《金匮启钥（眼科）·卷四·脾病·倒睫拳毛论》："倒睫拳毛者，谓眼睫毛倒卷入眼中，频频出泪，拭擦不已，便自羞明，毛渐侵睛，扫成云翳是也。"

【辨病因】

1. 外感风邪，侵入脾经，循经客胞睑

《世医得效方·卷第十六·眼科·外障》："倒睫拳毛四十四：此疾泪出涓涓，翳膜渐生，乍愈乍发，多年不安，眼皮渐急，睫倒难开，如刺刺样痛，瞳仁不安，此乃脾受风热。"

《仁斋直指方论·卷之二十·眼目》："倒睫拳毛，因邪风攻入脾经，致使两皮风痒不住，双手背揉目久，赤烂、拳毛入眼内。"

2. 劳累疲倦，饮酒房劳，复感风邪

《古今医统大全·卷之六十一·眼科·五轮病证》："［肉轮病］因脾胃劳倦，饮食不节，热毒厚味所生，病则上下睑涩，眼胞肿起，胬肉侵睛，外生小块，在廓名曰轮针。倒睫拳毛，皆属于脾。"

《审视瑶函·卷四·脾病·倒睫拳毛症》："倒睫拳毛症，皆缘酒色沉，风霜皆不避。""此症皆由目病妄称火眼，不以为事，或酒或欲，或风霜劳苦。"

《杂病源流犀烛·卷二十二·面部门·目病源流》："雷廓之病，因失枕睡卧，酒后行房，血脉满溢，风邪内聚。其候眦头赤肿，睑内生疮，倒睫拳毛，攀睛胬肉。"

《金匮启钥（眼科）·卷四·脾病·倒睫拳毛论》："证由目病，妄称火眼，不自介意，纵欲寻酒不避风霜劳苦，致受风邪，皮松弦紧，而成此疾。久而不治，则赤烂而毛刺于内，神水不清，以致障结涩泪之苦，而损目者有之矣。"

【辨病机】

1. 脾肺津液亏虚，病在脾经

《审视瑶函·卷一·识病辨症详明金玉赋》："脾肺液损，倒睫拳毛。"

《疡医大全·卷十一·眼目部·内障门主论》："足太阳脾经见证：九窍不通为病，怠情嗜卧兼之，羞明怕日相应，上胞浮肿堪嗟，睑闭不开若瞑，瘫疮风粟面黄，发热吐泻无定，倒睫拳毛内生，几般医者当认。"

《银海指南·卷一·七情总论·思》："思虑伤脾，则五脏之精气皆失所司，不能归明于目，而有视物羞明，眼皮宽纵，倒睫拳毛等症。"

《经验良方全集·卷一·眼目》："凡倒睫拳毛，眼棱紧缩，阳虚也。"

2. 素体阳热亢盛，脏腑久积风热，邪热聚于肝经，冲发于目

《普济方·卷八十四·眼目门·倒睫拳挛》："夫脏腑久积风热，内熏肝经，冲发于目。"

《明目至宝·卷一·论八廓受实热病之因》："膀胱热生倒睫拳毛也。"

《冯氏锦囊秘录·杂症大小合参卷六·方脉目病合参》："倒睫拳毛者，其毛入眼中央是也。由伏热内攻，阴气外行，而目急皮缩之故。"

《疡医大全·卷十一·眼目部·烂弦风眼门主方》："乃脾经积热，肝风合邪上壅所致。《秘笈》云：此证皆脾肺亏弱，又受心与小肠二经火克，肺属金，主一身之皮毛，目之上下睫之外，亦其属也；小肠属火，与心相为表里，分上下而目之睫亦其属也。阳火内盛，致使上下眼皮内急外弛，时常赤肿难开，其睫毛皆倒向里，睛珠受刺，渐生翳膜，羞明砂涩，生眵流泪。"

【辨病证】

辨症候

病久睫毛倒刺黑睛,黑睛生翳膜,不欲见明。

《外台秘要·卷第二十一·眼杂疗方二十首》:"又眼有倒睫毛,或折在睑中,聚生刺人白睛,唯觉痒闷,渐赤膜起,连上下睑多赤生疮。若掣刺黑睛,则泪出似白翳出,若刺着瞳仁,令眼疼痛碜涩,不欲见明,连鼻骏痛,兼脑掣疼。"

《审视瑶函·卷四·脾病·倒睫拳毛症》:"致受风邪,皮松弦紧,毛渐倒睫,未免泪出频频,拭擦不已,便自羞明,故毛渐侵睛,扫成云翳,以药治最难。"

【论治法】

内外并治,以外治为主。外治摘去倒睫,刺太阳经令出血,敷药及针刺治疗。内治补气助阳,除风退热。本病热邪伏内,阴气外行,治疗时宜补气,佐以辛散之品,忌用酸收之药。

1. 内治法

《太平惠民和剂局方·卷之七·吴直阁增诸家名方·流气饮》:"治肝经不足,内受风热,上攻眼目,昏暗视物不明,常见黑花,当风多泪,怕日羞明,堆眵赤肿,隐涩难开,或生障翳,倒睫拳毛,眼眩赤烂,及妇人血风眼,及时行暴赤肿眼,眼胞紫黑,应有眼病,并宜服之。"

《古今医统大全·卷之六十一·眼科·目痛有二曰阴曰阳》:"一曰目眦白眼痛属阳,故痛昼甚而夜轻,点苦寒药,服辛苦发散之剂则效。《经》所谓白眼赤脉法于阳故也。阳主散,阳虚则眼楞急,而为倒睫拳毛。"

《本草纲目·主治第四卷·百病主治药·眼目》:"〔翳膜〕(草部)白菊花(病后生翳,同蝉花末服;痘豆生翳,同绿豆皮、谷精草末,煮干柿食),淫羊藿(目昏生翳,同王瓜末服),尚实(目翳瘀肉,倒睫拳毛,同猪肝丸服)。"

《罗氏会约医镜·卷之六·杂证·论眼目》:"倒睫拳毛者,由伏热内攻,阴气外行,目紧皮缩之故也。治者用参、芪补气为君,则眼皮自上;又须佐以辛味疏散之品,切忌芍药、五味之酸收也。"

《经验良方全集·卷一·眼目》:"凡倒睫拳毛 眼棱紧缩,阳虚也。宜东垣参芪补气为君,佐以辛味疏散之药,忌用芍药、五味收敛。"

2. 外治法

《华佗神方·卷九·华佗治拳毛倒睫神方》:"平晨日未出之际,令一眼明人,把镊子拔之。去倒睫毛,勿使毛断,连根去之,下手十减八九,疼痛立止。至夜点千岁虆汁,三五日将息,方得平复。忌风寒日月光及烟火、房室、五辛。"

《普济方·卷八十四·眼目门·倒睫拳挛》:"夫脏腑久积风热,内熏肝经,冲发于目。始则肿赤,隐痛多泪,日久津液涩少,睑肿皮急,致睫倒拳,刺隐瞳仁。治法当起立毛睫,又刺太阳经令出血,及批镰除其恶血。仍服除风退热之剂。

木鳖子(二个,令炒),木贼(一百二十节),地龙(二条,去土),赤龙爪(一百二十个,倒钩针刺也)。上为细末。摘去倒睫,每日以纸捻蘸药搐之。一日三五次。

又方(《儒门事亲》)治倒睫拳毛……穿山甲(炒),地龙(去土)、蝉壳、五倍子(各等分)。上为细末。用药时先将拳毛摘出,后用药一字,随左右鼻内搐之。次日目下如线样微肿,是验。又方……猬刺、香白芷、青黛(研)、枣树上横直棘针,上各等分。为细末。左眼倒睫,口噙水左鼻内搐之;右眼倒睫,右鼻搐之。

治倒睫烂眩(出《本草事方》):蜜(一两),虢丹(五钱),上慢火熬成膏,入轻粉五分,熬令黑色。逐时汤泡洗。

治倒睫拳毛(出《儒门事亲》):用穿山甲,以竹篾子刮去肉,用羊腰窝脂去皮膜。仍将穿山甲于炭火上炙令黄色,用脂搽在山甲上。如此数遍,令酥为末。随左右眼,噙水,鼻内搐一字,月余见效。

治倒睫(出《海上方》):用十二月热蝇子,干为末,鼻内搐之。

治倒睫毛在睑中聚生,刺人白睛,唯觉痒闷,渐渐赤膜起,连上下睑多赤生疮。若刺黑睛,则泪出似白翳出;若刺着瞳仁,令眼疼痛羞涩,不欲见明。此多损伤,宜速治疗。其法如上,于平晨日未出之际,令一眼明人把镊子拔之去倒睫毛勾使毛断,连根去之。下手十减八九,疼痛立止,至夜点千岁虆至浓汁,三五日将息。得平后,或点首生男乳汁亦良。慎风寒、日月光及烟火、房事、五辛,一月内即瘥……无名异之末,掺卷在纸中,作捻子点着，到药处吹散，以烟熏睫自起。"

《仁斋直指方论·卷之二十·眼目·附诸方》："倒睫拳毛，因邪风攻入脾经，致使两皮风痒不住，双手背揉目久，赤烂、拳毛入眼内。将木鳖子去壳槌烂，用丝绵包，捻成条，左患塞右鼻，右患塞左，其毛自分上下，次服五蜕散。"

《本草纲目·第七卷·白垩》："风赤烂眼，倒睫拳毛。华佗方：用白土一两，铜青一钱。为末。每以半钱泡汤洗。《乾坤生意》：加焰硝半两。为末，汤泡杏仁杵，和丸皂子大。每用凉水浸一丸，洗眼。（《乾坤秘韫》）"

《本草纲目·石部第十一卷·金石之五·绿矾》："（《摘玄方》）烂弦风眼：青矾火煅出毒，细研。泡汤澄清，点洗（《永类方》）。倒睫拳毛：方同上。"

《审视瑶函·卷四·脾病·倒睫拳毛症》："夹眼法：用老脆薄笔管竹破开做夹，寸许，将当归汁浸一周时候。再用龟板一个，开了，连皮裹之煮夹，皮烂，取出阴干。以麝香拌之，夹眼则灵易好。夹时先翻转上睑看过，倘有瘀滞，即导平，血尽方可行夹。然夹不可高大，只在重弦，仔细看定，睫毛毫无倒入者，方着力扯紧。其夹外之肉，用小艾圆灸三壮，不可多灸，恐溃。俟干夹脱下，用光粉调香油，逐早搽抹痕处，久则肉色如旧。"

《明目至宝·卷四·治眼方·倒睫》："石燕（一个），用碗磨水点之，常以黄连水洗。又摘去眼内倒睫拳毛，用石燕水搽之。"

《证治准绳·类方·目·外治》："熊胆膏锭：治风热上攻，眼目昏花，眵多瞈泪，眊躁紧涩，痒极难忍，胬肉攀睛，沙涩难开，翳膜覆瞳，目眶岁久赤烂，俗呼为赤瞎是也。当以棱针刺目眶外，以泻湿热。如倒睫拳毛，乃内睑眼皮紧，当攀出内睑向外，以棱针刺出血，以泻伏火，使眼皮缓，则毛立出，翳膜亦退。一切目疾，悉皆治之。"

《外台秘要·卷第二十一·眼杂疗方二十首》："又眼有倒睫毛……若欲疗之者，皆取平晨日未出之际，令一眼明人把镊子拔之，去倒睫毛，勿使毛断，连根去之，下手十减八九，疼痛立止，至夜点前千岁蘽汁，三五日将息，方得平复，点首生男乳汁良。若点辛辣之药，从此伤败，实可痛哉，慎风寒、日月光及烟火、房室、五辛，一月内即瘥。又凡是黑睛及瞳仁莹薄有疮翳，皆不可用辛辣及温

药洗之，并是害眼之兆。宜用秦皮汤洗之方。"

《审视瑶函·卷四·脾病·倒睫拳毛症》："以药治最难，不得已用法夹之，如夹定以敷药为主。俟夹将落，即敷其痕，可保。不然依然复旧，其功费矣。

东垣云：眼生倒睫拳毛，而两目紧急，皮缩之所致也。盖内伏热攻，阴气外行。当去其内热并火邪，眼皮缓则眼毛立出，翳膜立退。用手攀出内睑向外，速以三棱针出热血，以左手指甲迎右针锋，立愈。《山居方》云：眼毛倒睫，拔去拳毛，用虻子血点数次，即愈。

［按］倒睫之症，系脾肺肝络凝滞，不能相生，以致眼皮宽纵，使毛内刺，令目不爽，病目者未免不频频揩拭。里治未得除根，不得已必用夹治，毛向外生方妥。然今人岂无房欲劳冗，调摄失宜等情，眼内必生翳障，瘀胬红筋，眼弦上下，赤烂羞涩，眵泪等症。依次点服施治，再无不愈者也。"

《证治汇补·卷之四·上窍门·目疾》："用药［附倒睫拳毛］：睑属脾，脾受风则拳毛倒睫（《医统》），两目紧急，皮缩之所致也（东垣）。用手扳出内睑向外，速以三棱针出血，以左手爪甲迎其针锋立愈。或用石燕子一对，大者一雌一雄，磨水点搽眼内。先以镊子摘去拳毛，次用点药，眼当以黄连水洗。"

《串雅外编·卷二·吸法门·单蛾》："姜黄一片，红枣（去核）二枚，巴豆三粒，同捣如泥，用口津调和，分作二丸，用绢包好线扎，男左女右，一握手，一塞鼻，盖被出汗即愈。此药治三人，如干用吐津拌匀，包扎，如法治之。倒睫拳毛，因风入脾经，致使风痒，不住手擦目，久则赤烂，拳毛入内。木鳖仁捶烂，以丝包作条，左患塞右鼻，右患塞左鼻，其毛自分上下，再服蝉蜕药自愈。"

《金匮启钥（眼科）·卷四·脾病·倒睫拳毛论》："倒睫拳毛者……人有拔去剪除者，有翳以挟扳去腐上脾者，虽获速效，不知内病不除，未几复倒，譬之草木枯瘦，则枝叶萎垂，即朝摘黄叶，莫去枯枝，徒伤其木。不若滋调水土，本得培养，则向之黄者翠，而垂者耸矣。治法用法夹之，夹定以药敷之，然仍必内服石膏羌活散，或流气饮，继敷以紧皮膏，或五灰膏，或起睑膏，依次治之，庶乃本清流绝，永无此患矣。"

《经验良方全集·卷一·眼目》："治倒睫：木

鳖子一个为末,绵裹塞鼻中,左目塞右,右目塞左,飞丝入目,用头垢点入即去。"

3. 针灸法

《仁斋直指方论·卷之二十·眼目·附诸方》:"针法:攒竹二穴,在两眉头内尖陷中是穴,宜以细三棱针刺之,宜泄热气,三度刺,目大明;丝竹空二穴,在两眉后尖发际陷中,针三分,宜泻不宜补,禁灸。灸法:三里二穴,穴法见前,治眼目昏暗;风翳,在左灸右手中指本节头骨上,灸五壮炷,如小麦大,右患灸左。"

《古今医统大全·卷之六·经穴发明·手少阳三焦经穴图》:"丝竹空一名目髎,在眉后陷中。手足少阳脉气所发。针三分,禁灸。主治头痛目眩,视物,倒睫拳毛,风痫发狂,吐涎沫,偏正头风。"

《针灸逢源·卷五·证治参详·目病》:"眼生倒睫拳毛:目病之人脾受风邪,则弦紧而外皮松,令毛倒睫,频频拭擦,毛渐侵睛,扫成云翳。药治无效,当用手扳将内眦向外,以针刺出血愈。"

【论用方】

1. 二黄丸(《圣济总录·卷第一百一十·倒睫拳挛》)

治倒睫拳挛,目赤烂。

黄连(去须,一两半) 大黄(锉,炒,一两) 细辛(去苗叶) 龙脑(各半两)

上四味,捣罗为末,炼蜜和丸如梧桐子大。每服二十丸,食后临卧,温熟水下,日再,小儿量减。

2. 乳香当归散(《竹堂瑞经验方·头面口眼耳鼻门》)

治内障眼,伤风伤寒,攀睛瘀肉,多年眼中倒睫拳毛。

凤凰台 当归 薄荷叶 荆芥穗 藁本 谷精草 石膏(煅) 没药(研) 白蔹根 菟丝子(淘去沙,酒蒸) 蔓荆子 自然铜(火煅,醋淬七次,研) 苦丁香 汉防己 川芎 赤小豆 乳香(研) 百节菖蒲(去毛,炒) 香白芷 火龙爪 郁金(以上各一钱) 雄黄(研) 定风子 细辛(各一钱半)

上为极细末。每日三次,早晨、午时、临卧,鼻内搐之。

3. 旬效散(《普济方·卷八十四·眼目门·倒睫拳挛》)

治眼倒睫拳毛。

少脑川芎 金钗石斛(净) 木贼(去节,各二钱) 人蛔虫(略阴干)

上为细末。用苇管吹入左右鼻中。

4. 补肾丸(《普济方·卷八十四·眼目门·倒睫拳挛》)

治倒睫拳挛外障。

干山药 五味子 车前子 人参 泽泻 茯苓 细辛 黄芩(各二两) 干地黄(三两)

上为末,炼蜜为丸如梧桐子大。每服十丸,空心茶清下。

5. 细辛汤(《普济方·卷八十四·眼目门·倒睫拳挛》)

治睫拳挛外障。

细辛 防风 茺蔚子 知母(各一两) 羚羊角 大黄 桔梗 黑参(各一两)

上为末。以水一盏,散一钱,煎至五分,食后去滓温服。

6. 玄参汤(一名菊花散)(《普济方·卷八十四·眼目门·倒睫拳挛》)

治风热攻眼,磣涩疼痛,渐致倒睫。

蕤仁 秦皮(去粗皮,锉) 防风(去叉,各一两) 山栀子仁 菊花 葳蕤(各半两) 竹叶(二握)

上锉细。以水三升,煎取一升半,去滓,乘热淋洗,冷再暖,作三度使。

7. 三黄丸(《普济方·卷八十四·眼目门·倒睫拳挛》)

治倒睫拳挛,目眦亦烂。

黄连(去须,一两半) 大黄(锉,炒,一两) 细辛(去苗叶) 龙脑

上为末,炼蜜为丸如梧桐子大。每服二十丸,食后临卧温服,热水下,日再。小儿量减。

8. 防风饮子(《普济方·卷八十四·眼目门·倒睫拳挛》)

治倒睫拳毛。

黄芪 炙甘草 人参(各一钱) 葛根(半钱) 防风(半钱) 当归身(七分半) 细辛叶 蔓荆子(各三分)

上件锉如麻豆大,都作一服,水二盏,煎至一

盏,去滓温服,食后,避风寒,温暖处服之。一方有黄连,无黄芪。

9. 神效明目汤(《普济方·卷八十四·眼目门·倒睫拳挛》引《试效方》)

治眼棱紧缩,倒睫拳毛损目,及上下睑眦赤烂,睛赤疼痛,昏暗则冷泪常流,夜则眼涩难开,而眵泪漏眼。

葛根(一钱半) 甘草(炙,一钱) 防风(一钱) 蔓荆子(半钱) 细辛(二分) 一法加黄芪(一钱)

上咬咀。分二服,每服水二盏,煎至一盏,去滓稍热服,临卧。

10. 治倒睫方(《普济方·卷八十四·眼目门》引《保命集方》)

治倒睫拳挛。无名异之末,掺卷在纸中,作捻子点着,到药处吹散,以烟熏睫自起。

11. 石膏羌活散(《普济方·卷八十五·眼目门·一切眼疾杂治》引《宣明论》)

治久患双目不睹光明,远年近日暗,拳毛倒睫,一切眼疾。

蒙花(治羞明怕日) 木贼(退翳障) 白芷(清头风) 细辛 干葛 麻实(起倒睫拳毛) 川芎 羌活(治胸热清头目) 苍术(明目暖水脏) 甘菊花 荆芥(治眼中生黑花) 黄芩(治心脏积热) 甘草(解毒) 藁本(偏头正头风夹脑风) 石膏

上等分为末。每服二钱,食后临卧,蜜水调,或茶水泔水亦可,日三服。

12. 黄芪防风饮子(《原机启微·卷之下·附方》)

治眼棱紧急,以致倒睫拳毛,损睛生翳,及上下睑眦赤烂,羞涩难开,眵泪稠黏。

蔓荆子(五分) 细辛(二分) 葛根(一钱半) 炙草 黄芪 防风(各一钱) 黄芩(五分)

作一服,水二盏,煎至一盏,去滓,大热服。

上方,以蔓荆子、细辛为君,除手太阳手少阴之邪,肝为二经之母,子平母平,此实则泻其子也;以甘草、葛根为臣,治足太阴足阳明之弱,肺为二经之子,母薄子单,此虚则补其母也;黄芪实皮毛,防风散滞气,用之以为佐;黄芩疗湿热,去目中赤肿,为之使也。

13. 熊胆膏锭(《证治准绳·类方·目·外治》)

治倒睫拳毛,针刺出血,以泻伏火。

炉甘石(六两) 黄丹(三两) 黄连(一两) 当归 朱砂 硼砂(各二钱) 白丁香 海螵蛸 白矾(生) 轻粉(各一钱) 乳香 没药 熊胆 麝香(各五分) 片脑(一钱,临时加入)

上除脑、麝,余各另制细末,秤合和匀,入黄连末、当归末,水调匀,绵绢滤净去滓,入末,碾至千万余下,晒干,入麝香,碾极嫩罗过,次入片脑,碾匀复罗,却入后膏成剂。

黄连(半斤) 龙胆草 防风 当归 生地黄(各二两) 诃子(八枚,去核研末) 蕤仁(二钱半) 鹅梨(四筐,取汁) 猪胰子(二个,同前制入) 冬蜜(二两,同前制炼)

上黄连下九味,洗净锉碎,以井水浸于铜器内或瓷器内,春五、夏二、秋三、冬七日,滤去滓,以滓复煎三四次,取尽药力,以熟绢开绵纸在上,滤过澄清去砂土,慢火煎熬,槐、桑、柳枝各四十九条,长一尺,搅不住手,互换搅尽枝条,待如饴糖相类,入蜜和匀,瓷碗盛放汤瓶口上,蒸炖成膏,复滤净,滴入水中,沉下成珠可丸为度,待数日出火毒,再熔化,入末和匀,杵为丸锭,阴干,金银箔为衣。每以少许,井水化开,鸭毛蘸点眼,又以热汤泡化洗眼。

14. 紧皮膏(《审视瑶函·卷四·脾病·倒睫拳毛症》)

治倒睫拳毛。

石燕(一对,煅末) 石榴皮 五倍子(各三钱) 黄连 明矾(各一钱) 刮铜绿(五分) 真阿胶 鱼胶 水胶(各三钱)

以上除胶,六味共为末,用水三五碗,入大铜杓内,文火煎熬,以槐、柳、枝不住手搅成浓糊,将成膏,方入冰麝各三分,研细搅匀,用瓷器内收贮。将新笔涂上下眼皮,每日涂三五次,干而复涂,毛自出矣。凉天可行此法,三日见效。轻者三十日全出,重者五十日向外矣。

15. 五灰膏(《审视瑶函·卷四·脾病·倒睫拳毛症》)

治倒睫拳毛。

荞麦(烧灰,一升,淋水) 石灰(风化者佳,二两) 青桑柴(烧灰,一升各淋水一碗,同风化灰共

熟干为末听用）　白砒（三钱,煅研末）　白明矾
（一两,煅烟尽为度,研末）

上共研一处,水十碗,熬末至一碗,方入风化
石灰搅匀。用新笔扫眼弦睫上,数次,毛即落。勿
入眼内。

16. 起睫膏（《审视瑶函·卷四·脾病·倒睫
拳毛症》）

治倒睫拳毛。

木鳖子（去壳,一钱）　自然铜（制,五分）

上捣烂,为条子,嗜鼻。又以石燕末,入片脑
少许,研水调敷眼弦上。

17. 远睛紫金丹（《兰室秘藏·卷上·眼耳鼻
门·内障眼论》）

治目眶岁久赤烂,俗呼为赤瞎是也。当以三
棱针刺目眶外,以泻湿热。如眼生倒睫拳毛,两目
紧盖,内伏火热而攻阴气,法当去其热内火邪。眼
皮缓则毛立出,翳膜亦退,用手法攀出内睑向外,
以针刺之出血。

白沙蜜（二十两）　黄丹（六两,水飞）　南乳
香　当归（各三钱）　乌鱼骨（二钱）　麝香（一
钱）　白丁香（直者,五分）　轻粉（一字）　甘石
（十两,烧七遍碎,连水浸拌）　楝连（三两,小便
浸,碎为末）　硇砂（一钱,小盏内放于瓶口上
熏干）

上将白沙蜜于沙石器内,慢火去沫,下甘石,
次下丹,以柳枝搅,次下余药,以粘手为度,作丸如
鸡头大。每用一丸,温水化开洗。

18. 选奇汤（《兰室秘藏·卷上·眼耳鼻门·
内障眼论》）

治眼棍紧急致倒睫拳毛,及上下睑昏赤烂,睛
疼昏暗,昼则冷泪常流,夜则眼涩难开。

细辛（二分）　蔓荆子（五分）　防风（一
钱）　葛根（一钱五分）　甘草（二钱）　一方加黄
芪（一钱）

上咬咀。作一服,水二盏,煎至一盏,去渣,稍
热临卧服。

19. 治倒睫眼（《鸡峰普济方·卷第十七·
眼目》）

草乌头　白芷（各半两）

上为细末。每用少许,先含水一大口,鼻
内搐。

20. 四退散〔《金匮启钥（眼科）·卷四·脾
病·倒睫拳毛论》〕

治倒睫拳毛。

蝉蜕　蛇蜕（酒煮）　猪蹄退　蚕退　荆芥
（各二钱半）　川乌（炮）　穿山甲（烧）　粉草（各
五钱）

上为细末。每服一钱,淡盐汤调下。又方,加
防风、石决明、草决明各五钱。

第十四节

风牵睑出

【辨病名】

风牵睑出指上下胞睑皮肤均红赤,睑皮翻出
向外,泪液频流,眼眵不尽的眼病。相当于西医的
睑外翻。

《明目至宝·卷二·眼科七十二证受疾之
因·风牵睑出》:"来缠双目无时住,却留睑内作斯
殃。红赤色,少安康。"

《医宗金鉴·眼科心法要诀·卷二·风牵睑
出歌》:"风牵睑出之证,乃睑皮翻出向外,上下胞
睑俱赤,眵泪淋漓。"

【辨病机】

本病因肝脾气虚,外感风邪,虚风内动,壅滞
于胞睑,导致睑皮翻出。

《普济方·卷七十九·眼目门·外障眼》:"风
牵睑出外障,此眼初患之时,乍好乍恶,发歇无时,
多因泪出不止。盖因胃气受风,肝膈积热,壅毒在
眼眦之间,致使眼皮翻出。"

《明目至宝·卷二·眼科七十二证受疾之
因·风牵睑出》:"若有红淡黑煤色,岂能除患莫思
量。此是脾经肝经虚劳也,此是风邪（干经络
难治）。"

《医宗金鉴·眼科心法要诀·卷二·风牵睑
出歌》:"皆缘胃经积热,肝有风邪。"

《杂病源流犀烛·卷二十二·面部门·目病
源流》:"风牵睑出,由脾受风毒,侵及于目。"

【论治法】

治法有外治和内治之分。外治法宜劀洗、熨

烙祛除瘀血,涂以药膏,还有灸法。内治法以口服清热散邪祛风方剂为主。

《世医得效方·卷第十六·眼科·外障》:"风牵睑出四十五:上下睑俱赤,而或翻出一睑在外,此亦脾受风毒,宜服前五退散。若患年深,睑内俱赤,则不可治之。"

《普济方·卷七十九·眼目门·外障眼》:"切宜劆洗。散去瘀血,熨烙三五度,然后服黄芪汤。用前摩风膏摩之,睑内涂白蔹膏即瘥。歌曰;一般风热入双眸,此疾何缘未易除,肝脏毒风翻出睑,肾因传送入乌珠。若是睑翻还易疗,毒风入黑即难收,铜篦轻熨摩风药,白蔹为膏睑内涂。"

《明目至宝·卷二·眼科七十二证受疾之因·风牵睑出》:"宜服三花五子丸、还睛散、聚宝散,宜灸风池穴、太阳角。"

《医宗金鉴·眼科心法要诀·卷二·风牵睑出歌》:"宜先用劆洗去瘀,后服黄芪汤,清热散邪也。"

【论用方】

1. 天门冬饮子(《世医得效方·卷第十六·眼科·外障》)

治风牵睑出。

天门冬　茺蔚子　知母(各二两)　五味子　防风(各一两)　人参　茯苓　羌活(各两半)

上锉散。每服三钱,水一盏半,食后服。

2. 泻肝散(《世医得效方·卷第十六·眼科·外障》)

治风牵睑出。

麦门冬(去心,二两)　大黄　黄芩　细辛　芒硝(各一两)　黑参　桔梗(各两半)

上锉散。每服三钱,水一盏煎,食后服。

3. 黄芪汤(《医宗金鉴·眼科心法要诀·卷二·风牵睑出歌》)

清热散邪,治风牵睑出。

黄芪(一钱)　茺蔚子(二钱)　地骨皮(一钱)　防风(一钱五分)　黄芩(一钱)　茯苓(一钱)　甘草(五分)　大黄(一钱)

上为粗末,以水二盏,煎至一盏,食后去渣温服。

第十五节

鸡冠蚬肉

【辨病名】

鸡冠蚬肉指眼睑内生翳,色深红、青或黑,形似鸡冠或蚬肉,畏光流泪,渐致生翳膜,遮挡白睛黑睛。相当于西医的睑板腺囊肿结膜肉芽肿。

《世医得效方·卷第十六·眼科·鸡冠蚬肉三十七》:"翳生在睑内,如鸡冠蚬肉,或青或黑,须翻出看之,阻碍痛楚,怕日羞明。"

《普济方·卷七十九·眼目门·外障眼》:"鸡冠蚬肉外障,此眼初患之时,皆因脾胃积热,肝脏受风,渐渐入眼中,致生翳膜,如鸡冠蚬肉,或青或赤。"

《眼科锦囊·卷二·外障篇·鸡冠蚬肉》:"此证白膜生瘜肉,软弱而色深红,其状似鸡冠蚬肉,故取以名之。此血液潴留于白膜中。久久遂作赤色之肉状。"

【辨病机】

1. 脾经风热

风热侵袭,脾经受热,热毒之邪犯目。

《银海精微·卷上·鸡冠蚬肉》:"问曰:眼内生虚肉,形似鸡冠蚬肉者何也? 脾胃受风热,火旺脾土燥热也。"

《世医得效方·卷第十六·眼科·鸡冠蚬肉三十七》:"盖脾经先受热,后有所传,宜服决明散。"

《古今医统大全·卷之六十一·眼科·鸡冠蚬肉三十五》:"此因脾胃积热,毒气入脑而流于目,以致目生肉翳,如鸡冠蚬肉之状,钩割可去,宜服茺蔚子丸、搜风汤。"

《明目至宝·卷二·眼科七十二证受疾之因·鸡冠蚬肉》:"《鹧鸪天》:胞肉生如蚬肉形,鸡冠红色甚分明。或青或黑须番看,痛苦难禁两泪倾。甚怕日,又羞明,原因客热在脾经。"

《医宗金鉴·杂病心法要诀·卷五·外障病证》:"风热上攻,目赤肿痛多泪,隐涩难开,火眼也。肿而硬者,属热盛也,宜先下之。肿而软者,属风盛也,宜先发散。两睑上……睑内如鸡冠,蚬肉翻出,视物阻碍,痛楚羞明,谓之鸡冠蚬肉。此皆脾经风热为病也。"

《杂病源流犀烛·卷二十二·面部门·目病源流》:"鸡冠蚬肉,由风热乘于脾经,后有所传,致翳生睑内,如鸡冠,如蚬肉,或青或黑,阻碍痛楚,怕日羞明。肿而硬者,属热盛也,宜先下之;肿而软者,属风盛也,宜先发散。两睑上……睑内如鸡冠,蚬肉翻出,视物阻碍,痛楚羞明,谓之鸡冠蚬肉。此皆脾经风热为病也。"

《济阳纲目·卷一百零一·目病上·论》:"眼皮内生如鸡冠蚬肉,或青或黑,阻碍睛痛,乃脾风热也。"

2. 心肝火热,脾胃壅滞

因过食嗜饮酒,酒热毒邪积于心肝,脾胃壅滞,致生红肉于睑内,侵犯黑睛。

《银海精微·卷上·鸡冠蚬肉》:"鸡冠蚬肉者,心之热酒之毒也。脾胃壅滞,肝脏积热,肉翳渐渐而长,侵至黑睛,发来高大,形似鸡冠蚬肉壅蔽大眦,皆因相火胃火郁结,致生红肉,碜涩泪出。"

《医宗金鉴·眼科心法要诀·卷二·鸡冠蚬肉歌》:"鸡冠蚬肉内眦生,胃心积热共肝风,或青或赤如鸡蚬,轻侵风轮重掩瞳。"

《秘传眼科龙木论·卷之四·鸡冠蚬肉外障》:"此眼初患之时,皆因脾胃积热,肝脏受风,渐渐入眼,致生翳膜如鸡冠蚬肉,其肉或青或赤。"

《眼科锦囊·卷二·外障篇·鸡冠蚬肉》:"此证白膜生瘜肉,软弱而色深红,其状似鸡冠蚬肉,故取以名之。此血液潴留于白膜中,久久遂作赤色之肉状。汉人所谓如心热酒毒之说。"

3. 气机壅滞,瘀血凝滞

气机壅滞,瘀血凝滞血液运行不畅,使眼内生红热,形如鸡冠或蚬肉。

《医方集宜·卷之六·眼目门·治法》:"鸡冠蚬肉、胞反赤肿,皆由脾虚积热瘀血凝滞,与胬肉攀睛同治。"

《审视瑶函·卷一·识病辨症详明金玉赋》:"鸡冠蚬肉,火土燥瘀;鱼子石榴,血少凝滞。"

《疡医大全·卷十一·眼目部·外障门主论》:"鸡冠蚬肉外障,按此证属脾胃二经热积,外受风邪,致使血凝不散,上胞内壅瘀血一块,软而紫黑色即鸡冠;下胞内生瘀肉一条,软而淡红色即蚬肉。"

《银海指南·卷二·脾经主病》:"脾为诸阴之首,统摄一身之血。在气为中气,在脏为心子。目之上胞属脾,下胞属胃。上胞内生红粒,名鱼子石榴;生红块,名鸡冠蚬肉。皆属风热,邪滞太阴,气血凝结所致。"

【辨病证】

眼睑内生翳膜,形似鸡冠或蚬肉,色红或青黑,有异物感,疼痛伴畏光,随病情发展,可能遮蔽白睛及黑睛。

《证治准绳·杂病·目·外障》:"(鸡冠蚬肉)二证形色相类,经络相同,治亦一法。故总而言之,非二病同生之谓也。其状色紫如肉,形类鸡冠、蚬肉者即是。多生脾眦之间,然后害及气轮而遮掩于目。"

《审视瑶函·卷三·外障·鸡冠蚬肉症》:"蚬肉与鸡冠,形容总一般,多生于脾眦,后及气轮间,祸由火上燥,瘀滞血行难,久则漫结,无光渐渐添。此二症,谓形色相类,经络相同,治亦同法。"

【论治法】

鸡冠蚬肉以割除为主,除后以祛风清热方剂口服及眼膏涂擦为辅。

《银海精微·卷上·鸡冠蚬肉》:"治法:初发之时,用小锋针破,使恶血流出,以输其肉,二三日又可针一次。又法,可鼻孔内,剪竹叶卷作一小筒,弹进放血,或小锋针亦可,右眼右孔,左眼左孔,服三黄加朴硝丸如弹子大,夜卧嚼化,以沃上焦火。正谓扬汤止沸,莫如去薪息火,肉翳者可烙三五度,其效甚速,烙可用软皮剪孔,湿按眼眶,烙则不伤四弦眦肉,有虚有实,虚切不可用剪,剪则流血汪汪,变为利害。或壅如桃李之状,难治。问曰:眼内生虚肉,形似鸡冠蚬肉者何也?脾胃受风热,火旺脾土燥热也。治法:年少者只宜泻脾胃本脏,若脾胃衰不受寒凉者,宜泻子泻母之法,泻本脏用三黄汤加寒凉剂,泻子用泻肺汤,泻母用八正散、泻心汤主之;点用清凉散加凉药,仍服三黄丸收功。若积久大者亦宜剪,剪后宜烙;新发小者,宜挑不用烙,宜用退翳卷云散点之,一二次。"

《证治准绳·杂病·目·外障》:"治者须用割

治七八,后用杀伐,不然药徒费功。若割亦用烙定方好。其目大眦内有红肉一块,如鸡冠、蚬肉者,乃心经血部之英华。若误割者,轻则损目,重则丧命。慎之。"

《证治准绳·杂病·七窍门上·目割》:"如在气、血、肉三轮者可割。而大眦一块红肉,乃血之英,心之华也,若误割之则目盲,因神在而伤者死。有割伤因而惹风,及元虚之人,犯燥湿盛者,溃烂为漏,为目枯丸障。若掩及风轮之重厚者,虽可割,亦宜轻轻从旁浅浅披起,及诸病如攀睛胬肉,鸡冠蚬肉,鱼子石榴,赤脉虬筋,内睥粘轮等证可割。余病及在风轮之浅者,误割之则珠破而目损。烙能治残风溃弦、疮烂湿热久不愈者。轻则不须烙而治自愈。若红障血分之病,割去者必须用烙定,否则不久复生。在气分之白者,不须用烙。凡针烙皆不可犯及乌珠,不惟珠破,亦且甚痛。"

《审视瑶函·卷一·钩割针烙宜戒慎论》:"凡障如攀睛胬肉、鸡冠蚬肉、鱼子石榴、赤脉虬筋、胞肉粘轮等症,可割。"

《审视瑶函·卷三·外障·鸡冠蚬肉症》:"蚬肉与鸡冠……治亦同法。故总而言之,非二病之同生也。其状色紫如肉,形类鸡冠蚬肉者,即是,多生脾眦之间,后害及气轮,而尽掩于目。治者须宜早割,不然恐病久徒费药力,即欲割亦无益矣。盖目大眦内有一块红肉,如鸡冠蚬肉之状,此乃心经血部之英华,不可误认割之,若误割轻则损目,重则丧命矣。慎之!慎之!宜服凉膈清脾饮。"

《张氏医通·卷八·七窍门上·钩割针烙说》:"凡障若掩及风轮之重厚者可割,如攀睛胬肉,鸡冠蚬肉。"

《张氏医通·卷八·七窍门上·外障》:"鸡冠蚬肉二证,形色相类,经络相同,治亦一法。多生脾眦之间,然后害及气轮,而遮掩于目。治须用割,亦用烙定方好。宜三黄丸加芒硝嚼化。外用绛雪膏去麝加阿魏点之。其目大眦内有红肉一块,如鸡冠蚬肉者,乃心经血部之英华,若误割者,轻则损目,重则丧命,慎之。"

《目经大成·卷之一·钩割针烙》:"如割,在土、金位,患攀睛、鸡冠蚬肉、鱼子石榴等症者可。大眦头一块红肉,乃心之英华,误犯则血脱而盲。或元气薄及燥急湿盛,因而惹风,必为溃、为漏、为枯陷。风轮肉蚀,钩得便割得。其丝血厚蔽,略略

剔去外边秽瘀与峰起者。贴睛浅障,耐心磨濯自消,若性急取快,恐怕膏流珠碎。"

《目经大成·卷之二·八十一证·鸡冠蚬肉三十二》:"蚬肉与鸡冠,形容总一般,多生睑眦畔,后及风轮间,火土交为祸,阴阳并作奸,不精刀烙法,莫向病家看。"

《银海指南·卷二·食病论》:"《经》曰:饮食劳倦即伤脾。饮食自倍,肠胃乃伤。脾胃为仓廪之官,大肠为传导之官,食伤则气滞,气滞则上不能散布精华,下不能转输糟粕。然有伤于寒物者,有伤于热物者,其为内伤,不过为泻为痢而已。若在眼目,则伤于寒者,两胞肿胀,治宜温消。伤于热者,目赤痒痛,治宜清利。若过食煎炒炙煿,必至火气上攻,则为鸡冠蚬肉,或鱼子石榴,变症不一。治宜清利肠胃,去其积热,而诸病悉除。此症之易治者。凡在少年童稚,最多此症,惟年老久病之人,脾虚不能运化,或不能食,或知饥少食,或食入即胀。明是中虚之象,当以补法行之,谅明哲者,不至于胶柱而鼓瑟也。"

《验方新编·卷十七·眼部·眼科七十二症问答症因丸散》:"第五十六问:目有患鸡冠蚬肉者何也?答曰:五脏之热血侵贯,待白露或用刀割。宜点冰片虎液膏,服返睛丸即愈。"

《济阳纲目·卷一百零一·目病上·论》:"须翻出看之,用观音草每日轻轻微微渐渐刮至毫厘血出,用金匙挑洗,风毒药水按而止之。刮后不时将药水点入,则不复肿。"

【论用方】

1. 泻肺汤(《银海精微·卷上·鸡冠蚬肉》)

治肺经得脾热,白仁变生鸡冠蚬肉,宜服。

桑白皮(一两,去皮)　地骨皮(一两,去骨)　甘草(七钱)　黄芩(一两)　桔梗(一两)

上为末。每服三四钱,水煎食后服。

2. 桔梗汤(《圣济总录·卷第一百九·息肉淫肤》)

治目生鸡冠蚬肉。

桔梗(去芦头)　大黄(锉,炒)　细辛(去苗叶)　黄芩(去黑心)　玄参　芒硝(炼过者,各一两)　防风(去叉)　车前子(各一两半)

上八味,粗捣筛。每服三钱匕,水一盏,煎至六分,食后临卧温服。

3. 地风汤（《奇效良方·卷之五十七·眼目门·眼目通用方》）

治鸡冠蚬肉外障。

防风（二两）　桔梗　大黄　细辛（各一两）　黄芩　玄参　芒硝　车前子（各一两半）

上锉碎。每服五钱，水一盏，煎五分，去滓，食远温服。

4. 抽风汤（《秘传眼科龙木论·卷之四·鸡冠蚬肉外障》）

治鸡冠蚬肉外障。

防风（二两）　大黄　细辛　桔梗（各一两）　黑参　黄芩　芒硝　车前子（各一两半）

上为末。以水一盏，散一钱。煎至五分。食后去渣温服。

5. 芜蔚丸（《秘传眼科龙木论·卷之四·鸡冠蚬肉外障》）

治鸡冠蚬肉外障。

芜蔚子　人参　干山药（各二两）　茯苓　石决明　大黄　黑参　黄芩（各一两）　干地黄（一两半）

上为末。炼蜜为丸如桐子大，空心茶下十丸。

6. 石决明散（《医学入门·外集·卷六·杂病用药赋》）

治脾热睑内如鸡冠蚬肉。

石决明　草决明（各一两）　羌活　山栀　木贼（各五钱）　青葙子　芍药（各五分）　大黄　荆芥（各一分）

为末。每二钱，麦门冬煎汤下。

7. 当归连翘饮（《医方集宜·卷之六·眼目门·治方》）

治鸡冠蚬肉，胞反赤肿。

当归　黄连　黄芩　山栀　大黄　红花（以上俱用酒拌）　芍药　防风　连翘　甘草　枳壳　桔梗　荆芥　生地黄

水二钟，灯心十根煎八分，食前服。

8. 凉膈清脾饮（《审视瑶函·卷三·外障·鸡冠蚬肉症》）

治脾经蕴热凝聚而成其患，眼胞内生如菌头蚬肉，根小头渐长，垂出甚者，眼翻流泪，亦致昏蒙。

荆芥穗　石膏　防风　赤芍药　生地黄　黄芩　连翘　山栀仁　苏薄荷　甘草（减半，余各等分）

上锉剂。白水二钟，灯心三十段，煎至八分，去滓，食远热服。

9. 翠云锭（《审视瑶函·卷三·外障·鸡冠蚬肉症》）

治眼胞内生菌毒，用左手大指甲佃于患根，右手以披针尖头，齐根切下，血出不妨，随用此锭磨浓涂之，其血自止。

铜绿（一钱，研末）　杭粉（五钱）　轻粉（一分）

上研极细末。用黄连一钱，同川米百粒，水一杯，煎一半，再熬，折去二分，和药作锭，阴干。临用清水磨搽。兼治烂弦风，或暴赤肿痛者，箍搽更妙。

10. 乌金膏（《疡医大全·卷十·正面头面部·漏睛疮门主方》）

治诸般外障风痒，血缕癍疮，胬肉攀睛，鸡冠蚬肉，漏睛疮。

晋矾（即明矾，一两）　米醋（自造红香者佳，一碗半）

共入铜锅内，文武火熬干，如湿，翻调焙干，取出去火气，研细末。用时不拘多少，再研至无声，入生蜜调匀，盛瓷罐内，涂点患处。久闭，或五日七日，上下胞俱肿，方可歇药数日，其红肿尽消，观轻重再点。

【医案选】

《目经大成·卷之二·八十一证·鸡冠蚬肉三十二》

同里朱氏女，甫六龄，左目内睑伤寒后忽生参差一片红肉，吐于目外。余曰：此鸡冠症也，法当割去，否则长大，浑睛满而丧明。朱疑畏未定。明日，其睛化为菌毒，高寸许，大如盏，色红微软，后渐上至三寸乃已，状类牛斗角鲜。居无何，又于耳畔生一疣，不数日大如碗，硬于石。有作血溢而治者，有作火郁而治者，转日夜痛楚，恹恹欲绝。复延余，主以托里消毒，佐三黄、滋肾等剂，痛稍止。既而疣遂溃，眼胞亦随萎，但形神不若从前之肥而且润。一日午睡向晚，举家皆谓安神，莫敢惊觉。及张灯视之，死已久矣。一奇症也，一奇事也。或曰：症、事固奇，而子之为政，未为尽善，盖金石之语。因存此案,以志吾过,以广见闻云。

第十六节

脾肉粘轮

【辨病名】

脾肉粘轮指眼睑内面与白睛相粘连,难以分开的病症。相当于西医的睑球粘连。

《张氏医通·卷八·七窍门上·脾急紧小》:"脾肉粘轮,目内脾之肉与气轮相粘不开。"

《金匮启钥(眼科)·卷四·脾病·脾肉粘轮论》:"脾肉粘轮者,谓目内脾之肉与气轮相粘不开,故曰粘轮也。"

【辨病机】

多因热破血行,或热已消退,溢于脉外之血阻滞。

《金匮启钥(眼科)·卷四·脾病·脾肉粘轮论》:"脾肉粘轮者……其候有热燥血涌者,目必赤痛;有热退血滞,失于治疗者,其状虽粘,必白珠赤痛。止须用割之治;若赤痛生粘者,必有瘀滞,宜渐导渐,仍防热血复粘,治法虽有取于割,究难离于药治。"

【论治法】

本病多因湿热困于胞睑,故治疗以清热利湿为主要治则,外治也可用割法,分离粘连胞睑和白睛,但需内服药物。

《张氏医通·卷八·七窍门上·脾急紧小》:"脾肉粘轮 目内脾之肉与气轮相粘不开。宜服泻湿热药。如防风、细辛、胆草、苦参、蝎梢、牛蒡子之类,以风药能于土中泻水故也。"

《金匮启钥(眼科)·卷四·脾病·脾肉粘轮论》:"脾肉粘轮者……热燥血涌者,用酒调洗肝散。若便赤涩癃闭,用加减八正散,或宣明丸;热已退而血滞者,用分珠散,或坠血明目饮;赤痛生粘者,同治。然此言治乎内之粘轮,未言乎外之胞肉胶粘也。"

《金匮启钥(眼科)·卷四·脾病·血瘀脾泛论·气壅如痰》:"坠血明目饮,见脾肉粘轮。"

第十七节

脾翻粘睑

【辨病名】

脾翻粘睑指胞睑翻转粘连在外睑皮肤上,或指上睑和下睑不同面粘连的病症。

《张氏医通·卷八·七窍门上·脾急紧小》:"脾翻粘睑证,乃脾翻转贴在外睑之上。此气滞血壅于内,皮急系吊于外,故不能复转。"

【辨病机】

因外感风湿或风热,湿热之邪阻滞气血运行,血瘀脾经,停滞胞睑,使脾翻转贴在外睑皮肤上。

《审视瑶函·卷四·运气原证·脾病·脾翻粘睑症》:"脾翻粘睑,血瘀脾经。脾翻皮缩,风热所承。有自病而转,有攀援而成。若不调治,变症来生。此症乃脾反转,贴在外睑之上,如舌舐唇之状。乃气滞血壅于内,皮急牵吊于外,故不能复转。有自病壅翻而转,有因翻脾看病。风热抟滞,不能复返而转。大抵多风湿之滞,故风疾人患者多,治亦难愈,非风者则易治。"

《张氏医通·卷八·七窍门上·脾急紧小》:"脾翻粘睑证,乃脾翻转贴在外睑之上。此气滞血壅于内,皮急系吊于外,故不能复转。皆由风湿之滞所致,故风疾人患此者多。"

《银海指南·卷四·治验存参》:"风克阳明,血凝气滞,以致脾翻粘睑。"

【论治法】

本病因多为风热或风湿,应内服清热祛风,健脾运湿方剂。但仍以外治法为主,宜钩割熨烙,或点眼药。

《审视瑶函·卷四·脾病·脾翻粘睑症》:"故风疾人患者多,治亦难愈,非风者则易治。用劘割之法导之,宜服排风散。"

《张氏医通·卷八·七窍门上·脾急紧小》:"脾翻粘睑证,乃脾翻转贴在外睑之上……宜用劘剔开导之法。"

《类证治裁·卷之六·目症论治》:"脾翻粘

睑,血壅于内,皮急吊于外,宜劀剔开导法。"

《金匮启钥(眼科)·卷四·脾病·睥翻粘睑论》:"睥翻粘睑者,谓睥翻转贴在外睑之上,如舌舐唇之状……治法宜外用剔开导之,内服排风散,若赤烂成疮,宜服龙胆丸。"

《金匮启钥(眼科)·卷四·脾病·睥翻粘睑论》:"睥翻粘睑证堪形,转贴无殊。由气滞兼血涌,皮急牵吊外证成。或病壅翻因致转,翻睥看病风热侵。患者每多风湿滞,倘非风者病常轻。开导外宜劀剔法,内服排风散最工。赤烂成疮何药妙,好投龙胆丸奏功。"

【论用方】

1. 排风散(《审视瑶函·卷四·脾病·睥翻粘睑症》)

治睥翻粘睑。

桔梗 明天麻 防风(各五钱) 五味子(焙干) 干蝎(去钩,焙干) 乌风蛇(焙干) 细辛 赤芍药(各一两)

上为细末。每服钱半,食远米饮调下。

2. 龙胆丸(《审视瑶函·卷四·脾病·睥翻粘睑症》)

治两睥粘睑,眼皮赤烂成疮疾。

苦参 龙胆草 牛蒡子(炒,各等分)

上为细末,炼蜜为丸如桐子大。每服二十丸,食后米饮送下。

第十八节

睥急紧小

【辨病名】

睥急紧小指患者睑弦紧缩,是睑内翻倒睫发展而来的,最终可因不治而导睑弦逐渐缩小。

《证治准绳·杂病·目·睥急紧小》:"谓眼楞紧急缩小,乃倒睫拳毛之渐也。"

【辨病证】

辨症候

因倒睫拳毛失治导致,导致血液耗尽,眼睥失养,睑弦逐渐缩紧,难以睁开;或者因胞睑其他疾病,

割治不当或反复割治,产生瘢痕导致睑弦逐渐缩紧。

《证治准绳·杂病·目·睥急紧小》:"谓眼楞紧急缩小,乃倒睫拳毛之渐也。若不曾治而渐自缩小者,乃膏血精液涩耗,筋脉紧急之故。若治而急小者,治之之故。患者多因睥宽倒睫,枷去上睥,失于内治,愈后复倒复枷,遂致精液损而脉不舒,睥肉坏而血不足,目故急小。有不当割导而频数开导,又不能滋其内,以致血液耗而急小者。"

【论治法】

治疗原则为补气养血为主,佐以辛散之法。

《证治准绳·杂病·目·睥急紧小》:"谓眼楞紧急缩小,乃倒睫拳毛之渐也……有不当割导而频数开导,又不能滋其内,以致血液耗而急小者。凡因治而愈者,若不乘时滋养,则络定气滞,虽治不复愈矣。神效黄芪汤;有翳,拨云汤;小角偏紧,连翘饮子。"

《张氏医通·卷八·七窍门上·睥急紧小》:"楼全善云:阳虚则眼楞紧急,阴虚则瞳子散大。故东垣治眼楞紧急,用参、芪补气为君;佐以辛味疏散之;而忌芍药、五味之类,酸收故也。"

【论用方】

1. 拨云汤(《银海精微·卷上·黑翳如珠》)

治眼黑翳如珠,蟹睛,疼痛,风气伤肝肾二经,宜服之。

黄芪(蜜炙) 细辛 生姜 干葛 川芎(热者除之) 柴胡 荆芥 藁本 甘草 升麻 当归 知母 羌活 防风 黄柏

上为末。每服六七钱,水煎服。

2. 神效黄芪汤(《普济方·卷一百八十五·诸痹门·诸痹》)

治两目急缩,及羞明畏日,或苦涩难开,或视物无力,睛痛昏花,手不能近,或目睛少光,中热如火,服六七次可效。

黄芪(二两) 人参(八钱) 甘草(炙,一两) 蔓荆子(二钱) 白芍药(一两) 橘皮(半两,去白)

如治眼病,俱宜撙节,宜去橘皮,减黄芪一半。每服四五钱,水一大盏,煎至八分,去滓稍热服。

3. 连翘饮子(一名蜂葵汤)(《普济方·卷七十六·眼目门·目风泪出》引《试效方》)

治目中溜火,恶日与火,癮涩小角紧,久视花,迎风有泪。

蔓荆子　生甘草　连翘(各三分)　柴胡(二分)　黄芩(酒制,半两)　地黄(生)　当归　红葵花　人参(各三分)　黄芪(半钱)　升麻(一钱)　防风　羌活(各半钱)

上件每服五钱,水二盏,煎至一盏,去滓,稍热服,食后。

第十九节

胞肉胶凝

【辨病名】

胞肉胶凝指眼睑皮肤肿胀,如同脓液或胶液潴留在内,或上下眼睑皮肤如有胶液凝固,粘连在一起。病久则黑睛生翳,视物不清,羞明流泪。

《世医得效方·卷第十六·眼科·胞肉胶凝三十九》:"眼胞皮肉有似胶凝,肿高如桃李者,时时出热泪。"

《医宗金鉴·眼科心法要诀·卷二·胞肉胶凝歌》:"胞肉胶凝之证,脾中蠹肉壅起,初小渐大,摩隐瞳仁,眼胞湿烂,眵泪胶粘。"

《眼科锦囊·卷二·外障篇·胞肉胶凝》:"此证如脓胶液潴溜大眦,每宵睡寐之时,两睑胶凝粘紧,经久则生翳,矇矇不明,差明怕日。"

【辨病机】

1. 风热毒邪客睑

《世医得效方·卷第十六·眼科·胞肉胶凝三十九》:"眼胞皮肉有似胶凝……乃风毒所注。"

《杂病源流犀烛·卷二十二·面部门·目病源流》:"一为外障,总系足三阳病……而其症状,亦各有名目,共二十七款,今复详考眼科家书……六曰胞肉胶凝,由风毒所注,或热积脾经,或过于伤胞,故上下胞肿如桃,时出热泪。"

2. 脾胃积热,气血壅滞

《银海精微·卷上·胞肉胶凝》:"问曰:眼久注不开,内生虚肉,眵泪胶凝者何也?答曰:胃中有伏热郁于内也。"

"此症,胞之病……胞热则胶粘病之深……脾胃壅热,肝膈风充睑胞内,蠹肉壅起,烂湿眵粘胶凝,气血壅滞,不能疏散,积之年久,黑睛生翳,朦昧不明,羞明怕日。"

《医宗金鉴·眼科心法要诀·卷二·胞肉胶凝歌》:"此乃脾胃中邪风积热,上壅于目所致。"

3. 毒液客睑

《眼科锦囊·卷二·外障篇·胞肉胶凝》:"即是毒液聚于脂肪吉里儿而所致也,胎毒、霉毒、淋病、带下等,酿是患。汉人虽区别为二证,原是一证。哀学渊仿睫毛内刺夹肉之说,予不敢信焉。"

【论治法】

分为外治和内治,外治胞肉坚厚者,宜劆洗点坚药,亦可烙,直至肉平净方止。内治以口服降火凉血祛风方剂为主。

《银海精微·卷上·胞肉胶凝》:"治法以阴二阳四吹点,有瘀血可劆洗,以桑白皮、铁扇子、菊花、当归、防风、荆芥、木贼、薄荷、盐花之类。胞肉积久坚硬厚实者,番转烙二三度,而实其肉可也。"

"治宜通脾泻胃汤加寒剂,降火凉血去风,宜点坚药,内肉结厚实者,宜劆洗,至肉平净方止,坚厚者亦烙无妨,烙后清凉消毒膏敷之。"

《世医得效方·卷第十六·眼科·胞肉胶凝三十九》:"宜消风散及花草膏点之。"

《普济方·卷八十四·眼目门·眼眉骨及头痛》:"摩翳散,一名曾青散,出《龙木论》,治胞肉胶凝外障。"

《医宗金鉴·眼科心法要诀·卷二·胞肉胶凝歌》:"宜用通脾泻胃汤,散风清热,两解其邪。通脾泻胃汤方见黄膜上冲下。"

《眼科锦囊·卷二·外障篇·胞肉胶凝》:"治法,内服三黄汤,加朱砂少许;或薰剂,兼用艾连洗在眼胞里面;宜屡放血。"

【论用方】

1. 通脾泻胃汤(《银海精微·卷上·胞肉胶凝》)

治胞肉胶凝。

麦门冬　茺蔚子　防风　大黄　知母　天门冬　黄芩

热甚者,加黄柏、石膏、朴硝、栀仁。一方又加黑参。

上等分为末。每服五钱,水煎食前服。

2. 摩翳散(一名曾青散)(《普济方·卷八十四·眼目门·眼眉骨及头痛》引《龙木论》)

治胞肉胶凝外障。

防风(去芦) 龙胆草(各五钱) 铜青(三钱) 五味子(二钱) 淡竹叶(一握,去节)

上为末。每服半钱,热汤一盏泡,停冷澄清,洗极效。

第二十节

两睑粘睛

【辨病名】

两睑粘睛指上下胞睑色红溃烂,或痒或痛,睑内或睑外生疮,甚至和黑睛及白睛粘连的疾病。又称烂弦风、赤瞎。

《银海精微·卷上·胞肉胶凝》:"两睑粘睛,睑之病。"

《世医得效方·卷第十六·眼科·外障》:"两睑粘睛二十八:此乃烂眩风是也。双目赤烂粘滞,经年不安,或痒或痛。"

《秘传眼科龙木论·卷之三·两睑粘睛外障》:"此眼初患之时,或痒或痛,年多风赤,睑中有疮。"

《医宗金鉴·杂病心法要诀·卷五·外障病证》:"两睑粘睛,赤烂痒痛,经年不愈,谓之烂弦风,又名赤瞎。"

《大方脉·杂病心法集解卷四·眼目门·外障》:"两睑粘睛,赤烂痒痛,经年不愈,谓之烂弦风。"

《医宗金鉴·眼科心法要诀·卷二·外障总名歌》:"粘睛者,两睑粘睛也。"

【辨病机】

1. 外感风邪聚于睑,致胞睑风赤湿烂

《医宗金鉴·杂病心法要诀·卷五·外障病证》:"[注]风热上攻,目赤肿痛多泪,隐涩难开,火眼也。肿而硬者,属热盛也,宜先下之。肿而软者,属风盛也,宜先发散。两睑上,下初生如粟,渐大如米,或赤或白,不甚疼痛,谓之睑生风粟。两睑粘睛,赤烂痒痛,经年不愈,谓之烂弦风,又名赤瞎。"

2. 脏腑虚热,湿热合邪

《银海精微·卷上·两睑粘睛》:"肝膈虚热眵粘四眦,夜睡上下胞睑胶凝粘紧,血滞不散,久则渐生翳膜。"

《秘传眼科龙木论·卷之三·两睑粘睛外障》:"因热在肺膈,脾胃风壅。"

《明目至宝·卷二·眼科七十二证受疾之因·两睑粘睛》:"翳膜遮珠因血热,憎风流泪古今传。消风散,沉疴瘥,除风去血得安然……此是脾风内热,故有此疾也。"

《医宗金鉴·眼科心法要诀·卷二·两睑粘睛歌》:"此乃脾胃中风湿热盛,合邪上攻。"

《杂病源流犀烛·卷二十二·面部门·目病源流》:"三曰两睑粘睛,即烂弦风也,由风沿眼系上,膈有积热,或饮食时挟怒气而成,久则眼沿因脓溃而肿(宜还睛紫金丹点之)。甚则中生细虫,年久不愈而多痒者是也,当去虫以绝根(宜圣草散)。"

【论治法】

本病初起宜以清散风邪为主,病久则气血凝滞重。睑皮粘连,可点用重药,亦可劂洗,服用活血化瘀之药。

《银海精微·卷上·两睑粘睛》:"治法:宜阴一阳三吹点。若发年久,眼皮渐长,虽不是拳毛倒睫,亦可夹起眼皮,使露黑睛,消散血气,睑积有瘀血,可劂可洗,烂痒者洗以碧天丹,每日侵晨用桑白皮入盐熏洗,或大寒后不落桑叶名为铁扇子煎洗极妙;或菊花叶煎汤洗亦可。此乃发年久有此症,初发者无此病症耳。问曰:眼患年久两睑粘而不开明者何也?答曰:脾胃受风冷所伤,邪气久积不散,致血气凝滞,久注不开,时自眵泪含糊。治法:年久,宜当归活血煎、神清散主之;近患,蝉花散、密蒙花散主之。若经久不愈,久注不开眼皮长者,虽不是拳毛倒睫,亦可夹起眼皮,点用重药,片脑不用。"

《世医得效方·卷第十六·眼科·外障》:"宜服消风散,桑白皮煎汤调下。"

《奇效良方·卷之五十七·眼目门·眼目通

用方》：“排风散：治两睑粘睛外障。”

《秘传眼科龙木论·卷之三·两睑粘睛外障》：“即宜钩割熨烙，服排风散、乌犀丸立效。”

《明目至宝·卷一·明目赋》：“两睑粘睛……消风散、五退散尽获平安。”

《明目至宝·卷二·眼科七十二证受疾之因·两睑粘睛》：“宜服凉肝散、四物汤、岩电丸、槐花散，宜手法治之愈也。”

《医宗金鉴·眼科心法要诀·卷二·两睑粘睛歌》：“宜用防风通圣散加羌活、菊花、细辛、蔓荆子，外散风邪，内清邪热。”

《杂病源流犀烛·卷二十二·面部门·目病源流》：“亦有小儿初生，即两目赤而眶烂，至三四岁不愈者（宜桑皮汤送消风散）。”

【论用方】

1. 当归活血煎（《银海精微·卷上·两睑粘睛》）

治久患虚冷，风冷久积两睑粘眼。

当归　黄芪　没药　川芎（血气旺者勿用）苍术　荆芥　薄荷　熟地黄　羌活　菊花　麻黄

上等分为末，炼蜜为丸如弹子大。每食后细嚼一丸，清茶送下，日进三次。

2. 神清散（《银海精微·卷上·两睑粘睛》）

治久受风邪，风毒伤胞睑，眼生翳膜，日渐细小。

川芎　薄荷　羌活　附米　藁本　防风　荆芥　川乌　枳壳　石膏　白芷　甘草　细辛　麻黄（各等分）

上为末。每服三四钱，食后清茶葱白汤送下。

3. 蝉花散（《银海精微·卷上·两睑粘睛》）

治肝经蕴积热毒伤肝，上攻于目，赤肿多泪羞明，一切风毒伤肝。

谷精草（去土）　菊花　蝉蜕　羌活　甘草　蔓荆子　蒺藜　草决明　防风　川芎　栀子仁　密蒙花　黄芩　荆芥穗　木贼

上各等分为末。每服二钱，食后用清茶调服，或荆芥汤调服。

4. 密蒙花散（《银海精微·卷上·两睑粘睛》）

治眼羞明怕日，肝胆虚损，瞳仁不清。

密蒙花　羌活　菊花　蔓荆子　青葙子　木

贼　石决明　蒺藜　枸杞子

上各等分为末。每服三钱，食后清茶送下。脾胃虚者，加白术五分。

5. 清凉散（《世医得效方·卷第十六·眼科·外障》）

治两睑粘睛。

蔓荆子　荆芥　苦竹叶　甘草（各半两）　山栀子（一分，去皮）

上锉散。每服三钱，水一盏半，薄荷七叶煎，温服。

6. 乌犀丸（《普济方·卷七十九·眼目门·外障眼》）

治两睑粘睛，外障兼胬肉。

乌犀　茯苓　芍药　细辛　黑参　人参（各一两）　干山药　羌活（各二两）

上为末，炼蜜为丸如梧桐子大。空心茶下十丸，一方用米饮下。

7. 菊花通圣散（《医宗金鉴·眼科心法要诀·卷二·两睑粘睛歌》）

治两睑粘睛之证。

芒硝（五分）　大黄（酒蒸，五分）　桔梗（一钱）　白芍药（炒，五分）　甘草（生，一钱五分）荆芥穗（五分）　当归（五分）　石膏（一钱）　薄荷（五分）　川芎（五分）　麻黄（五分）　黄芩（一钱）　栀子（炒黑，一钱）　滑石（二钱）　连翘（五分）　防风（五分）　白术（炒，五分）　外加羌活、细辛、菊花、蔓荆子各五分

上为粗末。以水二盏，煎至一盏，食后去渣温服。

8. 铅糖水（《眼科锦囊·卷四·水剂之部》）

治两睑粘睛及膜证。

铅糖（一分）　净水（八钱）

上搅匀，点眼目，日三次。

第二十一节

鱼子石榴

【辨病名】

鱼子石榴指上睑内面如同一片生肉，其上颗粒累累丛生如同石榴子一样，色红，伴睛珠满生翳

障,视物不清的眼病。

《证治准绳·杂病·目·外障》:"鱼子障非聚星之比,又非玉粒之比,其状生肉一片,外面累累颗颗丛生于目,或淡红色,或淡黄色,或肉色。石榴状如榴子绽露于房,其病红肉颗,或四或六或八,四角生来,障满神珠,视亦不见。以上二障,俱是血部瘀实之病,目疾恶证。"

《审视瑶函·卷三·外障·鱼子石榴症》:"鱼子石榴之症……此其状一片,外面累颗聚萃而生,或淡红,或淡白色,状如榴子绽露于房,其病红肉颗,或四或六或八,四角生来,障满睛,视亦不见。"

《张氏医通·卷八·七窍门上·外障》:"鱼子石榴二证……其状生肉一片,如榴子绽露于房,障满神珠。"

《银海指南·卷二·脾经主病》:"上睥内生红粒,名鱼子石榴。"

《金匮启钥(眼科)·卷三·外障·鱼子石榴》:"其状生来肉一片,外面累颗更丛生。恍似石榴和鱼子,色或淡白与淡红。四角内生红肉颗,障满神珠视物昏。"

【辨病机】

本病因外感风邪,风热之邪客于胞睑,或过食煎炒炙煿,导致脾胃积热,火热之邪上攻于目,导致气滞血瘀。

《证治准绳·杂病·目·外障》:"以上二障,俱是血部瘀实之病,目疾恶证。"

《审视瑶函·卷一·识病辨症详明金玉赋》:"鱼子石榴,血少凝滞。"

《审视瑶函·卷三·外障·鱼子石榴症》:"鱼子石榴之症……以上二症,俱是血部瘀实之病,目疾之恶症。"

《目经大成·卷之一·钩割针烙》:"如割,在土、金位,患攀睛、鸡冠蚬肉、鱼子石榴等症者可。大眦头一块红肉,乃心之英华,误犯则血脱而盲,或元气薄及燥急湿盛,因而惹风,必为溃、为漏、为枯陷。"

《银海指南·卷二·食病论》:"若过食煎炒炙煿,必至火气上攻,则为鸡冠蚬肉,或鱼子石榴,变症不一。"

《金匮启钥(眼科)·卷三·外障·鱼子石榴》:"统为血部瘀实病。"

【论治法】

本病以外治法为主,睑内赤脉虬筋,内眦粘轮,均用割法,待割后点以药膏。

《证治准绳·杂病·目·外障》:"(鱼子石榴)二证经络同,治法亦同……治用割,割后见三光者,方可伐治。三光瞑黑者,内必瞳神有损,不必治也。"

《证治准绳·杂病·七窍门上·目》:"诸病如攀睛胬肉,鸡冠蚬肉,鱼子石榴,赤脉虬筋,内眦粘轮等证可割。"

《审视瑶函·卷一·钩割针烙宜戒慎论》:"凡障如攀睛胬肉、鸡冠蚬肉、鱼子石榴、赤脉虬筋、胞肉粘轮等症,可割。"

《审视瑶函·卷三·运气原证·外障》:"以上二症(鱼子石榴),俱是血部瘀实之病,目疾之恶症。治须用割,割后见三光者方可。若瞑黑者,必瞳神有损,不必治之。如畏剌割者,以散服点之。"

《张氏医通·卷八·七窍门上·钩割针烙说》:"凡障若掩及风轮之重厚者可割,如攀睛胬肉、鸡冠蚬肉、鱼子石榴、赤脉虬筋、肉睥粘轮等证可割。"

《张氏医通·卷八·七窍门上·外障》:"鱼子石榴二证……治用割,割后见三光者可治。服用皂荚丸,点以绛雪膏。"

《金匮启钥(眼科)·卷三·外障·鱼子石榴》:"治先用割后调停,割后见光方可治,否则无劳药饵攻。"

【论用方】

1. 抽风汤(《审视瑶函·卷三·外障·鱼子石榴症》)

治鱼子石榴。

防风　元明粉　柴胡　大黄　黄芩　车前子　桔梗　细辛(各等分)

上锉剂。白水二钟,煎至一钟,去滓,食后温服。

2. 化积散(《审视瑶函·卷三·外障·鱼子石榴症》)

治鱼子石榴。

白丁香(五粒)　净朴硝(少许)　硇砂(一分)　冰片(少许)

上研极细腻,无声者,点之。

3. 补血六君子(《银海指南·卷四·治验存参》)

治鱼子石榴。

当归　石决明　玉竹　茯苓　苍术　甘草　黄柏

鱼子石榴已散,红翳未尽。补血六君子去参用玉竹,加石斛。

4. 治鱼子石榴方(《银海指南·卷四·治验存参》)

湿热停于脾肺,两目睥内鱼子石榴,视物羞明。

党参　生黄芪　生于术　归身　陈皮　升麻(蜜炙)　柴胡(蜜炙)　甘草　蔓荆子

第二十二节

睑硬睛痛

【辨病名】

睑硬睛痛指胞睑赤胀,肿硬难开,泪出疼痛的病症。多一眼先患,牵连双眼。

《秘传眼科龙木论·卷之五·睑硬睛痛外障》:"此眼初患之时,胞睑赤胀,肿硬难开,泪出疼痛,还从一眼先患,后乃相牵俱损,渐生翳膜。"

【辨病机】

睑硬睛痛多因肝风上壅,气血凝滞;或过度饮酒,肠胃积热;或六筋麻痹拘急,或干燥眼之人,胞睑失滋润;或两睑因所浸淫于梅气、天行等之酷毒而所发,致眼珠不能运转动摇。

《银海精微·卷上·硬睑硬睛》:"硬睑硬睛者,胞睑睛珠俱木,痛涩难运,膈间积热,肝风上壅,气血凝滞,睛睑坚硬;血旺气虚之人,或饮酒大肠坚结,多受是症。先患一眼,后乃相牵俱损,渐生翳膜。"

《眼科锦囊·卷二·外障篇·硬睑硬睛》:"一名目睑瞳硬,此证因六筋麻痹拘急,或干燥眼之人,胞睑失滋润等,而眼珠不能运转动摇者是也。又有一证,惟胞睑为顽硬者,此两睑因所浸淫于梅

气、天行等之酷毒而所发也。汉人虽有硬睛瞳硬之名,予未见瞳孔之顽固者,若有瞳孔变于顽硬之质,则岂不丧明乎,惟以难为运转,设立硬睛瞳硬之名者何也,可供一笑。"

【论治法】

本病治以活血通阳,外治宜劇洗,点用辛热重药。

《银海精微·卷上·硬睑硬睛》:"治法:宜劇洗,服用当归活血煎、助阳和血汤,点用重药加辛热姜粉之类。"

【论用方】

1. 泻肝散(《秘传眼科龙木论·卷之五·睑硬睛痛外障》)

治睑硬睛痛外障。

大黄　知母　芒硝　车前子　茺蔚子　黄芩　天冬(各一两)　黑参(一两半)

上为末。以水一盏,散一钱,煎至五分,食后去渣温服。

2. 协肿膏(《秘传眼科龙木论·卷之五·睑硬睛痛外障》)

治睑硬睛痛外障。

代赭石　黄蜡(各半两)　细磁末　麻油(一两)　腻粉(少许)　黄柏(一两)

上为末。于铫子内入油蜡同煎为膏,涂睑上。

3. 缓和剂(《眼科锦囊·卷四·糊剂之部》)

治硬睑硬睛。

蜀葵根(五钱)　亚麻仁(四钱)　小麦蒸饼(干者,十钱)

上三味为末,混和温汤,如糊,摊纸贴于顽固之部。

4. 二术散〔《金匮启钥(眼科)·卷三·证治歌·睑硬睛疼论》〕

治睑硬睛痛,去翳障。

蝉蜕(去头足)　胆草　黄连(俱酒洗,炒)　枸杞(焙干)　苍术(米泔浸,炒)　地骨皮　白术(土炒)　丹皮

上为细末。每服一钱,食后荆芥汤调下。

5. 复元通气散〔《金匮启钥(眼科)·卷三·证治歌·睑硬睛疼论》〕

治睑硬睛疼。

石决明　草决明　楮实　香附　木贼　甘草　蝉蜕(去足)　川芎

上为细末，茶清调下。

6. 加味逍遥散〔《金匮启钥(眼科)·卷三·证治歌·睑硬睛疼论》〕

治睑硬睛疼。

当归　酒芍　柴胡　白术　甘草　茯苓　丹皮　栀仁

上水煎服。

7. 通肝散〔《金匮启钥(眼科)·卷三·证治歌·睑硬睛疼论》〕

治睑硬睛疼。

栀子　蒺藜(炒)　枳壳　荆芥(各四钱)　车前子　牛子(各二钱)　甘草(四钱)

上为末。每服二钱，苦竹叶汤调下。

第二十三节

眼癣

【辨病名】

眼癣指眼睑皮肤生癣，形状或圆形或斜形，瘙痒明显，其纹路形似雀眼。又称雀眼癣。

《诸病源候论·疮病诸候·雀眼癣候》："雀眼癣，亦是风湿所生，其文细似雀眼，故谓之雀眼癣。搔之亦痒，中亦生虫。"

【辨病机】

初起风邪夹湿夹寒，或郁而化火，刑于脾胃，阻滞气血运行，致生眼癣。病久为有虫客于肌肤腠理，转深，连滞不瘥。

1. 风邪致病

风邪外袭，郁而化火，复生眼癣；风湿合邪，眼癣赤烂；风邪夹湿夹寒，眼癣伴眼眶肿胀。

《银海指南·卷三·点药诸方》："风郁化火，刑于脾肺，两目云翳，迎风流泪，复生眼癣。湿热刑于脾胃，致生眼瘴眼癣。风湿合邪，郁于上焦，致生赤烂眼癣。风寒湿三邪郁于阳明，致生眼癣，沿眶壅肿。风湿热三邪郁于阳明太阴，两目致生湿烂眼癣。肝脾不足，风湿眼癣。风寒湿邪乘于脾胃，两目致生眼癣。暑湿化火，刑克肝脾，致生眼癣，右目起星，满面疮疡。风湿郁于脾肺，两目眼癣，满身风疹。"

2. 癣虫侵袭

癣症初起因风邪，久癣则有癣虫客于肌肤腠理，侵食肌肤纹路，致病久难愈。

《诸病源候论·疮病诸候·久癣候》："久癣，是诸癣有虫，而经久不瘥者也。癣病之状，皮肉隐钱文，渐渐增长，或圆或斜，痒痛，有匡郭，搔之有汁……又有雀眼癣，作细文似雀眼，搔之亦痒痛……如此之癣，初得或因风湿客于肌肤，折于血气所生，或因用牛、狗所饮余水洗手面得之；至其病成，皆有虫侵食，转深，连滞不瘥，故成久癣。"

【论治法】

以外治为主，多用燥湿止痒。

《急救广生集·卷七·疡科·眼癣》："生猪油三钱，卷粗纸内烧之，油滴杯内，时时搽之，立效。"

《潜斋简效方·耳目病·眼癣》："用银杏叶泡汤，少加枯矾末，温洗渐愈，奇效。"

《家用良方·卷一·治身体各症·眼癣》："炉甘石(童便、米醋、黄连火煅，一钱)，当归尾(一钱)，胆矾(五分)，铜绿(五分)。细末，麻油调敷。"

《家用良方·卷六·各种补遗》："如眼癣，用灰谷(研)、冰片末，菜油调搽。"

《冷庐医话·补编·录方·眼癣》："碗幕布，以晚米糠置布，燃糠有汁，滴碗取抹患处。"

《随息居饮食谱·果食类》："杏叶煎汤，洗眼癣良。"

《溪秘传简验方·溪外治方选卷上·目门·眼癣》："痘风眼癣，用蛔虫，洗净，捶烂，夏布绞汁，加冰片少许调，搽。活五谷虫亦可。"

【论用方】

1. 清净药(《银海指南·卷三·点药诸方·眼癣方》)

治风热眼癣。

青葱(为君)　杏仁(为臣)　铜青(为佐)　胆矾(为使)

先将青葱取汁，杏仁研霜，熬，入铜青、胆矾，收干，临用时滚水开之洗净。

2. 黑癣药(《银海指南·卷三·点药诸方·眼癣方》)

治湿毒眼癣,满面脓窠。

青葱　杏仁　松香

松香、杏仁等分研,大管青葱,将二味装满,入陈菜油内浸透烧研细,临用麻油调,或凤凰油调。

3. 飞鱼膏(《疑难急症简方·卷一·眼科》)

治湿毒烂沿,眼癣脓窠,睫毛脱落等症。

腰黄(一钱)　晚蚕沙(炒灰,一钱)

蓖仁油调搽。

4. 洗眼癣方(《疑难急症简方·卷一·眼科》)

治风热赤肿,痒甚难开,眼癣沿烂等症。

鲜覆盆子叶(一两,如无干者减半)　铜青(一钱)　胆矾(一钱)　川连(五分)　乌梅(一个)　杏仁(三钱)　荆芥(三钱)

煎洗。

5. 黄连膏(《疡科纲要·卷下·膏丹丸散各方·薄贴各方》)

治眼癣漏睛疮,鼻匿、唇疳、乳癣、乳疳、脐疮、脐漏及肛疡诸痔,茎疳、阴蚀等证,不能用拔毒去腐三仙等丹者。

川古勇连　川柏皮　玄参(各四两)　大生地　生龟板(各六两)　当归全(三两)

以上各切片,用麻油五斤,文火先煎生地、龟板二十分钟,再入诸药煎枯漉滓净,再上缓火,入黄蜡二十两化匀,密收候用。

6. 眼癣药(《丁甘仁先生家传珍方·杂方·眼癣药》)

治眼癣。

真胆矾(一钱)　川郁金(二钱)　制甘石(一两)　铅粉(一钱)

上药共为细末,用鸡子油调,加煅月石一钱。

第二十四节

睫毛脱落

【辨病名】

睫毛脱落指上下两睑弦睫毛自根部脱落。

《眼科锦囊·卷二·外障篇·睫毛脱落》:"睫毛脱落者,因患烂眼人,毒液腐蚀其部。或天行病,或沉痼之霉疮,而得此证。"

【辨病机】

因患烂眼病,天行赤眼,或有霉疮,或毒液侵蚀睫毛根部。

《眼科锦囊·卷二·外障篇·睫毛脱落》:"睫毛脱落者,因患烂眼人,毒液腐蚀其部。或天行病,或沉痼之霉疮,而得此证。又切断两睑闭著之后,竟绝毛根。系其患者,亦有之。此证不能避外来之飞尘,加之湿烂污灭,以致生薄翳。"

【论治法】

若因烂眼而致睫毛脱落,则治疗原发病,睫毛可再生。若因其他原因导致的则不治。

《眼科锦囊·卷二·外障篇·睫毛脱落》:"睫毛脱落者,因患烂眼人……治法,患烂眼而睫毛脱落者,治其本病,则睫毛再生。因他证发者,不治。"

【论用方】

飞鱼膏(《疑难急症简方·卷一·眼科》)

治湿毒烂沿,眼癣脓窠,睫毛脱落等症。

腰黄(一钱)　晚蚕沙(炒灰,一钱)

蓖仁油调搽。

第二十五节

睑浮肿

【辨病名】

睑浮肿指胞睑肿,但皮肤不变色,无疼痛,又称空气肿。

《眼科锦囊·卷二·外障篇·睑浮肿》:"空气肿、睑浮肿者,胞睑肿泡而不变皮色,又无疼痛。此证湿眼及颜面水肿等之所致也。"

【辨病机】

眼睑浮肿因脾失健运,水液停滞胞睑导致;或因风眼或疫眼伴有眼痈者,无水液停滞。

《眼科锦囊·卷二·外障篇·睑浮肿》:"此证湿眼及颜面水肿等之所致也,或风眼疫眼有兼发之者。一证有不畜水液,而眼睑膨胀者,名空气肿。"

《望诊遵经·卷下·眼目形容条目》:"睑浮肿

者,脾虚不健运也。"

【论治法】

内治法以利水渗湿为主,外用蒸洗剂。

《普济方·卷八十六·眼目门·熨烙》:"上方鸡鸣时,以两手相摩极热,熨目三遍,仍以指甲搭两眦头,觉有神光,妙。熨眼方:治热毒风攻眼赤痛,并睑浮肿。上黑豆拣择一升,分作十处,将软绢帛裹定,于沸汤内蘸过,乘热更互熨之。每一分三度入汤,用豆尽当愈。治目痛不得睡及毒病后。"

《眼科锦囊·卷二·外障篇·睑浮肿》:"空气肿、睑浮肿者……治法,服山西汤及苓桂术甘汤之类。又兼用葛根汤、鹿角汤,而发表之。外用洗蒸剂。空气之证,宜用铅砂蒸剂、解围煎。属于疫眼风眼者,宜治其本病。"

【论用方】

1. 熨眼方(《圣济总录·卷第一百三·目赤肿痛》)

治热毒风攻眼赤痛,并睑浮肿。

黑豆(拣择,一升)

上一味,分作十处,将软绢帛各裹定,于沸汤内蘸过,乘热更互熨之,每一分三度入汤用,豆尽当愈。

2. 苓桂术甘汤(《眼科锦囊·卷四·汤液之部》)

治胸膈支饮,上冲目眩及睑浮肿者。

茯苓(大) 桂枝 苍术(各中) 甘草(小)

上四味,水煎。

3. 铅砂蒸剂(《眼科锦囊·卷四·洗蒸剂之部》)

治睑浮肿。

铅白砂(四钱) 玫瑰露(十二钱) 烧酒(六钱)

上三味,煎沸,乘温熏蒸眼目。

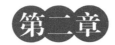

两眦疾病

第一节

流泪症

【辨病名】

流泪症是指泪液不循常道而溢出睑弦的眼病。流泪症病名繁多,有针对流泪病因命名的,如迎风流泪、迎风冷泪;有根据流泪的程度不同而命名的,如目泪不止、无时冷泪、无时泪下;亦有根据流泪冷热性质不同而分别命名为冷泪、热泪者。

《证治准绳·杂病·目·目泪不止》:"[无时冷泪证]目不赤不痛,苦无别病,只是时常流出冷泪,甚则视而昏眇也。[迎风热泪证]不论何时何风,见之则流热泪。"

《审视瑶函·卷六·运气原证·目泪·无时冷泪症》:"无时冷泪,水木俱伤。此幽阴之深患,其为病也非常。然斯疾每出不意,非青盲则内障为殃。此症为目无赤病也,只是时常流出冷泪,久则瞻视昏渺,非比迎风冷泪。"

《杂病心法要诀·卷五·外障病证》:"两目冲风,泪出涓涓,冬月尤甚,谓之迎风流泪。"

《疡医大全·卷十一·眼目部·外障门主论》:"迎风流泪外障……外遇风吹,肝木为其摇动,是以液道开而泪不收。初起无他证,惟浸浸泪出,拭去又流,经冬病者多年久,不分四季。"

《目经大成·卷之二·八十一证·无时泪下四十九》:"山叶辞柯,草虫委露,早是薄寒天气。孤衾中夜不成眠,枕上湿,疏疏清泪。并未悲秋,何曾困酒,水木无端憔悴。将腻粉餬衰容,界长痕,菱花羞觑。此症谓目无病故,时常如哀如悲,泣下沾襟,非前迎风泪落之比。"

【辨病机】

1. 风邪入侵,泪窍失密,迎风流泪

《证治准绳·杂病·目·目泪不止》:"《素问·解精微论》曰:厥则目无所见。夫人厥则阳气并于上,阴气并于下。阳并于上则火独光也;阴并于下则足寒,足寒则胀也。夫一水不胜五火,故目眦盲,是以气冲风泣下而不止。夫风之中目也,阳气内守于精,是火气燔目,故见风则泣下也。有以比之,夫火疾风生乃能雨,此之类也。肝为泪,运气泪出,皆从风热。《经》曰:厥阴司天之政,三之气,天政布,风乃时举,民病泣出是也。张子和曰:凡风冲泪出,俗言作冷泪者非也。风冲于内,火发于外,风热相搏,由是泪出,内外皆治可愈。《经》云:风气与阳明入胃,循脉而上至目内眦,则寒中而泣出。此中风寒泪出也。东垣云:水附木势,上为眼涩,为眵为冷泪,此皆由肺金之虚,而肝木寡于畏也。"

2. 正气虚弱,气血亏虚,窍虚引邪

《普济方·卷七十六·眼目门·目风泪出》:"《龙木论》云:冲风泪出,外障。此眼初患之时,盖因脑风入眼,泪乃遂出,拭即还生。冬月泪即多,夏月泪即少,后至三五年间,不以冬夏皆有出。此盖为泪堂通肺,脏中久冷,便令眼目转加昏暗,难辨物色。"

《证治准绳·杂病·目·目泪不止》:"[迎东证]谓目见东南二风则涩痛泪出,西北风则否。与迎风赤烂、迎风泪出,末同而本异。各证不论何风便发,此二证则有东西之别,以见生克虚实之为病。迎风之泪,又专言其泪,不带别病。而本病之深者,又非迎风迎西有别病之比,故治亦不同。迎东与迎西又不同,迎东乃肝之自病,气盛于血,发春夏者多。非若迎西,因虚受克而病发也。"

《身经通考·卷一答问·身经答问四》:"风时

冷泪,此为窍虚,因虚引邪之患。无时冷泪则内虚,胆、肾自伤之患。"

3. 肝肾不足,精血亏耗,招引外风

肝主泪,肾主水,肝肾不足,约束无权,故见流泪;或素体虚窍不密,或泪窍失养,风邪引动,肝木为其动摇,目为肝之窍泪之道,故以泪道开而不收。或肝虚受肺金所克,秋冬多发。

《诸病源候论·目病诸候·目风泪出候》:"目为肝之外候,若被风邪伤肝,肝气不足,故令目泪出。"

《银海精微·卷上·充风泪出》:"充风泪出者,症非一也,有肾虚不生肝木,肝经受风而虚损,故木动也,迎风而泪出也,肝经虚者。"

《普济方·卷七十六·眼目门·目风泪出》:"夫五脏六腑,皆有津液。肝开窍于目,其液为泪。肝气既虚,风邪乘之,则液不能制,故常泪出,冲风则甚也。"

《证治准绳·杂病·目·目泪不止》:"[迎风热泪证]不论何时何风,见之则流热泪。若有别证及分风气者非也。乃肝胆肾水木之精液不足,故因虚窍不密,而风邪引出其泪,水中有隐伏之火发,故泪流而热。久而不治,反有触犯者,则变为内障,如萤星满目等证也。"

《审视瑶函·卷六·目泪·迎风冷泪症》:"迎风冷泪,水木俱虚,血液不足。"

《疡医大全·卷十一·眼目部·外障门主论》:"迎风流泪外障,按此证皆因肾肝亏损。盖肝虚则泪不收,泪者肝之液,目乃肝之窍,液之道也,肝木生于肾水,水衰不能生木,母子两虚,邪火内燔于目,外遇风吹,肝木为其摇动,是以液道开而泪不收。"

《眼科捷径》:"多由肝肾不足或肝经郁热所致。症见遇风流泪,甚者泪下如雨。有冷泪和热泪之分。""冷泪:多因肝肾两虚,精血亏耗,招引外风所致。椒疮或鼻部疾病引起泪道狭窄或闭塞等亦可造成,其证眼不红痛,无时泪下,迎风更甚,泪液清稀无热感。属肝肾两虚者,宜补益肝肾;泪道阻塞者,可酌情探冲及手术治疗。"

《异授眼科·眼有七十二症医治·第十二问》:"第十二问:眼有迎风流泪者何故?答曰:肾虚也。肝木生风,肾水枯,不能滋木,木乃肾之子,故见风流泪也!"

4. 情志内伤,悲痛久哭,泪不收摄,泪窍不密

《证治准绳·杂病·目·目泪不止》:"[无时冷泪证]盖精液伤耗,肝胆气弱膏涩,肾水不足,幽隐之病已甚。久而失治,则有内障青盲视瞻昏眇之患。精血衰败之人,性阴毒及悲伤哭泣久郁者,又如产后悲泣太过者,每多此疾。且为患又缓,人不为虑,往往罹其害,而祸成也,悔已迟矣。"

《目经大成·卷之二·八十一证·无时泪下四十九》:"此症谓目无病故,时常如哀如悲,泣下沾襟。非前迎风泪落之比。盖肾水不足,肝气渐弱,液道不固,一也;膏血耗伤,津液不浴,虚火内逼,二也……悲夫,沉酣香奁,及过哭多忧妇女,每有此患。"

《金匮启钥(眼科)·卷六·目泪·无时冷泪》:"无时冷泪……久则瞻视昏渺,非迎风冷泪,因虚引邪之轻者比。其源乃精液伤耗,肝胆气弱,精膏枯涩,肾水不足,幽阴已甚之病。久而失治,则有内障青盲之患。精衰血散之人,及悲伤哭泣久郁,妇人产后,悲泣火过者,多患此病。"

【论治法】

流泪症治疗主要祛风清热、补益肝肾,收摄泪液,分内治、外治及针灸治疗。

1. 内治法

(1)祛风清热

《证治准绳·杂病·目·目泪不止》:"张子和曰:凡风冲泪出,俗言作冷泪者非也。风冲于内,火发于外,风热相搏,由是泪出,内外皆治可愈……治内以当归饮子服之。"

《外科证治全书·卷一·眼部证治·治目大要》:"泪为肝液,风行水流,风动则泪出。又肝热多泪,如烧竹沥,火炙沥出,迎风出泪,风火合也。火发风冲,相搏致泪,疏风散火,虽是正治,亦当审肝经之虚实。实用复目汤加防风、蔓荆子、首乌,虚加人参。"

《异授眼科·眼有七十二症医治·第十八问》:"第十八问:目有昏花,迎风流泪,怕日羞明者何故?答曰:风热上攻于目也。宜点虎液膏,服上清丸。《事亲》书云:风目有泪出浴,言作冷泪者非也。肝液不禁,此大热熏蒸于肝也。热极生风冲于外,火发于内,风热相搏,此泪出也。治内者,去风散热之剂,可用当归饮子服之。阳热极甚

者,目精发痛不可忍者,用四物汤加汉防己龙胆草送下。神芎丸五七十丸,利三五行则愈。"

(2)补肝祛风

《普济方·卷七十六·眼目门·目风泪出》:"酸枣仁散出《圣惠方》,治肝脏风虚,目视,常多泪出。"

《证治准绳·杂病·目·目泪不止》:"《经》云:风气与阳明入胃,循脉而上至目内眦,则寒中而泣出。此中风寒泪出也。河间当归汤主之。东垣云:水附木势,上为眼涩,为眵为冷泪,此皆由肺金之虚,而肝木寡于畏也。"

《经验丹方汇编·单方》:"迎风流泪,蔓荆子汤下。"

《文堂集验方·卷三·目疾》:"[冷泪]菊花、密蒙花、石决明、白芍、甘草、木贼、白蒺藜(去刺)。各等分为末。每服自一钱二分起,渐加至二钱止,茶调下即效。凡眼昏暗,或流冷泪,子后初醒,未曾开言,用津唾搽之,久行即验。"

(3)补益肝肾

《明目至宝·卷二·眼科七十二证受疾之因》:"《西江月》:参祥泪痕流眼,肺虚能起飞花。出入甚畏贼风加,拴定心猿意马。独怕冷风灌目,肾虚补药为佳。清肝散服是医家,宴乐西江月下。此是肺经虚也,宜服还睛丸、楮槟丸、补肾丸。"

《证治准绳·类方·目·目泪不止》:"枸杞酒,治肝虚,当风眼泪。上用枸杞子最肥者二升,捣破,纳绢袋,置罐中,以酒一斗浸讫,密封勿泄气,候三七日,每日取饮之,勿醉。"

《审视瑶函·卷六·目泪·迎风冷泪症》:"迎风冷泪,水木俱虚,血液不足,寒药勿施,失治则重,宜早补之。此症谓见风则冷泪流,若赤烂有障翳者非也。水木二经,血液不足,阴邪之患,久而失治,则有内障视渺等症生焉。与无时冷泪不同,此为窍虚,因邪引邪之患。若无时冷泪则内虚,胆肾自伤之患也。此宜服。"

《疡医大全·卷十一·眼目部·外障门主论》:"迎风流泪外障,按此证皆因肾肝亏损。盖肝虚则泪不收,泪者肝之液,目乃肝之窍,液之道也,肝木生于肾水,水衰不能生木,母子两虚,邪火内燔于目,外遇风吹,肝木为其摇动,是以液道开而泪不收。初起无他证,惟浸浸泪出,拭去又流,经冬病者多年久,不分四季宜服四物补肝散、育神夜光丸。若不早治,两眼俱黑色,昏暗不明者(生地、熟地、川椒等分,炼蜜丸,每早晚淡盐汤送下二三钱)。"

《金匮启钥(眼科)·卷六·目泪》:"然迎风泪出一也,而忽有不冷而热者,何也?其候亦不论何时何风,见之则热泪交流,若有别症者,非也。此乃肝胆肾水之精液不足,故因虚窍不密,而风邪引出其泪也。冲风泪出者,以白僵蚕散主之;因肝虚者,以珍珠散主之。"

《金匮启钥(眼科)·卷六·目泪·迎风冷泪论》:"迎风冷泪,不论何时何风,见则冷泪交流,若赤眼障翳者,非是此症,此乃水木二经,血液不足,阴邪之患,与热内带火及无时冷泪者不同,治法宜河间当归汤,或阿胶散与枸杞酒之类。"

《金匮启钥(眼科)·卷六·目泪·无时冷泪》:"治法系肝肾不足者,宜菊精丸主之。"

《眼科阐微·卷之三·利集·烂眼生虫症》:"惟秋冬迎风流泪,并时常流冷泪,此虚泪也。用枸杞子八两,捣烂装绢袋内,入大瓶中,加好黄酒一瓶,待七日,每早饮热酒两三钟。獭猪肝竹刀切,蒸熟,蘸花椒盐吃,泪即止。"

(4)疏肝解郁

《目经大成·卷之二·八十一证·无时泪下四十九》:"悲夫,沉酗香奁及过哭多忧妇女,每有此患。治法:二气左归丸。脉迟而濡,以大补黄芪汤倍加枸杞、故纸、鹿角胶。所谓病与脉俱,药与病值,多其物以幸有功。许胤宗云:一症惟用一药,疗未萌之兆,气纯而愈速。欺世盗名,徒资浅陋人口实。"

《金匮启钥(眼科)·卷六·目泪·无时冷泪》:"悲伤久郁者,以加味逍遥散主之。"

(5)补肺止泪

《普济方·卷七十六·眼目门·目风泪出》:"《龙木论》云:冲风泪出,外障。此眼初患之时,盖因脑风入眼,泪乃遂出,拭即还生。冬月泪即多,夏月泪即少,后至三五年间,不以冬夏皆有出。此盖为泪堂通肺,脏中久冷,便令眼目转加昏暗,难辨物色。宜服细辛丸、暖肺汤。"

2. 外治法

《普济方·卷七十六·眼目门·目风泪出》:"治眼冷泪方:贝母(一钱),胡椒(五粒)。上为细末,用箸头蘸药末,点眼大角头。

滴金膏（出《杨氏家藏方》）：治眼迎风冷泪不止。用乌鸡胆汁，临泪点眼中。

又方（出《肘后方》），泪出不止：用附子皮捣筛，蚕屎许着眦中，包以卧。

治目中热泪（出《本草》）：取乌贼鱼骨为末，点目中。止目泪下，以石榴子汁点之。

导引法养生方，导引法云：端坐身腰，徐以鼻纳气，以手持鼻，除目暗泪出。

治眼泪出不止（出《龙木论》）：用黄连浓煮汁，渍绵干，常以拭目。

食盐方（出《肘后方》）：治目中泪出，不得开，刺痛，兼治一切眼疾。以食盐如豆大许纳目中，习习去盐，以冷水数洗目眦。一方，用盐水洗眼，亦良。一方为散，以铜箸取如麻子大，纳眦头，日三度。鸡血方，治泪出不止：以三年乌雄鸡冠血，敷在目睛上，日三度敷之。

治眼昏暗，赤涩泪多出（出《圣惠方》）：蕤仁一钱（汤浸去赤皮），盐绿一钱。上，一处熟研，入好酥一钱，更研匀。令每夜卧时，取如麻子大许，点之。

治眼冲风，多泪昏暗方（《圣惠方》）：干姜半两（用甘草水煮半日，曝干为末），雄黄一两（细研），细辛一两。上为细散，入雄黄，更研令匀。每取少许，日三五度点之，至来日早上，嚼青盐津洗眼，如此十日泪止。"

《仁斋直指方论·卷之二十·眼目·眼目证治》："甘石散，治风眼，流泪不止：绿炉甘石、乌贼骨（等分）。上细末，入脑少许，点目并口，泪自收。二药燥脑和之。"

《证治准绳·杂病·目·目泪不止》："外点真珠散、乳汁煎。食盐如小豆大，内目中，习习去盐，以冷水洗目眦。开元铜钱一百文，背上有月者更妙，甘草去皮三钱，青盐一两半，于白瓷器内，用无根水一大碗，浸七日，每着一盏洗，无力换。洗到十日，约添甘草、青盐，每日洗三次。忌食五辛驴马鸡鱼荤酒。治冷泪久而眼昏，乌鸡胆汁，临卧点眼中。治迎风冷泪不止，目中溜火，恶日与火，隐涩，小角紧，久视昏花，迎风有泪，连翘饮子主之。"

"张子和曰：凡风冲泪出，俗言作冷泪者非也。风冲于内，火发于外，风热相搏，由是泪出，内外皆治可愈。治外以贝母一枚白腻者，加胡椒七粒，不犯铜铁研细，临卧点之。"

《奇方类编·卷上·耳目门》："治迎风流泪，并眼目昏花神效：用霜后桑叶，煎水洗眼，自愈。"

《文堂集验方·卷三·目疾》："［迎风流泪］蕲艾一团（烧烟熏瓷碗内以黄色为度），加黄连一撮，枯矾少许，再滴温水碗内，用五铢钱磨匀，洗一二次即愈。年久不愈，用炉甘石（绿色者，一钱，煅数次）、海螵蛸（五分）、冰片少许。共乳研极细，点大眦角数次即收（勿使入眼珠内为妙）。"

《文堂集验方·卷三·目疾》："［目中多泪］鲫鱼胆七个，人乳一盏，和匀，饭上蒸透，点眼一二次即止。"

《金匮启钥（眼科）·卷六·目泪·无时冷泪》："外以麝香散嗜鼻，又其通治也。夫冷泪常流，于斯可以治矣。"

《溪秘传简验方·溪外治方选卷上·目门》："冷泪：黄连、人乳、蕤仁，少加炮姜炭，熬，点。姜以剂连之，寒也。又方：香附、苍术、椒目末。吹鼻，迎风流泪，甘石、海螵蛸、冰片，点。"

《眼科阐微·卷之三·利集·烂眼生虫症》："取虫膏：覆盆子叶，不拘多少，为末，水调成膏，摊纱绢上，贴眼片时，其中即出。大凡眵泪、热泪、风泪，俱点扫雾丹。《事亲》书云：风目有泪出浴，言作冷泪者非也。肝液不禁，此大热熏蒸于肝也。热极生风冲于外，火发于内，风热相搏，此泪出也。内外皆治可愈也。治外以贝母一枚，白腻者，加胡椒七枚，不犯铜铁，研细，临卧点之。"

《验方新编·卷十七·眼科七十二症问答·症因丸散》："第十二问：眼有迎风流泪者何故？答曰：肾虚也。肝木生风，肾水枯，不能滋木，木乃肾之子，故见风流泪也！宜点凤麟羊脑玉，服地黄丸。"

3. 针灸法

《病机沙篆·卷下·头痛》："迎风流泪，上星、风池、肝俞、大小骨空、攒竹、临泣、时谷针灸，二间灸。"

4. 导引法

《诸病源候论·目病诸候·目风泪出候》："目为肝之外候，若被风邪伤肝，肝气不足，故令目泪出。其汤熨针石，别有正方，补养宣导，今附于后。《养生方·导引法》云：踞坐，伸右脚，两手抱左膝头，伸腰，以鼻纳气，自极七息，展右足著外。除难屈伸拜起，去胫中痛痹、风目耳聋。又云：踞，伸左脚,两手抱右膝头,伸腰,以鼻纳气,自极七息,展左足著外。除难屈伸拜起,去胫中疼。一本云:除风目暗、耳聋。又云:以鼻纳气,左手持鼻,除目暗泣出。鼻纳气,口闭,自极七息。除两胁下积血气。又云:端坐,伸腰,徐徐以鼻纳气,以右手持鼻,徐徐闭目吐气。除目暗、泪苦出、鼻中瘜肉、耳聋;亦能除伤寒头痛洗洗,皆当以汗出为度。"

【论用方】

1. 补肝散(《银海精微·卷上》)

养血柔肝,散风止泪。迎风流泪,随拭随出,冬月为甚。

当归　熟地黄　川芎　赤芍药　防风　木贼(各等分)

水煎服。

2. 驻景丸(《太平惠民和剂局方·卷七》)

补肝肾,明眼目。肝肾不足,目睛昏花,或生翳障,视物不明,迎风流泪。

车前子　熟干地黄(洗净,酒蒸,焙,各三两)　菟丝子(酒浸,另研细末,五两)

为末,炼蜜为丸如梧桐子大。每服三十丸,温酒送下,空心、晚食前,日二次。

3. 羌活散(《普济方·卷七十六·眼目门·目风泪出》)

治目风冷泪,久不瘥。

羌活(去芦,二两)　木香　艾叶(焙)　桂(去粗皮)　山芋　升麻　胡黄连(各一两)　白附(炮)　山茱萸　牛膝(酒浸切,焙,各三分)

上为散。每服二钱,空心盐汤调下,午时麦门冬熟水下。

4. 菊花散(《普济方·卷七十六·眼目门·目风泪出》)

治目风泪出。

苍术(四两,肥者,用银石器入河水同皂荚一寸煮一日,出皂荚取术,以铜刀去黑皮,曝干,取三两)　荆芥穗　木贼(新者)　草决明(洗,曝干)　旋覆花(去萼)　甘草(炙锉,各一两)　蝉蜕(洗焙,三分)　蛇蜕(洗,炙,一分)

上为散。用不津器,每服二钱,腊茶半钱同点,空心临卧服。

5. 白芷丸(《普济方·卷七十六·眼目门·目风泪出》)

治肝肾虚风,多泪渐昏及生翳膜。

白芷　细辛(去苗叶)　五味子　枳壳(去瓤,麸炒)　石决明(洗,各一两)　茺蔚子(二两)　熟干地黄　蕤仁(各二两)

上为细末,炼蜜为丸如梧桐子大。每服二十丸,食后温水下,每日三服。

6. 细辛丸(《普济方·卷七十六·眼目门·目风泪出》)

治冲风泪出外障。

细辛　防风(各二两)　五味子　干地黄(各一半)　人参　茯苓　地骨皮　干山药(各一两)

上为末,炼蜜和丸如梧桐子大。每服空心,茶下一十九丸。一方用盐汤下,日再。

7. 暖肺散(《普济方·卷七十六·眼目门·目风泪出》)

治冲风泪出外障。

茺蔚子　细辛　五味子(各二两)　防风　薰本(各一两半)　知母　黄芩　芎䓖(各一两)

上为末。以水一盏,散一钱,煎至五分,食后去滓服。

治头风冷泪。

甘菊花　决明子(各三分)　白术　羌活　川芎　细辛　白芷　荆芥穗(各半两)

上为细末。温汤调下,食后,日三服之。

8. 蝉蜕饼子(《普济方·卷七十六·眼目门·目风泪出》)

治目风冷泪,去翳晕。

蝉蜕(洗,焙)　木贼(新者)　甘菊花(各一两)　荆芥穗　芎䓖(各二两)　甘草(炙,锉,半两)　苍术(米泔浸切,焙干,三两)

上为细末,炼蜜为丸,捏饼子如钱大。每服一饼,食后良久,细嚼,腊茶下,日三服。

9. 防风饮(《普济方·卷七十六·眼目门·目风泪出》)

治风泪眼。

防风(去叉)　黄芩(去黑心)　葳蕤　黄连(去须)　甘草(炙,锉,各一两)　竹叶(洗,三十片)　山栀子仁(三分)

上锉。每服三钱,水一盏,煎至七分,去滓,食后服,日再。

10. 黄末眼药(《普济方·卷七十六·眼目门·目风泪出》)

治风眼冷泪赤烂。

诃子（五钱，去核）　姜黄（一两）　干姜（五钱）　荜茇　黄连（各一钱二分）　青盐（一钱）　朵揉牙（一两二钱，为末水飞）

上用生葡萄汁浸，日晒为末。每用少许点之。

11. 点眼止泪散（《普济方·卷七十六·眼目门·目风泪出》）

治冲目风，泪出外障。

雄黄（半两）　曾青（一两）　龙脑　白矾灰　细辛　干姜灰（各一分）

上为末，令十分细如粉面。每至夜后点在眼内，立效。

12. 常多泪出方（《普济方·卷七十六·眼目门·目风泪出》）

治肝脏风虚，常多泪出。

芎䓖　甘菊花　乌蛇（酒浸去皮骨，炙微黄，各一两）　细辛　白芷　桂心（各一两）

上为细散。每于食后，以温酒调下一钱。

13. 天南星丸（《普济方·卷七十六·眼目门·目风泪出》）

治目虚冷风泪。

天南星（炮，半两）　井泉石（研）　豉（炒）　甘草（炙，锉，各二两）　石决明（洗，三分）

上捣研为末。以猪子肝细切，拌和捣匀，丸如梧桐子大。每服二十丸，食后良久，黄连汤下，临卧再服。

14. 仙灵脾散（《普济方·卷七十六·眼目门·目风泪出》引《圣济总录》）

治风毒冷泪，隐涩疼痛。

仙灵脾　射干　晚蚕砂（炒）　恶实（炒）　甘草（炙，锉）

上等分为末。每服一钱，食后良久，砂糖水调下，日三。

15. 川芎丸（《普济方·卷七十六·眼目门·目风泪出》引《龙木论》）

治头风冷泪。

川芎　甘菊　细辛　白术　白芷（各一分）

上为细末，腊丸如黍米大。夜卧纳一丸目中，一时辰换一丸。荀牧仲尝谓予曰：有人视一物为两，医者作肝气有余，故见一为二，教服补肝药皆不验。此何疾也？予曰：孙真人云，目之系上属于脑后，出于项中，邪中于项，因逢身之虚，其人沉则

随目系，入于脑转，转则目系急，急则目眩以转。邪中其睛，所中者不相比，则睛散则歧，故见两物也。令服驱风入脑药愈。

16. 鸡舌香丸（《普济方·卷七十六·眼目门·目风泪出》引《圣惠方》）

治眼泪出不止。

鸡舌香（二钱）　黄连（六铢）　干姜（二钱）　蕤仁（一百枚）　矾石（二铢絜）

上为末，以枣膏和丸如鸡距，以注眼。皆忌猪肉。

17. 眼痒痛散（《普济方·卷七十六·眼目门·目风泪出》）

疗风泪出。

贝齿（十九枚，烧）　决明子　黄连（六铢）　细辛　干姜（各一分）

上捣筛。以指爪取麻子注眦中，日再三。夏月加干姜一钱。眼痛以三指撮二合，水煮三服沸，去滓，以汁流之良久。忌生菜猪肉。

18. 真珠散（《普济方·卷七十六·眼目门·目风泪出》引《圣济总录》）

治肝虚目风泪出。

真珠末　丹砂（研，各二钱）　干姜末（一分）　贝齿（五枚，灰火中烧为末）

上合研匀细，用熟绢帛罗三遍。每仰卧，点少许敷眼中，合眼少时。

19. 乳汁煎（《普济方·卷七十六·眼目门·目风泪出》引《千金方》）

治风泪涩痒。

人乳（一升）　黄连（去须为末，三钱）　蕤仁（研烂，一两）　干姜（炮为末，一钱）

上除乳外，再同研极细，以乳渍之一宿，明旦纳铜器中，微火煎取二合，新绵滤去滓。以黍米大点眦中，勿当风点。

20. 荡风散（《普济方·卷七十六·眼目门·目风泪出》引《千金方》）

治目白肤风泪下。

光明朱砂（半两，研）　白鱼（七枚）　贝齿（五枚，炭上烧熟为末）　干姜（三铢，一方用生姜自然汁澄粉代干姜）

上于新瓷钵内研之，厚帛三下为散。仰卧，令人取小指爪挑少许，敷目中，取瘥为度。

21. 必效散（《普济方·卷七十六·眼目门·

49

目风泪出》)

治冷泪不止。

苍术　木贼(去节,各二两)　青盐(一钱)
川椒(一两,童子小便浸一宿)

上为末。每服一大钱,空心,温酒或沸汤
调下。

22. 洗眼方(《普济方·卷七十六·眼目门·
目风泪出》引《圣惠方》)

治眼痛赤肿,眦角多眵泪。

当归　川升麻　黄连(去须,各一两)　蕤蕤
(半两)

上为散。每服用半,以水三大盏,煎至一盏
半,绵滤去滓。每暖三合,日二三度洗之。

23. 洗眼方(《普济方·卷七十六·眼目门·
目风泪出》)

治冷泪叉而眼昏。

开元铜钱(一百文,背上有月者更妙)　甘草
(去皮拣,三钱)

上于白瓷器内,用无根水一大碗,浸七日。另
着一盏洗,无力换洗,到十日,约添甘草青盐。每
日洗三次。忌五辛驴马鸡晕酒。

24. 杏仁膏(《普济方·卷七十六·眼目门·
目风泪出》)

治眼风泪出。

杏仁(汤去皮尖、双仁,研如膏)　黄连(去须,
为末,各半两)　腻粉(一钱)　白蜜(半合)　古
铜钱(五文)　消梨(汁三合)

上六味,于铜器中,慢火令沸,煎取一半,渐渐
火逼如膏,方去古钱。每用半小豆大点之,日再。

25. 黄芪丸(《普济方·卷七十六·眼目门·
目风泪出》)

治风攻头目,多泪昏涩,身体痒,皮肤风痒。

黄芪(锉)　蒺藜(炒去刺)　防风(去叉)
柴胡(去苗土)　白术　山芋　甘草(炙)　甘菊
花　茯神(去木)　秦皮(去苗土,各三钱)　羌
活　山栀子仁　枳壳(去瓤,麸炒)　黄连(去须,
各半两)

上为末,炼蜜和丸梧桐子大。每服三十丸,
茶下。

26. 疗目泪出方(《普济方·卷七十六·眼目
门·目风泪出》)

治肝脏风虚,目泪出。

苦酒(一斗)　古钱(一百五十文)

上以苦酒渍钱,微火煎取三升,去滓,滤取汁,
更煎取七合。渐渐点着眦中,甚良。

27. 泪出不止方(《普济方·卷七十六·眼目
门·目风泪出》引《圣惠方》)

治目风泪出,泪出不止。

蕤仁(半两,汤浸去赤皮)　杏仁(半两,汤浸
去皮尖、双仁)

上于乳钵内细研,令药著在乳钵底,然后掘一
地坑子,熟艾半斤,纳在地坑中,烧令烟出。却将
乳钵合烟上熏之,候艾烟尽,良久取出,熟研匀细。
每用时,取麻子大点之。

28. 姜液膏(《普济方·卷七十六·眼目门·
目风泪出》引《直指方》)

治眼风痒泪,烂眩有虫。

用生姜母一块,用银箸插入即拔出,点眼头
尾效。

29. 海明散(《普济方·卷七十六·眼目门·
目风泪出》引《直指方》)

治风眼,昏泪翳膜。

川芎(一两)　蝉蜕(洗晒)　防风　苍术(童
子尿浸一宿去皮,焙)　茺蔚子　枳实　地骨皮
木贼(去节,童子尿浸,焙)　荆芥穗　旋覆花　白
蒺藜(炒去角)　蛇皮(皂角水浸,新瓦焙)　细
辛　烂石膏　杏仁(浸去皮,晒)　甘草(盐水炙,
各半两)　全蝎(五枚)　羌活(半两)

上为细末。每服一钱半,食后临卧,秦皮煎汤
调下。

30. 甘石散(《普济方·卷七十六·眼目门·
目风泪出》引《直指方》)

治眼风,流泪不止。

绿炉甘石　乌贼骨(等分)

上为细末,入脑少许,点目眦,泪自收。二药
燥,脑和之。

31. 连翘饮子(一名蜂葵汤)(《普济方·卷七
十六·眼目门·目风泪出》引《试效方》)

治目中溜火,恶日与火,瘾涩小角紧,久视花,
迎风有泪。

蔓荆子　生甘草　连翘(各三分)　柴胡(二
分)　黄芩(酒制,半两)　地黄(生)　当归　红
葵花　人参(各三分)　黄芪(半钱)　升麻(一
钱)　防风　羌活(各半钱)

上件每服五钱,水二盏,煎至一盏,去滓,稍热服,食后。

32. 吹云膏(《普济方·卷七十六·眼目门·目风泪出》引《试效方》)

治视物睛困无力,隐涩难开,睡觉多眵,目中泪下,及迎风寒泪下,羞明畏日,常欲闭目,喜在暗屋,塞其户牖,翳膜岁久遮睛。此药多点神效。

黄连(三钱) 生地黄(一钱半) 生甘草(六钱) 青皮(四钱) 柴胡(五钱) 升麻(三钱) 荆芥穗(一钱,微取浓汁) 当归身(六钱) 蕤仁(三钱) 连翘(四钱) 细辛叶(一钱) 防风(四钱)

上以上药,锉如麻豆大,除连翘外,用清水二盏,先熬余药,去半碗,入连翘同熬至一大碗,去滓,于银盏内,以文武火熬至入水滴成珠,下散。入炼去沫熟蜜少许,熬匀点之。

33. 二霜膏(《普济方·卷七十六·眼目门·目风泪出》)

点冷泪眼。

南硼砂(一钱) 蕤仁(十四粒,出油) 姜霜末(半钱) 脑子(少许)

上为细末,用糖半两,研匀为膏。铜箸点之。

34. 兔肝丸(《普济方·卷七十六·眼目门·目风泪出》引《圣济总录》)

治肝肾风虚目昏,久视无力,涓涓泪下,兼头风痛。

兔肝(两具,炙干,腊月取) 防风(去叉) 黄连(去须) 地骨皮 麦门冬(去心,炒) 决明子(微炒,各一两半) 茯神(去木,一两) 苦参(锉,一两) 秦皮(去粗皮) 大黄(锉,炒) 甘菊花(各一两) 车前子(一两半) 龙齿(捣研,二两) 枳壳(去瓤,麸炒,半两)

上为末,炼蜜丸如梧桐子大。每服三十丸,食后温浆下。

35. 白芷丸(《圣济总录·卷第一百七·目风泪出》)

治肝肾虚风,多泪渐昏,及生翳膜。

白芷 细辛(去苗叶) 五味子 枳壳(去瓤,麸炒) 石决明(洗,各一两) 茺蔚子(二两) 熟干地黄 蕤仁(各二两半)

上八味。捣罗为细末炼蜜丸如梧桐子大。每服二十丸,食后温水下,每日三服。

36. 扶桑至宝丹(《寿世保元·卷四·引胡僧方》),又名**扶桑丸**(《医方集解》)、**桑麻丸**(《医级》)

养血祛风,润肠通便。治肝经虚热引起的头晕眼花,迎风流泪,皮肤粗糙,须发早白,大便干结者。

嫩桑叶数(十斤,须择家园中嫩而存树者,采集后,用长流水洗,摘去其蒂,晒干) 巨胜子

炼蜜为丸如梧桐子大。每服一百丸,一日三次,白开水送下。

37. 菊睛丸(《审视瑶函·无时冷泪症·卷六》)

补肝肾,明眼目。治肝肾不足,眼目昏暗,瞻视不明,茫茫漠漠,常见黑花,多有冷泪。久服补不足、强肝肾。

甘菊花(去梗叶,四两,炒) 巴戟(去心,一两) 肉苁蓉(酒洗去皮,炒,切焙,二两) 枸杞子(捣焙,三两)

上为细末,炼蜜为丸如桐子大。每服三钱,温酒或青盐汤,空心食前送下。

38. 阿胶散(《审视瑶函·卷六·目泪·迎风冷泪症》)

治目有冷泪,流而不结者,肝经受风冷故也。

阿胶 马兜铃(各两半) 紫菀 款冬花 糯米(各一两) 白蒺藜(炒,二钱半) 甘草(五钱)

上为细末。每服二钱,水一钟煎,不拘时服。

39. 枸杞酒(《审视瑶函·卷六·目泪·迎风冷泪症》)

治目视不明,迎风冷泪。

枸杞子(拣肥者一斤,杵烂,右用绢袋盛贮,须浸酒密封勿令泄气,候三七日取饮) 陈无灰酒(十斤)

仍用猪肝煮熟切片,蘸花椒、盐同食。每饮酒一二杯,勿宜过饮,若或过饮,反佐湿热,为害不浅矣。按肝气通于目,肝和则能辨五色矣。今肝为劳伤,致目视不明,多出冷泪。《经》曰:味为阴,味厚为阴中之阴。枸杞子味厚,故足以养厥阴之阴。煮以纯酒,取其浃治气血而已。

40. 麝香散(《审视瑶函·卷六·目泪·无时冷泪症》)

治眼冷泪不止,嚏鼻。

香附子　川椒目（各等分）　苍术　麝香（各少许）

上为细末。令病者噙水一口，将药吹于鼻内。

41. 珍珠散（《审视瑶函·卷六·运气原证·目泪》）

治肝虚见风泪出。

珍珠（另研）　丹砂（研，各三分）　干姜（研，二分）　贝齿（火煅，水淬，干研，一两）

上共研极细令匀，以熟绢帛箍三遍。每仰卧，以少许点眼中，闭少时为妙。

42. 白僵蚕散（《审视瑶函·卷六·运气原证·目泪》）

治冲风泪出。

白僵蚕（炒）　粉草　旋覆花　细辛　木贼草　荆芥（二钱半）　嫩桑叶（一两）

上为细末。每服二钱，白水煎，食后温服。

43. 河间当归汤（《审视瑶函·卷六·目泪·迎风冷泪症》）

治风邪所伤，寒中目，泪自出，肌瘦汗不止。

白术（炒）　白茯苓　干姜（炮）　细辛　川芎　白芍药　甘草（炙，各五分）　官桂　陈皮（各一钱）　当归身（酒制）　人参（各二钱）

上为剂。水二钟，姜一片，辉枣三枚，煎八分，去滓热服，不计时，并三服。

44. 简易补肝散（《医灯续焰·卷十八·目·附方》）

治肝虚目睛疼，冷泪不止，筋脉痛，及羞明怕日。

夏枯草（五钱）　香附子（一两）

上为末。每服一钱，腊茶调下，服无时。

45. 七仙丸（《御药院方·卷十》）

补肝肾，增目力。肝肾俱虚，眼常昏暗，多见黑花，或生翳障，视物不明，迎风流泪。

菟丝子（酒浸，另研为末，五两）　苁蓉（酒浸，去皮，切，焙干，一两）　巴戟（去心，一两）　车前子　熟干地黄　枸杞子（各三两）　甘菊花（拣净，四两）

研为细末，炼蜜为丸如梧桐子大。每服三十至五十丸，空腹时用温酒送下，盐汤亦可。

46. 左归饮合七子（《银海指南·卷四·治验存参》）

治中气下陷，虚热上浮，迎风流泪，眼皮宽纵。

左归饮加枸杞子、菟丝子、五味子、女贞子、桑椹子、真珠子、覆盆子。

47. 决明子方（《异授眼科·眼有七十二症医治·第十八问》）

治肝经热，止泪明目，治风赤眼。

上以决明子，朝朝取一匙，挼令净，空心水吞下。百日见夜光。

一方，取决明作菜食之。

48. 驻景丸（《本草简要方·卷之三·草部二》）

治肝肾俱虚，眼昏暗花，或生障翳，迎风流泪。

车前子　熟地（酒蒸焙，各三两）　菟丝子（酒浸，五两）

研末蜜丸梧子大。每服三十丸，温酒下，日二次。

【医案选】

《龙砂八家医案·戚云门先生方案》

右体酸疼麻木，迎风流泪失明，是肾肝精血交损，致内风习习鼓动，头目冒昧，所谓下虚必盛也。六味丸加龟胶、紫河车、茯神、远志。

《王九峰医案·下卷·目疾》

目疾六载，不时举发，迎风流泪，惧日羞明，交午尤甚，申刻方好。目内红丝，起自童年，肝开窍于目，肾之所司也。脉来弦数，肝肺伏热化风，清心凉肝，兼清肺热。石决、薏仁、生地、麦冬、谷精草、冬瓜子、赤芍、车前、黄芩、桑叶、白蒺藜。服药以来，目疾较平。目乃五脏六腑精华所聚，赖肾水以光明，真气以煦之，真水以涵之。光华少照，起自童年，风伏肝肺，热亦内蕴，清心凉肝，兼清肺热。

第二节

漏睛

【辨病名】

漏睛指大眦部常有涎水或脓汁自泪窍外漏为特征的眼病。又名目脓漏、漏睛眼、漏睛脓出外障、热积必溃之病、窍漏、大眦漏。相当于西医的慢性泪囊炎。

《太平圣惠方·卷第三十三·治眼脓漏诸方》："血汁不尽谓脓漏,俗呼为漏睛是也。又有眼因患疮,出脓血后,大眦头常有脓液,亦名漏睛,若不早治,日久眼生黑点,微有黯色,侵损于目,即难治也。"

《原机启微·卷之上·热积必溃之病》："其病隐涩不自在,稍觉眊矂,视物微昏,内眦穴开窍如针目,按之则沁沁脓出。"

《证治准绳·杂病·目·漏睛》："[大眦漏证]大眦之间生一漏,时流血水,其色紫晕,肿胀而疼。"

"眦头结聚生疮,流出脓汁,或如涎水粘睛上下,不痛,仍无翳膜。倪仲贤论热积必溃之病曰:积者,重叠不解之貌。热为阳,阳平为常,阳淫为邪,常邪则行,行则病易见,易见则易治,此则前篇淫热之病也。深邪则不行,不行则伏,因伏而又伏,日渐月聚,势不得不为积也。积已久,久积必溃,溃始病见,病见则难治。难治者,非不治也。为邪积久,此溃已深。何则?溃犹败也。知败者,庶可以救。其病隐涩不自在,稍觉眊矂,视物微昏,内眦穴开窍如针,目按之则泌泌脓出,有两目俱病者,有一目独病者。目属肝,内眦属膀胱,此盖一经积邪之所致也,故曰热积必溃之病。又曰漏睛眼者是也。[窍漏证]乃目傍窍中流出薄稠水,如脓腥臭,拭之即有,久则目亦模糊也。"

《外科大成·卷三·眼部·漏睛》："漏睛为睛内有孔,时流脓汁也。其名不一,内漏生于目窍之傍,外漏生于轮之外。"

《目经大成·卷之二·八十一证·睛漏二十五》："何来风毒土金停,化湿为眵作泪倾,时序迁移形不改,医家因以漏睛名。"

《眼科心法要诀·卷二·漏睛脓出歌》："漏睛脓出睑眦间,或流脓汁或清涎,目无翳障不疼痛,风热攻冲心火炎。[注]漏睛脓出之证,生于睑眦,或流脓水,或淌清涎,目无翳障,不疼不痛。"

《目经大成·卷之三·寒阵·竹叶泻经汤八》："积者,重叠凝聚之谓,热则酝酿为邪毒矣。邪深不行,聚久不散,势不得不溃。其病癃湿不自在,视物微昏,内眦开窍如针孔,按之则沁沁脓出,《本经》谓之漏睛。"

《眼科锦囊·卷二·外障篇·泪管漏》："此证汉名大眦漏,即泪囊中潴蓄如脓之液者是也。以指头按其部,则大眦流泄浊液,累月积年不肯治焉。"

《素问绍识·卷第四·刺禁论篇第五十二》："王注漏血脓出,此唯注目漏,其意亦恐谓脓漏出。《巢源》有目泪出不止候,又有目脓漏候,曰风热客于睑眦之间,热搏于血液,令眦内结聚,津液乘之不止,故成脓汁不尽,谓之脓漏。"

《金匮启钥(眼科)·卷二·明经通治十八章·明热积必溃病治论》："经热由来病易医,积久必溃已多危。其病隐涩不自在,稍觉眊矂视昏微。内眦开窍如针样,按之沁沁脓出随。两目俱病或一目,肝与膀胱积热遗。此症又名漏睛眼。"

【辨病因】

主要为外感六淫,内伤七情,饮食偏嗜所致。

1. 外感六淫,邪气客于睑眦

常外感于风热之邪,邪气客于睑中,热搏于血液,令眦内结聚,脓出睑眦间,或流脓汁或清涎。

《太平圣惠方·卷第三十三·治眼脓漏诸方》："夫目是肝之外候,上液之道,风热客于睑眦之间,热搏于血液,令眦内结聚,津液乘之下上,故成脓。"

《普济方·卷八十四·眼目门·目脓漏》："《龙木论》歌曰:眼目何缘患漏睛,热和风在睑中停。眦头结聚为脓斗,或流涎水色粘青。虽然不痛兼无翳,潜攻疮大岂心宁。"

"此眼初患之时,微有头眩昏闷,四体如劳,五脏多积,风气壅毒,遂令疮出于眼,出于眼中,或流溃涎,皆是脑热所作,虽然不痛,渐加昏瞆。"

《秘传眼科龙木论·附·葆光道人眼科龙木集·七十二问》："第六十四问,目常脓漏者何也?答曰:目者五脏之宗,六腑之华,津液之道。风邪客于两目,冷泪相攻,瞳人内损,故成此患。"

《审视瑶函·卷四·运气原证·漏睛》："此因心气不宁,乃小肠邪热逆行之故。并风热停留在睑中,脓水或出于疮口,或在大小眦孔窍出者,多流出不止是也。歌曰:原因风热眼中停,凝结如脓似泪倾,驱毒除风无别病。"

《审视瑶函·卷四·漏睛·大眦漏症》："目停风热在胞中,结聚脓汁,和泪相杂,常流涎水。"

《眼科心法要诀·卷二·漏睛脓出歌》："漏睛脓出睑眦间,或流脓汁或清涎,目无翳障不疼痛,风热攻冲心火炎。"

《目经大成·卷之二·八十一证·睛漏二十五》:"此症非一时生得如是,乃游风客热停蓄脏腑,传于目系,未能发泄而致。且热,气也;风,亦气也,气以成形,则变为痰、为液、为脓汁,出于大眦上下睑头小孔之中。"

《杂病源流犀烛·卷二十二·面部门·目病源流》:"七曰漏睛脓出,由心气不宁,风热客于眦睑间,致眦头结聚津液,脓出不止(宜白微元)。"

2. 饮食偏嗜,上攻泪窍

患者偏嗜燥耽酒痰火湿热,脾蕴湿热,流注经络,上攻泪窍,发为本病。

《证治准绳·杂病·目·漏睛》:"人嗜燥耽酒,痰火湿热者,每患此疾。久而不治,亦有暗伤神水,耗涩神膏之害,与气壅如痰相似,彼轻此重。如痰乃在外水不清,睑内欲出不得出者;此则从内,邪气熏蒸而出,欲罢不能者。治亦深浅迟速不同。"

3. 内伤七情,气郁化火

患者内伤七情,气郁化火,可致心火上炎,上攻泪窍,热腐成脓,发为本病。

《医述·目》:"再如七情内郁化火,可致心火上炎,出现两眦红赤,胬肉壅肿,大眦脓漏等目疾。"

4. 他病失治误治

《目经大成·卷之二·八十一证·睛漏二十五》:"此症非一时生得如是……亦有因蚬肉、胬肉,割伤精血,气不流行,而疮口渐冷,冷则凝,凝则无所消化,遂溃腐为脓、为涎,经岁无干。每食毒物、受风湿,更能痛与胀起,腥秽不堪闻。"

【辨病机】

此病主要涉及心脾,并与肺、肝、肾相关。病机主要为心有伏火,心火上炎,客于两眦,或血脉壅热,传入于足太阳膀胱之经,膀胱之脉,起于目内眦;脾蕴湿热,痰浊流注经络,上攻泪窍,热腐成脓。

1. 心经火热

《证治准绳·杂病·目·漏睛》:"病在心部,火之实毒。"

《圣济总录·卷第一百一十·目脓漏》:"论曰:目脓漏者,缘血脉壅热,传入于足太阳膀胱之

经,膀胱之脉,起于目内眦,则令人睑眦肿痒,久即成疮,脓汁时下,绵绵不绝,如器津漏,故谓之脓漏。"

《审视瑶函·卷四·运气原证·漏睛》:"此因心气不宁,乃小肠邪热逆行之故……或在大小眦孔窍出者,多流出不止是也。"

《外科大成·卷三·眼部·漏睛》:"此由积热痰火熏蒸所致……在大眦属心经君火。"

《眼科心法要诀·卷二·漏睛脓出歌》:"漏睛脓出睑眦间,或流脓汁或清涎,目无翳障不疼痛,风热攻冲心火炎。"

《金匮启钥(眼科)·卷四·漏睛·大眦漏论》:"夫人之目各有眦,而眦分大小,为病各别,甚不可混治也,试以漏之一证而明辨之。尝稽大眦漏证,大眦之间生一漏,时流血水,其色紫晕,此病在心部,火之湿毒所致。"

2. 脾胃湿热

《金匮启钥(眼科)·卷四·漏睛·窍漏》:"此病凡嗜燥耽酒痰火湿热人多患之,久而不治,亦有暗伤神水,耗涩神膏之害。证治歌:前言漏症已条陈,再将正漏细详论。起自风轮水青黑,或略偏兮或正中。外漏生于两脾外,或流臭水或流脓。胀痛则流否则止,病由脾胃燥热成。倘教失治目难保,调脾清胃治法明。调脾清毒饮原善,或进清脾散亦灵。窍漏旁漏亦流水,拭之即有似脓腥。病由嗜燥兼痰火,久而不治恐伤神。"

3. 火热之邪积于肝经及膀胱经

《原机启微·卷之上·热积必溃之病》:"积者,重叠不解之貌。热为阳,阳平为常,阳淫为邪,常邪则行,行则病易见,易见则易治。此则前篇淫热之病也。深邪则不行,不行则伏,因伏而又伏,日渐月聚,势不得不为积也。积已久,久积必溃,溃始病见,病见则难治。难治者,非不治也。为邪积久,比溃已深。何则?溃犹败也。知败者,庶可以救……有两目俱病者,有一目独病者,目属肝,内眦属膀胱,此盖一经积邪之所致也。故曰热积必溃之病,又曰漏睛眼者是也。"

【辨病证】

1. 辨症候

漏睛分为内漏和外漏,阴漏证和阳漏证。

《证治准绳·杂病·目·漏睛》:"[阴漏证]

不论何部生漏，但从黄昏至天晓则痛胀流水，作青黑色，或腥臭不可闻，日间则稍可，非若他证之长流。[阳漏证] 不论何部分生漏，但日间胀痛流水，其色黄赤，遇夜则稍可，非若他漏长流也。"

《外科大成·卷三·眼部·漏睛》："内漏生于目窍之傍，外漏生于肉轮之外。"

《目经大成·卷之二·八十一证·睛漏二十五》："向夕流多曰阴漏、曰龙火。""日中病剧曰阳漏、曰肥积。"

2. 辨吉凶

本病如若不治，则脓毒浸渍，可侵害白睛与黑睛，再难治疗。

《圣济总录·卷第一百一十·目脓漏》："论曰：目脓漏者，缘血脉壅热，传入于足太阳膀胱之经，膀胱之脉，起于目内眦，则令人睑眦肿痒，久即成疮，脓汁时下，绵绵不绝，如器津漏，故谓之脓漏，不治则脓毒淹渍，穿坏白睛，黑点相连，即难治疗。"

《审视瑶函·卷四·漏睛·大眦漏症》："久而不治，至乌珠坠落。"

【论治法】

漏睛治则为清心泻火、祛风除湿为主，内外同治。

1. 内治法

(1) 清心泻火，祛风散邪

《世医得效方·卷第十六·眼科·外障》："漏睛脓……此因心气不宁，并风热停留在睑中，宜服白薇丸。"

《普济方·卷八十四·眼目门·目脓漏》："功宜补治。服治风黄芪汤即瘥。《龙木论》歌曰：眼目何缘患漏睛，热和风在睑中停。眦头结聚为脓斗，或流涎水色粘青。虽然不痛兼无翳，潜攻疮大岂心宁。黄芪相胆丸并散，眼安芦荟作膏蒸。若也因循经岁月，乌珠坠落始心惊。"

《审视瑶函·卷四·漏睛·大眦漏症》："大眦漏兮真火毒，时流血水胀而疼。初起未损终须损，肾要盈兮心要清。此症大眦之间生一漏，时流血而色紫晕。病在心部，火之实毒，故要补肾以泻心也。"

《外科大成·卷三·眼部·漏睛》："内漏生于目窍之傍，外漏生于肉轮之外，此由积热痰火熏蒸

所致。又，在大眦属心经君火，宜补北泻南；小眦属心胞相火，宜于北方中补而抑之也。"

《目经大成·卷之二·八十一证·睛漏二十五》："盖火为毒源，洁其源则流不待澄而自清；风为邪帅，降其帅则众不为祟而潜散。"

(2) 清胃调脾，化痰泻火

《金匮启钥(眼科)·卷四·漏睛·窍漏》："治法须当清胃，宜以清胃汤主之。吁，治漏之法，于兹详矣，尽矣。故曰能补前人之罅漏，而世之患漏者，宜从此获小补云。证治歌：窍漏旁漏亦流水，拭之即有似脓腥。病由嗜燥兼痰火，久而不治恐伤神。治宜清胃汤为主，医师从此可精询。方：调脾清毒饮，天花粉、连翘、荆芥穗、甘草、黍粘子、桔梗、白茯苓、白术、薄荷、防风、陈皮，上水煎，食前温服。"

(3) 清肝降火，清利膀胱

《证治准绳·杂病·目·漏睛》："目属肝，内眦属膀胱，此盖一经积邪之所致也，故曰热积必溃之病，又曰漏睛眼者是也。竹叶泻经汤主之。大便不硬者，减大黄，为用蜜剂解毒丸主之。不然药误病久，终为祸害。"

《本草汇言·卷之一·草部(山草类)·龙胆草》："治眼中脓漏。用龙胆草、当归各等分。为末，每服二钱，食后白汤下。"

《目经大成·卷之二·八十一证·睛漏二十五》："治当先事木火，清空散、胃风汤、防风散结汤。"

"次及金土，百合固金汤、白菊清金散、玉屏风散。盖火为毒源，洁其源则流不待澄而自清；风为邪帅，降其帅则众不为祟而潜散。然后以竹叶泻经、大补黄芪、养阴清燥等汤，或升阳益阴、升阳散火，各随气禀厚薄、病症浅深以投之，殆犹有甚然者，吾斯之未能信。"

《金匮启钥(眼科)·卷二·明经通治十八章·明热积必溃病治论》："其病隐涩不自在，稍觉眊瞲视昏微。内眦开窍如针样，按之沁沁脓出随。两目俱病或一目，肝与膀胱积热遗。此症又名漏睛眼，竹叶石膏汤主之。大便不硬大黄减，蜜剂解毒(丸)效可期。"

(4) 扶正祛邪

《古今医统大全·卷之六十一·眼科·病机》："初因五脏积热，毒郁不散，以致目内生疮，脓

血泛流,久则清浆,因而成漏,甚则破陷失明,宜服黄芪汤。"

《金匮启钥(眼科)·卷四·漏睛·阳漏》："益阴肾气丸,见总论,外加羌活、防风,以补肝肾不足。"

2. 外治法

《太平圣惠方·卷第三十三·治眼脓漏诸方》："治眼脓漏,视物不明,点眼方。雄黄(细研)、石决明(捣碎细研,水飞过)、马牙硝(细研),以上各一两,青盐半两(细研),蜜三合,青羊胆三枚。上件药,用生绢袋盛,以蜜并羊胆汁中浸两复时,掠取汁,于瓷盒内盛。点之,不用更掠。"

《目经大成·卷之三·诸药外治·景云根十七》："水银、牙硝、白矾各一两,将硝矾研细,置锅内,轻轻放水银于中央,青瓷碗覆盖,上镇以重器,用煅过石膏八两,研筛,醋调略湿,傍碗口周遭填实,勿令泄气,然后打叠炭火,好生安顿炉上,听火自红,稍烬加炭急鼓,觉锅与碗热甚,去上压之器,泻火于碗樜干二三次住火,其药上升成丹。上丹世呼三仙,能办理者亦众,但火候升打不同,故奏效微有迟速,颜色亦红黄不等。解毒收湿,推陈致新,用涂拳毛、夹落溃腐及漏睛、烂弦、因毒等症,雅有神通。谨遵前法烹炼,丹成精光夺目,肯降以治疮疡,功不在专医之下。乃更其名曰景云根。"

【论用方】

1. 白矾煎方(《太平圣惠方·卷第三十三·治眼脓漏诸方》)

治眼脓漏久不止。

白矾(三分,一分烧灰) 黄柏末(三分) 黄连末(一分) 雄黄(一分) 熊胆(一钱) 朱砂(一分)

上件药,都细研令匀,以水二大盏,调令匀,纳瓷瓶中,以重汤煮一日,药成待冷,用绵滤过。每以铜箸取少许。点眦头。

2. 熨眼方(《太平圣惠方·卷第三十三·治眼脓漏诸方》)

治漏睛脓汁出,经年不绝。

马齿苋子(半两) 人苋子(半合)

上件药,捣罗为散,入铜器中,于饭甑上蒸,以绵裹熨眼大眦头,泪孔有脓水出处。凡熨眼之时,须药热熨,透睛三五十度,脓水自绝。

3. 黄芪散(《太平圣惠方·卷第三十三·治眼脓漏诸方》)

治眼脓漏不止。

黄芪(锉) 防风(去芦头) 子芩 川大黄(锉碎,微炒,各二两) 地骨皮 远志(去心) 人参(去芦头) 赤茯苓 漏芦(以上各一两)

上件药,捣粗罗为散。每服三钱,以水一中盏,煎至六分,去滓,食后温服,临卧再服。忌炙爆油腻毒滑鱼肉。

4. 玄参丸(《太平圣惠方·卷第三十三·治眼脓漏诸方》)

治眼脓漏,眦头赤痒,日夜出脓水不止。

玄参 决明子 黄芪(锉) 黄连(去须) 青葙子 露蜂房(微炒) 漏芦 羚羊角屑(以上各一两) 蕤仁(一两半,汤浸去赤皮) 真珠粉 雄黄(细研) 朱砂(细研,以上各半两)

上件药,捣罗为末,入研了药,一时研令匀,炼蜜和捣二三百杵,丸如梧桐子大。每于食后,以温浆水下二十丸,临卧再服之。

5. 龙脑散点方(《圣济总录·卷第三十三·治眼脓漏诸方》)

治睛漏疮,目大眦出脓汁有窍。

龙脑(研) 马牙硝(各半钱) 绿豆粉(一钱)

上三味,同研极细,用灯心粘药点之,日四五上。

6. 马齿散熨方(《圣济总录·卷第一百一十·目脓漏》)

治眼漏睛有脓出,经年不绝。

马齿子(半合) 人苋子(半合)

上二味,捣罗为末,入银石器中,于饭甑上蒸。以绵裹熨眼大眦头,泪孔有脓水出处,凡熨眼时,须药热熨透睛,三五十度脓水自绝。

7. 防风汤(《圣济总录·卷第一百一十·目脓漏》)

治眼漏睛脓出。

防风(去叉,二两) 地骨皮 远志(去心) 人参 黄芪(锉) 白茯苓(去黑皮,各一两) 知母 大黄(锉碎,炒,各二两)

上八味,粗捣筛。每服一钱匕,水一盏,煎至五分,去滓食后临卧温服。

8. 羚羊角丸(《圣济总录·卷第一百一十·目脓漏》)

治风毒上攻目轮,眼烂肉疮翳生,眼睛肉臭,若不医疗,必不见物。

羚羊角(镑) 柏皮(去粗皮炙) 防风(去叉,各一两半) 玄参 芎劳 荆芥穗 黄连(去须) 槐子 甘菊花 防己 石决明 蕤仁(去皮) 蔓荆子 车前子 秦艽(去苗土,各一两) 大黄(锉,炒) 升麻 麦门冬(去心) 前胡(去芦头) 人参 白槟榔(煨,各一两半) 栀子仁 生干地黄(焙) 阳起石(研) 真珠末(研) 龙脑(捣研) 蔷薇根(锉,各一两) 枸杞子(一两半)

上二十八味,捣研为末,炼蜜丸如梧桐子大。每服三十丸,晚食后熟水下。

9. 竹叶泻经汤(《原机启微·卷下》)

清肝泻火,疏风利湿。漏睛眼目隐涩,稍觉眊矂,视物微昏,目痛,内眦开窍如针,按之脓出。

柴胡 栀子 羌活 升麻 炙草(各五分) 赤芍药 草决明 茯苓 车前子(各四分) 黄芩(六分) 黄连 大黄(各五分) 青竹叶

作一服,水二盏,煎至一盏,食后稍热服。

10. 糖煎散(《证治准绳·类方·目·漏睛》)

治眼脓漏不止。

黄芪 防风 大黄 黄芩(各三两) 人参 远志(去心) 地骨皮 赤茯苓 漏芦(各二两)

上每服五钱,水煎,食后服。

11. 五花丸

1)《证治准绳·类方·目·漏睛》

治漏睛脓出,目停风热在胞中,结聚脓汁,和泪相杂,常流涎水,久而不治,至乌珠坠落。

金沸草(四两) 巴戟(三两) 川椒皮 枸杞子 白菊子(各二两)

上末,炼蜜丸梧桐子大。每服二十丸,空心盐酒下。

2)《审视瑶函·卷四·漏睛·大眦漏症》

治漏睛脓出,目停风热在胞中,结聚脓汁,和泪相杂,常流涎水,久而不治,至乌珠坠落。

金沸草(二两) 砂仁(炒) 川椒皮(各七钱) 甘草(炙,四钱) 白菊花 黄柏(酒制) 枸杞子(各一两半) 巴戟(八钱)

上为细末,炼蜜为丸如桐子大。每服二十丸,空心或盐汤或温酒送下。

12. 白薇丸(《证治准绳·类方·目·漏睛》)

治漏睛脓出。

白薇(五钱) 防风 蒺藜 石榴皮 羌活(各三钱)

上末,米粉糊丸桐子大。每服二十丸,白汤下。

13. 蜜剂解毒丸(《证治准绳·类方·目·漏睛》)

治眼目隐涩,稍觉眊矂,视物微昏,内眦开窍如针,目痛,按之浸浸脓出。

石蜜(炼,一斤) 山栀(十两,末) 大黄(五两,末) 杏仁(去皮尖,二两,另研)

蜜丸梧子大。每服三十丸,加至百丸,茶汤下。上方以杏仁甘润治燥为君,为燥为热之原也。山栀微苦寒治烦为臣,为烦为热所产也。石蜜甘平温,安五脏为佐,为其解毒除邪也。大黄苦寒,性走不守,泻诸实热为使,为攻其积,不令其重叠不解也。

14. 黄芪汤〔《金匮启钥(眼科)·卷四·漏睛·阳漏》〕

治眼脓漏不止。

黄芪 麦冬(去心) 白茯苓 防风 人参 地骨皮 漏芦 知母 远志(去心) 熟地

上水煎,热服。

15. 保光散〔《金匮启钥(眼科)·卷四·漏睛·阳漏》〕

治眼脓漏不止。

胆草(酒洗) 白芷 白芍 防风 牛子(炒,研) 黄芩 山栀(炒) 川芎 生地 大黄(炒,减半) 归身 羌活 荆芥穗 甘草(减半)

上各等分,共为细末。每服四钱,白水调,食后服,或煎服亦可。

16. 泻湿汤〔《金匮启钥(眼科)·卷四·漏睛·阳漏》〕

治眼脓漏不止。

车前子 黄芩 木通 陈皮(各一钱) 淡竹叶(二十片) 茯苓 枳壳 核仁(炒黑) 荆芥穗 苍术(各八分) 甘草(二分)

上水煎,热服。

17. 燥湿汤〔《金匮启钥(眼科)·卷四·漏睛·阳漏》〕

治眼脓漏不止。

黄连(炒,一钱) 苍术(米泔制) 白术(土炒) 陈皮(各八分) 白茯苓 半夏 枳壳 栀仁(炒黑,各七分) 甘草(三分)

上,水煎热服。

18. 小牛黄丸〔《金匮启钥(眼科)·卷四·漏睛·阳漏》〕

治一切眼漏及诸恶毒疮等漏,皆可治之,神效。

牛黄 珍珠 母丁香 乳香(去油) 没药(去油) 沉香(锉末) 明雄黄 朱砂(均要透明者) 人参(各一钱) 琥珀(八分,真者) 麝香(二分) 滴乳石(一钱半,真者,煅) 白芷 归尾(各二钱半)

上为细末,老米饮糊丸如粟米大。每服一分,空心并临卧各一服,淡淡土茯苓汤送下。

第三节

漏睛疮

【辨病名】

漏睛疮指大眦睛明穴下方突发赤肿硬痛高起,继之溃破出脓为特征的眼病。由于本病发病部位同漏睛,而又有红肿出脓等疮疡的特征,故名漏睛疮。相当于西医的急性泪囊炎。

《外科心法要诀·卷五·眼部·漏睛疮》:"曰:此证生于目大眦……(睛明穴)其穴系藏泪之所,初起如豆、如枣,红肿疼痛,疮热虽小,根源甚深。"

《疡医大全·卷十·正面头面部·漏睛疮门主论》:"窦汉卿曰:夫漏睛疮者,肝脏毒气,小肠邪风,外攻肾端,灌于瞳人。初生疼痛,渐成脓水,其色如泔,日久睛昏,气败肝绝,难救之证。"

《疡科心得集·卷上·辨眼丹眼漏论》:"眼漏,一名漏睛疮,生于目内眦下,由肝热风湿,病发于足太阳膀胱经睛明穴,其穴系藏泪之所。"

【辨病因】

漏睛疮病因主要为外感六淫,风湿、肝经郁热邪气客于睑中。亦与饮食偏嗜,疾病后期,正虚体弱相关。

1. 风热上攻,湿热郁结

《外科心法要诀·卷五·眼部·漏睛疮》:"漏睛疮在大眦生,肝热风湿病睛明,红肿痛溃脓稠易,青黑脓稀难长平。〔注〕此证生于目大眦,由肝热风湿病,发于太阳膀胱经睛明穴。"

《新刻图形枕藏外科·枕藏外科诸症》:"此图漏睛疮,肝肾小肠风热上攻,复注于睛内,初起痒痛,渐成脓水流,眼弃日久,睛昏气散。"

《疡科捷径·卷上·眼部·漏睛疮》:"漏睛疮在大眦生,风湿肝经郁热成。肿痛溃脓稠更顺,频流清水长难平。"

2. 他病失治

眼丹热盛酿脓,成漏者以致变为漏睛疮。

《疡医大全·卷十·正面头面部·眼丹门主论》:"陈实功曰:眼丹乃脾经有风,胃经多热,共结为肿。风多者则浮肿易消,热甚者则坚肿难散,宜如意金黄散敷之。脓成即以针针之,迟则眼头自破,此乃睛明穴,内空难敛,成漏者多,以致变为漏睛疮,久则损明。"

【辨病机】

肝经风热,邪毒内蕴;小肠邪风,肝热风湿搏结而成。

《疡医大全·卷十·正面头面部·漏睛疮门主论》:"窦汉卿曰:夫漏睛疮者,肝脏毒气,小肠邪风,外攻肾端,灌于瞳人。"

《彤园医书(外科)·卷之二·外科病症·目部》:"生大眦角上,属睛明穴。系藏泪之所,病发自膀胱,要由肝热风湿搏结而成。"

【辨病证】

辨吉凶

(1) 变生不治之症

漏睛疮若红肿明显,疼痛破溃后脓液稠厚,则本病易愈合;若肿疮色青黑,脓液稀薄,则病程漫长,难以痊愈;甚者溃烂后睑弦断裂,则为不治之症。

《外科心法要诀·卷五·眼部·漏睛疮》:"漏睛疮在大眦生……溃破出黏白脓者顺;出青黑脓或如膏者险。若疮口过出泪液,以致目内干涩者,收敛更迟,若溃断眼边弦者不治。"

《疡医大全·卷十·正面头面部·漏睛疮门主论》:"初生疼痛,渐成脓水,其色如泔,日久睛昏,气败肝绝,难救之证。"

《彤园医书(外科)·卷之二·外科病症·目

部》："初如豆粒，红肿焮痛，形小根深，溃出稠粘白脓者顺，脓色青黑或如胶者险。或有脓从眼内出者是为眼漏。亦有疮口渗出泪液致目内干涩者，收敛更避。若烂断眼边弦者不治。"

（2）形成瘘道

失治误治则易溃烂生成瘘道，难以愈合。

《证治准绳·杂病·目·目疮疣》："子后午前，阳分气升之时尤重，午后入阴分则病略清宁。久而失治，违戒反触者，有变漏之患。"

《目经大成·卷之二·八十一证·五色疡二十四》："子后午前阳气升旺之时，病必急……倘违戒反触，变祸端恐不免。"

《类证治裁·卷之六·目症论治》："失治则变漏。"

【论治法】

治则为清热解毒消肿为主，内外同治，外治为主。

1. 内治法

（1）清肝泻火，祛风除湿

《外科证治全书·卷一·眼部证治·漏睛疮》："生大眼角，太阳膀胱经睛明穴……初宜复目汤加连翘、防风、荆芥、银花各一钱五分，生栀仁、柴胡各一钱，灯心五十寸，水煎服之。"

《外科心法要诀·卷五·眼部·漏睛疮》："初宜服疏风清肝汤。[方歌]疏风清肝漏睛疮，又除肝热散风强，归芍银花芎菊草，柴翘栀子薄荆防。"

《疡科心得集·卷上·辨眼丹眼漏论》："眼漏一名漏睛疮，生于目内眦下……斯时宜用清解清散。"

（2）补益肝肾，托毒外出

《疡科心得集·卷上·辨眼丹眼漏论》："内服神效黄芪汤，或作为丸亦可。此证又有溃断眼边弦者，最难收口。"

《疡科捷径·卷上·眼部·漏睛疮》："漏睛疮在大眦生，风湿肝经郁热成。肿痛溃脓稠更顺，频流清水长难平。""六味丸，见漏睛疮，虚火用之。"

2. 外治法

《外科心法要诀·卷五·眼部·漏睛疮》："溃后用黄灵药，捻入疮口，兼贴万应膏，其口渐渐收敛。有脓从大眦内出者，成漏难敛。亦有疮口过出泪液，以致目内干涩者，收敛更迟；若溃断眼边弦者不治。"

《疡医大全·卷十·正面头面部·漏睛疮门主论》："外用当归、地骨皮、黄连煎汤温洗。"

《疡科心得集·卷上·辨眼丹眼漏论》："如穿溃每难收敛，遂成漏管，以升药条插入提之，一日一换，数十日方收口。"

《新刻图形枕藏外科》："此图漏睛疮，肝肾小肠风热上攻，复注于睛内，初起痒痛，渐成脓水流，眼弃日久，睛昏气散，先以黄芪、地骨皮煎汤洗之，服黄芪汤，外贴神应膏。"

《外科证治全书·卷一·眼部证治·漏睛疮》："如溃后有脓，从大眦内出者成漏难治，可用柿饼捣烂涂之，或黄丹（水飞炒极细），鲤鱼胆汁和成膏，日点三五次，若溃断眼边弦者，不治。"

【论用方】

1. 疏风清肝汤（《医宗金鉴·卷六十五》）

散风清热，凉血解毒。治漏睛疮初起，如豆如枣，红肿疼痛。

当归尾　赤芍　荆芥穗　防风　川芎　菊花　生栀　薄荷（各一钱）　柴胡　连翘（去心，各一钱五分）　金银花（二钱）　甘草（生，五分）

加灯心五十寸，水煎，食远服。

2. 黄连膏《疡科纲要·卷下·膏丹丸散各方·薄贴各方》

治眼癣漏睛疮，不能用拔毒去腐三仙等丹者。

川古勇连　川柏皮　玄参（各四两）　大生地　生龟板（各六两）　当归全（三两）

以上各切片，用麻油五斤，文火先煎生地、龟板二十分钟，再入诸药煎枯漉滓净，再上缓火，入黄蜡二十两化匀，密收候用。[方解]此膏所治诸证，皆在柔嫩肌肉，既不能用拔毒薄贴，然掺以提毒化腐之药，则倍当其痛，且致加剧，故制是方清热解毒，亦能去腐生新。但必须时常洗涤，挹干毒水用之，始有速效。

【医案选】

《临证一得方·卷一·首部·漏睛疮》

漏睛疮已经二月余矣，脉来沉细，非静养多药不为功。焦山栀、焦米仁、黄芩、白蒺藜、六一散、牡丹皮、福泽泻、僵蚕、羚羊角、焦夏曲。

第四节

泪管漏

【辨病名】

泪管漏是指以内眦部生痈疮,溃后疮口难敛,日久成漏,常流血水脓汁为的眼病。又称大眦漏,为称漏睛疮溃后成漏者为"大眦漏"。

《证治准绳·杂病·目·漏睛》:"[大眦漏证]大眦之间生一漏,时流血水,其色紫晕,肿胀而疼。病在心部,火之实毒。"

《眼科锦囊·卷二·外障篇·泪管漏》:"此证汉名大眦漏,即泪囊中潴蓄如脓之液者是也。以指头按其部,则大眦流泄浊液,累月积年不肯治焉。"

【辨病机】

本病病位在泪窍,与心、肾相关。病机主要为火毒炽盛。

1. 外感风热毒邪、酷烈邪毒,内有心经蕴热,内外合邪,搏结为病

《审视瑶函·卷四·漏睛·大眦漏症》:"大眦漏兮真火毒,时流血水胀而疼。初起未损终须损,肾要盈兮心要清。此症大眦之间生一漏,时流血而色紫晕。病在心部,火之实毒。"

《目经大成·卷之二·八十一证·睛漏二十五》:"大眦漏多人火旺,时流血水疼而胀,肾曾养也更须升,心已消兮还欲降。"

《眼科锦囊·卷二·外障篇·泪管漏》:"原因如梅湿、淋痔、赤白带下等。酷烈之诸毒为上攻,而其毒浸淫鼻髎筛骨边发生小肿,以病毒攻着鼻管,遂为闭塞,使鼻孔不通。而其部诸液,亦变作脓状,故浊液不流泄鼻口,而漏溢泪管。然其闭塞乏少者,或有少出鼻孔者矣。说者皆云此因泪囊生肿疡,泪液化为脓而流出泪孔者也。岂非撮空之论耶?倘若泪囊生肿疡以酿脓,则其部必焮热疼痛。其所流出之脓汁,先腐蚀大眦,而所触之眼珠胞睑,亦不得不溃烂腐坏也,何待积年之久乎!此证固无疼痛,虽有之亦微觉痒痛耳。其所流泄之液,亦无腐蚀溃烂之患,则可见非真脓液矣。况

有泪液化成脓汁之理乎!予尝熟视其所流出之液,泪液与浊液,自分别而不混交。"

2. 气血不足,邪气留恋,正不胜邪,蕴伏邪毒上攻泪窍

《疡科心得集·卷上·辨眼丹眼漏论》:"眼漏,一名漏睛疮,生于目内眦下,由肝热风湿,病发于足太阳膀胱经睛明穴,其穴系藏泪之所。初起如豆如枣,红肿疼痛,疮形虽小,根源甚深,斯时宜用清解清散。如穿溃每难收敛,遂成漏管,以升药条插入提之,一日一换,数十日方收口。内服神效黄芪汤,或作为丸亦可。此证又有溃断眼边弦者,最难收口。"

【辨病证】

辨症候

本病常有漏睛、漏睛疮迁延不愈,失治误治而成,内眦近鼻隆起一核,红肿焮痛拒按,久则形成漏管,流脓血水或流泪,紫晕肿胀而痛。

《张氏医通·卷八·七窍门上·漏睛》:"大眦漏证,大眦之间生一漏,时流血水,紫晕肿胀而痛。"

《眼科锦囊·卷二·外障篇·泪管漏》:"一证有蓄水肿者,即泪孔流利稀液者是也。此证同前,而其液不成浓浊也。"

《金匮启钥(眼科)·卷四·漏睛·大眦漏论》:"眦漏须将大小分,试将大眦漏先论。漏成大眦常流血,紫晕色形病在心。"

【论治法】

1. 内治法

内治实证以疏风清热、清热解毒为主,虚证则补肾泻心为主。

《证治准绳·杂病·目·漏睛》:"[大眦漏证]病在心部,火之实毒。治法宜补北方,泻南方。"

《审视瑶函·卷四·漏睛·大眦漏症》:"病在心部。火之实毒。故要补肾以泻心也。宜服燥湿汤、五花丸。"

《张氏医通·卷八·七窍门上·漏睛》:"大眦漏证,大眦之间生一漏,时流血水,紫晕肿胀而痛,病在心火实毒,金花丸加羌活、蝎尾。"

《目经大成·卷之二·八十一证·睛漏二十五》:"大眦漏多人火旺,时流血水疼而胀,肾曾养

也更须升,心已消兮还欲降。"

《疡科心得集·卷上·辨眼丹眼漏论》:"眼漏,一名漏睛疮……如穿溃每难收敛,遂成漏管,以升药条插入提之,一日一换,数十日方收口。内服神效黄芪汤,或作为丸亦可。此证又有溃断眼边弦者,最难收口。"

《类证治裁·卷之六·目症论治》:"至于疮久成大眦漏,金花丸加羌活、蝎尾。"

《金匮启钥(眼科)·卷四·漏睛·大眦漏论》:"尝稽大眦漏证,大眦之间生一漏,时流血水,其色紫晕,此病在心部,火之湿毒所致,治法当补肾以泻心火,以燥湿汤主之。若因停风热于胞中者,则以五花丸主之。"

"眦漏须将大小分,试将大眦漏先论。漏成大眦常流血,紫晕色形病在心。是宜补肾泻心火,燥湿汤投可建功。若因风热胞中滞,五花散进风热平。"

2. 外治法

外治主要以引流,腐蚀瘘管为主。

《目经大成·卷之三·固阵·养阴清燥汤十三》:"睛漏久则必有管,当以庆云丹透净浊液,此汤乃效。"

《疡科心得集·卷上·辨眼丹眼漏论》:"眼漏,一名漏睛疮,生于目内眦下,由肝热风湿,病发于足太阳膀胱经睛明穴,其穴系藏泪之所。初起如豆如枣,红肿疼痛,疮形虽小,根源甚深,斯时宜用清解清散。如穿溃每难收敛,遂成漏管,以升药条插入提之,一日一换,数十日方收口。内服神效黄芪汤,或作为丸亦可。此证又有溃断眼边弦者,最难收口。"

《眼科锦囊·卷二·外障篇·泪管漏》:"治法:轻证者,宜在泪囊外面,用压定巾,更施绷带,乃能防护其浊液所留潴之患,庶得渐自瘥。蓄水肿亦可照此法。重证者,宜行截法。其法用纸作细捻,约长五分许,微开尾头,以尖头醮烊蜡,穿入泪孔,屈折其所露出之尾头,摊硬膏贴著大眦外。行是法者,使浊液留滞泪囊,而不泄出,则其部浊液潴畜,自为膨胀隆起,以得容易看定患处,而便下手也。既看定患处,则就其膨胀之部,将小尖刀(此刀予所新制造者)纵截二三分深,以及泪囊为度,而宜小水铳用卢脑水灌洗。洗罢,以干绵撒丝,充实刀瘢,白布浸米醋以覆之,更施绷带。而

每日改换干绵撒丝,令其吸尽浊液也。约三日为限,复用蜡纸捻,再穿入泪囊(宜照前法),长约及鼻管为度。其创口傅秘尔撒谟,外用金锁膏,并合其口、鼻嗅即醒散,务令喷嚏,则不过二七日而取功。"

【论用方】

1. 燥湿汤(《审视瑶函·卷四·漏睛·大眦漏症》)

治眼脓漏不止。

川黄连(炒,一钱) 苍术(泔水制) 白术(土炒) 陈皮(各八分) 白茯苓 半夏 枳壳 栀仁(炒黑,各七分) 细甘草(三分)

上锉剂。白水二钟,煎至八分,去滓热服。

2. 五花丸(《审视瑶函·卷四·漏睛·大眦漏症》)

治漏睛脓出,目停风热在胞中,结聚脓汁,和泪相杂,常流涎水,久而不治,至乌珠坠落。

金沸草(二两) 砂仁(炒) 川椒皮(各七钱) 甘草(炙,四钱) 白菊花 黄柏(酒制) 枸杞子(各一两半) 巴戟(八钱)

上为细末,炼蜜为丸如桐子大。每服二十丸,空心或盐汤或温酒送下。

3. 泻湿汤〔《金匮启钥(眼科)·卷四·漏睛·大眦漏论》〕

治眼脓漏不止。

车前子 黄芩 木通 陈皮(各一钱) 淡竹叶(二十片) 茯苓 枳壳 核仁(炒黑) 荆芥穗 苍术(各八分) 甘草(二分)

上,水煎,热服。

第五节

小眦漏

【辨病名】

小眦漏指以外眦近眶骨处患流注,溃而成漏,时流脓血的病症。

《证治准绳·杂病·目·漏睛》:"[小眦漏证]小眦间生一漏,时流血,色鲜红。"

《审视瑶函·卷四·漏睛·小眦漏症》:"相火

经行小眦伤,不时流血胀难当。休教血少神膏损,致使终身不见光。此症小眦之间生一漏,时流血水。"

【辨病证】

小眦漏病位在外眦部,病由心包络而来,下焦相火复横行,病机为心经火盛,阴虚火旺。

《证治准绳·杂病·目·漏睛》:"病由心包络而来,相火横行之候。"

【论治法】

治则为清泻心火,滋阴降火为主,辅以补益肝肾。

《证治准绳·杂病·目·漏睛》:"[小眦漏证]小眦间生一漏,时流血,色鲜红。病由心包络而来,相火横行之候。失治则神膏损而明丧矣。当于北方中补而抑之。"

《审视瑶函·卷一·识病辨症详明金玉赋》:"大小眦漏血水,泻其南而补其北。"

《审视瑶函·卷四·漏睛·小眦漏症》:"此症小眦之间生一漏,时流血水,其色鲜红,是病由心络而来,下焦火横行之疾。当于肾中补而抑之。"

《张氏医通·卷八·七窍门上·漏睛》:"小眦漏证,小眦间生一漏,时流血色鲜红。病由心胞络而来,相火横行之候,导亦散加透风清热药。"

《金匮启钥(眼科)·卷四·漏睛·小眦漏》:"治法当于肾中补而抑之,始进泻湿汤,继进白薇丸;若肝肾不足者,则以益阴肾气丸,诚如是也。漏睛之证,不几无遗治哉。然而未也,不犹有所谓阴漏阳漏之患哉。"

【论用方】

1. 泻湿汤(《审视瑶函·卷四·漏睛·小眦漏症》)

清热祛风除湿。

车前子　黄芩　木通　陈皮(各一钱)　淡竹叶(二十片)　茯苓　枳壳　栀仁(炒黑)　荆芥穗　苍术(各八分)　甘草(三分)

上锉剂。白水二钟,煎至八分,去滓热服。

2. 白薇丸(《审视瑶函·卷四·漏睛·小眦漏症》)

治宜清热祛风除湿。

白薇(五钱)　石榴皮　防风　白蒺藜(杵去刺)　羌活(各三钱)

上为细末,米粉糊为丸如桐子大。每服二十丸,白滚汤送下。

【医案选】

《眼科锦囊·续眼科锦囊卷一·小眦漏证》

弊邑森田生,尝病目,小眦下睑,或肿或消,发则羞明瘿涩,如是凡四五年,百治无效。予诊之云:此小眦漏之证也。将细小测疱子搜其肿处,进入二三分,持小尖刀截开左右约三分,其创口点铅糖一粟粒许两次,而无再发之患。此证初起,生稗种于泪点上,竟蛊蚀为漏管者也。但因微细之小口,故漏口时自闭塞,似有痊矣。然漏囊充实污液,则又发小肿疡,如此因仍持久,不能治也。古人所谓小眦漏,盖指是证乎。

往年治一男子,其证阅月或两月一证,发则络胞焮肿,经三数年而不治去。右眼小眦下约五分许,生出肿疡,溃脓后不收口,常流泄稀液,若疮口闭者,则目忽赤,涩痛难开。予诊之:疮口经久变为漏孔者也,故将披针截开其口,用烙铁熨顽肉。当施术之时,胞睑红肿,故在耳后贴发疱膏,眼目施洗蒸剂。四五日,而红肿消,漏口随愈。皆是治漏之效验也。

第六节

赤脉传睛

【辨病名】

赤脉传睛指赤脉起自两眦,渐向白睛侵犯的病症。自大眦起者,称大眦赤脉传睛;自小眦起者,称小眦赤脉传睛。一般多两眦同起,且双眼同病,本病类似西医的眦部结膜炎。

《银海精微·卷上·大眦赤脉传睛》:"赤脉传睛之症,起于大眦者心之实也。"

【辨病因】

主要与饮食偏嗜,劳欲过度相关。

1. 饮食偏嗜

两眦在五轮中属心,心主火主血。若好食辛

辣刺激之物,热盛使亢阳上炎或三焦发热,心火愈炽,两眦赤脉纵生。

《银海精微·卷上·大眦赤脉传睛》:"赤脉传睛之症……或能饮酒,及好食五辛,煎炒热物。""问曰:人之患目大眦赤脉传睛,大眦常壅涩,看物不准者何也?答曰:乃心经之实热……或饮食太过,致使三焦发热,心火愈炽,故目常赤也。"

《疡医大全·卷十一·眼目部·外障门主论》:"两眦赤脉外障,按此证皆因心与小肠膀胱经蕴热,或食五辛煎炒热物,致使亢阳上炎,火气炽盛,故大小眦赤脉贯睛,兼小便涩痛,红赤如淋。"

2. 劳欲过度

劳欲太过,心阴暗耗,久致气血两虚,血运不畅,积于两眦。

《银海精微·卷上·大眦赤脉传睛》:"赤脉传睛之症……或劳心事太过,或夜观书史。""问曰:人之患目大眦赤脉传睛,大眦常壅涩,看物不准者何也?答曰:乃心经之实热;况心或因思虑劳神。"

《银海精微·卷上·小眦赤脉传睛》:"小眦赤脉传睛者,心之虚也,与大眦不同,治法分二症治之……多因夜近灯火,劳伤心经,致使心虚气弱,血运不行,积在小眦之间,故引此二者,以为后之学者识。然此症宜吃药,不必挑剪。"

【辨病机】

此病主要涉及心与三焦,多由心火亢盛,心火上炎;或心经虚热,虚火上炎;三焦相火热盛,上冲两眦所。

1. 心经实热

心火亢盛,心火上炎,经络瘀阻,客于两眦。若肝脏虚劳或心热生肝风,则有赤脉侵睛。

《银海精微·卷上·大眦赤脉传睛》:"赤脉传睛之症,起于大眦者心之实也,此心邪之侵肝也。"

《疡医大全·卷十一·眼目部·外障门主论》:"两眦赤脉外障,按此证皆因心与小肠膀胱经蕴热,或食五辛煎炒热物,致使亢阳上炎,火气炽盛,故大小眦赤脉贯睛,兼小便涩痛,红赤如淋。"

2. 心经虚热

心经虚热,虚火上炎,火生土,火乃土之母,脾土实则心火虚,见赤脉侵睛。

《银海精微·卷上·小眦赤脉传睛》:"小眦赤脉传睛者,心之虚也,与大眦不同,治法分二症治之。五脏之主,六腑之宗,且属南方,候阳象德之君。火生土,火乃土之母,脾土实则心火虚矣。治先泻其脾土之实,后补其心之虚。多因夜近灯火,劳伤心经,致使心虚气弱,血运不行,积在小眦之间,故引此二者,以为后之学者识。然此症宜吃药,不必挑剪。"

《疡医大全·卷十一·眼目部·外障门主论》:"锐眦即小眦,属心与小肠,上下胞属脾胃名肉轮,瞳人属肾名水轮,黑珠属肝名风轮,白珠属肺名气轮,大眦属心名血轮。心经属火大小眦,赤脉侵睛痒涩眵,如针刺痛诸般候,心家虚热急须知,若还小便赤与淋,内多蕴热医休迟。"

3. 三焦热盛

三焦相火热盛,上冲肝膈壅热,或使心火愈炽,故目常赤。

《银海精微·卷上·大眦赤脉传睛》:"问曰:人之患目大眦赤脉传睛,大眦常壅涩,看物不准者何也?答曰:况心或因思虑劳神,或饮食太过,致使三焦发热,心火愈炽,故目常赤也。""赤脉传睛之症,心属火主血,肝属木主筋;筋得血灌引渐至黑睛,蔓延瞳仁,甚则看物如同隔绢,是三焦相火炎上。"

【论治法】

1. 内治法

(1) 清心泻火,清肝脏壅热

《银海精微·卷上·大眦赤脉传睛》:"法宜泻火退热,老少不同治。若是乍发赤脉,不用针挑发,点以阴二阳四药,服以四顺八正当归散凉肝之剂,其病无不苏矣。又有暴横之人,赤脉灌睛者,此生相也,非比前症治之。"

《疡医大全·卷十一·眼目部·外障门主论》:"两眦赤脉外障,按此证皆因心与小肠膀胱经蕴热,或食五辛煎炒热物,致使亢阳上炎,火气炽盛,故大小眦赤脉贯睛,兼小便涩痛,红赤如淋,服八正散。"

(2) 清三焦热盛

《银海精微·卷上·大眦赤脉传睛》:"问曰:人之患目大眦赤脉传睛,大眦常壅涩,看物不准者何也?答曰:乃心经之实热;况心或因思虑劳神,或饮食太过,致使三焦发热,心火愈炽,故目常赤也。治之虽攻少阴经,心胞阳火廓,先服三黄丸泻其心火,次以洗心散去其病,肝连丸常镇三黄丸,点用清源散,服用清心利小肠经,降火为主,用八正散。"

2. 外治法

《备急千金要方·卷六上·七窍病上·目病第一》:"大枣煎方:治目热眦赤,生赤脉侵睛,息肉急痛,闭不开,如芥在眼磣痛。大枣(七枚,去皮核),黄连(二两碎,绵裹),淡竹叶(切,五合)。上三味,以水二升煮竹叶,取一升,澄清取八合,纳枣肉、黄连煎取四合,去滓令净,细细以敷目眦中。"

《银海精微·卷上·大眦赤脉传睛》:"法宜泻火退热,老少不同治。日积月累,筋脉大者,宜用小锋针挑断,毒血流出,赤脉断矣。"

【论用方】

1. 泻肝散(《银海精微·卷上·小眦赤脉传睛》)

治小眦赤脉传睛。

桔梗　黄芩　大黄　芒硝　栀子　车前子

2. 九仙散(《银海精微·卷上·小眦赤脉传睛》)

治心经虚热,小眦赤脉传睛,眼通红,久不退。

黄芩　荆芥　甘草　赤芍药　菊花　川芎　当归　木通　白芷

上等分,为末。每服三钱,用水煎,食后服。

3. 驻景丸(《银海精微·卷上·小眦赤脉传睛》)

治心肾俱虚,血气不足,下元衰惫,小眦赤脉传睛。

楮实(微炒)　枸杞子　五味子　人参(各一两)　熟地(酒浸,焙干,二两)　乳香(一两,制过)　肉苁蓉(酒浸,焙干,四两)　川椒(去目炒干,一两)　菟丝子(淘净去沙土,酒浸三宿,蒸过焙干,四两)　一方加当归

上为末,炼蜜为丸梧桐子大。每服三十丸,空心盐汤下。

4. 补劳人参丸(《银海精微·卷上·小眦赤脉传睛》)

治心神恍惚,小眦赤脉传睛。

人参　白茯苓　白附子　续断　远志　菊花　甘草

上为末,炼蜜为丸弹子大。每服一丸,细嚼,食后桔梗汤下,日三次。

5. 三黄丸(《银海精微·卷上·大眦赤脉传睛》)

治大眦赤脉传睛,先服三黄丸泻其心火。

黄连　黄芩(各一两)　大黄(三两,酒浸过炒)

上为末,炼蜜为丸如桐子大。每服三十丸,热水下。

6. 七宝洗心散(《银海精微·卷上·大眦赤脉传睛》)

治大眦赤脉传睛,次以洗心散去其病。

当归　赤芍　大黄(各一两)　麻黄(二两)荆芥(五分)　黄连(一两)　栀子

上为末。每服三四钱,水煎食后服。

7. 八正散(《银海精微·卷上·大眦赤脉传睛》)

治大眦赤脉传睛,以清心利小肠经,降火为主。

大黄　瞿麦　木通　栀子　滑石　甘草　萹蓄　车前子

上各等分,为末。每服五钱,水一钟煎,或入竹叶、灯心、葱头,食后服。

8. 肝连丸(《银海精微·卷上·大眦赤脉传睛》)

治大眦赤脉传睛。

白羊子肝一付,勿令下水,以线结定总筋,吊起高处,滤干血水,轻轻刮去外膜,可将肝置于平木板上,以竹刀割下肝粉,筋膜不用,肝粉和为丸。每服五十丸,茶送下。

第七节

眦赤烂

【辨病名】

眦赤烂指内眦或外眦色红,两眦溃烂起痂,伴有痒痛感,重症甚至眦帷出血的眼病。因病变发生眦部,又名目赤烂眦、眦帷赤烂。相当于西医的眦部睑缘炎。

《证治准绳·杂病·目·风沿烂眼》:"[眦赤烂证]谓赤烂唯眦有之,目无别病也。若目有别病而赤烂者,乃因别火致伤其眦,又非此比。"

《证治准绳·杂病·目·眦赤烂》:"病名:又

名眦帏赤烂,为眼弦赤烂之一种。"

《金匮启钥(眼科)·卷六·风沿·眦帏赤烂论》:"眦帏赤烂,谓赤烂惟眦有之,并无别病也。"

【辨病因】

主要与外感六淫,饮食偏嗜,七情内伤相关。外因为外感风热之邪,风热客于内外眦,致眦部红肿溃烂;内因嗜食烟酒厚味,思虑劳累过度,风热熏蒸,湿热搏结,两眦溃烂。

1. 外感六淫

外感于风热之邪,风热伤目,邪气客于睑中。

《诸病源候论·目病诸候·目数十年赤候》:"风热伤于目眦,则眦赤烂。其风热不去,故眦常赤烂,积年不瘥。"

《金匮启钥(眼科)·卷六·风沿·眦帏赤烂论》:"目眦赤烂症无他,若因他症贵精查。烂胜赤者因多湿,熏蒸风热故生瑕。病在心络须详审,慎则疮生实足嗟。"

2. 饮食偏嗜

好嗜滋腻厚味,以致脾胃湿热,外感风邪,风湿热邪相搏,上犯眦帏。

《普济方·卷七十二·眼目门·胎赤眼》:"歌曰……胎风赤烂及外障眼,初患之时,皆因初生后,乳母多食热面酒醋之物,致令小儿两目双赤,眵掩四眦赤烂。"

《审视瑶函·卷六·风沿·眦帏赤烂症》:"烂胜赤者,多于恣燥嗜酒。"

《医灯续焰·卷十六·小儿脉证第七十八·附方》:"治儿初生,洗眼不净,眵汁浸渍,眼眦赤烂,至长不瘥,母食热物、热药,名曰胎赤。"

《金匮启钥(眼科)·卷六·风沿·眦帏赤烂论》:"眦帏赤烂……乃恣燥嗜酒……病属心络。"

3. 情志内伤

多由劳心,悲伤久郁,引动心火,灼伤眼眦。

《审视瑶函·卷六·风沿·眦帏赤烂症》:"赤胜烂者,多于劳心忧郁忿悖,无形之火所伤。烂胜赤者,多于哭泣过多,冒火冲烟,风热蒸熏,有形之火所伤,病属心络。甚则火盛而生疮于眦边也,要分大小二眦,相火君火。"

《张氏医通·卷八·七窍门上·风沿烂眼·眦赤烂证》:"谓目烂惟眦有之,目无别病也。赤胜烂者多火,乃劳心忧郁忿悖,无形之火所伤。"

《目经大成·卷首·太极阴阳动静致病图》:"心气不和,昏热肿痛,肉眦赤烂,生浮翳血灌瞳神。"

《金匮启钥(眼科)·卷六·风沿·眦帏赤烂论》:"目眦赤烂症无他,若因他症贵精查。赤胜烂属无形火,劳忧郁怒病相加。"

"眦帏赤烂,谓赤烂惟眦有之,并无别病也。若别病而赤烂者,乃因别火致伤,其眦又非此比。赤胜烂者火多,乃劳心忧郁忿怒,无形之火所伤。"

【辨病机】

此病与心、脾、肝相关。病机主要为心经蕴热,外感风邪,风热合邪侵袭两眦;脾胃湿热,湿热上犯,熏蒸眼睑,故见赤烂。

1. 心经蕴热

《古今医统大全·卷之六十一·眼科·五轮病证》:"[血轮病]因心经火热,惊恐所生,宜泻心凉肝,所病大小眦赤烂,多生浮翳,血灌瞳人,大眦先赤,小眦左眼先病,传右眼,皆属心。"

《审视瑶函·卷六·风沿·眦帏赤烂症》:"病属心络,甚则火盛而生疮于眦边也。要分大小二眦,相火君火。"

《金匮启钥(眼科)·卷六·风沿·眦帏赤烂论》:"病在心络须详审,慎则疮生实足嗟。"

2. 脾胃湿热

《张氏医通·卷八·七窍门上·风沿烂眼》:"烂胜赤者湿多,乃恣燥嗜酒,风热熏蒸,有形之湿所伤。"

《金匮启钥(眼科)·卷六·风沿·眦帏赤烂论》:"烂胜赤者因多湿,熏蒸风热故生瑕。"

【论治法】

内外并治及针刺治疗,内治则用泻心凉肝,清热解毒清,除湿止痒之药。

1. 内治法

《证类本草·卷第十三·五倍子》:"陈藏器序云:五倍子,治肠虚泄痢,熟汤服。《博济方》:治风毒上攻眼,肿痒涩痛,不可忍者,或上下睑眦赤烂,浮翳瘀肉侵睛。"

《证治准绳·杂病·目·风沿烂眼》:"要分大小二眦,相火君火虚实之说。洗刀散、菊花通圣散内服。"

《审视瑶函·卷六·风沿·眦帷赤烂症》:"防风通圣散并治中风、一切风热,大便秘结。小便亦涩,眼目赤痛……如目两睑溃烂,或生风粟,白睛红赤,黑睛生翳障。加菊花、黄连、羌活、白蒺藜,名曰菊花通圣散。人弱,大便不结燥者,减去硝黄。"

《医心方·卷第五·治目赤烂眦方第二十五》:"治目风烂赤,眵眦恒湿,神明膏。"

《疑难急症简方·卷一·眼科》:"赛空青丹,治风火赤肿,怕日羞明,内外障翳,两眦赤烂等症。"

2. 外治法

《圣济总录·卷第一百五·目赤烂》:"治睑眦赤烂,迎风泪出,或痒或痛,金波膏。"

《太平惠民和剂局方·卷下·论积热证候》:"睑眦赤烂,视物不明,昏暗有泪者,肝有风也,可与菩萨散、拨云散、洗肝散、菊花散、密蒙花散、决明散,次用紫金膏洗,春雪膏点。"

《普济方·卷七十五·眼目门·风毒冲目虚热赤痛》:"驱风散出《三因方》,治风毒上攻,眼肿痒涩,痛不可忍,或上下睑眦赤烂,浮翳瘀血侵睛;风眼烂眩,及冷泪眼。"

《卫生易简方·卷之七·眼·目》:"治眼两眦赤烂,用轻粉夜夜敷之自瘥。又方,用沥油于青腻石子上,以古钱一文扎杖上磨,令油清入腻粉调和,涂在瓷碗内,以艾如鸡子大一块,碗合勿着地,烧烟熏之半日,取出少少涂于赤烂眦上,永瘥。"

《保婴撮要·卷四·目症》:"东垣广大重明汤,治两睑或两眦赤烂,热肿疼痛,及眼胞痒极,抓之至破烂赤肿,眼棱生疮痂,目多眵泪,瘾涩难开。"

《审视瑶函·卷六·风沿·眦帷赤烂症》:"紫金膏:用水飞过虢丹,蜜多水少,文武火熬,以器盛之。点。""东垣碧天丸:治目疾屡服寒凉不愈,两目蒸热,有如火熏,赤而不痛,红丝赤脉,满目贯睛,瞀闷昏暗,羞明畏日,或上下睑赤烂;或不服风土,而内外锐眦皆破。以此洗之。"

《张氏医通·卷八·七窍门上·风沿烂眼》:"洗肝散加麻黄、蒺藜、川连,并用赤芍、防风、五倍子、川连煎汤,入盐、轻粉少许洗之;点用炉甘石散,及晚蚕砂香油浸月余,重绵滤过点之。"

《金匮启钥(眼科)·卷六·风沿·眦帷赤烂论》:"碧天丸与炉甘石(散),膏用紫金取效奢。

倘为赤瞎须求治,泥蛆治法功独赊。"

"虽然,赤烂似亦小病也,而亦有赤瞎者焉。尝闻治法以青泥蛆,淘净晒干为末,仰卧合目,用药一钱,放眼上,须更,药行少时,去药,赤瞎自无。"

《疑难急症简方·卷一·眼科·胡瀛峤》:"赛空青丹:治风火赤肿,怕日羞明,内外障翳,两眦赤烂等症。河间曰:玄府热,则目眛,皆人出入之门户,即至善之地也。经文所谓山中有空青,世上无瞽目,借斯隐语也。《本草》载:出益州,得铜之精气而生,空中有浆,而皆未或见其真,余因其义,体会配合,屡试屡效,因以名之。"

3. 针灸法

《圣济总录·卷第一百九十一·针灸门·足太阳膀胱经》:"京骨二穴,在足外侧大骨下,赤白肉际陷中,足太阳脉之所过也,为原,治膝痛不得屈伸,目内眦赤烂,疟寒热,善惊不欲食,筋挛足酸,髀枢痛,颈项强,腰背不可俯仰,衄衄血不止,目眩,针入三分,可灸七壮。

束骨二穴,木也,在足小趾本节后陷中,足太阳脉所注也,为俞,治腰如折,腨如结,耳聋恶风寒,目眩项不可回顾,目内眦赤烂,可灸三壮,针入三分。"

《针灸资生经·针灸资生经第五·腰痛》:"束骨,治腰如折,腨如结,耳聋恶风寒,目眩项不可顾,目内眦赤烂。"

《古今医统大全·卷之六·经穴发明·足太阳膀胱经穴图》:"京骨,在足小指外侧本节后大骨下陷中,足太阳脉所过为原。针三分,灸三壮。[主治]腰脊痛如折,髀不可曲,项强不能回顾,筋挛,疟寒热,目内眦赤烂,头痛如破。"

《证治准绳·杂病·目·风沿烂眼》:"东垣云:目眦赤烂岁久,俗呼赤瞎是也。常以三棱针刺目外,以泄湿热,立愈。治风弦烂眼秘穴:大骨空,在手大指第二节尖,灸九壮,以口吹火灭。小骨空,在手小指二节尖,灸七壮,亦吹火灭。"

《针方六集·卷之五·纷署集·足太阳及股并阳跷六穴》:"京骨二穴,主目眦赤烂,鼻衄不止,腰脊痛不可俯仰,身后侧痛,脚气红肿燥裂,疟疾寒热,喜惊,不欲食,筋挛,伛偻,心痛。"

【论用方】

1. 神妙驱风散(《洪氏集验方·卷第三·神

妙驱风散》引王氏《博济方》)

治风毒上攻眼目,涩痒疼不可忍者,或上下睑眦赤烂,浮翳,瘀肉侵睛。

五倍子(一两,槌破,去尘土) 蔓荆子(一两半,洗,令净)

上二味,同杵为末。每服二钱,水二盏,铜石器内煎及一盏,澄滓,热淋洗。留滓二服,再依前法煎淋洗。大能明目,去涩痒。

2. 点眼黄连膏(《圣济总录·卷第一百五·目积年赤》)

治积年风热,毒气不散,目眦赤烂碜痛。

黄连(去须椎碎半两) 马牙硝(研一钱)

上二味,将黄连用水浸,于日内曝,令色浓,以绵滤过,后下硝末于黄连汁中,依前日内曝取干,细研,每以一豆许,水调点注目眦。

3. 金波膏(《圣济总录·卷第一百五·目赤烂》)

治睑眦赤烂,迎风泪出,或痒或痛。

黄连(四两) 黄柏皮(三两,二味椎碎,以水二碗浸一宿,于银器内熬取半碗,去滓) 蕤仁(去皮研,半两) 杏仁(去皮尖、双仁,炒黄研,四十九粒)

上四味,以蕤仁、杏仁,入前药汁内,同熬及一大盏,更滤过,入好蜜及药九分,更入麝香一钱,白矾硇砂各一字,并飞研空青三钱,如无只以生青代之,略椎碎,龙脑二钱,以绢袋子盛,在药内又熬及一半,箸滴少许于冷水内,不散即止,用小瓶子密封,再于饭甑上蒸三遍,逐次于井内沉过令冷,银器内收,如常点之。

4. 黄连散(《圣济总录·卷第一百五·目赤烂》)

治目赤眦烂生疮,冲风泪出。

黄连(去须) 雄黄(研,各一两半) 细辛(去苗叶) 黄柏(去粗皮,各三分) 干姜(一分)

上五味,捣罗为散,研令至细,以密器盛。每取二黍米许,点两目眦,日二度。

5. 白龙散(《圣济总录·卷第一百五·目赤烂》)

治目赤眦烂,痒痛不可忍。

龙脑(一字) 马牙硝(一两)

上二味,用纸一张,裹送牙硝按实,常在著肉衣下,养一百二十日为度,取出细研如粉,取四钱龙脑,同研令细。不计年岁深远,眼内或生翳膜,渐渐昏暗,远视不明,但瞳仁不破散者,并皆治之。每用两米大,点之。

6. 洗轮散(《圣济总录·卷第一百五·目赤烂》)

治风毒攻眼眦赤烂,见风泪出痒痛。

仙灵脾 秦皮(锉) 黄连(去须) 槐花(等分) 犀角(镑,少许)

上五味,捣罗为散。每用半钱匕,以新水调,澄清洗之。

7. 点眼方(《圣济总录·卷第一百五·目赤烂》)

治久患赤眼,眦烂痒痛,泪下不止,视物昏暗。

铅丹(研罗过,一分) 朴硝(细研,半两) 蜜(五两)

上三味,于铜器内,慢火煎三十沸,不住手搅,乘热以绵滤过,候冷点眼。

8. 驱风散(《三因极一病证方论·卷之十六·三因证治》)

治风毒上攻,眼肿痒涩,痛不可忍;或上下睑眦赤烂,翳肉侵睛。

五倍子(一两,去尘土) 蔓荆子(一两半,洗)

上为锉散。每服三钱,水二盏,铜石器内煎及一盏,澄清热洗,留滓,二服再煎。

9. 草龙胆散(《太平惠民和剂局方·卷之七·续添诸局经验秘方》)

治眼暴赤肿痛,风气热上冲,睛疼连眶,睑眦赤烂,瘀肉侵睛,时多热泪,及因叫怒,逆损肝气,久劳瞻视,役损眼力,风砂尘土入眼涩痛,致成内外障翳,及一切眼患,悉皆治之。

蒺藜子(炒,去刺) 草龙胆(各六两) 赤芍药(半斤) 甘草(炙) 羌活 防风(去叉枝,各三两) 菊花(去枝,半两) 茯苓(去皮,四两)

上捣为末。每服二钱,食后临卧,温酒调下。

10. 东垣广大重明汤(《保婴撮要·卷四·目症》)

治两睑或两眦赤烂,热肿疼痛,及眼胞痒极,抓之至破烂赤肿,眼楞生疮痂,目多眵泪,瘾涩难开。

草龙胆 防风 生甘草根 细辛苗叶(各一钱)

上水一碗半,煎龙胆至七分,入余药再煎,至半碗热洗,日五七次,洗毕合眼,须臾瘥。

11. 无比蔓荆子汤(《古今医统大全·卷之六十一·眼科·药方》)

治眼棱紧急,以致倒睫拳毛,损睛生翳,及上下睑眦赤烂,羞涩难开,眵泪稠黏。

蔓荆子 当归 葛根 防风(各五分) 人参 黄芪(各一钱) 细辛 甘草(各三分) 黄连 柴胡(各一钱)

水二盏,煎一盏,食远热服。

12. 防风通圣散(《审视瑶函·卷六·风沿·眦帷赤烂症》)

治中风、一切风热,大便秘结,小便亦涩,眼目赤痛;或热急生风,舌强口噤;或鼻生紫赤风刺瘾疹,而为肺风;或成风疠,而世呼大麻风;或肠风为痔漏;或肠郁而为诸热,谵妄惊狂,并皆治之。

防风 川芎 大黄 赤芍药 连翘 麻黄(去节) 芒硝 苏薄荷 当归 滑石(飞过) 甘草 炒栀仁 白术 桔梗 石膏(煅) 荆芥穗 黄芩(各等分)

上为粗末。每服四钱,姜三片,水二钟煎,食前温服。

13. 东垣碧天丸(《审视瑶函·卷六·风沿·眦帷赤烂症》)

治目疾屡服寒凉不愈,两目蒸热,有如火熏,赤而不痛,红丝赤脉,满目贯睛,瞀闷昏暗,羞明畏日;或上下睑赤烂;或不服风土,而内外锐眦皆破。以此洗之。

瓦粉(炒,一两) 铜绿(七分,为末) 枯白矾(二分)

上研铜绿、白矾令细,旋旋入瓦粉研匀,热水和之,共为丸,如黄豆大。每用一丸,热汤半盏,浸一二时辰,洗至觉微涩为度,少闭眼半个时辰许,临卧更洗之,瞑目就睡,尤为神妙。一丸可洗二三日,可在汤内炖热。此药治其标,为里热已去矣,里实者不宜用此,当泻其实热。

14. 紫金膏(《审视瑶函·卷六·风沿·眦帷赤烂症》)

去湿,去风,凉血。治眦帷赤烂。

用水飞过虢丹,蜜多水少,文武火熬,以器盛之。点。

15. 治风眼烂眦方(《医心方·卷第五·治目赤烂眦方第二十五》引《千金方》)

治风眼烂眦。

竹叶(四分) 柏树白皮(六分) 黄连(四分)

上,并切,以水二升,煎取五六合,稍用滴眼眦,日三四良。

又方:三指撮盐置钱上,炭烧赤,投少醋中足淹钱,以绵沾汁注眦中。

16. 治烂眦神验方(《医心方·卷第五·治目赤烂眦方第二十五》引《录验方》)

治烂眦。

黄连 干姜 雄黄

凡三物,分等为散,着眦,日二。

17. 眼铁烂赤方(《医心方·卷第五·治目赤烂眦方第二十五》引《治眼方》)

治烂眦。

淳苦酒(一升) 大钱(二七枚)

凡二物,烧钱令赤,投苦酒中,以着铜器中,覆头。着屋北阴地埋二十一日,出爆干,可丸如黍米,着眦中各一丸,不过十敷都瘥。

18. 恒湿神明膏(《医心方·卷第五·治目赤烂眦方第二十五》)

治目风烂赤眵眦。

蜀椒(一升半) 吴茱萸(半升) 术(五合) 芎䓖(五合) 当归(五合) 附子(十五枚,去皮) 白芷(五合) 桂(一两) 苦酒(二升半) 脂肪(五升)

十物,㕮咀,渍着苦酒中一宿,明旦内药膏中,微火上煎之,三上三下之。留定之冷乃上也,为候色黄膏成,以绵合布绞,去滓,密封。若腹痛温酒服如半枣一枚,日三。皮肤肿痛向火摩数百过,日三。稍即止,亦治风冻疮,治目烂赤泡神良验也。

19. 赛空青丹(《疑难急症简方·卷一·眼科》)

治风火赤肿,怕日羞明,内外障翳,两眦赤烂等症。

上上浮水甘石一斤煅研,用川芎、羌活、刺蒺藜、银花、条芩、防风、川连、蔓荆子、当归、谷精草、蒙花、甘菊、白芷各三钱,煎浓汁入甘石,晒干,每取净粉一钱用。真犀黄二厘、老港濂珠二分、煅石决明三分、腰黄二分、头梅一分、风化玄明粉二斤,西瓜一个,切去蒂,挖一孔入明粉,悬阴处,俟冬令发霜取四分。

第八节

胬肉攀睛

【辨病名】

胬肉攀睛指眼眦部长赤膜如肉,其状如昆虫之翼,目中胬肉由眦角横贯白睛,攀侵黑睛,甚至遮盖瞳神的眼病,故名胬肉攀睛。又称马蝗积、胬肉侵睛、瘀肉攀睛、胬肉证、奇经客邪之病。多生于大眦,生于小眦或两眦同时发生者较少见。本病相当西医的翼状胬肉。

《证治准绳·杂病·目·外障》:"《针经》曰:阴跷脉入鼽,属目内眦,合于太阳阳跷而上行,故阳跷受邪者,内眦即赤,生脉如缕,缕根生瘀肉,瘀肉生黄赤脂,脂横侵黑睛,渐蚀神水,此阳跷为病之次第也。或兼锐眦而病者,以其合于太阳故也。锐眦者,手太阳小肠之脉也。锐眦之病必轻于内眦者,盖枝蔓所传者少,而正受者必多也。俗呼为攀睛,即其病也。"

《审视瑶函·卷二·奇经客邪之病》:"内眦即生赤脉缕,缕根生瘀肉,瘀肉生黄赤脂,脂横侵黑睛,渐蚀神水。锐眦亦然。俗名攀睛。"

《审视瑶函卷三·运气原证·外障·胬肉攀睛症》:"此症多起气轮,有胀如肉,或如黄油,至后,渐渐厚而长积,赤瘀胬起如肉,故曰胬肉。"

《张氏医通·卷八·七窍门上·外障》:"又论奇经客邪之病,《经》曰:邪客于足阳跷之脉,令人目疼从内眦始,故阳跷受邪者,内眦即赤。生脉如缕缕,俗呼攀睛是也。""胬肉攀睛证,多起于大眦,如膜如肉,渐侵风轮,甚则掩过瞳神。初起可点而退,久则坚韧难消。"

《杂病心法要诀·卷五·外障病证》:"两眦筋膜努出,谓之胬肉攀睛。"

《杂病心法要诀·卷五·外障病证》:"一云胬肉攀睛,或先赤烂多年,肝经为风所冲而成;或用力作劳,有伤肝气而得。或痒或痛,自两眦头努出。心气不宁,忧虑不已,遂乃攀睛,或起筋膜。"

《验方新编·卷十七·眼部·叶天士先生秘传眼科》:"凡眼大角长肉一块及黑珠,名胬肉攀睛。"

【辨病因】

胬肉攀睛主要与外感风热邪,情志内伤,酒食不节,劳欲过度,病后续发失治误治相关。

1. 外感风热

感受风热之邪,或肺经风热壅盛所致。

《圣济总录·卷第一百九·目生胬肉》:"论曰:目生胬肉者,由脾肺不利,风热乘之,其候或痒或痛,赤瘀而烂。壅热既久,息肉增长,近则侵睛轮,大则复瞳仁。治不可缓,钩割熨烙,固自有法。至于祛风涤热之剂,岂可偏废哉。"

《眼科心法要诀·卷二·胬肉攀睛歌》:"胬肉攀睛大眦起,初侵风轮久掩瞳,或痒或疼渐积厚,赤烂多年肺热壅。[注]胬肉攀睛之证,起于大眦,初则渐侵风轮,久则掩过瞳仁,或痒或痛,渐渐积厚。此证多因赤烂年久,或肺经风热壅盛所致。"

2. 情志内伤

忧思郁怒,性情急躁,伤及心肝脾。忧思致心气不宁,肝失疏泄,气机滞涩,络脉瘀阻。

《原机启微·附录·论目疾分三因》:"陈无择云:病者喜怒不节,忧思兼并,致脏气不平,郁而生涎,随气上厥,逢脑之虚,侵淫眼系,萌注于目,轻则昏涩,重则障翳,眵泪胬肉,白膜瞒睛,皆内所因。"

《审视瑶函卷三·外障·胬肉攀睛症》:"胬肉之病,肺实肝虚,其胬如肉,或赤如朱,经络瘀滞,气血难舒,嗜燥恣欲,暴者多之,先生上匝,后障神珠,必须峻伐,久治方除。此症多起气轮,有胀如肉,或如黄油,至后,渐渐厚而长积,赤瘀胬起如肉,故曰胬肉。凡性燥暴悖,恣嗜辛热之人,患此者多。久则漫珠积肉,视亦不见,治宜峻伐,久则自愈,积而无瘀之症甚恶,及珠尚露,皆不必用钩割之治。"

《一草亭目科全书·目议》:"大小眦属心,心为火也,心居包络名君主,血逐火奔眼内凝,眦头大小分虚实,远视还同是火星,其症因忧愁烦劳,悲苦思虑,内伤于心,外攻于目,赤筋灌瞳,胬肉攀睛,日久不治,渐至失明等症。"

《杂病源流犀烛·卷二十二·面部门·目病源流》:"二曰胬肉攀睛,必眼先赤烂多年,时痒时痛,两眦头努出筋膜,心气不宁,忧虑不已,遂成攀睛。"

《济阳纲目·卷一百零一·目病上·论》:"或痛或痒,两眦努出,心气不安,忧思不已,遂乃攀睛,或起筋膜。"

《金匮启钥(眼科)·卷三·外障·胬肉攀睛论》:"证治歌:匪由性躁兼嗜辛,胬肉胡为扳及睛。胀似黄油或如肉,此症原多起气轮。瘀血努起如珠赤,幔珠积肉视物昏。治宜峻伐自能愈,积而无瘀病更深。"

"胬肉攀睛者,多起气轮,有胀如肉,或如黄油,至后渐渐厚而长积,瘀血胬起如肉,或赤如朱,凡性躁暴悖,恣嗜辛热之人,多患此。久则漫珠积肉,视亦不见。"

3. 酒食不节

嗜酒过度,或恣食肥甘厚味及辛燥之品,酿湿生热,致使三焦壅热,热郁血滞,血滞大眦。

《银海精微·卷上·胬肉攀睛》:"胬肉攀睛者,与大眦赤脉之症同。然此症者,脾胃热毒,脾受肝邪,多是七情郁结之人。或夜思寻,家筵无歇,或饮酒乐欲,致使三焦壅热;或肥壮之人,血滞于大眦。"

《目经大成·卷之二·八十一证·胬肉攀睛三十一》:"此症始自内眦生脉一二缕,缕根生瘀肉赤黄色,状如膏膜而韧,日久积厚,横侵白睛,吞食神珠。有兼锐眦俱生者,但枝蔓所传,终不若正受者之多也。凡性躁气逆,恣嗜辛热,劳心劳力之人患者多。"

《金匮启钥(眼科)·卷三·外障·胬肉攀睛论》:"证治歌:匪由性躁兼嗜辛,胬肉胡为扳及睛。"

《眼科阐微·卷之四·贞集·认眼歌诀》:"胬肉攀睛皆起,酒浸心肝伤些。"

4. 劳欲过度

多因久病耗伤,劳欲过度,精血亏虚,肝阴不足,血不养肝,脉络失养;心阴暗耗,水不制火,虚火上炎,脉络瘀滞所致。

《疡医大全·卷十一·眼目部·外障门主论》:"胬肉攀睛外障,按此证初患赤眼,临风不避辛苦,延久而成;或因热足下于冷水,或因站立行房,致伤阳经络者。"

《杂病源流犀烛·卷二十二·面部门·目病源流》:"或由用力作劳而得,或由风热冲肝而成

（俱宜二黄散、定心元）;或由心经实热,必大眦赤,红肉堆起;或由心经虚热,必小眦赤,红丝血胀（俱宜速效散）。"

《银海指南·卷二·心经主病》:"心为君主,总统脏腑,故忧思劳怒,皆动心神。心应南方火色,目之大眦属心,心受火刑,则眦肉壅突而痛。若不痛而痒属虚,或因操劳过度,或因水亏不能制火所致。"

《济阳纲目·卷一百零一·目病上·论》:"气证胬肉攀睛,或先赤烂多年,肝热所冲;或用力作劳,有伤肝气而成;或痛或痒,两眦努出,心气不安,忧思不已,遂乃攀睛,或起筋膜。"

5. 病后续发失治误治

《外科证治全书·卷一·眼部证治·外障》:"外障者,眼生翳膜……斑疮入眼,胬肉攀睛。此皆有余之证,多由肾水亏乏,阴火内郁,不得升发,或误用寒凉点洗,致风热阻逆而成。"

《辨证奇闻·卷三·目痛》:"目痛经年红赤,胬肉攀睛,拳毛倒睫,乃误治而成。凡目初痛为邪盛,久痛为正虚。正虚误作邪盛,则变此症。世动外治,不知内未痊,外治劫药反受害。"

【辨病机】

本病病位在气轮白睛,与心、脾、肝、肺、肾、三焦相关。病机主要为心经热盛、心经虚热、心肺风热、肺实肝虚、肝郁气滞、肝胆热盛。

1. 心经实火

《一草亭目科全书·目议》:"大小眦属心,心为火也,心居包络名君主,血逐火奔眼内凝,眦头大小分虚实,远视还同是火星,其症因忧愁烦劳,悲苦思虑,内伤于心,外攻于目,赤筋灌瞳,胬肉攀睛,日久不治,渐至失明等症。"

《杂病源流犀烛·卷二十二·面部门·目病源流》:"二曰胬肉攀睛,必眼先赤烂多年,时痒时痛,两眦头努出筋膜,心气不宁,忧虑不已,遂成攀睛。或由用力作劳而得,或由风热冲肝而成（俱宜二黄散、定心元）。或由心经实热,必大眦赤,红肉堆起,或由心经虚热,必小眦赤,红丝血胀（俱宜速效散）。"

《银海指南·卷一·七情总论·喜》:"五脏生成篇曰:诸脉者,皆属于目。凡人五脏六腑之精液,尽上注于目,阳亢阴微,炎蒸空窍,遂有胬肉攀

晴等症。其起于大眦者,属心为实火。"

《银海指南·卷二·心经主病》:"心为君主,总统脏腑,故忧思劳怒,皆动心神。心应南方火色,目之大眦属心,心受火刑,则眦肉壅突而痛。若心经火邪盛而刑肺,为大眦胬肉攀睛,属实火,不痛而痒,属虚火。"

《眼科阐微·卷之二·亨集·老年眼症》:"《银海》等书,言五轮、八廓者,言其标也。盖肝属木,在卦为巽,木胜则心火有余,风火交作,气血沸腾,而成蟹睛、旋螺、胬肉攀睛等障矣。"

2. 心经虚热

《银海指南·卷一·七情总论·喜》:"《五脏生成篇》曰:诸脉者,皆属于目。凡人五脏六腑之精液,尽上注于目,阳亢阴微,炎蒸空窍,遂有胬肉攀睛等症。其起于小眦者,属心胞为虚火。"

《银海指南·卷二·心经主病》:"若不痛而痒属虚,或因操劳过度,或因水亏不能制火所致。小眦属心胞,又属少阳经,多气少血,故小眦胬肉属血虚,火烁之故也。小眦胬肉攀睛,乃虚火刑金为亏症。胬肉双斗,属水亏血少,火邪刑肺,甚则蚀及神水,乃心火克肾水也。"

《外科证治全书·卷一·眼部证治·治目大要·外障》:"外障者,眼生翳膜……斑疮入眼,胬肉攀睛。此皆有余之证,多由肾水亏乏,阴火内郁,不得升发,或误用寒凉点洗,致风热阻逆而成。"

3. 心肺风热

《古今医统大全·卷之六十一·眼科·病机·七十二证候》:"胬肉攀睛二十六:此因心肺二经火邪冲目,至有内眦肉息,渐起攀睛,久而不退,必定失明。"

《眼科心法要诀·卷二·胬肉攀睛歌》:"胬肉攀睛大眦起,初侵风轮久掩瞳,或痒或疼渐积厚,赤烂多年肺热壅。[注]胬肉攀睛之证,起于大眦,初则渐侵风轮,久则掩却瞳仁,或痒或痛,渐渐积厚。此证多因赤烂年久,或肺经风热壅盛所致。"

4. 肺实肝虚

《目经大成·卷之二·八十一证·胬肉攀睛三十一》:"《缪刺论》曰:客邪于足阳蹻之脉,令人目病从内眦始。近似《瑶函》曰:肺实肝虚,其肉努起。夫肺实,据轮言,通睛合努,据肝言,并不在

内眦之位。且肝虚肺实,木已受金克矣,又用胆草、木贼以伐之,何哉?愚意症发两眦,乃合太阳少阴而病,肉属脾土,赤黄努起,是火炎者土必燥,水木不能制,祸罹于金。虽在气轮,非肺经之自病也。"

5. 肝郁气滞

《银海精微·卷上·胬肉攀睛》:"胬肉攀睛者,与大眦赤脉之症同。然此症者,脾胃热毒,脾受肝邪,多是七情郁结之人。或夜思寻,家筵无歇,或饮酒乐欲,致使三焦壅热;或肥壮之人,血滞于大眦。"

6. 肝胆热盛

《医学入门·外集·卷四·杂病分类》:"气证,胬肉攀睛,或先赤烂多年,肝热所冲;或用力作劳,有伤肝气而成,或痛、或痒,两眦胬出;心气不宁,忧思不已,遂乃攀睛,或起筋膜。"

《明目至宝·卷一·四季五行发挥妙诀》:"故阴阳杂于丹田,毒气一日二日离丹田,三日四日在脾胃,五日六日在脏腑。或传变而目赤,在肝而目痛,在肺而多痒,在肾而瞻视不明,在脾而烂眩倒睫,在肝胆而胬肉攀睛,克在脾胃三焦而视物不明,克在膀胱,故有头痛流泪,瞻视昏花。补肝散实能奏效。"

《眼科阐微·卷之四·贞集·眼冷热歌》:"心热血灌瞳人,肝热胬肉攀睛。"

7. 邪客于足阳蹻之脉

由邪客于足太阳膀胱经及阳蹻脉所致。

《原机启微·卷之上·奇经客邪之病》:"人之有五脏者,犹天地之有五岳也;六腑者,犹天地之有四渎也;奇经者,犹四渎之外,别有江河也。奇经客邪,非十二经之治也。十二经之外,别有治奇经之法。《缪刺论》曰:邪客于足阳蹻之脉,令人目痛,从内眦始。《启玄子·王冰注》曰:以其脉起于足,上行至头而属目内眦,故病令人目痛从内眦始也。《针经》曰:阴蹻脉入鼽,属目内眦,合于太阳阳蹻而上行。故阳蹻受邪者,内眦既赤,生脉如缕,缕根生于瘀肉,瘀肉生黄赤脂,脂横侵黑睛,渐蚀神水,此阳蹻为病之次第也。或兼锐眦而病者,以其合于太阳故也。锐眦者,手太阳小肠之脉也。锐眦之病,必轻于内眦者,盖枝蔓所传者少,而正受者必多也。俗呼为攀睛,即其病也。"

【辨病证】

1. 辨症候

本病多起于气轮,初发时多有痒感或痛感,初薄膜或如黄油,或红,至后渐渐厚,或赤如朱,瘀血胬起如肉,逐渐横贯白睛,侵袭黑睛。

《杂病心法要诀·卷五·外障病证》:"［胬肉证］多起上轮,有障如肉,或如黄油,至后渐渐厚而长积赤瘀,努起如肉,或赤如朱。凡性燥暴悖,恣嗜辛热之人,患此者多。久则漫珠积肉,视亦不见。治宜杀伐,久久自愈。""［肺瘀证］由眦而起,贯过气轮,如皮似筋,横带至于风轮,光亦不损,甚则掩及瞳神,方碍瞻视,大抵十之八九,皆由大眦而起。有赤白二证。赤者血分,白者气分,其原在心肺二经,初起如薄薄黄脂,或赤脉数条,后渐渐大而厚,赤者少,白者多,虽赤者亦是白者所致,盖先有白而不忌火毒辛热,故伤血而赤,非血分之本病也。"

《疡医大全·卷十一·眼目部·外障门主论》:"其脉起于足,上行至头面属目内眦,此经既伤,内眦即生赤脉如缕,缕根生瘀肉,瘀肉生黄赤脂,脂则横侵黑睛,渐蚀神水,或兼锐眦而病者,合于太阳经也。"

《目经大成·卷之二·八十一证·胬肉攀睛三十一》:"脂非脂,膜非膜,蚀风轮,掩巽廓。金刀具在未全除,血气方刚能再作。此症始自内眦生脉一二缕,缕根生瘀肉赤黄色,状如膏膜而韧,日久积厚,横侵白睛,吞食神珠。有兼锐眦俱生者,但枝蔓所传,终不若正受者之多也。凡性躁气逆,恣嗜辛热,劳心劳力之人患者多。间有漫睛皆障,视亦不见,必内外兼伐,根净则愈,然亦难矣。"

2. 辨吉凶

胬肉日久邪气已定,翳膜深牢者难治。

《神仙济世良方·下卷·论腰背骨病腿酸目生胬肉》:"胬肉攀睛眼病,失治而生肉,人不知避忌,将眼皮反转以取凉快,谁知风中之,则眼毛倒生而攀睛。此等病最忌刀,则不可内治矣。服药至三五月方能奏效。方用:甘菊花十两(家园自种者妙),白芍一斤,当归半斤,柴胡四两,丹皮三两,葳蕤一斤,同州蒺藜一斤,草决明四两,茯苓十两,麦冬十两,天门冬十两,枸杞子一斤。为末,蜜为丸。每日空心服一两。一料少愈,二料全可。

最忌房事,能忌欲者,一剂可痊愈也。"

《外科证治全书·卷一·眼部证治·外障》:"斑疮入眼,胬肉攀睛。此皆有余之证,多由肾水亏乏,阴火内郁,不得升发,或误用寒凉点洗,致风热阻逆而成。初起邪气未定,翳膜浮浅者易治。日久邪气已定,翳膜深牢者难治。治宜宣发,不宜疏利,疏利则邪气内蓄,为翳益深。当用拨翳汤、药肝汤,早晚轮服,使邪动翳浮。佐以丹砂散点之,缓缓取效。戒暴躁恼怒,并忌煎炒,辛热等物。"

【论治法】

治则以祛风清热,滋阴泄火,清心肝脾热为主,内外同治,外治为主。

1. 内治法

(1) 祛肝经风热

《世医得效方·卷第十六·眼科·外障胬肉攀睛二十七》:"此证或先赤烂多年,肝经为风热所冲而成,或用力作劳,有伤肝气而得。或痒或痛,自两眦头胬出,心气不宁,忧虑不已,遂乃攀睛,或起筋膜,宜服二黄散、定心丸。"

《本草汇言·卷之十·木部·蕤核》:"去肝经风热,为目病专科之药也。刘禹锡《传信方》(苗天秀抄)治风热乘肝,目赤痛肿,或泪出眦烂,或昏涩羞明,或翳障凝结,或胬肉攀睛,种种目疾,系于风热所伤者,咸宜加用。"

《眼科秘诀·卷之一·孙真人眼科总理七十二症秘诀》:"孰不知肝气上冲,脑汁下坠,翳障遮睛,内则垂帘,外则蒙蔽,乌风内障,脑汁下浸瞳人,瞳人歪小,瞳人下陷,瞳人倒侧,瞳人不动,青光内障,红丝缠绕黑白,大小角上风痒,拳毛倒睫,赤眼烂弦,羞日怕光,螺蛳突旋,蟹眼,胬肉攀睛,头风患目等症,皆用十大将军冲翳散,此真人立名曰先锋开路散。"

(2) 清心泻肺

《古今医统大全·卷之六十一·眼科·病机》:"胬肉攀睛二十六:此因心肺二经火邪冲目,至有内眦肉息,渐起攀睛,久而不退,必定失明。宜服洗心泻肺汤,外点老膜散,及用手法去之。"

《医学入门·外集·卷四·杂病分类》:"气证,胬肉攀睛,或先赤烂多年,肝热所冲;或用力作劳,有伤肝气而成,或痛、或痒,两眦胬出;心气不宁,忧思不已,遂乃攀睛,或起筋膜,宜大黄、黄芩、防风、薄荷等分,入蜜煎服;或定心丸。亦不可误用温药助热,致令昏涩眵泪,胬肉攀睛等状,是成外障,决明散主之。"

《眼科心法要诀·卷二·胬肉攀睛歌》:"胬肉攀睛大眦起,初侵风轮久掩瞳,或痒或疼渐积厚,赤烂多年肺热壅。初起紫金膏点效,久宜钩割熨烙攻,内服除风汤蔚桔,细辛连味大黄风。[注]胬肉攀睛之证,起于大眦,初则渐侵风轮,久则掩过瞳仁,或痒或痛,渐渐积厚。此证多因赤烂年久,或肺经风热壅盛所致。初起可点紫金膏,胬瘀自退;久则坚韧难消,必须钩割熨烙后,服除风汤。"

《银海指南·卷一·七情总论·喜》:"《五脏生成篇》曰:诸脉者,皆属于目。凡人五脏六腑之精液,尽上注于目,阳亢阴微,炎蒸空窍,遂有胬肉攀睛等症。其起于大眦者,属心为实火。其起于小眦者,属心胞为虚火。甚则胬肉双斗,蚀及神水,乃心火克肾所致,治以清补为主。清则心火不升,心阳得静,补则心气得宁,心血不耗。或通利小肠,使火气由水道而泄,以心与小肠为表里也。或凉解心胞,以心胞为心之外廓也。至于变端不一,又当活治,不可执一也。"

《验方新编·卷十七·眼部·叶天士先生秘传眼科》:"凡眼大角长肉一块及黑珠,名胬肉攀睛。宜服加味导赤散,外点硝炉散。"

《金匮启钥(眼科)·卷三·外障·胬肉攀睛论》:"珠尚露者宜慎治,轻用钩割恐伤人。内服洗刀(散)二黄散,还睛丸进与定心(丸)。"

(3) 清五脏热盛

《明目至宝·卷一·论八廓受实热病之因》:"肝热胬肉攀睛,宜理肝凉胆也。胆热睛生翳膜疼痛,宜凉胆退肝热也。心热是赤脉不散,宜凉心也。肺热胞睑生疮,宜凉肺也。脾热睛痛,宜凉脾胃也。肾热睛生虚障痛肿,宜均肾气也。膀胱热生倒睫拳毛也。肠热浮翳遮睛,宜凉心肺也。"

《医方集宜·卷之六·眼目门·治法》:"治眼之法,观其形证,究其所因,风则驱散之,热则清凉之,气则调顺之,虚则补益之。又有云翳遮睛、拳毛倒睫、血灌瞳仁、胬肉攀睛等症,各随所受脏腑虚实、老少新久,取次而求治焉。胬肉攀睛,因脾肺二经有热,血凝不散,其症两眦赤肉侵睛,眼肉生翳,宜用黄连龙胆汤、清凉退赤散、红花散、还睛散、黄连膏、春雪膏。"

《银海指南 卷四·治验存参》:"(胡左)热郁三焦,大小眦赤障,防变胬肉攀睛。生地、当归、川芎炭、赤芍、丹皮、山栀、旱莲草、女贞子、桑白皮、竹叶、灯心。"

(4) 祛风清热,消翳明目

《扶寿精方·眼目门》:"治眼中胬肉攀睛及两睑上下纟夋。生熟地黄、当归、生甘草(各一钱),蔓荆子、覆盆子、白蒺藜、川连翘、荆芥、川芎、薄荷、羌独活(各五钱),防风(七分),灯心七根。上水二钟,煎八分,食后服。"

《证治准绳·杂病·目·外障》:"俗呼为攀睛,即其病也。还阴救苦汤主之,拨云退翳丸主之,栀子胜奇散主之,万应蝉花散主之,磨障灵光膏主之,消翳复明膏主之,朴硝黄连芦甘石泡散主之。"

《本草汇言·卷之四·草部·败酱草》:"治赤眼障痛,并胬肉攀睛。用败酱一握,荆芥、草决明、木贼草各二钱,白蒺藜一钱五分,水煎服。"

《疡医大全·卷十一·眼目部·外障门主论》:"治法:如未蚀黑珠者,服胜风汤加蔓荆子、拨云退翳丸:(川芎、荆芥、菊花、甘草、黄连、蛇蜕、当归、川椒、蝉蜕、密蒙花、蔓荆子、地骨皮、白蒺藜、木贼草、桃仁、薄荷、天花粉,炼蜜丸,重八分,每服一丸,食远清茶调下。有翳米泔水调下,睛昏当归汤调下,内障者用木香汤调下)。有热兼服还阴救苦汤。已蚀神水者,另有割法,详载《银海拨萃》。"

《家用良方·卷六·各种补遗》:"翳膜遮睛,凡治肝肺停留,风热翳膜遮睛,痛涩眵泪。白蒺藜(炒去刺)、防风、甘草、木贼、山栀仁(各七钱,)草决明(一两,炒)、青葙子(二钱五分,炒)、蝉蜕(三钱)。共为细末,每服二钱,食后麦门冬汤调服。"
"风毒攻目 凡治男妇风毒上攻眼目,肿痛,怕日羞明,多眵隐涩难开,脸嘴红烂,瘀肉攀睛,或暴赤痛甚。又治偏正头风,头痛,皆有奇效。白术、菟丝子(制)、青葙子、防风、羌活、白蒺藜(炒去刺)、蜜蒙花、木贼、炙甘草(等分)。上炼蜜丸,弹子大。每服一丸,细嚼,白汤送下,空心食前,日二服。"

2. 外治法
(1) 点眼吹鼻法
《世医得效方·卷第十六·眼科·七十二症

方》："治风热上冲，胬肉攀睛。上用青萍少许研烂，入片脑子少许，贴眼上，顿效。"

《普济方·卷八十一·眼目门·目见黑花飞蝇》："白龙粉，出《御药院方》，治肾水衰虚，肝经邪热。视物不明，或生翳障，胬肉攀睛，或迎风泪出，眼见黑花，或如蝇飞，或如油星，或睛涩肿痛，或痒不可忍，并皆治之。用硝三斗，于二九月造一大罐，热水浸开，以绵滤过，入银石器内，煎至一半以上，就锅内放温，倾银盆内，于露地放一宿，次日结成块子，于别水内净洗，再用小罐熟水化开。熬水萝卜二个，切作片子同煮，以萝卜熟为度，倾在瓷器内，捞去萝卜不用，仍放露地露一宿，次日结成块子。去水日中晒一日，去尽水色，入好纸袋盛，于透风日处挂晒，至风化开盛用。逐旋于乳钵内，研极细，点眼如常法。亦名玄明粉。"

《普济方·卷八十四·眼目门·眼眉骨及头痛》："摩翳散，一名曾青散，出《龙木论》，治胞肉胶凝外障，胬肉侵睛。

又方，出《圣惠方》，治眼生胬肉，睑内生疮，日多泪出。獭猪胆（一枚），川芒硝，龙脑（三个，豆大），黄连（一分，去须捣为末）。上为细末，与胆汁相和，浸经一宿。日二三度点之。

又方，出《圣惠方》，治眼生胬肉，睛上有翳。寒水石、马牙硝、铜绿（各一分），龙脑（一钱）。上同研令极细，夜临卧时，取少许点之。

又方，出《圣惠方》，治眼生胬肉，宜点此药。龙脑、珊瑚、真珠、石决明（捣细研水飞，各一两）。上都细研如面，以白蜜一合相和，更研令匀，以瓷器盛。不计时候，用点之。

治目眦及胬肉，出《龙木论》。用矾石最白者，纳一黍米大眦上及胬肉上，便即冷泪出，绵拭之。令恶汁尽，其疾顿减，眦自清亮，便瘥。矾石须真白好者。

治目中胬肉，赤脉贯瞳子者及治目热生肤赤白膜方，出《圣惠方》。以雄雀屎，和首生男子乳，薄点即消，神效。治猝患赤目胬肉，坐卧痛者。用好梨一颗，捣绞取汁，黄连三枝碎之，以绵裹渍令色变，仰卧注目中。"

《医学纲目·卷之十三·目疾门·胬肉攀睛》："（《千》）治目中生瘜肉，翳满目闭，瞳子及生珠管方。贝齿（七枚，烧为末）、真珠（等分）。上为细末如粉，以注翳肉上，不过五度即瘥。"

《古今医统大全·卷之六十一·眼科·眼科正品合用药味并制法》："[硇砂] 拣明亮洁白刺舌者打碎，乳汁浸一夜，瓦器焙干，入药研极细。去多年老膜，胬肉攀睛，以其有烂肉之功，用之者戒勿多用。

[白丁香] 即麻雀粪，白而成粒者佳，黑头不用。取白者用三黄煮过，净水飞过，取轻浮者晒干。其性能烂肉，不宜用多。去胬肉攀睛，多年翳膜。"

《万病回春·卷之五·眼目》："一胬肉攀睛者，加硇砂少许，鹰粪、人退。一多年老眼云翳遮睛至厚者，全料点之。"

《菉竹堂集验方·卷三·罗浮山人集·眼目门·治飞丝入目方》："点翳眼方：小红枣一枚，去核，将明矾五六厘藏在内，用纸包枣浸湿入热灰内煨，以化为度。起明矾碾细。"

《本草单方·卷十·眼目》："目生胬肉，或痒或痛，渐覆瞳仁：用杏仁（去皮）二钱半、腻粉半钱（研匀），绵裹箸头点之。

胬肉攀睛，赤脉贯瞳：雀屎和首生男子乳，点即消。神效。（《苏恭方》）

目生胬肉及珠管：真丹、贝母等分，为末，点注，日三四度。（《肘后方》）

用灯草点翳上，三五次愈。"

《吴氏医方汇编·第一册·目症》："治云翳遮睛方：用荸荠，不拘多少，洗净捣烂取汁，候定成粉，去水将粉晒干，收好听用。遇患者，将槟榔、青果、核仁磨无根水，蘸水调粉点大眼角内，坐片时方开，一日一次，以愈为度。"

《目经大成·卷之二·八十一证·胬肉攀睛三十一》："病由《原机》为奇经客热，其言曰：奇经客邪非十二经之比，十二经之外，别有治奇经之法，而所用药亦曰'胜奇散'，却只是芎、归、连、草等物，无稽之谈，人谁从同！《缪刺论》曰：客邪于足阳跷之脉，令人目病从内眦始。近似《瑶函》曰：肺实肝虚，其肉努起。夫肺实，据轮言，通睛合努，据肝言，并不在内眦之位。且肝虚肺实，木已受金克矣，又用胆草、木贼以伐之，何哉？愚意症发两眦，乃合太阳少阴而病，肉属脾土，赤黄努起，是火炎者土必燥，水木不能制，祸罹于金。虽在气轮，非肺经之自病也。起手须如法钩割，点以飞熊丹，内服泻黄、泻白、导赤等散；俟刀口平复，依心火乘金,既济丸或滋阴地黄丸一料,治本不治标,其殆庶几。"

《文堂集验方·卷三·目疾》:"(胬肉攀睛):浮萍草研烂,入冰片少许,贴眼上效。白丁香、人乳调点最效,并治面上酒刺雀斑。"

《得配本草·卷四·草部·水萍》:"研烂,入冰片少许,贴眼上,治胬肉攀睛。"

《回生集·卷上·内症门·点胬肉攀睛方》:"蛤粉(滚水飞过),乳香(去油洗),蕤仁、冰片(一分),麝香(一分),轻粉(各一钱,水飞过)。共研极细末,以新笔尖蘸凉水点之。"

《外科证治全书·卷一·眼部证治·外障》:"胬肉攀睛,大眦赤肉堆起,用杏仁十四枚,去皮尖,嚼吐于手心,乘暖,以绵缠箸头点胬肉上,日三次,胬肉渐消。"

《四科简效方·甲集·上部诸证·胬肉攀睛》:"海螵蛸(一钱),辰砂(五分,乳细水飞澄取)。以黄蜡少许,化和成剂收之,临卧时,火上旋丸黍米大,揉入眦中,睡至天明,温水洗下,未退再一次即效,名照水丹。亦治外障之极厚者,甚效。"

《济阳纲目·卷一百零一·目病中·治胬肉攀睛方》:"治目翳及胬肉:矾石最白者,纳黍米大一粒于翳上及胬肉上,即冷泪出,绵拭之,令恶汁尽,其疾日减,翳自消薄,便瘥。

洗胬肉攀睛:当归尾、黄连、荆芥、防风、朴硝、硼砂、薄荷(各等分)。上锉,煎汤洗。翳,加木贼;痛,加乳香;虫痒,加生姜。

点攀睛胬肉:炉甘石(一两),硼砂(二钱),胆矾(五分),海螵蛸、珍珠、琥珀、麻雀粪、辰砂、槟榔(各二分),冰片(一分)。上为极细末,点之。

治胬肉瘀突:硼砂(一钱),片脑(半分或一分)。上为末,以灯心蘸点其上。"

《验方新编·卷十七·眼部·叶天士先生秘传眼科》:"凡眼大角长肉一块及黑珠,名胬肉攀睛,宜服加味导赤散,外点硝炉散。"

《验方新编·卷十七·眼部·眼科七十二症问答症因丸散》:"第四十问:目有胬肉攀睛,红障壅上者何也? 答曰:用青龙膏一点,即用手法取之,再点如痛者,加茶调散。"

《金匮启钥(眼科)·卷一·点眼药法·用丹头大要》:"前所配合诸丹,按阴阳生五行之义也。其轻重之分,则金丹为轻,而木丹水丹则渐加重,

暴发赤眼,近年翳膜,可以酌点者也。至若火、土二丹,则为峻重,远年老翳膜,胬肉攀睛,方可施治,可暂点数次,不可常点。所谓邪轻则轻,邪重则重,又须量人眼内容受何如,以意推裁,不必拘执,故曰神而明之,存乎其人。然点眼宜饱,治重眼患乎吹,若翳膜在眼珠上,必吹可到,吹较点多有神效,眼轻则不宜吹,吹点后,则以桑白皮、侧柏叶煎水稍热洗之,一可以退散赤脉,二可以洗去药毒,切勿用冷水洗,忌寒凉,点至将愈时,则不可过点。盖留有余不尽之意,恐过点以致复发,须识此意。"

《金匮启钥(眼科)·卷三·外障·胬肉攀睛论》:"治宜峻伐,久则自愈,倘积而无瘀,为甚恶症,与夫珠尚露者,皆不必用钩割之治,宜内服洗刀散、二黄散、定心丸、还睛散,外点吹霞散。"

《溪秘传简验方·溪外治方选卷上·目门》:"小儿目翳,或来或去,渐大侵睛:雪白盐少许,灯心蘸点,日三五次,不痛不碍,效。眼目赤烂,紧闭目。以热汤或薄荷、荆芥、防风,煎汤,沃之。

胬肉:鲜鲫鱼一片,中央开窍,贴眶上,日三五易。

胬肉瘀突:硼砂,少入冰片,点之。

胬肉急起遮目:铁锈,磨水,滴。

胬肉赤白膜:蛇蜕,麻油炒,勿焦,人乳调,点。

胬肉菌毒:川连、杏仁各一钱,归尾、赤芍、地肤子、菖蒲各二钱,羌活五分,白矾三分。煎,洗。

赤翳攀睛者:海螵蛸,为末,蜜和,点。

远年攀睛翳障:炮指甲一分、山甲、蝉蜕各五厘,蛇蜕分半,哺退鸡蛋壳白皮二分。人乳炒,研。每用三厘,含水吹不患一边鼻。又方:鹅不食草、炒猬皮各三分,桔梗四分。如前吹鼻。"

《外治寿世方·卷二·目·一切眼疾》:"箬叶(即硝叶)烧灰,用布淋汁洗之,洗久自效。又韭菜根洗净,用橘叶外裹,男左女右,塞鼻中,过夜即愈,屡效。又青萍(少许)研烂,入顶上梅花冰片(少许),贴眼皮上,过夜渐散,治胬肉攀睛,神效。又冬天取净腊雪,将大荸荠同雪水磨粉晒干,加冰片(少许)入鹅毛管中,点眼神效。"

《本草易读·附记:吹冲目疾法》:"障翳遮睛,瞳人歪小、瞳人不正、或下陷、或倒侧、或不动,青光内障,红丝缠绕黑白睛,大小眼角风痒,拳毛倒睫,赤眼烂弦,羞明怕光,螺蛳突旋,蟹眼,胬肉

攀睛,头风患目等症,均宜吹。宜吹者,用大衬单蒙头,不透风,筒入药中,先浅吹,后深吹,药凉即止,取水珠冲目也。秋冬用薄被。伤寒后、产后、痘疹后、痨病后、咳嗽后、遗精腰腿疼病目者均不宜吹。中年以后,不敢轻吹,如不得已,少吹几次,云膜活动,好点。外障四十九症,不宜吹者。瞳人散大,枯黄绕睛,视物昏花,睹一如二,瞳人黑色短视,瞳人焦小,怒气伤肝,散而不聚。内障二十三症,不宜吹者。吹冲半途,头眩眼皮不睁,少精神。宜用:黄芪(八分),当归(五分),升麻(三分),炙草(五分),白术(八分),柴胡(三分),川芎(四分),陈皮(四分),参(三分),枳实(四分),黄柏(六分),姜(三),枣(二),细辛(二分),荆子(二分)。如翳膜退净,减去细辛、荆子,晚服。早服熟地二钱,山药一钱,萸肉一钱,川膝,枸杞子一钱,东胶一钱,菟丝子一钱,汤丸均可。"

《本草撮要·卷六·金石部·石蟹》:"味咸寒,入足厥阴经。功专治青盲目翳。得羚羊角、决明治胬肉攀睛。若喉痹肿痛,以石蟹磨汁饮,并涂喉外。醋磨敷痈肿。"

(2)钩割法

《银海精微·卷上·胬肉攀睛》:"实者小钩为钩,钩起剪断些宽,三五日剪痕收满,方可点阴二阳四药,吹点,余翳渐清,避风忌口,斋戒可也。若乍发不宜钩剪,宜服药,点以淡丹药可也。三焦心火俱炎,亦能生此疾,治之须钩割后,宜服泻脾除热饮。"

《证治准绳·杂病·目·外障》:"病多药不能及者,宜治以手法,先用冷水洗,如针内障眼法,以左手按定,勿令得动移,略施小眉刀尖,剔去脂肉,复以冷水洗净,仍将前药饵之,此治奇经客邪之法也,故并置其经络病始。"

《张氏医通·卷八·七窍门上·外障》:"胬肉攀睛证,多起于大眦,如膜如肉,渐侵风轮,甚则掩过瞳神。初起可点而退,久则坚韧难消,必用钩割。以针从上边胬肉中道,挑起穿过,先揭起风轮边,后揭至大眦边,钩定,沿眦割去,留则复长,过则伤眦,适当为妥。若血出,用软纸蘸墨泡之则止。胬肉四沿虽粘,中则浮也。有用线穿挂割,亦能去之,但延缓为累。去后用点药消其根,内服和血清火之剂。肺瘀证,由大眦而起,贯过气轮,如皮筋横带风轮,甚则掩及瞳神。初起如薄薄黄脂,

或赤脉数条,后渐大厚。赤者少,白者多,虽赤者,亦是白者所致。盖先有白而不忌火毒辛热,故伤血而赤。必须杀伐,用杀伐之法,一割即烙,见其再发。大抵眼科钩割一法,惟此最为得效。"

《杂病心法要诀·卷五·外障病证》:"治之必先用钩割十去五六,方用杀伐之药则有功。不割则药力不敌病势,徒费其力。然割须用烙其根处,不尔则朝去暮生,枉受痛楚。多则有激邪之祸,变证出焉。外虽劫治,内须平治,不然外虽平而内必发,徒劳无功。此状乃横条,非若努攀漫积之谓也。"

《杂病心法要诀·卷五·外障病证》:"治赤虽退,其质不退,必须杀伐,杀伐之治,虽不见形势之恶,久而且痛,功亦迟缓。不若一割即去,烙之免其再发。大抵眼科钩割一法,唯此患最为得效。"

《眼科心法要诀·卷二·胬肉攀睛歌》:"胬肉攀睛大眦起,初侵风轮久掩瞳,或痒或疼渐积厚,赤烂多年肺热壅。初起紫金膏点效,久宜钩割熨烙攻,内服除风汤蔚桔,细辛连味大黄风。[注]胬肉攀睛之证,起于大眦,初则渐侵风轮,久则掩过瞳仁,或痒或痛,渐渐积厚。此证多因赤烂年久,或肺经风热壅盛所致。初起可点紫金膏,胬瘀自退;久则坚韧难消,必须钩割熨烙后,服除风汤。"

《目经大成·卷之二·八十一证·胬肉攀睛三十一》:"割法:用红矾一钱,水泡化,以新羊毫笔蘸水涤患处,其肉自然皱起,不起复涤。将锋利银针穿入筒中,两头于上下眼胞担定,次用钩钩正,次眉刀或鞋刀从中轻浮搜至神珠攀底,复又从针处搜至眦头,近血轮离一粗布线小心割下。有不必针穿、不藉矾涤、不须钩只用钳、不须刀只用剪者,一听自便。总宜器利手快,看得风、水、血三轮亲切,不致稍犯,庶不误人。割去处肉白者顺,易奏功,赤者缠延。血出不止,用新棉花蘸顶烟墨涂之立住,秋夏沃以泉水亦佳。盖红见黑则止,阴阳之自然为偶,血得冷而凝,水火之所以相制也。割后澄心节欲,去酒,禁椒炙,前方点服弗歇,刀口日平一日,虽未能视如无病,较病中相去天壤耳。假通睛皆肉膜蔽满,下不见风轮影色,先于中央起手,割开黄豆大一孔,问渠见光亮,微有昏昏黑质,不妨渐次钩割,十中常一二可治。否则神膏已涸,不消费力。胬肉有尖头、齐头二种。齐头浮于风

轮,易割易平复,全好,迹象都无;尖头深深蚀入神珠,大难下手,且分明割去,明日依然在上,非三、五不能净尽。及瘥,其瘢痕至年久始没,但所有昏朦、赤涩、眵泪等病,胬肉去不复再见。倘弗慎口节欲,劳心伤力,到老难免斯疾。"

《济阳纲目·卷一百零一下·目病·原机启微》:"病多药不能及者,宜治以手法,先令用冷水洗,如针内障眼法,以左手按定,勿令得动移,略施小尖刀剔去脂肉,复以冷水洗净,仍将前药饵之,此治奇经客邪之法也,故并置其经络病始。"

3. 针灸法

《针灸大全·卷之四·窦文真公八法流注·八法主治病证》:"目风肿痛,胬肉攀睛。禾窌二穴,睛明二穴,攒竹二穴,肝俞二穴,委中二穴,合谷二穴,肘尖二穴,照海二穴,列缺二穴,十宣十穴。"

《医学纲目·卷之十三·目疾门·胬肉攀睛》:"(《集》)胬肉攀睛:睛明、风池、太阳(出血)、期门。"

《针灸大成·卷五·八脉图并治症穴》:"目风肿痛,胬肉攀睛:和髎、睛明、攒竹、肝俞、委中、合谷、肘尖、照海、列缺、十宣。目生翳膜,隐涩难开:睛明、合谷、肝俞、鱼尾。"

《针方六集·卷之五·纷署集·足少阳及股并阳维四穴》:"光明二穴,主目青昏,胬肉攀睛红肿,解㑊淫泺,胻酸不能久立,坐不能起,热病汗不出,卒狂。"

《针方六集·卷之六·兼罗集·眉间痛目昏十三》:"攒竹,穴在眉尖陷中。针入一分,沿皮透鱼腰,泻多补少。禁灸。两眉棱骨痛单泻,痰饮头风同。眼目昏花,先泻后补;胬肉攀睛,先补后泻。"

《审视瑶函·卷六·运气原证·眼科针灸要穴图像》:"睛明一名泪孔,在目内眦。《明堂》云:内眦头外一分宛中。气府论注曰:手足太阳、足阳明、阴跷、阳跷五脉之会。刺一分半,留六呼。《甲乙经》曰:刺六分,一日禁灸。主治目痛视不明,见风泪出,胬肉攀睛,白翳,眦痒痛眼,头痛目眩。凡治雀目者可久留针,然后速出之。"

《类经图翼·卷之七·经络(五)·手少阳三焦经穴》:"目生翳膜,隐涩难开,风沿烂弦,迎风流泪,目风肿痛,胬肉攀睛,暴赤肿痛。以上诸证,先

以外关主治,后随证分穴治之。"

《刺灸心法要诀·卷七·头部主病针灸要穴歌》:"听宫主治耳聋鸣,睛明攒竹目昏蒙,迎风流泪眦痒痛,雀目攀睛白翳生。[注]听宫穴,主治耳内蝉鸣,耳聋。刺三分,灸三壮。睛明、攒竹二穴,主治目痛视不明,迎风泪,胬肉攀睛,白翳眦痒,雀目诸证。睛明穴针分半,留六呼,禁灸。攒竹穴治证同前,刺三分,留六呼,禁灸。"

4. 禁忌

《杂病心法要诀·卷五·外障病证》:"积而无瘀甚恶证及珠尚露者,皆不必用钩割之治。"

《目经大成·卷之二·八十一证·胬肉攀睛三十一》:"丸大眦有肉珠一块如榴子状,本科呼为血轮,刀烙娱伤,必致溃败成漏,卷首已说,再识于此,不啻耳提,而面命也。"

【论用方】

1. 黄风菊花汤(《银海精微·卷下·治小儿疳伤》)

治初起胬肉攀睛,急宜服之。

防风 黄连 桑白皮 赤茯苓 瞿麦 车前子 栀子 大黄 黄芩 细辛 桔梗 连翘

上水煎,半饥温服。

2. 泻脾除热饮(《银海精微·卷上·胬肉攀睛》)

三焦心火俱炎,亦能生此疾,治之须钩割后,宜服泻脾除热饮。

黄芪 防风 茺蔚子 桔梗 大黄 黄芩 黄连 车前子 芒硝(各一两)

每服六钱,水煎服。

3. 除风汤(一名**防风汤**)(《圣济总录·卷第一百九·目生胬肉》)

治眼生胬肉侵睛,外障虽已钩割熨烙,亦宜服此。

防风(去叉) 黄芪(锉) 茺蔚子(各二两) 桔梗 五味子 细辛(去苗叶) 大黄(锉,炒,各一两)

上七味,粗捣筛。每服二钱匕,水一盏,煎至七分,去滓食后温服,日再。

4. 羚羊角汤(《圣济总录·卷第一百九·目生胬肉》)

治心肺风热,冲目生胬肉。

羚羊角（镑） 黄芩（去黑心） 柴胡（去苗） 升麻（各三分） 甘草（生，锉，一两）

上五味，粗捣筛。每服五钱匕，水一盏半，煎至一盏，去滓食后服，日再。

5. 通明饮（《圣济总录·卷第一百九·目生胬肉》）

治眼生胬肉，宜服此。

羚羊角（镑） 地骨皮（锉） 山栀子仁 柴胡（去苗，各一两） 蔓荆实 芍药 蕤仁（各三分） 枳壳（去瓤，麸炒，半两）

上八味，粗捣筛。每服三钱匕，水一盏，煎至七分，食后去滓，温服，日再。

6. 蕤仁丸（《圣济总录·卷第一百九·目生胬肉》）

治眼生胬肉，宜常服之。

蕤仁（三两） 芍药 防风（去叉，各三分） 茺蔚子 青葙子 黄芩（去腐） 黄连（去须） 石决明（各一两一分） 枳壳（去瓤，麸炒） 桂（去粗皮，各一两）

上一十味，捣罗为细末，枣肉丸如梧桐子大。食前黄芪汤下二十丸，至三十丸，日再。

7. 大黄丸（《圣济总录·卷第一百九·目生胬肉》）

治眼风热，生赤脉胬肉。

大黄（锉炒） 黄芩（去黑心，各二两） 人参 地骨皮（洗去土，焙） 决明子（微炒） 防风（去叉） 石胆 地肤子 黄连（去须） 甘草（炙，锉） 车前子（各一两） 兔肝（三具，洗切，炙干） 萤火虫（一首枚，去翼，焙干）

上一十三味，捣罗为细末，用鲤鱼胆拌为剂，更捣三五百杵、令匀，丸梧桐子大。每服二十丸，食后温水下，临卧再服。

8. 玄参散（《圣济总录·卷第一百九·目生胬肉》）

治目赤痛，胬肉满急。

玄参 甘菊花（择） 决明子（炒） 苦参（锉） 大黄（锉，炒） 车前子 升麻 枳壳（去瓤，麸炒） 防风（去叉） 黄连（去须） 山栀子仁（各二两）

上一十一味，捣罗为细散。每服三钱匕，食后以米饮调服，临卧再服。

9. 决明散（《圣济总录·卷第一百九·目生胬肉》）

治眼生胬肉侵睛，及赘肉生疮晕膜赤。

决明子（炒） 车前子 青葙子（各半两） 蕤蕤 黄连（去须） 芎䓖 甘草（炙，锉） 羚羊角（镑） 枳壳（去瓤，麸炒，各一两）

上九味，捣罗为细散。每服三钱匕，食后温浆水调下，临卧再服。

10. 泻肝汤（《圣济总录·卷第一百九·目生胬肉》）

治目赤痛，生胬肉满急。

升麻 蕤仁（去皮） 车前子 前胡（去芦头） 秦皮（去粗皮） 细辛（去苗叶） 决明子（微炒） 山栀子仁 黄芩（去黑心） 苦竹叶（各二两） 甘菊花（择，一两半）

上一十一味，粗捣筛。每服五钱匕，以水一盏半，煎至一盏，去滓，投芒硝末半钱匕，放温食后，临卧再服。如腹脏利，即去芒硝。

11. 升麻丸（《圣济总录·卷第一百九·目生胬肉》）

治热毒胬肉生疮翳。

升麻 黄芩（去黑心） 车前子 决明子（微炒） 茺蔚子 玄参 龙胆 防风（去叉） 生干地黄（焙） 山栀子仁 甘草（炙，锉） 地肤子（各一两）

上一十二味，捣罗为细末，炼蜜丸如梧桐子大。每服二十丸，食后温浆水下，临卧再服，加至三十丸。

12. 犀角丸（《圣济总录·卷第一百九·目生胬肉》）

治胬肉粘睛，热痛。

犀角（镑，一两） 人参（一两半） 白茯苓（去黑皮） 芍药 羌活（去芦头，一两半） 细辛（去细叶） 玄参（各一两） 山芋（二两）

上八味，捣罗为细末，炼蜜为丸如梧桐子大。每服二十丸，空心米饮下，临卧再服。

13. 拔云散（《圣济总录·卷第一百九·目生胬肉》）

治一切眼内外翳膜遮障，碜涩疼痛，羞明怕日，胬肉攀睛及冷热泪。

楮实（微炒，一两） 荆芥穗（半两） 甘草（炙，锉，一分）

上三味，捣罗为细散。每服二钱匕，腊茶调

下,食后临卧服。

14. 椒黄丸(《圣济总录·卷第一百九·目生胬肉》)

治一切内外翳膜遮障,碜涩疼痛,羞明怕日,胬肉攀睛及冷热泪。

蜀椒(去目及闭口者,炒出汗,一两) 熟干地黄(洗切,焙,三两)

上二味,捣罗为细末,炼蜜和丸如梧桐子大。每服二十丸,米饮下,食后临卧服。

15. 甘草汤(《圣济总录·卷第一百九·目生胬肉》)

治风毒攻眼,渐生胬肉,碜涩疼痛。

甘草(炙,锉) 防风(去叉) 羚羊角(镑) 羌活(去芦头) 生干地黄(焙) 细辛(去苗叶) 菊花 玄参 杏仁(去皮尖、双仁,炒令黄) 地肤子 栀子仁 青葙子 当归(切),焙) 决明子 蜀椒(去目并合口,炒出汗,各一两)

上一十五味,粗捣筛。每服五钱匕,水一盏半,煎至一盏,去滓食后温服。

16. 七宝散(《圣济总录·卷第一百九·目生胬肉》)

治眼生胬肉侵睛,外障虽已钩割熨烙,亦宜点此。

真珠末(一分,研) 石决明(三分) 琥珀(三分,研) 龙脑(一分,研) 熊胆(一分,研) 水精(半两,研) 贝齿(半两)

上七味,捣研为细散,再研匀。每夜卧时,点眼眦中。

17. 点眼杏仁膏(《圣济总录·卷第一百九·目生胬肉》)

治目生胬肉,或痒或痛,息肉渐长,侵复瞳仁。

杏仁(汤浸去皮尖、双仁,一分) 腻粉(半钱)

上二味合研细如膏,以绵缠箸头,点胬肉上,不过四五遍,即瘥。

18. 清凉散(《圣济总录·卷第一百九·目生胬肉》)

治眼生胬肉,钩割后,宜点清凉散方。

真珠 琥珀 丹砂(各一两) 龙脑(半两)

上四味,各细研了,再和研匀,以不津器盛。点如常法。

19. 点眼黄连膏(《圣济总录·卷第一百九·目生胬肉》)

治风赤眼胬肉痒痛。

黄连(去须) 黄柏(去粗皮,蜜炙) 升麻 蕤仁(去皮,各一两) 细辛(去苗叶,三分) 石胆(末,半钱,研极细) 龙脑(研细,一两) 蜜(一两)

上八味,除龙脑、石胆外,粗捣筛,以水二升,煎至一升,滤去滓,两遍澄清,次下白蜜一两,煎令稀稠得所,后入石胆、龙脑搅匀,内瓷合中密封。每点如黍米大。

20. 通神膏(《圣济总录·卷第一百九·目生胬肉》)

治眼生翳膜赤脉胬肉,隐涩痒痛有泪。

蜜(四两) 青盐(一字) 麝香(一字) 乳香(半两) 硇砂(半字) 当归(切焙,为末,半钱) 白矾(飞过,半字) 黄连(去须,为末,一钱)

上八味合研细,青竹筒内煮半日,绵滤去滓,瓷合内收。每点眼了,瞑目少时,以温汤洗,翳膜等并退下。

21. 真珠散(《圣济总录·卷第一百九·目生胬肉》)

治风热眼生胬肉,冲贯黑睛及有花翳。

真珠末(一分) 龙脑(半分) 琥珀(一分) 朱砂(半分) 硇砂(小豆大)

上五味,同细研如粉。每日三五度,以铜箸取少许,点大眦上。

22. 黄连煎(《圣济总录·卷第一百九·目生胬肉》)

治肝脏壅热,目中生胬肉,冲贯黑睛,赤痛不可止。

黄连(一分,捣罗为末,研) 白矾灰(一分) 腻粉(一钱) 井盐(半两,研) 硇砂(一钱,研) 胡黄连(半两,捣罗为末,研) 白龙脑(一分,细研)

上七味,除龙脑外,以淡浆水一大盏,古钱二十文,同内瓷瓶中封闭,悬于净舍内,经二七日,绵滤去滓,入龙脑在药中。每日三五度,以铜箸取少许点之。

23. 黄连膏(《圣济总录·卷第一百九·目生胬肉》)

治肝脏壅热,目生胬肉。

黄连(去须,捣,二两) 竹叶(二握,净洗,切) 枣(一两,焙干为末)

上三味,先将竹叶,以水三盏,煎至一盏半,去竹叶,下黄连、枣末,入白蜜半合,煎至一盏,绵滤去滓,重煎如稀饧,内瓷瓶中。每以箸点目眦头,日夜三五次。

24. 胡黄连点眼方(《圣济总录·卷第一百九·目生胬肉》)

治肝肺热盛,目赤生胬肉。

胡黄连(去须,锉如豆大,一两) 密陀僧(研,半两) 蜜(四两,重汤煮)

上三味,先将黄连于蜜内,浸一宿,次日入密陀僧末和匀,用白瓷碗盛,却用黑豆一斗,于锅内以水煮,候热却将药碗放在豆上,勿令豆汁入内,候豆熟为度,取出用绵滤过,入龙脑半钱匕,以银石器盛,三日后点眼,不拘时。

25. 点眼艾熏散(《圣济总录·卷第一百九·目生胬肉》)

治目生胬肉。

葵仁(去皮,研细,一两) 腻粉(一钱) 牛酥(一两) 熟艾(如鸡子许大)

上四味,将三味入乳钵中,研令极细摊开,次取艾火烧,将乳钵和药复烟熏之,候烧尽艾烟,以槐木椎细研,令烟气匀入,然后少少点眼眦,日三五度。

26. 点眼贝齿散(《圣济总录·卷第一百九·目生胬肉》)

治风毒卒生,胬肉欲满及生浮膜。

贝齿(烧,研,一分) 铅丹(再研,一分)

上二味,更同入乳钵中,研令极细,内瓷合中盛。每以铜箸点少许。

27. 乳香散(《圣济总录·卷第一百九·目生胬肉》)

治一切眼疾,昏涩热泪,赤脉胬肉,遮蔽光明及风痛痒不止。

乳香(研,二钱) 铜绿(研) 马牙硝(研,各一两) 龙脑(研,半钱) 轻粉(研,半钱)

上五味,各别研了,更同研匀。每用半钱匕,新汲井水调洗之。

28. 白龙散(《圣济总录·卷第一百九·目生胬肉》)

治目生胬肉,或痒或痛不可忍。

马牙硝(光精者,一两) 龙脑(一字)

上二味,用纸一张,裹迭牙硝按实,常在著肉衣下,养一百二十日为度,取出细研如粉,取四钱

龙脑同研令细。不计年岁深远,眼内或生翳膜,渐渐昏暗,远视不明,即瞳仁破散者,并可治之,每用两米大点之。

29. 鲫鱼贴方(《圣济总录·卷第一百九·目生胬肉》)

治目生胬肉涩痛。

鲫鱼(鲜者)

上一味,去皮骨、取肉一片,中央开一窍。正贴眼上,日三五度易之。

30. 黄连膏(《黄帝素问宣明论方·卷十四·眼目门·眼目总论》)

治一切眼目痛,瘀肉攀睛,风痒泪落不止。

朴硝(一斗,以水半斗,淘净去土,阴干用) 黄连(半斤) 白丁香(五升,以水一斗,淘净去土,搅细用)

上取水,入硝、香,釜内熬至七分,淘出,令经宿,水面浮牙者,取出,控干,以纸袋子盛,风中悬至风化,将黄连细末熬清汁,晒干,稍用猪羊胆和,加蜜妙,点之妙矣。

31. 白蒺藜散(《三因极一病证方论·卷之十六·三因证治》)

治肾脏风毒上攻,眼目赤肿,热泪昏涩,胬肉攀睛。

白蒺藜(炒去角) 防风 甘草(生) 僵蚕(去丝嘴,各一两,直者) 南星(一两半,黑豆二合、青盐半两水煮透,取出焙秤,不用盐豆) 甘菊花(三两,生)

上为末。每服二钱,煎甘草汤下,食后服。忌炙爆。

32. 二黄散(《世医得效方·卷第十六·眼科·七十二症方》)

主治胬肉攀睛。

黄芩 大黄 防风 薄荷(各半两)

上锉散。每服三钱,水一盏半,蜜少许煎,食后临睡温服。

33. 定心丸(《世医得效方·卷第十六·眼科·七十二症方》)

主治胬肉攀睛,或先赤烂多年,肝经为风热所冲而成,或痒或痛,或起筋膜,心气不宁,忧思不已。

石菖蒲 甘菊 枸杞子(各半两) 辰砂(二钱) 远志(一分,去心) 麦门冬(一两,去心)

上为末,蜜丸梧桐子大。每三十丸,食后,熟水下。

34. 驱风散(《世医得效方·卷第十六·眼科·七十二症方》)

治烂眩风赤浮翳,胬肉攀睛,涩痒眵泪。

防风(去芦) 龙胆草(各五钱) 铜青(三钱) 五倍子(二钱) 淡竹叶(一握,去根)

上为末。每服半钱,热汤一合泡,停冷澄清洗,捷效。

35. 白蒺藜散(《普济方·卷七十五·眼目门·风毒冲目虚热赤痛》)

治风毒上攻,眼目赤肿,热泪昏涩,胬肉攀睛。

白蒺藜(去角炒) 甘草(生) 僵蚕(去丝嘴直者,妙) 防风(各一两) 天南星(一两半,黑豆二合、青盐半两水煮透,取出焙秤,不用盐豆) 甘菊花(生,二两;一方去萼,一两半)

上为末。每服二钱,甘草汤下,食后服。忌炙爆物。一方用沸盐汤点服。

36. 椒黄丸(一名仙翁方)(《普济方·卷七十八·眼目门·内外障眼》引《危氏方》)

治一切内外翳膜遮障,磣涩疼痛,羞明怕日,胬肉攀睛及冷热泪。

蜀椒(去目及闭口者,炒去汁,一两) 干熟地黄(洗切,焙,三两;一方等分)

上为细末,炼蜜和丸如梧桐子大。每服五十丸,食后临卧米饮送下。一方用生熟地黄各二两,椒同。

37. 拨云散(《普济方·卷八十六·眼目门·一切眼疾杂治》)

治一切眼内外翳膜遮障,磣涩疼痛,羞明怕日,胬肉攀睛及冷热泪。

楮实(微炒,一两) 荆芥穗(半两) 甘草(各锉,一分)

上为细末。每服二钱,腊茶调下,食后临卧服。

38. 秦皮散(《普济方·卷八十四·眼目门·眼眉骨及头痛》引《圣惠方》)

治眼赤肿痛,有翳胬肉,多泪难开。

秦皮(三两) 防风(去芦头) 黄连(去须) 甘草(炙微赤,锉,各一两半)

上为粗散。每服三钱,以水一中盏,入淡竹叶二七片,煎至六分,去滓,每于食后温服之。

39. 扫翳散(《普济方·卷七十一·眼目门·目赤肿痛》)

治眼赤肿痛,瘀肉攀睛,视物茫茫,及时行红眼暴发者。

防风 羌活 川芎 甘草 蒺藜 决明子(各半两) 柴胡 玄参(各二两) 白芷 荆芥 瞿麦 木贼 木通 赤芍 栀子 生地 天花粉 夏枯草 薄荷 谷精草(各一两) 五灵脂 甘菊花 蝉蜕 白皮 大黄(各七钱半)

上㕮咀。每服四钱,水一盏半,煎八分,去滓,食后服。

40. 还睛散(《普济方·卷八十·眼目门·猝生翳膜》引《卫生宝鉴》)

治眼翳膜,昏涩泪出,瘀肉攀睛。

川芎 龙胆草 草决明 石决明 荆芥穗 野菊花 野茼子 楮实 木贼 白茯苓 炙甘草 白蒺藜 川椒(炒去子) 仙灵脾(叶) 茵陈蒿(以上各半两)

上为细末。每服三钱,食后茶清调下,一日三服。忌杂鱼肉、热物荞面。

41. 拨云拨翳丸(《普济方·卷八十三·眼目门·目青盲》引《德生堂方》)

治一切眼疾,内障青盲,瘀肉攀睛,视物不明。

川芎 当归(各一两半) 楮膏子 薄荷(各半两) 黄连 蝉壳(各五钱) 瓜蒌根(六钱) 蔓荆子(六钱) 甘菊花 密蒙花(各一两) 荆介穗 蛇蜕皮(甘草汤炙,各三钱) 地骨皮(一两) 白蒺藜(一两半,炒) 川椒(一两半,去目)

上为细末,炼蜜丸如梧桐子大。每一两作十丸,每服一丸,食后临卧茶清下。

42. 神仙水照膏(《普济方·卷八十·眼目门·远年障翳》引《危氏方》)

治远年近日,眼目羞明,翳膜遮障,或赤箸缠裹,胬肉攀睛。

黄丹(二钱,水飞过,同水银研) 黄蜡(一两,切作片子) 水银(一钱,细研如粉) 硇砂(一钱,水飞为末) 蛇蜕(一条,烧灰,碾细) 乌鸡子壳(不拘有子者,去膜,细研如粉)

上先溶蜡成汁,次入诸药在内,须是锅子熬成膏子为丸,如芥子大,捻饼子,用朱砂为衣。如患一切眼疾,用药一饼,患双眼两饼,夜临卧时,用箸头水湿了,蘸药一饼,点于目中。闭眼卧一宿,直至天明起时,先用黑盏盛水一盏,如洗面照眼开放,将眼眨动,其药落在水中,少时令眼明人仔细水中,看药上取下黄色,或白翳膜,病毒缠在药上,用手指捻去病,再用。每一饼可用三日。一方无硇砂。

43. 七宝散(一名七宝膏)(《普济方·卷八十四·眼目门·眼眉骨及头痛》引《圣惠方》)

治胬肉侵睛外障,虽已钩割熨烙,亦宜点之。

真珠末(一分)　石决明(三分)　琥珀(三分,研)　龙脑(一分,研)　熊胆(一分,研;一方无熊胆,用珊瑚一分,细研)　水精(半两,研)　贝齿(半两;一方用龙齿)

上为细散,再研匀细,侯卧时点眼眦中。一方用前药,以水五升,煎至一升,去滓,再煎至一盏,入蜜半两和膏。至夜点之,早晨不可点。

44. 驱风散(《普济方·卷八十四·眼目门·眼眉骨及头痛》引《危氏方》)

治烂眩风赤,浮翳胬肉攀眼,涩痒眵泪。

防风(去芦)　龙胆草(各五钱)　铜青(三钱)　五味子(二钱)　淡竹叶(一握,去节)

上为末。每服半钱,热汤一盏泡,停冷澄清,洗极效。

45. 石决明散(《普济方·卷八十四·眼目门·眼眉骨及头痛》引《圣惠方》)

治眼生胬肉,睛上有翳。

石决明(一枚,捣细研,水飞过)　龙脑(半钱)　腻粉(一钱)　黄丹(一钱)　麝香(半钱)

上同研令极细,每于夜卧时,取少许点之。

46. 清凉散(《普济方·卷八十四·眼目门·眼眉骨及头痛》引《圣济总录》)

治眼生胬肉,钩割后宜点之。

真珠　琥珀　丹砂(各一两)　龙脑(半两)

上各细研,再和研匀,以不津器盛。点如常法。

47. 点眼艾熏散(《普济方·卷八十四·眼目门·眼眉骨及头痛》引《圣惠方》)

治眼生胬肉。

杏仁(去皮,研细,一两)　腻粉(一钱)　牛酥(一两)　熟艾(如鸡子许大)

上将三味,入乳钵中,研令极细摊开,次取艾火烧,将乳钵和药覆烟熏之,候尽烧艾,以槐木槌细研,令烟气匀入,然后少少点眼眦,日三五度。

48. 杏仁膏(《普济方·卷八十四·眼目门·眼眉骨及头痛》引《圣济总录》)

治目生胬肉,风翳障,用此药点眼。

杏仁(汤浸去皮尖、双仁,研如膏,半两)　黄连(去须,半两)　青盐(半两)　腻粉(一钱匕)

上先以水一盏半,煎杏仁、黄连至半盏,滤去滓,入盐及腻粉精,更煎五七沸,入盒中盛。候冷,每日点三次。

49. 蕤仁膏(《普济方·卷八十四·眼目门·眼眉骨及头痛》引《圣惠方》)

治眼生胬肉,赤脉贯瞳仁。

蕤仁(一两,汤浸去皮,研如膏)　腻粉　胡粉　青盐(各一两)

上都入乳钵内,研令极细。每用粳米大,点于胬肉上,每点时切宜避风。

50. 白龙散(《普济方·卷八十四·眼目门·眼眉骨及头痛》引《龙木论》)

治目生胬肉,或痒或痛不可忍。

龙脑(一字)　马牙硝(光明者,一两)

上用纸一张,裹叠牙硝按实,常在着肉衣下,养一百三十日为度,取出细研如粉。取四钱龙脑,同研令细。不计年岁深远,眼内或生翳膜,渐渐昏暗,远视不明,但瞳仁不破散者,并可治。每用两米大点。

51. 南硼砂(《普济方·卷八十四·眼目门·眼眉骨及头痛》引《再指方》)

治胬肉瘀突。

南硼砂(色黄)　脑子(少许,细研)

上以竹草蘸点其上,玄参麦门冬煎汤调洗,亦可散服。

52. 杏仁方(《普济方·卷八十四·眼目门·眼眉骨及头痛》引《圣惠方》)

治眼生胬肉,赤瘀偏睛不退,筑损。

用杏仁百个新者,于饭甑内蒸之,候冷去皮尖,研滤取汁;硇砂一钱,用白汤淋熬干,相和研匀。每用少许点之,三五上,胬目内自消。一方生杏仁七枚,去皮细嚼,吐于掌中极热,绵裹箸头,将点胬肉,不过三五度瘥。

53. 干姜方(《普济方·卷八十四·眼目门·眼眉骨及头痛》引《百选方》)

治眼生瘀肉涩痛,及治风毒上攻,两眼暴赤

五度。

肿,隐涩难开,发即洗。

用川干姜一味捶碎,每三钱末,用水二盏,煎至一盏半,去滓。通手淋洗,初洗时少痛,少定即清快,甚效。一方,以薄绵紧裹,沸汤泡,乘热洗之,如冷再烫,再洗一次。

54. 生珠管方(《普济方·卷八十四·眼目门·眼眉骨及头痛》引《肘后方》)

治目中生肉欲满。

捣贝母,绢筛真丹等,三搅和。以注目上,日三四度,数日愈。

55. 治胬肉方(《普济方·卷八十四·眼目门·眼眉骨及头痛》引《本草方》)

治眼筑损,胬肉出。

以生杏仁七枚,去皮细嚼,出于掌中及热。以绵裹箸头,将点胬肉上,不过四五度瘥。

56. 精月华光明膏(《普济方·卷七十九·眼目门·内障眼》)

能开一切内障,善治翳膜遮睛及攀睛胬肉,不日扫除。无问年久日深,或一目两目俱患,但能见人影者,悉可去之,如云开见日。

好琥珀(一钱半,别研) 马牙硝(飞过,二钱半) 铜绿(一钱半) 真胆矾(一钱半,别研) 硼砂(一钱半,别研) 没药(四两,别研) 乳香(三钱,别研) 青盐(一钱半) 南硼砂 朱砂(各一钱半) 轻粉(一钱,别研) 麝香(半钱,别研) 片脑(半钱,别研) 防风(一钱) 天花粉(半钱)

前药各研,候后药成膏却下:

黄连〔四钱(两),研〕 当归(一两,研) 诃子(一对,去核,研) 石决明(二两,去瓤,细研) 石膏(一两半,碾,用腊八水或雪浸三日) 大鹅梨(二十个,捶碎,用布扭去滓) 猪胰(二俱,用草夹细去筋膜) 炉甘石(四两,童便浸淬烧五次) 黄丹(一两,用腊八雪浸三日)

上先用黄连五味,浸三日,却用大砂锅一口,纳药水,再添满七分熬,重绵滤过,至四五碗;却将大鹅梨、猪胰二味入内,又熬至三碗,再用滤过;再入锅,下炉甘石、黄丹,同熬至二碗;又滤过,却下马牙硝等十二味,不住手用槐柳条搅匀,候成膏,如前滤净,入瓶内;却入麝香片脑等三味,十分搅匀,用油纸重封,无令水入,放冷水浸三日,然后旋取膏入瓶内。以铜箸点眼良。

57. 乳香当归散(《普济方·卷七十九·眼目门·内障眼》)

治内障伤风寒,攀睛胬肉多年,眼中倒睫拳毛。

凤凰台 当归 薄荷 荆芥穗 藁本 谷精草 石膏(煅) 没药(研) 菟丝(淘去沙,酒蒸) 白蔹根 蔓荆子 苦丁香 汉防己 川芎 赤小豆 乳香(研) 百节菖蒲(去毛炒) 香白芷 自然铜(火煅醋淬七次,研) 火龙爪 郁金(各一钱) 雄黄(研) 定风子 细辛(各一钱半)

上为细末。每日三次,早晨、午时、临卧鼻内搐之。

58. 还睛散(《医学纲目·卷之十三·目疾门·胬肉攀睛》)

治眼翳膜,昏涩泪出,瘀血胬肉攀睛。

川芎 草龙胆 草决明 石决明 荆芥 枳实 野菊花 野麻子 白茯苓(去皮) 甘草(炙) 木贼 白蒺藜 川椒(炒,去子) 仙灵脾 茵陈(以上各半两)

上为细末。每服二钱,食后,茶清调下,一日三服。忌食鱼、肉及热面、荞麦等物。一方有楮实子,无仙灵脾、茵陈、枳实三味。

59. 龙胆草散(《古今医统大全·卷之六十一·眼科·药方》)

治上焦风热,目赤羞明,近风多泪,胬肉攀睛,瘀肉隐痛,并皆治之。

川芎 香附子(四两) 龙胆草 甘草 草决明(炒) 木贼 净菊花(各二两)

上为细末。每服二钱,麦门冬薄荷汤加砂糖一匙同调,食后临卧服。

60. 明上膏(《医学入门·外集·卷六·杂病用药赋》)

此方大治远年近日,内外厚障,瘀肉攀睛,眼眶赤烂,隐涩羞明,推眵有泪,视物茫茫,时见黑花,或睑生风粟,或翳膜侵睛,时发痒痛。

黄丹(四两) 硇砂 乳香 青盐 轻粉 硼砂 片脑(各二钱) 麝(五分) 金星石 银星石 井泉石 云母石(各一两) 黄连 乌贼骨(各五钱,另为末)

先将黄丹于锅内炒令紫色,次下白蜜一斤,候熬至沫散,其色皆紫,次入腊月水三盏,再熬二十余沸,入余药同熬,令滴于指甲上成珠为度,用厚纸三重铺在筲箕上,将前药倾于纸上滤过,瓷罐收贮,放水内浸三日夜去火毒,其水一日一换。看眼轻重,临晚用箸蘸药点大眦头,以眼涩为度。若治内外障,用面调成圈子,临卧置眼上,倾药入内,一月见效。

61. 定心丸(《医学入门·外集·卷六·杂病用药赋》)

治肝风热,或用力作劳,或心气不宁,两眦胬肉攀睛。

石菖蒲　甘菊花　枸杞子(各五钱)　辰砂(二钱)　远志(一钱)　麦门冬(一两)

为末,蜜丸如梧子大。每三十丸,熟水下。

62. 拨风云膏(《医学入门·外集·卷六·杂病用药赋》)

治胬肉攀睛。

硇砂　硼砂　珍珠　琥珀(火煅)　珊瑚　玛瑙　琈瑓(各火煅　三钱)　熊胆　石燕(火煅醋淬,三个)自然铜　没药　当归(各二钱)轻粉　青盐　胆矾　铜青　血竭　海螵蛸　麝香　黄连　黄芩　黄柏　白丁香　石蟹　牛黄(各二两)　炉甘石(半斤)　黄丹(四两)

各另为末,用蜜一斤绢滤,放水二盏于铜锅内,熬至滴水成珠,方入黄丹搅匀,次入诸药和匀,捏成锭子,油纸摊放地上,盆覆出汗为度,次日用笋箨包裹收之。用时以井水或梨汁化开,银簪点入,将目紧闭仰卧,切不可走泪,使药随泪出无效。但有攀睛云翳,每日点三次,点三日,歇三日,看障翳俱尽,方研冰片三厘和膏半分,再点一次,光即复矣。忌牛、羊、鱼、肉、葱、蒜、韭、房事及酒,空心点眼。如火眼加冰片;胬肉攀睛,眼绊红丝加蕤仁、熊胆,与药等分,亦用水化开前药,将冰片等药研加之。

63. 决明子散(《明医指掌·卷八·杂科·目证四》)

治赤翳胬肉攀睛者。

黄芩(一两)　甘菊花(一两)　木贼草(一两)　决明子(一两)　石膏(一两)　赤芍药(一两)　川芎(一两)　羌活(一两,去芦)　甘草(一两)　蔓荆子(一两)　石决明(一两)

上锉。每服七钱,水二盏,姜三片,煎至八分,食后服。

64. 洗心散(《明目至宝·卷一·论五行所属金木水火土位》)

治心经火盛,胬肉攀睛。

生地黄　白芍药　川芎　槐花　当归　防风　朴硝　荆芥　大黄　甘草　栀子仁(炒,为末)　龙胆草

上药各等分为末,淡竹叶煎汤调下,每服三五钱,重者日三服。

65. 熊胆膏锭(《证治准绳·类方·目·外治》)

治风热上攻,眼目昏花,眵多瞙泪,昏瞀紧涩,痒极难忍,胬肉攀睛,沙涩难开,翳膜覆瞳,目眶岁久赤烂,俗呼为赤瞎是也。当以棱针刺目眶外,以泻湿热。如倒睫拳毛,乃内睑眼皮紧,当攀出内睑向外,以棱针刺出血,以泻伏火,使眼皮缓,则毛立出,翳膜亦退。一切目疾,悉皆治之。

炉甘石(六两)　黄丹(三两)　黄连(一两)　当归　朱砂　硼砂(各二钱)　白丁香　海螵蛸　白矾(生)　轻粉(各一钱)　乳香　没药　熊胆　麝香(各五分)　片脑(一钱,临时加入)

上除脑、麝,余各另制细末,秤合和匀,入黄连末、当归末,水调匀,绵绢滤净去滓,入末,碾至千万余下,晒干,入麝香,碾极嫩罗过,次入片脑,碾匀复罗,却入后膏成剂。

黄连(半斤)　龙胆草　防风　当归　生地黄(各二两)　诃子(八枚,去核研末)　蕤仁(二钱半)　鹅梨(四筐,取汁)　猪胰子(二个,同前制入)　冬蜜(二两,同前制炼)

上黄连下九味,洗净锉碎,以井水浸于铜器内或瓷器内,春五、夏二、秋三、冬七日,滤去滓,以滓复煎三四次,取尽药力,以熟密绢开绵纸在上,滤过澄清去砂土,慢火煎熬,槐、桑、柳枝各四十九条,长一尺,搅不住手,互换搅尽枝条,待如饴糖相类,入蜜和匀,瓷碗盛放汤瓶口上,蒸炖成膏,复滤净,滴入水中,沉下成珠可丸为度,待数日出火毒,再熔化,入末和匀,杵为丸锭,阴干,金银箔为衣。每以少许,井水化开,鸭毛蘸点眼,又以热汤泡化洗眼。

66. 白龙粉(《证治准绳·类方·目·目昏花》)

治肾水衰虚,肝经邪热,视物不明,或生障翳,胬肉攀睛,或迎风泪出,眼见黑花,或如蝇飞,或如

油星,或睛涩肿痛,或痒不可忍,并皆治之。

上用硝三斗,于二九月造,一大罐热水化开,以绵滤过,入银器或石器内煎至一半以上,就锅内放温,倾银盆内,于露地放一宿,次日结成块子,于别水内洗净,再用小罐热水化开熬,入萝卜二个,切作片子同煮,以萝卜熟为度,倾在瓷器内,捞萝卜不用,于露地露一宿,次日结成块子,去水,于日中晒一日,去尽水,入好纸袋盛,放于透风日处挂晒,至风化开成用,逐旋于乳钵内日晒研极细。点眼如常法。亦名玄明粉。

67. 紫金锭子(《证治准绳·类方·目·外治》)

治一切眼疾,不分远年近日,诸般翳膜,血灌瞳仁,胬肉攀睛,拳毛倒睫,积年赤瞎,暴发赤肿,白睛肿胀,沙涩难开,眊矂紧涩,怕日羞明,眵多瞌泪,烂弦风痒,视物昏花,迎烟泪出,目中溜火,诸般目疾。

炉甘石 黄丹(各半斤) 黄连(另研) 朱砂(各一两) 当归 硼砂(各半两) 海螵蛸 白丁香 白矾(生) 硇砂 轻粉 贝齿 真珠 石蟹 熊胆 乳香 没药 麝香(各一钱二分半) 片脑(二钱,其片脑久留,恐去气味,宜临用时加入)

上除脑、麝外,余各另制为末,秤合和匀,入黄连水,碾至千万余下,日干,次入麝香,研细罗过,又次入片脑,再研复罗,入后膏搜和,作锭子阴干。

黄连(一斤) 当归 生地黄(各四两) 防风 黄柏 龙胆草(各二两) 蕤仁(半两) 诃子(八枚) 冬蜜(八两,另熬酥干为度) 鹅梨(八枚,取汁) 猪胰子(四枚,以稻草挪洗去膏膜干净无油为度,再用布包捣烂入药)

上将黄连等八味洗净锉碎,以水浸于铜器内,春五、夏三、秋四、冬七,滤去滓,以滓复添水熬三次,取尽药力,以密绢绵纸重滤过,澄去砂土,慢火煎熬,槐、柳枝各四十九条,互换,一顺搅,不住手,搅尽枝条,如饴糖相类,入蜜和匀,瓷器盛放汤瓶口上,重汤蒸炖成膏,复滤净,滴入水中,沉下成珠可丸为度,待数日出火毒,再熔化,入末和匀杵捣,为丸锭,阴干,金银箔为衣。每以少许,新汲水浸化开,鸭毛蘸点眼大眦内,又可以热水泡化洗眼,药水冷又暖洗,日洗五七次,日点十余次,大效。

68. 南硼砂散(《证治准绳·类方·目·外障》)

治胬肉瘀突及痘疮入眼生翳膜。

南硼砂(一钱,即白官砂是) 片脑(一分)

上研细末,点眼;用玄参、麦门冬、生地黄煎汤,调洗心散末服。

69. 草龙胆散(《证治准绳·类方·目·内外障通治》)

治上焦风热气毒攻冲眼目,暴赤碜痛,羞明多眵,迎风有泪,翳膜胬肉攀睛。

龙胆草(去芦) 木贼(去节) 菊花(去梗) 草决明(微炒) 甘草(炙,各二两) 香附子(炒,去毛) 川芎(不见火,各四两)

上为细末。每服二钱,用麦门冬,熟水入砂糖少许同煎,食后调服,或米泔调服亦可。

70. 吹霞散(《审视瑶函卷三·运气原证·外障·胬肉攀睛症》)

专点胬肉攀睛,星翳外障。

白丁香(一钱) 白及 白牵牛(各三钱)

上研细腻无声,放舌上试过,无滓方收贮。每日点三次,重者,不出一月痊愈,轻者,朝点暮好。

石菖蒲 枸杞子 家菊花(各五钱) 麦门冬(去心,烘干,一两) 远志肉(二钱五分) 明辰砂(研细,二钱,另入)

上为细末,炼蜜为丸如桐子大。每服三十丸,食后白滚汤送下。

71. 磨障灵光膏(《审视瑶函·卷二·奇经客邪之病》)

治一切赤脉缕睛,风热痛痒,胬肉攀睛,眵多泪涩,羞明怕日难开。

炉甘石(另以黄连一两锉置水内,烧炉甘石通红淬七次,六两) 黄丹(水飞,三两) 硇砂(另研) 白丁香(取末) 海螵蛸(取末) 轻粉(各一两) 川黄连(锉如豆大,一两,童便浸一宿晒为末) 麝香(另研) 乳香(各五钱) 当归身(二钱,研末) 龙脑(少许)

先用好白沙蜜一十两,或银器,或砂锅内,熬五七沸,以净纸搭去蜡面;除黄丹外,下余药,用柳枝搅匀,次下黄丹再搅,慢火徐徐搅至紫色;却将麝香、乳香、轻粉、硇砂和匀,入上药内,以不粘手为度,急丸如皂角子大,以纸裹之。每用一丸,新汲水化开,旋入龙脑少许,时时点翳上。

上方以黄连去邪热,主明目为君;以黄丹除毒除热,炉甘石疗湿收散为臣;以当归和血脉,麝香、乳香诸香通气,轻粉杀疮为佐;以硇砂之能消,海螵蛸之磨障翳,白丁香之消胬肉,龙脑之散赤脉,去外障为使也。

72. 消翳复明膏(《审视瑶函·卷二·奇经客邪之病》)

治一切赤脉缕睛,风热痛痒,胬肉攀睛,眵多泪涩,羞明怕日难开。

海螵蛸(取末,三钱) 黄丹(水飞,四两) 诃子(八个,去核取末) 白沙蜜(一斤) 青盐(另研,一两)

先将蜜熬数沸,净纸搭去蜡面,却下黄丹,用棍搅匀,旋下余药,将至紫色取出。

龙胆草(二两) 黄连(十两) 杏仁(七十五个,去皮尖) 木贼草(一两) 蕤仁(去壳皮,五钱)

通将药入瓷器内,水一斗浸之,春秋五日,夏三日,冬十日;入锅内,文武火熬至小半升,滤去滓,重汤顿成膏子;却入前药熬之,搅至紫色,入龙脑一钱。每用少许,点上,药干,净水化开用。

上方以黄连为君,为疗邪热也;蕤仁、杏仁、龙胆草为臣,为除赤痛,润燥解热毒也;黄丹、青盐、龙脑、白沙蜜为佐,为收湿烂,益肾气,疗赤肿,和百药也;诃子、海螵蛸、木贼草为使,为涩则不移,消障磨翳也。

73. 红花散(《医方集宜·卷之六·眼目门·治方》)

治瘀肉攀睛。

连翘 当归 龙胆草 紫草 升麻 大黄 甘草 生地黄 红花 赤芍药

水二钟,灯心十根,淡竹叶七片,煎八分,不拘时服。

74. 清凉退赤散(《医方集宜·卷之六·眼目门·治方》)

治胬肉攀睛,胞翻肿痛。

荆芥 当归 防风 赤芍药 甘草 大黄 防己 川芎

水二钟,灯心十根,煎八分,食远服。

75. 连龙胆汤(《医方集宜·卷之六·眼目门·治方》)

治胬肉攀睛。

黄连 龙胆草 当归 芍药 大黄 黄柏 白芷 防风 薄荷 羌活 木贼草 黄芩 川芎 生地黄

水二钟,煎八分,不拘时服。

76. 八宝眼药(《吴氏医方汇编·第一册·目症》)

点外障云翳,瘀肉攀睛。

朱砂(一分) 珍珠(六厘) 川连(六厘) 琥珀(三厘) 乳香(去油,三厘) 硼砂(三厘) 炉甘石(法制,二钱) 卤砂(一厘) 青果核(研汁,二厘)

上为细末,瓷罐收贮。以骨簪蘸凉水点之,神效。

77. 黄连退翳膏(《吴氏医方汇编·第一册·目症》)

治暴发火眼,胬肉攀睛,甚至目中结翳如蜗牛者,久涂能去之。

黄连微炒,为细末,鸡子清调稠糊,涂太阳穴。

78. 风火无忧膏(《吴氏医方汇编·第一册·目症》)

治暴发火眼,外障云翳,胬肉扳睛。

当归尾(三钱) 川芎(二钱) 大生地(五钱) 红花(钱半) 赤芍(三钱) 草决(打碎,二钱) 谷精草(三钱) 蛇退(一条) 蝉蜕(去足翅土,三钱半) 防风(三钱) 黄连(三钱) 木贼(三钱)

香油十二两,将众药炸枯,称准,兑炒官粉,熬至滴水成珠,软硬得宜。隔夜再试好,方入细药。

乳香(钱半) 没药(钱半) 珠子(一钱,煅) 明矾(一钱)

共为极细末,徐徐入内。云翳甚者,加制硇砂少许。用时,摊药一章如小钱大,剪作二片,形似月牙,贴大眼角。

79. 乌金膏(《疡医大全·卷十·正面头面部·漏睛疮门主方》)

治诸般外障风痒,血缕瘢疮,胬肉攀睛,鸡冠蚬肉,漏睛疮。

晋矾(即明矾,一两) 米醋(自造红香者佳,一碗半)

共入铜锅内,文武火熬干。如湿,翻调焙干,取出去火气,研细末,用时不拘多少,再研至无声,入生蜜调匀,盛瓷罐内,涂点患处,久闭,或五日七日,上下胞俱肿,方可歇药数日,其红肿尽消,观轻重再点。

如漏睛脓出,用糕和匀,作条晒干,量穴深浅,插入化去瘀肉白管,则新肉自生,而脓自止矣。

80. 点胬肉攀睛方(《回生集·卷上·内症门·点胬肉攀睛方》)

治胬肉攀睛。

蛤粉(滚水飞过) 乳香(去油洗) 蕤仁 冰片(一分) 麝香(一分) 轻粉(各一钱,水飞过)

共研极细末。以新笔尖蘸凉水点之。

81. 柏香丸(《银海指南·卷三·汤丸备要》)

专治胬肉板睛,或眼生血疣,神效异常。数服之后,胬肉即退。若血疣则不摘而自落,屡试屡验,用者珍之。

侧柏叶(同在黄拌蒸数次) 香附(制)

水法丸,每服二钱。

82. 白龙散(《济阳纲目·卷一百零一·目病中·点洗方》)

去翳膜,明眼目。

用芒硝五两,取真白如雪者,置银锅内,以新瓦盖,用熟炭火慢慢熬溶清汁,以铁钳钳出,倾在石器中,凝结如玉色,研极细,入片脑等分。每用少许,以金银簪脚点入目内。凡点时先用新汲水洗眼净,然后点之。或以少许吹入鼻中亦可。

83. 青金丸(《济阳纲目·卷一百零一·目病中·点洗方》)

治风毒攻眼,成外障翳膜。

铜青(真者) 蕤仁(去皮尖,与铜青同浸一宿,去水) 石决明(净水洗,沥干) 生犀角(净水磨纸上,飞过,各一钱) 龙脑(研) 白丁香(水研飞去渣) 海螵蛸(水飞过,各五分)

上将铜青与蕤仁先研如糊,次入白丁香研,次入四味研极细,用好墨研浓汁,干净器中和,为丸如绿豆大。每用人乳化开,点眼。未用者常以龙脑养于瓷器中。

84. 春雪膏(《济阳纲目·卷一百零一·目病中·点洗方》)

治眼赤,翳障,羞明。

于春天雪冻时取净朴硝三四个为末,用黄连、防风、赤芍药、当归身各五钱,牙皂三个,各锉碎,与硝拌和,入雪三四斤,同拌匀为水,过一宿,绢滤去滓,以瓦盆盛于露天,受霜露之气;次早结成砂子,却用盆一个,以纸筋铺盆底,内用厚皮纸盛砂于盆内纸筋上,使砂中水气尽渗于纸内,候砂干以磁器收贮封固。如用,每硝砂一钱加硼砂五分、片脑三分,研细点眼。有翳,加蕤仁五分。但点愈即止,不可常点,令眼皮软缩,倒睫拳毛。

85. 复明膏(《济阳纲目·卷一百零一·目病中·点洗方》)

去翳膜立效。

人参 川归 硇砂(生) 白蔹(各一钱半) 青盐 乳香 没药 芦荟 蕤仁(去壳,各一钱) 珍珠 麝香(各五分) 海螵蛸(五钱) 黄连(四钱) 黄柏(六钱) 黄丹(一两,水飞) 赤炉甘石(淬) 白沙蜜(半斤)

上各研为细末,先将白蜜煎沸,掠去上沫,再熬,滴水中沉碗底不散可用,然后入前药末,略沸搅匀,瓷罐收贮。日点三五次。

86. 拨云散(《济阳纲目·卷一百零一·目病中·点洗方》)

点眼中有翳云膜遮障,近日瘀痛,眼不可点。

炉甘石(半斤,煅七次,入童子小便淬,如鸡黄为度,研细末) 硇砂(去尖,石,研细末) 硼砂 黄丹(水飞) 青盐 盆硝(各五钱) 轻粉(一钱) 蕤仁(六十个,去皮,用白仁,黄色者不用)

上为极细末,研无声为度。忌鸡鱼一切辛热之物。

87. 蟾光丸(《济阳纲目·卷一百零一·目病中·点洗方》)

治远年目病,不通道路,去翳膜,须用腊月成开日合。

白沙蜜(四两,取隔年葱一枝,去须皮,短切,与砂蜜同熬出,去白膜,以葱软熟为度,以绵滤渣放定,用纸收取蜡面) 黄丹(三钱,水飞,生用) 密陀僧(三钱,水飞,生用) 炉甘石(煅过,五分,净水飞)

以上三味研极细,倾入前蜜中,用桃柳枝各一茎搅匀,放下。

当归 赤芍药 杏仁(汤泡,去皮尖) 秦皮 诃子皮 防风 石膏 无名异 元精石 井泉水 元参 代赭石 石决明(各三钱) 黄连(净一两) 川芎(半两)

以上十五味各咬咀,或雪水或长流河水五升

银磁器内熬至三升,滤去渣净,再熬至一升,倾入前药蜜,一同慢火熬,药紫金色时再添入后药,勿令火急。

乳香　没药　琥珀　朱砂　蕤仁(纸槌,去油,各三钱)

上将前四味先研烂,后入蕤仁,水飞,一同研细,澄,有渣再水飞,澄清,再水飞,方倾入前紫金药内,一同复熬一二沸,用桃柳枝搅,以药滴于水中不散为度,大抵勿令过与不及,取下,土中埋七日,取出银器中,如法收贮,再添入后细药。

南硼砂　珍珠　龙脑　珊瑚枝(各一钱)　麝香(五分)

上五味研极细,以桃柳枝搅匀,倾入前药中,复搅匀后,以纸封器盒口。旋取用,如有取不尽药,用净水斟酌洗碗,却将碗药水熬三五沸,另行收拾,或洗眼,或膏子稠了时,倾入些少,调解。

88. 明上膏(《济阳纲目·卷一百零一·目病中·点洗方》)

此方大治远年近日内外厚障,瘀血攀睛,眼眶赤烂,隐涩羞明,推眵有泪,视物茫茫,时见黑花,或睑生风粟,或翳膜侵睛,时发痒痛如口疮,涂之立效。

黄丹(四两)　硇砂　乳香　青盐　轻粉　硼砂　冰片(各二钱)　麝香(五分)　金星石　银星石　井泉水　云母石(各一两)　黄连　乌贼骨(各五钱)

上各另为末。先将黄丹于锅口炒令紫色,次下白蜜一斤,侵熬至沫散,其色皆紫,次入腊月雪水三盏,再熬二十余沸,入余药同熬,令滴于指甲上成珠为度;用厚纸三重铺在筐箦上,将前药倾于纸上,滤过,磁罐收贮,放水内浸三日夜,去火毒,其水一日一换。着眼轻重,临卧用箸蘸药点大眦头,以眼涩为度。若治内外障,用面调成圈子,临卧置眼上,倾药入内,一月见效。

89.《局方》紫金膏(《济阳纲目·卷一百零一·目病中·治胬肉攀睛方》)

治远年日近翳膜遮障,攀睛倚肉,昏暗泪多,瞻视不明,或风气攻注,睑生风粟,或连眶赤烂,怕日羞明,隐涩难开,并能治之。

朱砂(另研)　乳香(另研)　硼砂(另研)　赤芍药　当归(洗,各一两)　黄连　麝香(另研,各半两)　雄黄(二钱,水飞)

上为细末,拌匀再擂,炼蜜丸如皂角子大。每用一丸,安于净盏内,沸汤泡开,于无风处洗眼,药冷,闭目少时,候三两时再煨令热,依前洗之,一帖可洗三五次。不可犯铜铁器内洗,如暴赤眼及肿者不可洗之。

90. 七宝膏(《济阳纲目·卷一百零一·目病中·治胬肉攀睛方》)

治胬肉攀睛。

珍珠　龙脑　熊胆(各一分)　石决明　琥珀(各三分)　水晶　龙齿(各五钱)

上研为细末,水五升石器内煎至一升,去渣,再煎至一盏,入蜜半两和为膏。每至夜卧后点之,早晨不可点。

91. 卷帘散(《济阳纲目·卷一百零一·目病中·治胬肉攀睛方》)

治久新痛眼,昏涩难开,翳膜遮睛,或成胬肉,或暴发赤肿疼痛,并皆治之。

炉甘石(四两,碎)　黄连(六钱,槌碎,用水一碗煮数沸,去渣)　朴硝(五钱,细研)

以上先将炉甘石末入砂锅内开口煅,令外有霞为度,次将入黄连、朴硝水中浸飞过,候干又入黄连半钱,水飞过,再候干,入后药:

白矾(二钱,一半生用一半飞过)　腻粉(另研,一字)　黄连末(半两)　青盐　胆矾(各七钱)　丁香(另研)　乳香(另研)　铅白霜　硇砂(另研,各一字)　铜青(七钱)

上为末,同前药和合匀。每用少许点眼。

92. 通神膏(《济阳纲目·卷一百零一·目病中·治胬肉攀睛方》)

治眼生翳膜,赤眼胬肉,涩痒痛有泪。

沙蜜(四两)　黄连(一钱)　当归(五分)　乳香　硇砂(滴过)　枯矾　青盐　麝香(各一字)

上研细,同蜜入竹筒内蜜封定,煮半日,厚绵滤过。点眼。

93. 加味导赤散(《验方新编·卷十七·眼部·叶天士先生秘传眼科》)

凡眼大角长肉一块及黑珠,名胬肉攀睛。宜服加味导赤散,外点硝炉散。

生地钱半(切片),木通八分,红花四分,赤芍八分,防风六分,荆芥六分,蝉蜕八分,甘草四分,归尾八分,生姜一薄片引。

痛者加黄芩八分,酒炒。痒者加蕤仁八分,刺蒺藜八分。

94. 拨云退翳丸〔《金匮启钥（眼科）·卷二·明经通治十八章·明奇经客邪之病治论》〕

治阳跷受邪，内眦即生赤脉缕，缕根生瘀肉。瘀肉生黄赤脂，脂横侵黑睛渐蚀神水。

白蒺藜 当归 川芎（各两半） 川椒（七钱） 甘菊花 地骨皮 荆芥（各八钱） 木贼 密蒙花 蔓荆子（各一两） 蛇蜕（炙） 甘草（各三钱） 天花粉（六钱） 桃仁 蝉蜕（去头足） 黄连 薄荷（各五钱）

95. 洗刀散〔《金匮启钥（眼科）·卷三·外障·胬肉攀睛论》〕

驱风清热，治胬肉攀睛。

防风 连翘 羌活 独活 草决明 蔓荆子 木贼 元参（各一两） 当归 荆芥 滑石 薄荷 麻黄 白术 赤芍 大黄（各五钱） 黄芩 川芎 栀子 桔梗 芒硝 蝉蜕 白菊花 蒺藜（各四钱） 甘草 细辛（各三钱） 石膏（四钱）

上加姜水煎，食后服，再用清凉洗眼之药。

96. 磨障灵光膏〔《金匮启钥（眼科）·卷二·明经通治十八章·明奇经客邪之病治论》〕

治赤脉缕睛，风热痛痒，胬肉攀睛，眵多泪涩羞明。

炉甘石（另以黄连一两煎水，烧炉甘石通红，淬七次，六两） 黄丹（水飞，三两） 白丁香（取末） 海螵蛸（取末） 硇砂（另研） 轻粉（各一两） 黄连（锉散，昼便浸一宿，晒为末） 麝香（另研） 乳香（各五钱） 归身（研末，二钱） 龙脑（少许）

上先用白蜜十两，或银器或砂锅，熬五六沸，以纸搭出腊面，除黄丹外下余药，用柳枝搅匀，次下黄丹再搅，慢火徐徐搅至紫色，又将麝香、乳香、轻粉、硇砂和匀，入上药内，以上粘手为度，急为丸皂角子大。每用一丸，新汲水化，旋入龙脑少许，时时点翳上。

97. 珀珠丹（《疑难急症简方·卷一·眼科》）

专治一切星障，久年云膜，胬肉攀睛，诸般寒翳等症。

老港濂珠（七钱） 琥珀（二钱） 淡硇（五分） 姜汁制甘石（一钱）

凡一切点药，须小心碾筛，总以齿齾无砂为则，磁器珍藏听用。

98. 升打灵药法（《眼科阐微·卷之四·贞集·秘传开瞽复明仙方》）

1）升上者，专点胬肉，其效甚速。

汞铅（各二两二钱） 青盐 硼砂 硇砂（各二两四钱） 枯矾 皂矾 火硝（各一两五钱） 先用防风 荆芥 木贼 灵仙 胆草 石决明 归尾（各三钱）

水六碗，煎数十滚，滤去渣，入枯矾、火硝、皂矾三味，煮干为则，细研，同五味入阳城罐，升打六炷香，文武火，冷定取出。

2）治一切火障眼。

大拨云主药，每甘石一钱，加灵药一分，翳厚再加，翳薄再减。火批主药一钱，加冰片一分，雄黄三分，朱砂三分，硼砂二分，玄明粉二分。

3）治风障。

风批主药一钱，朱砂三分，冰片一分，制过铜绿一分。

4）点外障厚云翳，胬肉攀睛多年，血翳、垂帘、倒睫，一切厚云、顽翳为主。只待云尽，见珠瞳人。方用清珠复明散，下月批主药是也。

日批大拨云主药一钱，加桑霜五分，珍珠三分，丁香五分，空白三分，朱砂三分，花蛛二分半，五退一分，秋石一分，灵药一分。共为细末。

5）点外障发翳，以此为主。

月批小拨云主药一钱，加朱砂三分，珍珠三分，丁香五分，空白三分，蚕霜五分，花蛛二分。共为细末。

99. 磨翳丹（《辨证奇闻·卷三·目痛》）

凡胬肉攀睛，拳毛倒睫，无不渐愈，但不速效。

蒺藜 甘菊 当归 白芍 同州蒺藜（一斤） 陈皮（二两） 柴胡（三两） 白芥子（四两） 茯神（半斤）

各为末，蜜丸。早晚滚水送下五钱，服完愈。此方用攻于补，不治风火，风火自息；不治胬肉攀睛，拳毛自痊，勿谓无奇也。

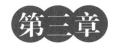

白睛疾病

暴风客热

【辨病名】

暴风客热指外感风热而猝然发病,以白睛红赤、眵多黏稠、痒痛交作的眼病。俗称暴发火眼。相当于西医的急性结膜炎。

《银海精微·卷上·暴风客热》:"问曰:白仁壅起,包小乌暗,疼痛难开者何也?此时肺经受毒风不散,久则发热攻入眼中,致令白睛浮肿,名曰暴风客热。"

《太平圣惠方·卷第三十三·治眼白睛肿胀诸方》:"夫眼白睛中胀起,盖覆瞳仁者,此因肺脏有暴风客热故也。"

《秘传眼科龙木论·卷之五·暴风客热外障》:"此眼初患之时,忽然白睛胀起,都覆乌睛和瞳人,或痒或痛,泪出难开,此是暴风客热。"

《审视瑶函·卷三·目痛·暴风客热症》:"暴风客热忽然猖,睥胀头疼泪似汤,寒热往来多鼻塞,目中沙涩痛难当。"

《医宗金鉴·眼科心法要诀·卷二·暴风客热歌》:"暴风客热者,胞肿疼痛,泪多痒赤,白睛胀起。"

《杂病源流犀烛·卷二十二·面部门·目病源流》:"十二曰暴风客热,由暴风热所攻,白睛起胀,渐覆黑珠,睑肿痒痛。"

《医林改错·卷上·通窍活血汤所治症目·眼疼白珠红》:"眼疼白珠红,俗名暴发火眼。"

《类证治裁·卷之六·目症论治》:"暴风客热,白仁壅起,包小乌睛,疼痛难开。"

【辨病因】

1. 外感风邪

风热外袭,上犯白睛。

《银海精微·卷上·暴风客热》:"问曰:白仁壅起,包小乌暗,疼痛难开者何也?此时肺经受毒风不散,久则发热攻入眼中。"

《证治准绳·杂病·目·目痛有二》:"[暴风客热证]……乃素养不清,躁急劳苦,客感风热,卒然而发也。虽有肿胀,乃风热夹攻,火在血分之故。"

《张氏医通·卷八·七窍门上·目痛》:"此肺经受毒风不散,热攻眼中。"

《医宗金鉴·眼科心法要诀·卷二·暴风客热歌》:"此证原于肺客邪热,外召风邪。"

2. 地域原因

《春脚集·卷之一·目部》:"治暴发火眼宜北方北平之人,日受风沙,夜卧热炕,二气交争,况又地土寒冷,多食烧炙葱韭蒜姜椒等物。"

3. 情志劳伤

情志内伤,久劳失养,脏腑郁热,上攻于目,或卒而受风。

《审视瑶函·卷三·目痛·暴风客热症》:"乃素养不清,燥急劳苦,客感风热,卒然而发也。"

《目经大成·卷之二·八十一证·暴风客热二》:"此症乃燥急劳苦,素养不清,猝以风邪外客,痰饮内渍,致五火俱动,阴阳更胜而作也。"

【辨病机】

本病为实热证,由风热相搏,客留肺经,上犯白睛。或脏腑郁热,尤以肺经为甚,复感风邪,不得宣泄,肺气壅塞肝膈,上攻白睛所致。

《银海精微·卷上·暴风客热》:"暴风客热者,肝、肺二经病。"

《太平圣惠方·卷第三十三·治眼白睛肿胀诸方》："肺色白主于气轮,应于白睛。若肺气壅滞,肝膈不利,为邪热所乘,不得宣泄,则毒气上攻于目,故令白睛肿胀,或疼痛也。"

《秘传眼科龙木论·卷之五·暴风客热外障》："此眼初患之时,忽然白睛胀起,都覆乌睛和瞳人,或痒或痛,泪出难开,此是暴风客热。久在肺脏,上冲肝膈,致令眼内浮胀白睛,不辨人物。"

《明目至宝·卷二·眼科七十二证受疾之因·暴赤生热》："肺风热,肝经疲,医人变动任施为。"

《张氏医通·卷八·七窍门上·目痛》："此肺经受毒风不散,热攻眼中,致令白睛浮肿。"

《疡医大全·卷十一·眼目部·外障门主论》："暴风客热外障,按此证皆由肺火壅塞,热气上冲,以致白睛陡红肿壅起,乌珠内陷,日夜肿胀,疼痛泪出难睁。"

《医林改错·卷上·通窍活血汤所治症目·眼疼白珠红》："血为火烧,凝于目珠,故白珠红色。"

【辨病证】

辨症候

风热眼主症有白睛红赤、肿胀、眵多黏稠、痒痛交作。风热眼辨证属风热外袭,有风盛、热盛及风热俱盛之别,病变脏腑涉及肺、肝,无传染倾向。

《银海精微·卷上·暴风客热》："故白仁生虚翳四围壅绕,朝伏黑暗,凹入白仁,红翳壅起,痛涩难开。"

《审视瑶函·卷三·目痛·暴风客热症》："此症非天行赤热,尔我感染,并寒热似疟,病发则目痛,以及肿胀如杯,久积退迟之比也。"

《目经大成·卷之二·八十一证·暴风客热二》："阳胜则热蒸,阴胜则寒战,阴阳交争,邪正相干,则寒热往来。症似天行,但不假传染而加甚。"

《金匮启钥(眼科)·卷三·证治歌·暴风客热论》："暴风客热之症,原非天行赤热尔我传染之可比,又非寒热似疟,及目痛肿胀,久积退迟之相类。"

【论治法】

以祛风清热为基本治疗原则,内外同治。

1. 内治法

《银海精微·卷上·暴风客热》："治法疏通退热,凉膈、泻肝增减酒调之剂,发散风热。"

《太平圣惠方·卷第三十三·治眼白睛肿胀诸方》："治眼白睛胀,日夜疼痛,心胸多闷,清肺利肝,羚羊角散方。治眼忽然白睛肿胀,如水泡者,宜服桑根白皮散方。治眼白睛肿胀裹瞳仁,宜服车前子散方。治肝肺大热,白睛肿胀。盖覆瞳仁,疼痛,宜服大黄散方。治肝肺大热,白睛肿胀,盖覆瞳仁,疼痛,宜服大黄散方。治眼白睛肿胀,宜服车前子丸方。"

《古今医统大全·卷之六十一·眼科·病机》："先用洗肝散,后服补肝丸。"

《秘传眼科龙木论·卷之五·暴风客热外障》："此疾宜服泻肺汤、补肝散。"

《明目至宝·卷二·眼科七十二证受疾之因·暴赤生热》："此是心经有客热也,宜服洗心散、洗肝散。"

《证治准绳·类方·目·目痛》："风胜者,羌活胜风汤。热胜者,《局方》洗心散,东垣泻热黄连汤。风热俱盛,洗肝散、泻青丸。"

《审视瑶函·卷三·目痛·暴风客热症》："洗肝散,风热俱胜者服,治风毒上攻,暴作目赤,肿痛难开,瘾涩,眵泪交流。羌活胜风汤风胜者服。"

《张氏医通·卷八·七窍门上·目痛》："非若肿胀如杯之比,宜服泻肺汤。肿湿甚者,稍加麻黄三四分。赤肿甚者,加黄连半钱,生地黄一钱。"

《张氏医通·卷十五·目门》："泻肺汤,治暴风客热外障,白睛肿胀。"

《医宗金鉴·眼科心法要诀·卷二·暴风客热歌》："原于肺热召风郁,菊花通圣可收功。"

《疡医大全·卷十一·眼目部·外障门主论》："宜服清金桑皮散(桑皮、元参、赤芍、防风、菊花、杏仁、黄芩、枳壳、桔梗、旋覆花、升麻、葶苈子)。又肺经火盛热结,白珠红肿,微觉胀疼,近黑珠边起一二小泡,大便干结者,宜泻肺汤(黄芩、羌活、桔梗、元参、大黄、芒硝、地骨皮)。"

《目经大成·卷之二·八十一证·暴风客热二》："入手,芎苏散、参苏饮;表里症现,双解散;表罢里重,壮火上逼,三承气、三友丸;若昼静夜剧,是阳气陷入阴中,名曰热入血室,四物加丹皮、黄连;不罢,防风散结汤或三黄清热丸;妇女,消凝行经散;势少衰,羚犀逍遥散,再则冲和养正汤;又或选胜湖山,留心声伎,患成今症,始进补中益气加蔓荆子、防风,倘脉沉迟,再加生姜、附子,继则神效黄芪汤,终与培元散、生熟地黄饮合瘥。倘心粗胆大,壹以前药莽投,病变强半难克。"

《杂病源流犀烛·卷二十二·面部门·目病源流》:"白睛起胀,渐覆黑珠,睑肿痒痛(宜泻肝散、清肺散)。"

《类证治裁·卷之六·目症论治》:"白仁壅起,包小乌睛,疼痛难开,泻肺汤。赤肿痛甚,泻肺汤加黄连。目赤痛而头目浮肿,普济消毒饮。怕热羞明,头目肿痛,选奇汤。"

2. 外治法

《银海精微·卷上·暴风客热》:"搜风散,洗眼,治眼中有黑花。"

《太平圣惠方·卷第三十三·治眼白睛肿胀诸方》:"宜快脏腑及镰去恶血及敷熻肿药,无不瘥也。治眼白睛肿胀,赤涩热痛,宜敷贴熻膏。治眼白睛肿起,赤磣痛痒,洗眼蘱皮汤方。治眼白睛肿起,赤涩疼痛,宜点朱砂煎方。"

《普济方·卷七十三·眼目门·目赤痛》:"冬青叶、黄连,上各少许,煎浓汤。又入朴硝少许,洗眼甚妙。太清散出《海上方》,治暴风客热目赤睛痛。"

《秘传眼科龙木论·卷之五·暴风客热外障》:"铍劖出血,后点抽风散即瘥。"

《回生集·卷上·内症门·新增紧要良方·治火眼方》:"用真菜油擦上眼皮一二次,并不传染。"

《外治寿世方·卷二·目·风火眼》:"童便煎甘菊汤,频频洗之。又久害不愈。尚未生翳,用生姜汁一点即愈。"

3. 禁忌

《银海精微·卷上·暴风客热》:"俗云热眼忌酒,孰知酒能引血,药无酒不能及于头目也。此眼不可劖洗,不可点凉药,暴客之邪来之速、去之亦速耳!"

【论用方】

1. 泻肝散(《银海精微·卷上·暴风客热》)

治暴风客热,眼发歇不时。

羌活　黄芩　黑参(各两半)　桔梗　大黄

芒硝　地骨皮(各一两)

上,每服六钱,水煎服。

2. 补肝汤(《银海精微·卷上·暴风客热》)

治暴风客热。

藁本(一两)　白芷　车前子　石决明　天麻　赤芍药　防风　细辛(各一两)

上,每服二钱,水汤调下。

3. 搜风散(《银海精微·卷上·暴风客热》)

洗眼,治暴风客热,眼中有黑花。

陈皮　秦艽　防风　细辛(各一两)　黄连　木香(各五钱)

上为末。水一钟浸一宿去渣,入龙脑一钱,蜜四两浸,火熬成膏点之,不用蜜,煎汤熏亦可。

4. 双解散(《银海精微·卷上·暴风客热》)

治暴风客热。

防风　川芎　归尾　赤芍药　大黄　麻黄　薄荷　连翘　芒硝　黄芩　桔梗　石膏　滑石　荆芥　甘草　山栀　白术(实者去之)

上等分。水煎食后温服,如暴发加葱三根。

5. 桑螵蛸酒调散(《银海精微·卷上·暴风客热》)

治眼红肿,有血翳壅肿。

当归　甘草　大黄　赤芍药　菊花　苍术　桑螵蛸　羌活　黄麻　茺蔚子

上各等分。用水煎,食后加酒温服。如热甚,加大黄、朴硝。或为末温服,酒调服三钱。

6. 羚羊角散(《太平圣惠方·卷第三十三·治眼白睛肿胀诸方》)

清肺利肝,治眼白睛胀,日夜疼痛,心胸多闷。

羚羊角屑(一两)　赤茯苓(三二分)　木通(三分锉)　甜葶苈(半两,隔纸炒令紫色)　郁李仁(一两,汤浸去皮,焙过微炒)　防风〔二三两(分),去芦头〕　桑根白皮〔二(一)两锉〕　甘草(半两,炙微赤锉)　赤芍药(三分)　黄芩(三分)　枳壳(三分,麸炒微黄去瓤)　汉防己(一两)　川大黄(一两,锉碎,微炒)　杏仁〔三两(分),汤浸去皮尖、双仁,麸炒微黄〕

上件药,捣粗罗为散。每服三钱,以水一中盏,煎至六分,去滓。每于食后温服,夜临卧再服。忌炙爆热面油腻。

7. 桑根白皮散(《太平圣惠方·卷第三十三·治眼白睛肿胀诸方》)

治眼忽然白睛肿胀,如水泡者。

桑根白皮(锉) 木通(锉) 犀角屑 黄芩 旋覆花 茯神 玄参 川大黄(锉碎,微炒,以上八味各一两) 甘菊花(半两) 甘草(一分,炙微,赤锉)

上件药,捣粗罗为散。每服三钱,以水一中盏,煎至六分,去滓。每于食后温服,以瘥为度。

8. 车前子散(《太平圣惠方·卷第三十三·治眼白睛肿胀诸方》)

治眼白睛肿胀裹瞳仁。

车前子 赤茯苓 玄参 防风(去芦头) 黄芩 川大黄(锉碎,微炒) 犀角屑 甘草(炙微赤,锉) 栀子仁(以上各半两)

上件药,捣粗罗为散。每服三钱,以水一中盏,煎至六分,去滓。每于食后温服,夜临卧再服。

9. 大黄散(《太平圣惠方·卷第三十三·治眼白睛肿胀诸方》)

治肝肺大热,白睛肿胀,盖覆瞳仁,疼痛。

川大黄(锉碎,微炒) 大青 羚羊角屑 栀子仁 桑根白皮(锉,各一两) 甘草(半两,炙微赤,锉)

上件药,捣粗罗为散。每服三钱,以水一中盏,煎至六分,去滓,入生地黄汁,拌合服之,日三四服。

10. 玄参丸(《太平圣惠方·卷第三十三·治眼白睛肿胀诸方》)

治肺脏积热,白睛肿胀,遮盖瞳仁,开张不得,赤涩疼痛。

玄参 羚羊角屑 川升麻 汉防己 杏仁(汤浸去皮尖、双仁,麸炒微黄) 沙参(去芦头) 车前子 桑根白皮(锉) 栀子仁(以上各一两) 大麻仁(一两半) 川大黄(一两半,锉碎,微炒)

上件药,捣罗为末,炼蜜和捣三五百杵,丸如梧桐子大。每于食后,以温水下二十丸,夜临卧时再服。

11. 车前子丸(《太平圣惠方·卷第三十三·治眼白睛肿胀诸方》)

治眼白睛肿胀。

车前子 决明子 栀子仁 黄连(去须) 牵牛子(微炒) 羚羊角屑 木通(锉,以上各一两) 川大黄(一两半,锉碎,微炒)

上件药,捣罗为末,以牛胆汁和匀,丸如梧桐子大。每于食后,以温水下三十丸。

12. 贴熁膏(《太平圣惠方·卷第三十三·治眼白睛肿胀诸方》)

治眼白睛肿胀,赤涩热痛。

川大黄 玄参 川朴硝(以上各一两)

上件药,捣细罗为散,以生地黄汁调匀,令调摊于帛上,贴之下睑。

13. 洗眼藁皮汤(《太平圣惠方·卷第三十三·治眼白睛肿胀诸方》)

治眼白睛肿起,赤碜痛痒。

秦皮(一两,去粗皮) 桑根白皮(一两) 玄参(半两) 蕤蕤(一两) 川大黄(半两) 竹叶〔二两(一握)〕 栀子仁(半两) 青盐(半两,末成汤下)

上件药,粗锉,以水二大盏,煎至一盏半,入盐滤去滓,微热淋洗,冷即再暖服之。

14. 朱砂煎方(《太平圣惠方·卷第三十三·治眼白睛肿胀诸方》)

治眼白睛肿起,赤涩疼痛。

朱砂(一分,细研) 马牙硝(半两,细研) 黄连末(半两) 杏仁〔一两(分),汤浸去皮〕 青盐(一分)

上件药,都研令匀,以绵裹,用雪水三合,浸之一宿,更以绵滤过,于瓷盒中。每以铜箸取少许点之。

15. 决明散(《世医得效方·卷第十六·眼科·七十二症方》)

治风热毒气上攻,眼目肿痛,或卒生翳膜,或赤脉胬肉,或涩痒,羞明多泪,或始则昏花,渐成内障,但是一切暴风客热,并宜服之。

黄芩 甘菊花(去枝梗) 木贼 草决明子 石膏 赤芍药 川芎 川羌活 甘草 蔓荆子 石决明

16. 泻肺汤(《秘传眼科龙木论·卷之五·暴风客热外障》)

治暴风客热。

羌活 黄芩 黑参(各一两) 桔梗 大黄 芒硝 地骨皮(各一两)

上为末。以水一盏,散一钱,煎至五分,食后去渣温服。

17. 补肝散(《秘传眼科龙木论·卷之五·暴

风客热外障》)

治暴风客热。

藁本(二两) 白芷 车前子 石决明(各一两半) 芍药 天麻 防风 细辛(各一两)

上为末。每日空心米汤调下一钱。

18. 抽风散(《秘传眼科龙木论·卷之五·暴风客热外障》)

治暴风客热。

黄柏 秦皮 秦艽 防风 细辛(各一两) 黄连 木香(各五钱)

上为末。以水一盏,浸一宿去渣,入龙脑少许蜜四两,同煎为膏。点眼。

19. 东垣泻热黄连汤(《证治准绳·类方·目·目痛》)

治眼暴发赤肿疼痛。

黄芩(酒制,炒) 黄连(制同上) 草龙胆 生地黄 柴胡(各一两) 升麻(半两)

㕮咀。每服四钱,水煎去滓,日午前、饭后热服。

20.《局方》洗心散(《证治准绳·类方·目·目痛》)

治风壅壮热,头目昏痛,热气上冲,口苦唇焦,咽喉肿痛,心神烦躁,多渴,五心烦热,小便赤涩,大便秘滞。

大黄(煨) 甘草 当归 芍药 麻黄 荆芥穗(各六钱) 白术(五钱)

上为末。每服二三钱,生姜、薄荷汤煎服。

21. 洗肝散(《审视瑶函·卷三·目痛·暴风客热症》)

风热俱胜者服,治风毒上攻,暴作目赤,肿痛难开,癍涩,眵泪交流。

薄荷叶 当归 羌活 甘草(炙) 山栀仁(炒) 防风 大黄 川芎

上等分为末。每服二三钱,食远沸汤调下。

22. 泻肺汤(《张氏医通·卷十五·目门》)

治暴风客热外障,白睛肿胀。

羌活 黑参 黄芩(各一钱) 地骨皮 桑白皮 大黄(酒蒸) 芒硝(各一钱) 甘草(炙,八分)

水煎去滓,半饥温服。(世本,无桑皮,多桔梗)

23. 秦皮散(《严氏济生方·眼门·眼论治》)

治暴风客热,赤眼肿痛,痒涩,眵泪昏暗。

滑石 秦皮 黄连(各等分)

上为细末,每用半钱,沸汤泡,澄清温洗,不拘时候。

24. 太清散(《严氏济生方·眼门·眼论治》)

治暴风客热,目赤睛疼,隐涩难开。

铜青(半两,别研) 姜粉末(二钱半)

上药研细和匀,每用少许,沸汤泡,放温,频洗之。

造姜粉法,腊月间用生姜洗切碎,于砂盆内,擂烂,以新麻布裂汁,澄脚,取粉,阴干。

25. 泻青丸〔《金匮启钥(眼科)·卷三·证治歌·暴风客热论》〕

治肝胆火并小儿急惊发搐,眼赤睛痛。

龙胆草 当归 川芎 防风 羌活 山栀 大黄

上蜜为丸。服四五十丸,白汤下。

26. 金液汤(《春脚集·卷之一·目部》)

1) 治暴发火眼宜南方,名金液汤,言其和平中又有精妙处,如至宝之汁浆也。

前胡(一钱) 柴胡(一钱) 防风(一钱) 赤芍(一钱) 蔓荆子(七分) 薄荷(六分) 独活(三分) 芥穗(五分) 黄芩(五分) 白桔梗(八分) 知母(五分)

水煎服。

2) 治暴发火眼宜北方,胞肿珠痛,多眵多泪,痛涩难开,白晴红赤,或起粟疮,黑睛昏暗,或起膜翳,种种风火交集之症,皆宜此方治之。

当归(二钱) 小生地(三钱) 川芎(三钱) 赤芍(一钱五分) 黄芩(一钱五分) 黄连(一钱五分) 防风(二钱) 白蒺藜(三钱,炒) 连翘(三钱,净) 羌活(一钱五分) 石膏(四钱,煅) 川军(三钱) 芒硝(五钱)

水煎服。

27. 拨翳紫金膏(《济阳纲目·卷一百零一·中目病中·点洗方》)

治诸般赤眼,血膜内障等眼。

蕤仁(一两,研,去皮油) 石蟹 珍珠 琥珀 麝香 片脑 硼砂 青盐 石燕子 金精石 银精石 白丁香 红珊瑚 乳香(各五分,另研) 辰砂(二钱,另研) 炉甘石(一两,火煅,连汤淬七次)

上十六味俱研极细,和匀调用。

当归　生地黄　陈皮　赤芍药　防风　羌活　黄连　黄芩　薄荷　菊花(各五分)

上十味㕮咀,用腊雪水两钟银石器中煎至一钟,去渣,入好蜜三两,再以文武火熬二三沸,以绵滤去渣,入磁器内,却入前药末搅匀,用细纸包扎固蜜其口,旋取点用。此方患重者,点二三次,轻者一二次,除根。

28. 赤金锭(《太医院秘藏膏丹丸散方剂·卷二》)

治暴发火眼,频搽大眼角。

火硝(八两)　漳丹(一两)　黑矾(一两)　朱砂(五分)　黄丹(五分)

依法炮制。但此药不可多服,以三四分为度。

29. 仙传拨云散(《太医院秘藏膏丹丸散方剂·卷二》)

治暴发火眼,红丝赤脉,云翳等症,治之甚效。

炉甘石(黄连水制,一两)　珍珠(二钱)　熊胆(五分,净)　琥珀(五分)　冰片(一钱)　白丁香(水飞,三分)　硇砂(水飞,五厘)　硼砂(一分)　麝香(五厘)　雄黄(五厘)　乳香(五厘,去油)　没药(五厘,去油)

共为细末,重罗数次,磁罐盛之,用凉水蘸药少许点之。

30. 秘传回光拨云散(《太医院秘藏膏丹丸散方剂·卷二》)

治暴发火眼、红丝赤肿、云翳等症。

炉甘石(黄连水制过,一钱二分)　冰片(六分)　白丁香(水飞,六分)　熊胆(六分)　硼砂(四分)　雄黄(二分)　琥珀(一分)　麝香(五厘)　珍珠(五厘)　乳香(去油,三分)　没药(去油,四分)　轻粉(二钱)　硇砂(水飞,三分)

共为细末,重罗数次,磁罐盛之,用凉水蘸药少许点之。

31. 洗眼方(《太医院秘藏膏丹丸散方剂·卷二》)

专治暴发火眼赤肿,羞明目疾等症。

胆矾　红花　黄连　防风　归尾(以上各二分)　桃仁(七个)

煎汤熏洗。

第二节

天行赤眼

【辨病名】

天行赤眼指外感疫疠之气,白睛暴发赤肿,常累及双眼,能迅速传染并引起广泛流行的疾病。又名天行赤目、天行赤热、天行气运、天行后赤眼外障等。相当于西医的急性传染性结膜炎。

《银海精微·卷上·天行赤眼》:"天行赤眼者,谓天地流行毒气,能传染于人;一人害眼传于一家,不论大小皆传一遍,是谓天行赤眼。"

《世医得效方·卷第十六·眼科·七十二症方》:"目忽然赤肿,晨昏痛涩,此天行时疾,或长幼传染不安。"

《秘传眼科龙木论·卷之五·五十四·天行后赤眼外障》:"此眼初患之时,忽然赤肿泪出,若有患者,或轻或重,还从一眼先患,后乃相牵俱损。"

《明目至宝·卷二·眼科七十二证受疾之因·天行赤眼》:"天行赤眼是瘟邪,涩痛瞳仁肝热加。"

《证治准绳·杂病·目·目痛有二》:"天行赤热证,目赤痛,或脾肿头重,怕热羞明,涕泪交流等证,一家之内,一里之中,往往老幼相传者是也。"

《医宗金鉴·眼科心法要诀·卷二·天行赤眼歌》:"天行赤眼者,四时流行风热之毒,传染而成,老幼相传,沿门逐户,赤肿涩泪,羞明疼痛。"

《吴氏医方汇编·第一册·目症》:"一目症,忽然赤肿,头重,怕热,羞明,涕泪交流,染及里巷,为天行赤热。"

《目经大成·卷之二·八十一证·天行气运一》:"四时运气总天行,主客违和目病成。人既染伊还累我,左而过右定传经。"

《杂病源流犀烛·卷二十二·面部门·目病源流》:"二十四曰天行赤目,由天行时疾,目忽肿赤痛涩,长幼相似。"

《眼科锦囊·卷二·外障篇·病系白膜之证·天行赤眼》:"疫眼之为证也,一种毒疠之气,当其蒸发之时,偶被感触,一人患之,则传染一家,遂及一邑一郡,犹如瘟疫然矣。其证白膜鲜红,头疼目痛,黏眵多泪,羞明怕日,或两睑浮肿,涩涩难开。"

【辨病因】

1. 外感疠气

外感热毒疠气,相互传染。

《银海精微·卷上·天行赤眼》:"问曰:一人患眼,传于一家者何也?答曰:天时流行,瘴毒之气相染。"

《秘传眼科龙木论·卷之五·五十四·天行后赤眼外障》:"天行赤眼是为名,厉竹热气相传染。"

《医宗金鉴·眼科心法要诀·卷二·天行赤眼歌》:"天行赤眼者,四时流行风热之毒,传染而成。"

《疡医大全·卷十一·眼目部·外障门主论》:"天行赤眼外障,按此证初患之时,皆因天行时气受之者。"

《眼科锦囊·卷二·外障篇·病系白膜之证·天行赤眼》:"疫眼之为证也,一种毒厉之气。"

2. 体虚外感邪热

素有目疾,且平素体虚,复感邪热。

《明目至宝·卷二·眼科七十二证受疾之因·天行赤眼》:"此乃是肝经受邪客热也。"

《证治准绳·杂病·七窍门上·目·目痛有二》:"此一章专为天时流行热邪相感染,而人或素有目疾及痰火热病,水少元虚者,则尔我传染不一。"

《审视瑶函·卷三·目痛·天行赤热症》:"往往尔我相感,因虚被火熏蒸。"

《目经大成·卷之二·八十一证·天行气运一》:"乃时气流行,热邪乘侮……人或素有厥疾及痰火胜、水少元虚者,尔我传染不一。"

【辨病机】

外感疫疠之气,上犯白睛;或平素阴虚内热,痰热火邪蕴于体内,复感疫气,内外和邪,上攻于目。

《古今医统大全·卷之六十一·眼科·病机》:"亦因运气流行,忽然疼痛,泪出鼻塞不利。"

《明目至宝·卷二·眼科七十二证受疾之

因·天行赤眼》:"天行赤眼是瘟邪,涩痛瞳仁肝热加。"

《审视瑶函·卷三·目痛·天行赤热症》:"天行赤热,时气流行,三焦浮燥,泪涩睛疼,或椒疮沙擦,或怕热羞明。"

《疡医大全·卷十一·眼目部·外障门主论》:"天行赤眼外障:按此证初患之时,皆因天行时气受之者,两目赤肿眊矂,紧涩羞明。"

《目经大成·卷之二·八十一证·天行气运一》:"此症目赤痛,怕热羞明,涕泪交流,或睑肿头疼,恶寒发热。乃时气流行,热邪乘侮。"

【辨病证】

1. 辨症候

症候有轻重虚实之分,可因人体正气虚实及感受时疫之气轻重区分;亦可根据有无变证分为轻重。

《证治准绳·杂病·目·目痛有二》:"然有虚实轻重不同,亦因人之虚实,时气之轻重何如,各随其所以,而分经络以发病,有变为重病者,有变为轻病者,有不治而愈者,不可概言。"

《审视瑶函·卷三·目痛·天行赤热症》:"虽曰浅病,亦弗为轻,倘犯禁戒,变症蜂生,要分虚实,须辨六经……然有虚实轻重不同,亦因人之虚实,时气之轻重若何,各随其所受,而分经络以发,病有轻重,不可概言。"

《医宗金鉴·眼科心法要诀·卷二·天行赤眼歌》:"受邪浅深,视人强弱。"

《目经大成·卷之二·八十一证·天行气运一》:"大要少阴司天之政,风热参布,云物沸腾,目瞑而痛;太阴司天,湿土横流,寒乃时至,气郁于上,睑肿赤烂;厥阴司天,风燥火侵,目眥。或水衰金弱,木侮所胜,昏障泣出;相火秉令,阳气布,候乃大温,火胜目赤。阳明太过,燥淫所胜,白眼胀,眦疡;寒水不及,湿乃大行,复则大风暴发,目视。"

2. 辨吉凶

感染疫疠之气较轻,人体正气强健者,七日方可痊愈。十四日仍未愈者,愈后不佳。治疗时不可施以猛药,损及黑睛则愈后不良。

《银海精微·卷上·天行赤眼》:"或五日而愈,此一候之气,其病安矣……此症只气候瘴毒之染,虽肿痛之重,终不伤黑睛瞳仁也……但此症与内无损,极甚者,二七不疗自愈,切不可劀洗去血。"

《古今医统大全·卷之六十一·眼科·病机》:"初患一目,后复相仍,或二七后亦愈,不宜去血。"

《秘传眼科龙木论·卷之五·天行后赤眼外障》:"忌毒也须将息治,不须钩烙恐伤睛,若将痛药强为点,损败神光实可惊,医疗之门何最稳,多餐凉药得平平,翳膜得消散,善散之自见征。"

《证治准绳·杂病·目·目痛有二》:"若感染轻而源清,邪不胜正者,则七日而自愈。盖火数七,故七日火气尽而愈。七日不愈而有二七者,乃再传也。二七不退者,必其犯触及本虚之故,防他变证矣。"

《张氏医通·卷八·七窍门上·目痛》:"治法前后不可镰洗……此证只气候瘴毒之染,全属外因,虽有赤丝乱脉,赤肿痛甚,终不伤损瞳神也。二七日不愈,必犯本虚之故,防变他证。"

《医宗金鉴·眼科心法要诀·卷二·天行赤眼歌》:"强者先愈,弱者迟愈。"

《眼科锦囊·卷二·外障篇·天行赤眼》:"至其太甚,则生星起翳,名之大患后生翳,即疫眼之重证也。倘若误治之,则间变如风眼。竟为盲瞽者有之。故遇其剧证,则宜照风眼治例。"

【论治法】

以疏风清热,凉血解毒为基本治疗原则,内外同治。

1. 内治法

《银海精微·卷上·天行赤眼》:"治宜解毒凉血清热,痛甚者,服用洗肝散、七宝洗心散。"

《世医得效方·卷第十六·眼科·七十二症方》:"虽因热气相传,方有轻重,宜服前泻肝散即安,虚人则用后五行汤洗。"

《秘传眼科龙木论·卷之五·天行后赤眼外障》:"切宜镰洗去瘀血,后宜服泻肝散。"

《明目至宝·卷二·眼科七十二证受疾之因·天行赤眼》:"风毒又冲生翳障,洗肝散服便光华。红赤淡,凉为佳,洗心去血乃为瘥……宜服消毒散、凉肝散、活血散。"

《医宗金鉴·眼科心法要诀·卷二·天行赤眼歌》:"宜用驱风散热饮,风盛倍羌防,热盛倍大黄。"

《吴氏医方汇编·第一册·目症》:"用牛子大黄散,服之即愈。"

《疡医大全·卷十一·眼目部·外障门主论》:"头痛泪出,鼻塞眵多,脏腑秘结,宜芍药清肝散;大便秘结者,服羌活胜风汤。"

《目经大成·卷之二·八十一证·天行气运一》:"治依运气,始散,桂枝汤、麻黄汤、柴葛解肌汤;不退,大青龙、十神汤;表罢里急,大柴胡汤、八正散;或减,须和,小柴胡、逍遥散、参苏饮;不减而增,当验症切脉,或攻或补二阵选方,再删易合式而调燮之,庶不变生他症。"

《杂病源流犀烛·卷二十二·面部门·目病源流》:"宜泻肝散、石决明散。"

《眼科锦囊·卷二·外障篇·病系白膜之证·天行赤眼》:"轻证者,内服发表剂,兼用攻下。"

《金匮启钥(眼科)·卷三·目痛·天行赤热论》:"治法原以驱风散热饮子及桑白皮散,与泻热黄连汤,未免过拘贻误,吾为酌之,须审系何气,参以目赤,条分经络、阴阳、表里以施方,则善矣。"

《类证治裁·卷之六·目症论治》:"天行赤热,怕热羞明,涕泪交流,酒煎散、大黄当归散。"

《伤寒杂病心法集解·卷四·眼目门·杂症治法》:"治天行赤眼,暴肿痛甚,服消风散热汤;风热赤眼,服祛风清热汤。"

2. 外治法

《银海精微·卷上·天行赤眼》:"此症再不可劀洗,只用童子小便煎黄连露宿温洗,日进五遍,以解恶毒之气;更用胡宣二连,矾雄黄共研细调,姜汁点二眦,通其恶泪,其痛立止,或酒调散服之,二三贴无妨……点用清凉散加解毒。"

《秘传眼科龙木论·卷之五·天行后赤眼外障》:"用洗眼汤,点龙脑煎即效。"

《明目至宝·卷二·眼科七十二证受疾之因·天行赤眼》:"太阳刺血何为巧,点药先时也有差。"

《杂病源流犀烛·卷二十二·面部门·目病源流》:"并以五行汤洗之。"

《银海指南·卷三·点药诸方》:"炉甘石不拘多少,用童便浸透,煎滚,去童便以清水漂出臭气,装在泥罐内,上用银罐盖好,桑柴火烧至硫黄色为度。取出擂细,用清水飞尽砂,晒干,每净甘石一斤,配葱一斤,姜二两,敲汁,收在甘石内拌匀,再装入罐内,仍烧至硫黄色,取出,名五烹法,点一切天行赤眼,入后药再制,名虎液法。"

《眼科锦囊·卷二·外障篇·天行赤眼》:"外用清凉涂药,红浆水、玫瑰露、神效水、石胆水。"

【论用方】

1. 洗肝散(《银海精微·卷上·天行赤眼》)

治暴发赤肿,天行赤眼时常眼痛。

大黄 栀子 防风 薄荷 川芎 当归 羌活 甘草

上,一两为末,食后热水调二三钱服之。

2. 泻肝散(《秘传眼科龙木论·卷之五·天行后赤眼外障》)

此眼初患之时,忽然赤肿泪出。若有患者,或轻或重。还从一眼先患,后乃相牵俱损。切宜劆洗去瘀血,后宜服泻肝散,用洗眼汤,点龙脑煎即效。

知母 黄芩 桔梗(各一两半) 大黄 黑参 羌活 细辛 苋蔚子(各一两)

上为末。以水一盏,散一钱,煎至五分,食后去渣温服之。

3. 洗眼汤(《秘传眼科龙木论·卷之五·天行后赤眼外障》)

治天行后赤眼外障。

秦皮 甘草 细辛 黄芩(各一两) 防风(一两半)

上捣罗为末。以水一盏,散三钱,煎至一盏半,热洗,一日两度用之,立效。

4. 龙脑煎(《秘传眼科龙木论·卷之五·天行后赤眼外障》)

治天行后赤眼外障。

龙脑(一分) 秦皮 防风 细辛 甘草 宣黄连(各一两半)

上捣罗为末。以水一大碗,浸药末三日三夜,用银铫子煎至七分,以束绵滤去渣,又入蜜四两,煎至五七沸,入瓷瓶子内盛,勿令泄气。每用点眼,立效。

5. 治眼方(《明目至宝·卷四·治眼方·天行赤眼》)

治天行赤眼。

青黛 草决明 槐花(三两,栀子代) 黄柏(不拘多少)

上㕮咀,水煎,食后服。

6. 驱风散热饮子(《审视瑶函·卷三·运气原证·目痛·天行赤热症》)

此症目赤痛,或睥肿头重,怕热羞明,涕泪交流等病。

连翘 牛蒡子(炒,研) 羌活 苏薄荷 大黄(酒浸) 赤芍药 防风 当归尾 甘草(少许) 山栀仁 川芎(各等分)

上锉剂。白水二钟,煎至一钟去滓,食远热服。少阳经,加柴胡;少阴经,加黄连。

7. 桑白皮散(《审视瑶函·卷三·目痛·天行赤热症》)

治肺气壅塞,热毒上攻眼目,白睛肿胀,日夜疼痛,心胸烦闷。

旋覆花 枳壳 杏仁(去皮尖) 桑白皮 天花粉 玄参 甘草 甜葶苈 甘菊花 防风 黄芩(各等分)

上为末。每服四钱,水一钟半,生姜三片,煎至八分,去滓,食后温服。

8. 单方(《本草单方·卷十·眼目》引谢道人《天竺经》)

治天行赤目暴肿痒痛。

地骨皮(三斤)

水三斗,煮三升,去滓,入盐一两,取二升,频频洗点。

9. 芍药清肝散(《疡医大全·卷十一·眼目部·外障门主论》)

治天行赤眼外障,两目赤肿,紧涩羞明,头痛泪出,鼻塞眵多,脏腑秘结。

荆芥 防风 柴胡 薄荷 川芎 赤芍 羌活 炒栀 知母 甘草 桔梗 大黄 黄芩 滑石 前胡 石膏 芒硝

10. 羌活胜风汤(《疡医大全·卷十一·眼目部·外障门主论》)

治天行赤眼外障,两目赤肿,紧涩羞明,头痛泪出,鼻塞眵多,大便秘结。

羌活 前胡 荆芥 枳壳 防风 白术 黄芩 柴胡 薄荷 川芎 桔梗 大黄 白芷

11. 飞熊丹(《目经大成·卷之三·诸药外

治·飞熊丹十》)

用治天行赤热等症。

雄精(即雄黄之上品,研飞,四钱) 元明粉(三钱) 硼砂(二钱) 熊胆(一钱) 冰片(五分)

12. 牛蒡大黄散(《吴氏医方汇编·第一册·目症》)

目症,忽然赤肿,头重,怕热,羞明,涕泪交流,染及里巷,天行赤热。

牛蒡(一钱,炒) 连翘(去穰,一钱) 大黄(一钱) 栀子(二钱) 川芎(一钱) 甘草(一钱) 防风(一钱) 归尾(二钱) 羌活(一钱) 薄荷(一钱) 蝉蜕(去足翅,一钱) 望月砂(一钱,炒)

为末。用生猪肝二两,以竹刀劈破入药末二钱,以绵束之蒸熟,连药服数日,自愈。

13. 傅氏羚羊角散法(《凌临灵方·天行赤眼》)

治天行赤眼,赤涩羞明,脉弦数而滑。

羚角片 夏枯草 地骨皮 白甘菊 薄荷尖 连翘 净银花 童木通 元参 桑白皮 谷精珠 清宁丸

外用龙胆乙分和乳点之。

第三节

天行赤眼暴翳

【辨病名】

天行赤眼暴翳指外感疫疠之气,急发白睛红赤,沙涩疼痛,继之黑睛生翳的眼病。又名大患后生翳、暴赤生翳。相当于西医的流行性角结膜炎。

《银海精微·卷上·大患后生翳》:"大患者,初起陡然而起,肿痛,发来甚重,沙涩难忍,增寒作热,坐卧不安,或通夜行至达旦,羞明怕日,泪出如汤,鼻涕溏流,两眼肿起如桃,日夜呻吟,饮食无味,二七不愈,遂生翳如黄脓疥疮,占在风轮,其脑牵痛。"

《医宗金鉴·眼科心法要诀·卷二·暴赤生翳歌》:"暴赤生翳,其证赤肿生翳,痒痛难当,时流热泪羞明。"

《眼科锦囊·卷二·外障篇·天行赤眼》:"疫毒肿,大患后生翳。疫眼之为证也,一种毒厉之气,当其蒸发之时,偶被感触,一人患之,则传染一家,遂及一邑一郡,犹如瘟疫然矣。其证白膜鲜红,头疼目痛,黏眵多泪,羞明怕日,或两睑浮肿,涩涩难开。至其太甚,则生星起翳,名之大患后生翳。"

【辨病因】

外因疫疠之气犯肺,内因心、肝二经风热,内外合邪,上攻于目而发病。

《银海精微·卷上·大患后生翳》:"邪气甚伤经络也。外邪甚则伤肝,肝受伤则生翳。"

《古今医统大全·卷之六十一·眼科·病机》:"此因运气所患,风火淫郁,大概患眼赤肿,泪出而痛,或致头额俱疼,渐生翳障,遮蔽瞳人,红紫不散,必有瘀血。"

《医宗金鉴·眼科心法要诀·卷二·暴赤生翳歌》:"乃心、肝二经风热,上壅攻目所致。"

【辨病证】

辨吉凶

本病经治疗后可以痊愈,但眼部症状需许久方可缓解,若失治误治则会致失明。

《银海精微·卷上·大患后生翳》:"虽疗痊可,赤昏昧三个月方得复旧。失于调治,丧明必矣。"

《眼科锦囊·卷二·外障篇·病系白膜之证·天行赤眼》:"大患后生翳,即疫眼之重证也,倘若误治之,则间变如风眼,竟为盲瞽者有之。"

【论治法】

以清热、解毒、退翳为基本治疗原则。

1. 内治法

《银海精微·卷上·大患后生翳》:"服宜四顺、八正、导赤散……治宜四顺散、细辛汤。"

《古今医统大全·卷之六十一·眼科·病机·七十二证候》:"可服泻肝散、镇心丸。"

《医宗金鉴·眼科心法要诀·卷二·暴赤生翳歌》:"服芦根饮子,清其内热,后服镇肝丸。"

2. 外治法

《银海精微·卷上·大患后生翳》:"治宜用胡

宣二连药,照前研细调姜汁点,用苦桃叶、侧柏叶、菊叶、柳叶、熏洗……点用熊胆膏,翳厚者用九一丹点。"

《医宗金鉴·眼科心法要诀·卷二·暴赤生翳歌》:"宜劆洗出血……劆音廉。劆者,或以针锋微刺之,或以灯心草微刮之也。"

【论用方】

1. 四顺汤(《银海精微·卷上·大患后生翳》)

治经络得热,大患后生翳。

大黄　当归　甘草　赤芍药

上,各等分。每服四五钱,水煎食后服。

2. 细辛汤(《银海精微·卷上·大患后生翳》)

治风邪伤肝,致眼生翳。

茺蔚子　黑参　黄芩　桔梗　大黄　车前子　木通　生地黄　甘草

上,各等分。水煎食后服。

3. 芦根饮子(《医宗金鉴·眼科心法要诀·卷二·暴赤生翳歌》)

治赤肿生翳,痒痛难当,时流热泪羞明。

芦根(一钱)　黑参(一钱五分)　黄连(一钱)　芒硝(一钱)　大黄(一钱)　黄芩(一钱五分)　防风(一钱)

上为粗末,以水二盏,煎至一盏,食后,去渣温服。

4. 镇肝丸(《医宗金鉴·眼科心法要诀·卷二·暴赤生翳歌》)

治赤肿生翳,痒痛难当,时流热泪羞明。

藁本(一两五钱)　石决明(煅,二两)　细辛(三钱)　山药(炒)　人参　茯苓　车前子(各一两)　五味子(三钱)　羌活(一两)

上罗为细末,炼蜜为丸如桐子大。空心茶清送下三钱。

第四节

金疳

【辨病名】

金疳指白睛表层生玉粒样小泡,周围绕以赤脉的眼病。又名金疡。相当于西医的泡性结膜炎。

《证治准绳·杂病·七窍门上·目·目疮疣》:"金疳证,初起与玉粒相似,至大方变出祸患,生于睥内,必碍珠涩痛以生障翳。生于气轮者,则有珠痛泪流之苦。"

《审视瑶函·卷四·运气原证·目疣·金疳症》:"金疳起如玉粒,睥生必碍睛疼,沙擦涩紧翳障生。若在气轮目病,珠痛泪流不爽。"

《目经大成·卷之二·八十一证·五色疡二十四》:"金疡玉粒生睛上,湛湛水轮碍蓁莽。时交阴气金水清,流火居西神稍爽。此症生于气轮,状如金粟,粒数无定,眵泪涩痛不消说,间有连上睑内结者,尤碍青睛,且击而发翳障,俨与椒粟仿佛。"

《类证治裁·卷之六·目症论治》:"金疳生于睥内,与玉粒相似。"

【辨病机】

多因肺经燥热,宣发失职,肺气凝滞,上攻于目所致。

《银海指南·卷二·肺经主病》:"玉粒侵睛,肺气凝滞所致。"

《目经大成·卷之二·八十一证·五色疡二十四》:"但火金亢战,非风湿居土木也。"

《金匮启钥(眼科)·卷四·目疣·金疳论》:"其源由于肺客郁热,积滞不行所成,治亦宜速。"

【论治法】

以清肺泄热为基本治疗原则,内治法为主。

《审视瑶函·卷四·运气原证·目疣·金疳症》:"此症初起与玉粒相似。至大方变出祸患……宜服泻肺汤。"

《目经大成·卷之二·八十一证·五色疡二十四》:"大剂泻白散、治金煎。不稍减,消毒逐瘀汤投之,无有不罢。"

《金匮启钥(眼科)·卷四·目疣·金疳论》:"治法宜服泻肺汤,肺热平而患自除矣。"

《类证治裁·卷之六·目症论治》:"金疳生于睥内,与玉粒相似,失治则变漏,泻肺汤。"

【论用方】

泻肺汤(《审视瑶函·卷四·运气原证·目

疣·金疳症》）

治金疳症。

桑白皮　黄芩　地骨皮　知母　麦门冬（去心）　桔梗（各等分）

上锉剂。白水二钟，煎至八分，去滓，食后服。

第五节

玉粒分经

【辨病名】

玉粒分经指白睛或眼睑内生圆形小颗粒，淡黄或白色，质地坚硬，初起无痛，久而不治则变大，质地变硬，可有疼痛，甚至溃烂的症状。

《证治准绳·杂病·七窍门上·目·外障》："玉粒分经，此证或生于脾，或生于气轮……其形圆小而颗坚，淡黄色或白肉色，当辨其所生部分而治之，故曰玉粒分经。"

《张氏医通·卷八·七窍门上·外障》："玉粒分经生于气轮者，燥热为重；生于脾者，湿热为重。其形圆小而颗坚，淡黄如白肉色，初起不疼，治亦易退，亦有轻而自愈者。若恣酒色，嗜辛热，多忿怒及久而不治因而积久者，则变坚大而疼，或变大而低溃，如烂疮相似者尚轻。"

【辨病因】

多因脏腑蕴热，生于白睛因肺经燥热，生于眼脾因脾经湿热。

《证治准绳·杂病·目·外障》："生于气轮者，金火亢承之证，燥热为重。生于脾者，湿热为重，由土之燥滞。"

《张氏医通·卷八·七窍门上·外障》："玉粒分经，生于气轮者，燥热为重；生于脾者，湿热为重。"

【辨病机】

应当分辨其生长的部位，辨虚实，生于白睛为肺火亢盛，或肺阴亏虚；生于眼脾为脾土运化不利，湿热阻滞。

《金匮启钥（眼科）·卷三·外障·玉粒分经论》："玉粒分经者何，其状俨如玉粒，或生于脾，或生于气轮，生于气轮者，金火亢成之症，燥热为重。

生于脾者，湿热为重，由土之燥滞，其形圆小而颇坚，其色淡黄而如障，抑或为白肉色，皆当辨其所生部分，为候虚实，若治癍脂翳之治法而分治之，其无失矣。"

【辨病证】

辨吉凶

病初，玉粒偏小，无疼痛，易愈。若平素饮酒、嗜食辛辣，或性情急躁易怒，久不治者，玉粒则变大变硬，甚至溃破如烂疮。若仍不戒禁忌、不治者，久则形成漏。

《证治准绳·杂病·目·外障》："初起不疼，治亦易退，亦有轻而自愈者。若恣酒色，嗜辛热火毒，多怒忿躁急之人，及久而不治，因而积久者，则变大，大而坚，坚而疼，或变大而低溃，色白或淡黄，如烂疮相似者，证尚轻。若复不知禁忌，且犯戒者，则烂深。烂深复至于不戒不治者，则变为漏矣。不可误认为粟疮。"

【论治法】

《张氏医通·卷八·七窍门上·外障》："玉粒分经，生于气轮者……宜神消散去二蜕，加皂荚、石决明。燥热，去苍术加当归、杏仁。"

《金匮启钥（眼科）·卷三·外障·玉粒分经论》："皆当辨其所生部分，为候虚实，若治癍脂翳之治法而分治之，其无失矣。"

【论用方】

神消散（《张氏医通·卷十五·目门》）

治一切黄膜。

黄芩　蝉蜕　甘草（炙）　木贼（各一两）苍术（童便浸，麻油炒）　谷精草（各二两）　蛇蜕（酥炙，四条）

为散。每服二钱，临卧新汲水调服。

第六节

火疳

【辨病名】

火疳指邪毒上攻白睛，导致白睛里层呈紫红

色局限性隆起且疼痛的眼病。又名火疡、火疳症。相当于西医的前部巩膜炎。

《证治准绳·杂病·目·外障》："若白轮有红颗而胀急涩痛者,有变。而急痛连内而根深接内者,火疳也。"

《目经大成·卷之二·八十一证·五色疡二十四》："火疡状如红豆蔻,此症初起如蓁椒,继如红豆蔻,生于内睑眦间,着气轮者为急。"

《类证治裁·卷之六·目症论治》："火疳生于脾眦及气轮,初起如椒疮。"

【辨病因】

火热实邪侵于肺,火热不得宣泄,上攻于目,致白睛疼痛,结节隆起。

《证治准绳·杂病·目·目疮疣》："盖火之实邪在于金部,火克金,鬼贼之邪,故害最急。"

《张氏医通·卷八·七窍门上·五疳证》："在气轮者,火邪克金,为害尤急。"

【辨病证】

1. 辨症候

火疳之主症是白睛局限隆起,起初如粟疮榴子,小而圆,或带横长而圆,状如豆,次后渐大,伴疼痛。

《证治准绳·杂病·目·目疮疣》："火疳证,生于脾眦气轮,在气轮为害尤急……初起如椒疮榴子一颗小而圆,或带横长而圆如小赤豆,次后渐大痛者多,不痛者少。"

《目经大成·卷之二·八十一证·五色疡二十四》："火疡状如红豆蔻,其故知为邪毒否,两眦之间已不堪,气轮犯克难分剖。此症初起如蓁椒,继如红豆蔻,生于内睑眦间,着气轮者为急。盖火之实邪,今在金部,所谓鬼贼相侵。失治或误会成溃漏。"

2. 辨吉凶

本病需与轮上一颗如赤豆症相鉴别,轮上一颗如赤豆症乃血瘀积在外,病轻易消;而火疳乃火热由内而生,病情较重。

《证治准绳·杂病·目·目疮疣》："不可误认为轮上一颗如赤豆之证,因瘀积在外易消者,此则从内而生也。"

《证治准绳·杂病·七窍门上·目·外障》：

"若白轮有红颗而胀急涩痛者,有变。而急痛连内而根深接内者,火疳也,又非此比。若白珠虽有红颗而珠不疼,虽疼不甚者病轻,治亦易退,善消可矣。"

【论治法】

火疳需分虚实而治,实则清热凉血、泻火解毒,虚则滋阴降火。以内治法为主。

《审视瑶函·卷四·运气原证·目疣》："火疳症,宜服洗心散。"

《张氏医通·卷八·七窍门上·五疳证》："三黄汤、导赤散,分虚实治之。"

《目经大成·卷之二·八十一证·五色疡二十四》："须黄连解毒汤。不妥,当八正散、犀角地黄汤。再则宜滋水以济火,或补阴以配阳,圆机活用,治法良多,宁必一意败毒。"

《金匮启钥(眼科)·卷四·目疣·火疳论》："治之亦宜分虚实,实者以洗心散主之,虚者以补心丹主之。虚实分明,经络原因不紊,岂尚有误治哉。"

【论用方】

洗心散(《审视瑶函·卷四·运气原证·目疣》)

治火疳症。

大黄　赤芍药　桔梗　玄参　黄连　荆芥穗　知母　防风　黄芩　当归尾(各等分)

上为细末。每服三钱,食后茶清调下。

第七节

白睛青蓝

【辨病名】

白睛青蓝指邪郁气轮,导致白睛变成青蓝色的疾病。又名目睛俱青。相当于西医的巩膜葡萄肿。

《证治准绳·杂病·目·目赤》："附目珠俱青证,乃目之白珠变青蓝色也。"

【辨病机】

主要有风邪、痰热、火邪及伤寒、毒邪等攻目。

病机总属实证,邪气攻目,郁结蒸逼,使膏汁游出在气轮之内,故白睛呈现青蓝色。本病可涉及瞳神,若失治,则引起瞳神损伤而成为终身疾病。

《证治准绳·杂病·七窍门上·目·目赤》:"[附目珠俱青证]乃目之白珠变青蓝色也。病在至急。盖气轮本白,被郁邪蒸逼,走散珠中,膏汁游出在气轮之内,故色变青蓝,瞳神必有大小之患。失治者,瞳神损而为终身痼疾矣。然当各因其病而治其本。如头风者,风邪也;伤寒、疟疾,痰火热邪也;因毒者,毒气所攻也。余仿此。病在至急。盖气轮本白,被郁邪蒸逼,走散珠中,膏汁游出在气轮之内,故色变青蓝。"

【论治法】

治宜驱邪外出。

《审视瑶函·卷三·白痛·白珠俱青症》:"宜服天麻汤,伤寒疟后,白珠青者,加柴胡、麦门冬(去心)、黄芩、天花粉;毒气所攻,白珠青者,加黄芩、牛蒡子(炒研)、连翘、黄连。"

《金匮启钥(眼科)·卷三·白痛·白珠俱青论》:"瞳神必有大小之患,治宜服还阴救苦汤,或天麻汤。"

【论用方】

天麻汤(《审视瑶函·卷三·运气原证·白痛》)

治目之白睛,忽变青蓝色。

天麻 家菊花 川芎 当归身 羌活 白芍药 甘草(各等分)

上锉剂。白水二钟,煎至八分,去滓,食后热服。

第八节

白涩症

【辨病名】

白涩症指眼部红肿不显,而自觉眼内干涩不舒,沙涩疼痛,视瞻昏花的眼病。又名干涩昏花。相当于西医的干眼。

《证治准绳·杂病·目·目昏花》:"干涩昏花证,目自觉干涩不爽利,而视物昏花也。"

《审视瑶函·卷三·运气原证·白痛》:"白涩症,不肿不赤,爽快不得,沙涩昏朦,名曰白涩。"

【辨病因】

风邪外袭,内乘脏腑,外传泪道,泪泣尽而目涩;劳瞻竭视、思虑过度、嗜酒纵欲导致肝肾虚损,精液亏虚,致神水耗伤,目珠失养,引起眼干涩不爽。

《诸病源候论·目病诸候·目涩候》:"目,肝之外候也,腑脏之精华,宗脉之所聚,上液之道。若悲哀内动腑脏,则液道开而泣下,其液竭者,则目涩。又风邪内乘其腑脏,外传于液道,亦令泣下而数欠,泣竭则目涩。"

《秘传眼科龙木论·葆光道人眼科龙木集·七十二问》:"目涩者何也?答曰:此乃动脏腑也。或啼哭泣出太过,冷泪不止,液通开而不闭,液道枯干。"

《证治准绳·杂病·目·目昏花》:"目自觉干涩不爽利,而视物昏花也。乃劳瞻竭视,过虑多思,耽酒恣燥之人,不忌房事,致伤神水,目上必有证如细细赤脉及不润泽等病在焉。"

《目经大成·卷之二·似因非症·干涩昏花二》:"此目开闭总不自然,而视亦昏渺。多因劳瞻过虑,耽酒恣欲,五火熬伤神水而致。"

《金匮启钥(眼科)·卷五·目昏·睛黄视眇论·干涩昏花》:"更有干涩昏花一证,其目自觉干涩而不爽利,视瞻昏花,究其源亦由耽酒恣燥,不忌房事,兼之劳瞻竭视,过虑多思,致伤神水,而细细赤脉及不润泽等病,必接踵生焉。"

【辨病机】

气分伏火上攻,致神水耗伤,目珠失养;肺脾湿热,肝肾俱伤,引起眼干涩不爽。

《诸病源候论·目病诸候·目涩候》:"若腑脏劳热,热气乘于肝,而冲发于目,则目热而涩也,甚则赤痛。"

《审视瑶函·卷三·白痛·白涩症》:"不肿不赤,爽快不得,沙涩昏朦,名曰白涩,气分伏隐,脾肺湿热。"

《医宗金鉴·眼科心法要诀·补遗·干涩昏花歌》:"干涩昏花者,谓目觉干涩不爽,视物昏花也。此乃肝肾俱伤之候。"

【辨病证】

辨吉凶

若不谨慎保养,伤及神水,则目珠枯槁不润,赤脉环绕,多眵多泪,引发郁忧劳瘵,终无宁日。

《证治准绳·杂病·七窍门上·目·目昏花》:"合眼养光良久,则得泪略润,开则明爽,可见水少之故。若不戒谨保养,甚则有伤神水,而枯涩之变生矣。"

《目经大成·卷之二·似因非症·干涩昏花二》:"若不戒谨保养,必变枯瘁。不则色泽不润,细细赤脉绕,生眵与泪,终其世无宁日。"

《眼科锦囊·卷二·外障篇·干燥眼》:"若经久则昏浊遮明,至其重者,必有丧明之变。或云原因疫眼及热病大病后气力衰弱等而发焉。然予熟试之,来自梅毒者十有七八,尚可医治。因气力脱乏而发者,不可轻忽。若持久不治者,后必发起郁忧劳瘵及种种之峻证。"

《金匮启钥(眼科)·卷五·目昏·干涩昏花》:"然苟能自保养,合眼养光,良久得泪则润,开则明爽,此可见水少之明验也。"

【论治法】

以滋阴养水兼抑火为治疗原则。

1. 内治法

《秘传眼科龙木论·葆光道人眼科龙木集·七十二问》:"第四十七问:目涩者何也?答曰:此乃动脏腑也。或啼哭泣出太过,冷泪不止,液通开而不闭,液道枯干,脏腑邪热传于卫,真气不荣于目,故目涩也。依用羊肝丸、三黄丸、二处膏。"

《审视瑶函·卷五·目昏·干涩昏花症》:"宜服四物五子丸,治心肾不足,眼目昏暗。"

《医宗金鉴·眼科心法要诀·干涩昏花歌》:"宜用四物五子丸,滋阴养水,略带抑火,以培其本也。"

《目经大成·卷之二·似因非症·干涩昏花二》:"治宜驻景丸、还少丹滋源培本,人参固本丸、金水六君煎略带抑邪。所谓本立则清气自和,邪去而源泉随化。"

《眼科锦囊·卷二·外障篇·干燥眼》:"内服六味丸,蜀麦加机标,机奈人参汤之类。"

《金匮启钥(眼科)·卷三·白痛·白涩论》:"白眼之证,多有赤脉,视其从上而下者,太阳病也,羌活为使;从下而上者,阳明病也,升麻为使;从外走内者,少阳病也,柴胡为使。若恶寒脉浮为有表,宜选奇汤;脉实而大便闭为在里,宜泻青丸微利之。亦有不肿不红,但如沙涩昏痛,乃气分隐伏之火,脾肺络有湿热,秋天多有此患,通用桑白皮散。"

2. 外治法

《审视瑶函·卷五·目昏·干涩昏花症》:"治人至夜则目涩好睡。取鼠目一枚,烧为末,水和,频注目中,久则不睡,取目以囊盛,久久佩之使不离身,亦不夜寐。"

《眼科锦囊·卷二·外障篇·干燥眼》:"又宜投喷嚏剂及菜白芥子放开泪管之闭塞,引其泪液;外用神液丹调和乳汁屡点。然轻者尚可治,重者难治。出于梅家者,用薰剂及紫薇烟,多有验效。"

《金匮启钥(眼科)·卷五·目昏·干涩昏花》:"若涩而痛,则点黄牛胆煎。"

3. 禁忌

《审视瑶函·卷五·目昏·干涩昏花症》:"若误认为火症,妄用开烙针泄之治,则有紧缩细小之患。"

《目经大成·卷之二·似因非症·干涩昏花二》:"医作火症,妄施攻散,会有紧缩欹侧之患。"

【论用方】

1.《局方》羊肝丸(《秘传眼科龙木论·葆光道人眼科龙木集·七十二问》)

治怕日羞明者。

白羊肝一具(净洗,去膜) 黄连(细罗)

上将羊肝先安盆内,研烂,旋旋入黄连末拌匀得所,为丸如桐子大。每服四十丸,食后温浆水下,连作五剂。诸般眼疾,障翳青盲皆主之。禁食猪肉及冷水。

2. 三黄丸(《秘传眼科龙木论·葆光道人眼科龙木集·七十二问》)

治大眦红赤。

黄连(去皮) 黄芩(去芦) 大黄(各等分)

上为细末,炼蜜为丸如桐子大。每服三十丸,热水送下。如脏壅实,加栝蒌。小儿积,宜可服之。

3. 桑白皮汤(《审视瑶函·卷三·白痛·白

涩症》)

治白眼不肿不赤,只是涩痛。

桑白皮(一钱半) 泽泻 黑玄参(各八分) 甘草(二分半) 麦门冬(去心) 黄芩 旋覆花(各一钱) 菊花(五分) 地骨皮 桔梗 白茯苓(各七分)

上锉剂,白水二钟,煎至八分,去滓温服。

4. 四物五子丸(《审视瑶函·卷五·目昏·干涩昏花症》)

治心肾不足,目日觉干涩不爽利,而视昏花。

熟地黄 当归(酒洗) 地肤子 白芍 菟丝子(酒煮烂,焙) 川芎 覆盆子 枸杞子 车前子(酒蒸,量虚实加减,各等分)

上为细末,炼蜜为丸如桐子大。每服五十丸,不拘时盐汤送下。

5. 黄牛胆煎(《审视瑶函·卷五·目昏·干涩昏花症》)

治眼涩痛。

猪胆(汁) 黄牛胆(汁) 羊胆(汁) 鲤鱼胆(汁,各半合) 白蜜(二两) 胡黄连(研末) 青皮(研末) 川黄连(研末) 熊胆(各二钱半)

上将诸药末,与蜜并胆汁和匀,入瓷瓶内,以细纸封头牢系,坐饭甑中蒸,待饭熟为度,用新净绵滤过。每以铜筋取如麻子大点于目眦,每日二三次。

第九节

神水将枯

【辨病名】

神水将枯指目珠外神水干涩,目珠不润的眼病。相当于西医的水液缺乏性干眼。

《证治准绳·杂病·目·神水将枯》:"视珠外神水干涩而不莹润,最不好识,虽形于言不能妙其状。"

《审视瑶函·卷五·内障·神水将枯症》:"此症视珠外神水枯涩,而不润莹,最不易识。"

《张氏医通·卷八·七窍门上·神水将枯》:"神水将枯,视珠外神水干涩不润,如蜒蚰之光。"

【辨病机】

因体内火郁蒸膏,津液干枯,无以滋养目珠,导致目珠干涩不润。其证有虚有实。

《证治准绳·杂病·目·神水将枯》:"乃火郁蒸膏泽,故精液不清,而珠不莹润,汁将内竭。"

《审视瑶函·卷五·内障·神水将枯症》:"其症有二:有阴虚症,有阳虚症。"

《张氏医通·卷八·七窍门上·神水将枯》:"神水将枯,视珠外神水干涩不润,如蜒蚰之光,乃火气郁蒸,膏泽内竭之候。"

【论治法】

以滋阴清热为主要治疗原则。

《证治准绳·杂病·目·神水将枯》:"一云瞳神干缺证,其睛干涩,全无泪液,或白或黑,始则疼痛,后来稍定而黑不见,此证不可治疗,宜泻胆散。"

《审视瑶函·卷五·内障·神水将枯症》:"其症有二:有阴虚症,有阳虚症,不可浑治,阴虚以补肾丸治之,阳虚以调中益气汤疗之。"

《张氏医通·卷八·七窍门上·神水将枯》:"此为肝热肾虚,初起珠头坠痛,大眦微红,犹见三光者,六味地黄丸加麦冬、五味。切忌吹点。"

【论用方】

1. 泻胆散(《证治准绳·类方·目·神水将枯》)

治瞳仁干缺外障。

玄参 黄芩 地骨皮 麦门冬 知母(各一两) 黄芪 茺蔚子(各一两半)

每服五钱,水一盏,煎五分,去滓,食后温服。

2. 滋肾丸(《审视瑶函·卷五·内障·神水将枯症》)

治珠外神水枯涩,而不润莹。

黄柏(盐水制) 知母(盐水炒过制,各三两) 肉桂(二钱)

上为细末,水泛为丸如梧桐子大。每服百丸,空心沸汤送下。

3. 补肾丸(《审视瑶函·卷五·内障·神水将枯症》)

治珠外神水枯涩,而不润莹。

杜仲(姜汁炒) 牛膝(酒洗) 陈皮(各二两) 黄柏(盐水炒) 龟板(酥制,各四两) 五味子(夏加一两,焙干) 干姜(冬加五钱,炒)

上为细末,炼蜜为丸如桐子大。每服三十丸,空心盐汤送下。

4. 调中益气汤（《审视瑶函·卷五·内障·神水将枯症》）

治脾胃不调而气弱，日晡两目紧涩，不能瞻视，乃元气下陷。

黄芪（炙，一钱） 升麻（五分） 陈皮（六分） 木香（二分） 人参 甘草 苍术（泔水制） 柴胡（各五分）

上锉剂。白水二钟，煎至八分，去滓，临卧温服。

第十节

白眼痛

【辨病名】

白眼痛指白睛沙涩疼痛，不伴眼部红肿的眼病。

《医宗金鉴·眼科心法要诀·白眼痛歌》："白眼痛者，俗呼为害白眼。其证不红、不肿，沙涩疼痛，多生红丝赤脉。乃脾肺络伤湿热，兼气分伏火上冲所致。"

【辨病机】

本病多因阳热亢盛或湿热伤及脾肺，气分伏火上冲。

《医学纲目·卷之十三·目疾门·目赤肿痛》："盖目眦白眼疼属阳，故昼则疼甚，点苦寒药则效，经所谓白眼赤脉法于阳故也。"

《证治准绳·杂病·目·目痛有二》："恶寒脉浮为有表，宜选奇汤、防风饮子等散之。脉实有力，大腑闭，为有里，宜泻青丸、洗肝散等微利之。亦有不肿不红，但沙涩昏痛者，乃气分隐伏之火，脾肺络有湿热，秋天多有此患，故俗谓之稻芒赤，亦曰白赤眼也。"

《医宗金鉴·眼科心法要诀·白眼痛歌》："乃脾肺络伤湿热，兼气分伏火上冲所致。"

【论治法】

1. 内治法

《证治准绳·杂病·目·目痛有二》："白眼痛，多有赤脉，视其从上而下者，太阳病也，羌活为使。从下而上者，阳明病也，升麻为使。从外走内者，少阳病也，柴胡为使。太阳病宜温之散之，阳明病宜下之，少阳病宜和之。又恶寒脉浮为有表，宜选奇汤、防风饮子等散之。脉实有力，大腑闭，为有里，宜泻青丸、洗肝散等微利之。亦有不肿不红，但沙涩昏痛者，乃气分隐伏之火，脾肺络有湿热，秋天多有此患，故俗谓之稻芒赤，亦曰白赤眼也。通用桑白皮散、玄参丸、泻肺汤、大黄丸、洗眼青皮汤、朱砂煎。"

《审视瑶函·卷三·运气原证·白痛》："白眼痛有表里等症，或疼极而痛，从外走内者，宜温之散之，有不红肿而涩痛者，火伏气分，泻白散为主。有白珠变青蓝色，乃郁邪蒸逼，走散珠中，亟宜调气以养之。"

《张氏医通·卷八·七窍门上·目痛》："大府闭为在里。泻青丸加薄荷、甘草。""乃脾肺气分隐伏之湿热……泻青丸加黄芪、甘草。"

《类证治裁·卷之六·目症论治》："目赤痛而头目浮肿，普济消毒饮。怕热羞明，头目肿痛，选奇汤。珠疼如针刺，心经实火，洗心散。热结膀胱，小便不通，五苓散。雷头风，目痛便秘，清震汤。阳邪风症，眉棱骨痛，兼火者，选奇汤、还睛丸。阴邪风症，脑后枕骨疼，三因芎辛汤。"

2. 针灸法

《医学纲目·卷之十三·目疾门·目赤肿痛》："《内经》灸刺白眼痛，有四法：其一取足太阳。《经》云：目痛赤脉从上下者，太阳病，故知取之也。其二取足阳明。《经》云：目痛赤脉从下上者，阳明病，故知取之也。其三取足少阳。《经》云：目痛赤脉从外走内者，少阳病，又手足少阳之脉，所生病者，皆目锐眦病，故知取之也。其四取跷脉。《经》云：邪客足阳跷之脉，令人目痛从内眦始，刺外踝之下半寸所，左刺右，右刺左。又云：目中赤痛从内眦始，取之阴跷也。"

【论用方】

桑白皮汤（《医宗金鉴·眼科心法要诀·白眼痛歌》）

治白眼不红、不肿，沙涩疼痛，多生红丝赤脉。

泽泻（八分） 元参（八分） 黄芩（一钱） 桔梗（七分） 菊花（五分） 甘草（二分半） 旋覆花

（一钱） 茯苓（七分） 桑白皮（七分） 麦门冬
（去心，一钱）

上为粗末，以水二盏，煎至一盏，去渣温服。

【医案选】

《证治准绳·杂病·目·目痛有二》

一男子年六十岁，亦目珠连眉棱骨痛，夜甚，用苦寒剂点亦甚，与前证皆同，但有白翳二点在黑目及外眦，与翳药皆不效。亦以此药间东垣选奇汤，又加四物黄连煎服，并灸厥阴、少阳而安。

予周师目珠疼，及连眉棱骨痛，及头半边肿痛，遇夜则作，用黄连膏子点上则反大疼，诸药不效，灸厥阴、少阳则疼随止，半月又作，又灸又止者月余，遂以夏枯草二两，香附二两，甘草四钱，同为细末。每服一钱五分，用茶清调服。下咽则疼减大半，至四五日良愈。

第十一节

色似胭脂症

【辨病名】

色似胭脂症指白睛血络破损，血溢于络外，白睛呈一片鲜红色或青紫色斑，界限分明的眼病。又名白睛溢血、眼衄、目衄、白膜血斑。相当于西医的球结膜下出血。

《证治准绳·杂病·七窍门上·目·目赤》："色似胭脂证，不论上下左右，但见一片或一点红血，俨似胭脂抹者是也。"

《张氏医通·卷五·诸血门·衄血》："眼衄，血从目出，乃积热伤肝，或误药扰动阴血所致。"

《眼科锦囊·卷二·外障篇·病系白膜之证·白膜血斑》："此证白膜纤维，潴留血液，现出赤斑者也。又见青紫斑者，间有之。其斑点在一部分者有之，或白膜尽变赤色者有之。"

《血证论·卷二·目衄》："白珠黑珠，均无出血之窍，目下眼皮。只有泪窍，乃阳明经脉所贯注。《春秋传》称蔡哀侯之泪尽，继之以血，则是血自泪窍出也。阳明脉起于承泣穴，泪窍出血，乃阳明燥热所攻发。"

【辨病因】

1. 热邪动血，血溢脉外，积于白睛膜下

《类证治裁·卷之二·衄血论治》："血出目眦，属肝火迫络损系。"

《奉时旨要·卷四 火属·鼻衄齿衄》："有眼衄者，乃积热伤肝，或误扰动阴血所致。"

2. 打扑眼目，咳嗽呕吐，饮酒过度

《眼科锦囊·卷二·外障篇·白膜血斑》："原因咳嗽呕吐打扑，或饮酒过度之人等，多患此证。打扑眼目而发者，以有掀痛。动生意外之变，小儿百日咳，或大人患咳嗽呕吐，而持长不解，或酒客屡次过饮后自发者。施治则不日而痊。"

《金匮启钥（眼科）·卷三·赤痛·色似胭脂论》："此其病，因血热妄行，不循经络，偶然热客肺膜之内，滞成此患，抑有因嗽起者，皆肺气不清之故。"

【辨病机】

本病病机主要是热客肺经、或积热伤肝、或阴虚火旺，扰动阴血，血热妄行，不循经络，溢于脉外，积于白睛膜下。

《证治准绳·杂病·目·目赤》："此血不循经络而来，偶然客游肺膜之内，滞成此患。"

《外科证治全书·卷一·眼部证治·治目大要·眼衄》："眼中赤血如射，此阴虚相火旺之病。"

《杂病广要·诸血病·眼衄》："血从目出，乃积热伤肝或误药扰动阴血所致。"

【论治法】

以清热止血散瘀为基本治疗原则。

《审视瑶函·卷三·目赤·色似胭脂症》："须以清肺散血之剂，外点药逐之。"

《张氏医通·卷五·诸血门·衄血》："暴病发热见此，栀子豉汤加犀角、秦皮、丹皮、赤芍。"

《眼科锦囊·卷二·外障篇·白膜血斑》："因打扑而发者，宜用角法及刺络。咳嗽者，小青龙汤、养神丸、罂粟壳、舍利别。小儿久咳者，《外台》茯苓饮加牡蛎，兼用滚痰丸，以姜汁汤送下。经验：酒客者，甘草营实汤。呕吐者，小半夏加茯苓汤、半夏泻心汤，或用吐剂奏效者有之。"

《外科证治全书·卷一·眼部证治·眼衄》：

"眼中赤血如射,此阴虚相火旺之病,宜用生地、熟地各五钱,当归、白芍各二钱,知母、黄柏、木通、侧柏叶、柴胡、黄芩各一钱,桃仁、红花各五分,水煎温服。"

《杂病广要·诸血病·眼衄》:"暴病发热见此,栀子豉汤加犀角、秦皮、丹皮、赤芍。"

《金匮启钥(眼科)·卷三·赤痛·色似胭脂论》:"此其病,因血热妄行,不循经络,偶然热客肺膜之内,滞成此患抑有因嗽起者,皆肺气不清之故,治宜服退赤散,庶乎肺清血散而病止矣。"

《类证治裁·卷之二·衄血论治》:"血出目眦,属肝火迫络损系。若猝视无睹,滋阴地黄丸去柴胡。常流血泪,驻景丸,外以炒黑槐花末研敷眼角。"

《血证论·卷二·目衄》:"阳明脉起于承泣穴,泪窍出血,乃阳明燥热所攻发,犀角地黄汤,加归尾、赤芍、银花、白芷、粉葛、牛膝、石膏、草梢治之。如风热重,大便闭者,通脾泻胃汤治之。阳明之脉,绕络于目,故凡治目,多治阳明。吾尝观《审视瑶函》外障目翳诸方,共一百零,而用大黄者七十余方。可知泻阳明胃经之热,是治目疾一大法门。治目衄者,可以类椎。凡白虎汤、甘露饮、玉女煎,均治阳明方,医者审虚实先后而用之,罔不奏效。

夫目虽阳明经所属,而实肝所开之窍也。血又肝之所主,故治目衄,肝经又为要务。地骨皮散,加柴胡、炒栀、益母草及丹栀逍遥散治之。谨按病发于肝者,多是怒逆之气火,耳鸣口苦,胸胁刺痛,宜从肝治之,可用上二方及当归芦荟丸、龙胆泻肝汤治之。病发阳明者,发热口渴,目干鼻干,大便燥结,宜从阳明法治之。因咳嗽呕吐、饮酒过度者,行内治法。因扑打眼目所致者,可行刺络。"

【论用方】

1. 退赤散(《审视瑶函·卷三·目赤·色似胭脂症》)

治白睛溢血,色似胭脂。

桑白皮(蜜制) 甘草 牡丹皮(酒洗) 黄芩(酒炒) 天花粉 桔梗 赤芍药 归尾 栝蒌仁(去壳油为霜,各等分)

上为细末。每服二钱,麦门冬去心煎汤调下。

2. 小青龙汤(《眼科锦囊·卷四·汤液之部》)

治上冲头痛,发热恶风,或白膜血斑,由咳嗽者。

麻黄 芍药 干姜 桂枝 细辛 甘草(各中) 五味子 半夏(各大)

上八味,水煎。

3. 滚痰丸(《眼科锦囊·卷四·丸剂之部》)

治痰咳吐黏沫,或小儿急慢惊风及白膜血斑,由咳嗽者。

青礞石(煅过水飞者,一两) 大黄 黄芩(各八两) 沉香(五钱)

上四味糊丸如梧子大。每服三四十粒,白汤送下。

4. 滋阴地黄丸(《类证治裁·卷之二·衄血论治》)

治眼衄。

二地 芩 连 参 草 归 五味 柴枳 天冬 地骨皮

蜜丸,茶下。

5. 驻景丸(《类证治裁·卷之二·衄血论治》)

治眼衄。

杞子 车前子(各二两) 熟地(五两) 菟丝子(八两)

蜜丸,酒下。

第十二节

瘀血灌睛

【辨病名】

瘀血灌睛指初起眼部红赤,继而发紫肿胀,后期白睛肿胀的眼病。

《证治准绳·杂病·七窍门上·目·目赤》:"初起不过红赤,次后紫胀,及后则白珠皆胀起,甚则胀为形如虾座。"

《目经大成·卷之二·八十一证·瘀血灌睛十八》:"此症始得,眼胞一环半珠青碧隐隐,次后紫黑,或满腔微肿,白睛亦赤元胀起,俨若老拳打伤,左右相传,远近怕看。幸能视无痛,不甚苦楚。"

【辨病机】

其病机多为血热妄行，气血瘀滞，上走于白睛。

《证治准绳·杂病·目·目赤》："凡见白珠赤紫，睥肿，虬筋紫胀，敷点不退，必有瘀滞在内，可翻睥内视之。"

《目经大成·卷之二·八十一证·瘀血灌睛十八》："盖热物食多，胸膈气海为邪所蔽，血盛滞塞不通，逼而上走，故作此状……又，白睛不论上下左右，现一片几点，绝似红炭朱霞。过一夕，色浊转青紫，片点亦加大。此血热妄行，客寄肺膜间。"

【辨病证】

辨吉凶

本病最毒，若不用开镰，目珠必然损坏，失治者则有青黄牒出凸之祸。

《证治准绳·杂病·七窍门上·目·目赤》："〔瘀血灌睛证〕为病最毒，若人偏执己见，不用开镰者，其目必坏。初起不过红赤，次后紫胀，及后则白珠皆胀起，甚则胀为形如虾座。盖其病乃血灌睛中，瘀塞不通，在睥则肿胀如杯、椒疮之患。在珠则白轮涌起、凝脂翳、黄膜上冲、痕㽉成窟、花翳白陷、鹘眼凝睛等恶证出也。失治者，必有青黄牒出凸之祸。"

【论治法】

《证治准绳·杂病·目·目赤》："若睥内色晕泛浮椒疮或粟疮者，皆用导之之法则吉。不然，将有变证生焉。宜服宣明丸、分珠散、麦门冬汤、通血丸及膝归糖煎散等剂。"

《目经大成·卷之二·八十一证·瘀血灌睛十八》："甚而咳紧，口鼻出血。急用清毒逐滞汤，大剂数进。不退即开导，或抵当汤、通幽丸以攻之。不然火金乘木，必变凝脂、黄液、鱼睛等证。其金井不见黑神，显然鲜血满灌。此定先病风热，既散不随滋养，一味苦寒到底，致肾精胆汁耗损殆尽，一点元阳直犯水德，岂火入血分，有形之急者比乎。人如患此，险恶极矣，得生脉散、十补丸、龟鹿二仙膏递服三两，昼夜尚可救。若再不珍重，与药饵差错，非惟目病难治，而命亦恐不久……有因

咳起者，皆气不宁谧之故。治宜泻金煎、导赤散。火既退，而血随通，病不难制。若泥解表泄肺，处散方投之，恐天元憔悴，风木不胜削弱，内外重症，有不意而得者。"

【论用方】

1. 分珠散（《审视瑶函·卷三·目赤·瘀血灌睛症》）

治眼患瘀血灌睛，恶血不散。

槐花　生地黄　白芷　炒栀子　荆芥　龙胆草　黄芩（酒炒）　赤芍药　甘草　当归尾（各等分）

上为末。每服三钱，白水二钟，煎至八分，去滓热服。春，加大黄泻肝；夏，加黄连泻心。秋，加桑白皮泻肺。

2. 清毒逐瘀汤（《目经大成·卷之三·攻阵》）

瘀血灌睛，此方主之。

天冬　麦冬　黄连　黄芩　木通　车前子　怀牛膝　红花　苏木　紫草　蒲黄　丹皮　槐花　生地黄　甘草梢

第十三节

时复症

【辨病名】

时复症指发病时目痒难忍，白睛红赤，至期而发，呈周期性反复发作的眼病。又名痒若虫行证，目痒，痒极难忍，痒极难忍外障等。相当于西医的春季卡他性结膜炎。

《普济方·卷七十七·眼目门·目痒急及赤痛》："眼痒极难任外障，此眼初患之时，忽然时时痒，极难忍。"

《证治准绳·杂病·目·目痒》："〔痒若虫行证〕非若常时小痒之轻，乃如虫行而痒不可忍也。"

《审视瑶函·卷六·诸因·时复症》："若言时复症，岁岁至期来，莫言无后患，终久变成灾。"

《张氏医通·卷八·七窍门上·目痒》："痒若虫行证，乃痒不可忍，非若常时之小痒也。"

《目经大成·卷之二·八十一证·时复五十八》："不知时复症,岁岁至期来。"

《金匮启钥(眼科)·卷三·目痒·痒如虫行论》："痒如虫行之症,谓痒若虫行,而痒不可忽也。"

《眼科菁华录·卷上外症门·时复之病》："证状,类似赤热,不治自愈,及期而发,过期又愈,如花如潮,久而不治,遂成其害。"

【辨病机】

1. 风邪客睑

眼位居高,易受风邪,风邪客于睑眦腠理,致目眦瘙痒。

《证治准绳·杂病·目·目痒》："有风邪之痒。"

2. 风热犯目

风邪夹热,上犯于目,邪滞经络,正邪相搏,致胞睑连及眦头、睛珠俱痒。

《明目至宝·卷二·眼科七十二证受疾之因·痒极难忍》："轮廓因风邪气攻,致令双手拭睛瞳,眦头睑畔睛珠痒……此是心脾风邪热也。"

《眼科阐微·卷之三·利集·四季犯发眼症》："是因病时不治,捱熬忍待自愈,风热客于经络,欲戒有犯,触其经络,遂致深入,又不治之,致邪正击搏,不得发散。"

3. 邪滞经络

犯其禁戒,触及特殊邪气,未予及时治疗,邪入经络,正邪相搏,邪不得散,导致目痒难忍。

《证治准绳·杂病·七窍门上·目·时复证》："谓目病不治,忍待自愈,或治失其宜,有犯禁戒,伤其脉络,遂致深入,又不治之,致搏夹不得发散之故。"

4. 肝胆虚热

肝胆虚热,复感风邪,肝脏受风躁动,故发而眼痒。

《银海精微·卷上·痒极难忍》："痒极难忍者,肝经受热,胆因虚热,风邪攻充,肝含热极,肝受风之燥动,木摇风动,其痒发焉。"

《圣济总录·卷第一百七·目痒急及赤痛》："论曰:肝经虚而风邪乘之,则目痒。"

《世医得效方·卷第十六·眼科·七十二症方》："眼痒极甚,瞳子连眦间皆痒,不能收睑。此因清净腑先受风热得之。"

《普济方·卷七十七·眼目门·目痒急及赤痛》："眼痒极难任外障,此眼初患之时,忽然时时痒,极难忍。此疾肝脏每有客风,胆家壅热冲上,遂令眼目痒极难忍……《危氏得效方》云:眼痒极甚。"

《秘传眼科龙木论·卷之五·眼痒极难忍外障》："此眼初患之时,忽然痒极难忍。此乃肝脏有风,胆家壅热冲上所使。"

《证治准绳·杂病·目·目痒》："有虚火入络,邪气行动之痒。"

《医宗金鉴·眼科心法要诀·卷二·眼痒歌》："眼痒之证,皆因肝、胆二经风邪冲发所致。"

5. 血虚失养

先天失养或气血生化不足,目失濡养,发而目痒。

《证治准绳·杂病·目·目痒》："有血虚气动之痒。"

6. 邪退火息,气血通畅

《证治准绳·杂病·目·目痒》："有邪退火息,气血得行,脉络通畅而痒。"

【辨病证】

辨吉凶

目之有病,不医治而自作痒者,眼痒发作一次则病重一次。若医治后作痒,则病速愈;若眼痒难忍而目脱者,则将死。

《证治准绳·杂病·目·目痒》："大凡有病之目,常时又不医治而自作痒者,痒一番则病重一番。若医治后而作痒,病必去速。若痒极难当,时时频作,目觉低陷者,命亦不久。有极痒而目脱者,死期至矣。"

《审视瑶函·卷三·目痒·痒如虫行症》："无病而痒,病始来侵,有疾而痒,其病愈深,常时小痒,又当辨明,轻重进退,宜审其因。"

【论治法】

本病以驱风清热、养血止痒为基本治疗原则。未发就诊者,问其发作时令,以辨疾病之本,已发就诊者,需辨证治疗。

《证治准绳·杂病·目·时复证》："未发者,问其所发之时令,以别病本在何经位。已发者,当验其形证丝脉,以别其何部分,然后治之。"

《目经大成·卷之二·八十一证·时复五十八》:"既发验其形色部分,在何脏腑,对症主治,终有不复之时。断不可拘于运气、月令,概以及时之剂投之,恐未中病先已中药矣。"

1. 内治法

(1)辨证而治

根据风热、肝胆虚热、血虚等不同病因病机,治以祛风、清热、养血、止痒。

《银海精微·卷上·痒极难忍》:"问曰:眼迎风受痒者何也?答曰:肝肺二经受风邪也。治法:痒时用三霜丸、拨云散、棉裹散。"

《世医得效方·卷第十六·眼科·七十二症方》:"眼痒极甚,瞳子连眦间皆痒,不能收睑。此因清净腑先受风热得之。宜服:驱风一字散。"

《明目至宝·卷二·眼科七十二证受疾之因·痒极难忍》:"此是心脾风邪热也。宜服还睛散、消毒散、秦皮散、驱风散。"

《证治准绳·杂病·七窍门上·目·目痒》:"因风而痒者,驱风一字散。因火而痒者,于赤痛门求降火之剂。因血虚而痒者,四物汤。"

《审视瑶函·卷六·诸因·时复症》:"通明散治气眼。凡人之目,必患后伤其经络,喜怒哀乐之情,多有伤于心肺,发作不时,此乃气轮受病之故也。"

"天王补心丹治心血不足,神志不宁,津液枯竭,健忘怔忡,大便不利,口舌生疮,不眠,致目疾久而不愈等症……目病日久不瘥,以致虚甚。可间服后加味地黄丸并进,加味六味地黄丸滋阴,固精,明目。"

《张氏医通·卷八·七窍门上·目痒》:"风热,四生散,或黄芪、防风、蒺藜、羌活、蝉蜕、黄芩、甘草之类。因火者,于赤痛条求降火之剂。因血虚而痒者,四物汤加羌、防、蒺藜、黄芪。"

《目经大成·卷之二·似因非症·目痒四》:"如弦浮泣出,此风邪,治以香苏散、芎苏饮。脉数而微芤,茶调疏肝散。因嗜酒而致者,葛花解醒汤。"

《金匮启钥(眼科)·卷六·诸因·时复论》:"若系气眼,则以通明散主之……心血不足,神志不宁者,天王补心丹;阳虚精滑者,加味六味地黄丸,此治法也。"

《金匮启钥(眼科)·卷三·目痒·痒如虫行论》:"治法因风而痒者,驱风一字散;因火而痒者,退热散;因血虚而痒者,四物汤;因肝热涩痒昏蒙者,人参羌活汤。"

《类证治裁·卷之六·目症论治》:"风热,四生散;血虚,四物汤加羌、防、蒺藜、黄芪。"

(2)辨时而治

根据四时定四方,实际治疗时需根据具体症状随症加减,辨证而治。

《审视瑶函·卷六·诸因·时复症》:"此症如治之,或发于春,宜服洗肝散……发于夏,宜服洗心汤……发于秋,宜服泻肺汤……发于冬,宜服六味地黄汤。"

《眼科阐微·卷之三·利集·四季犯发眼症》:"须按时调治,百无一失。如发于春者,毒在肝经也。宜服洗肝散、洗心汤、泻肺汤。"

(3)辨经而治

根据眼部赤脉的走向辨经络而治。

《审视瑶函·卷六·诸因·时复症》:"肿痛赤脉从上而下,太阳病者,服东垣羌活除翳汤……肿痛赤脉从下而上,阳明病者,服明目流气饮……肿痛赤脉从外走内,少阳病者,服退云丸。"

2. 外治法

《银海精微·卷上·痒极难忍》:"洗,用去风药。"

《张氏医通·卷八·七窍门上·目痒》:"目痒因风寒者,姜粉和白蜜点之……治宜姜粉、枯矾、硼砂,津唾调如米大,时将一丸纳大眦,及盐汤蒸洗。不应,于大小眦旁去一韭叶许,各灸七壮,其痒立止。"

《医宗金鉴·眼科心法要诀·卷二·眼痒歌》:"外以广大重明汤熏洗。"

《目经大成·卷之二·似因非症·目痒四》:"如无形可验,只痒难忍耐,暂点飞熊丹。不退,霹雳火。再不住,须端详切脉用药。"

《金匮启钥(眼科)·卷三·目痒·痒如虫行论》:"眼睑痒极,抓至破烂者,广大重明汤。"

《类证治裁·卷之六·目症论治》:"治宜姜粉、枯矾、硼砂,津唾调如米大,时将一丸纳大眦及盐汤蒸洗,或用珍珠膏点之。"

3. 针灸法

《普济方·卷七十七·眼目门·目痒急及赤

痛》:"《龙木论》云:眼痒极难任外障。此眼初患之时,忽然时时痒,极难忍。此疾肝脏每有客风,胆家壅热冲上,遂令眼目痒极难忍。切宜锛洗出瘀血,火针针阳白穴、太阳穴,然后服乌蛇汤、补肝丸、还睛散,即止痒。"

《秘传眼科龙木论·卷之五·六十二·眼痒极难忍外障》:"切宜镰洗出瘀血,火针针阳白、太阳二穴,后服乌蛇汤、还睛散、马兜铃丸即瘥。"

【论用方】

一、内服方

1. 葳蕤散(《太平圣惠方·卷第三十二·治目痒急诸方》)

治眼赤湿痒急。

葳蕤 秦皮(锉) 甘菊花 防风(去芦头) 栀子仁 甘草(炙微赤,锉,各一两) 黄连(一两半,去须) 决明子(一两半)

上件药,捣筛为散。每服四钱,以水一中盏,煎至六分,去滓,每于食后温服,夜临卧时再服。

2. 沙参散(《太平圣惠方·卷第三十二·治目痒急诸方》)

治风气攻睑眦,致眼痒急,似赤不赤。

沙参(去芦头,一两) 防风(去芦头,一两) 甘草(半两,炙微赤,锉) 甘菊花 赤芍药 地骨皮 枳壳(麸炒微黄,去瓤,各一两) 黄芪(一两半,锉)

上件药,捣筛为散。每服四钱,以水一中盏,煎至六分,去滓,不计时候,温服。

3. 乌蛇散(《太平圣惠方·卷第三十二·治目痒急诸方》)

治眼风热赤痒急,日夜不止。

乌蛇(二两,酒浸去皮骨,炙令黄) 藁本 防风(去芦头) 赤芍药 羌活(各一两) 芎䓖 细辛(半两) 甘菊花(半两) 枳壳(半两,麸炒微黄,去瓤)

上件药,捣细罗为散。不计时候,以温水调下二钱。

4. 羚羊角丸(《太平圣惠方·卷第三十二·治目痒急诸方》)

治肝风气上热下冷,眼睑瞳子痒急,揉之不止。

羚羊角屑(一两半) 枸杞子(一两半) 菟丝子(一两半,酒浸三宿,曝干为末) 赤茯苓 细辛 地肤子 桂心 独活 秦艽(去苗) 蓝实 芎䓖 葳蕤(以上各一两) 车前子〔一(二)两〕 甘草(半两,炙微赤,锉) 防风(一两,去芦头)

上件药,捣罗为末,炼蜜和捣三五百杵,丸如梧桐子大。每于空心,以粥饮下三十丸,晚食前再服。

5. 绛雪散(《圣济总录·卷第一百七·目痒急及赤痛》)

治肝心风热邪毒,上攻目赤痒。

红雪(半两) 生麦门冬(去心) 葳蕤 秦皮(去粗皮) 赤茯苓(去黑皮,各一两半) 升麻(一两) 淡竹叶(五十片)

上七味,除红雪外,捣罗为散。每服三钱匕,水二盏,煎至一盏,抄红雪半钱匕调匀,食后温服。

6. 防风汤(《圣济总录·卷第一百七·目痒急及赤痛》)

治风热眼赤,痛痒不定。

防风(去叉) 甘菊花(各三分) 芎䓖 赤芍药(各半两) 黄芩(去黑心,一两) 羚羊角(镑,半两) 细辛(去苗叶,三分) 枳壳(去瓤,麸炒,半两) 黄连(去须,三分) 甘草(炙,半两) 石膏(碎,一两) 人参(半两)

上一十二味,粗捣筛,每服五钱匕,水一盏半,煎至一盏,去滓,食后、临卧温服。

7. 菊花汤(《圣济总录·卷第一百七·目痒急及赤痛》)

治肝风邪热,冲眼色赤,痛痒不定。

甘菊花(择) 地骨皮(去土) 升麻 防风(去叉) 黄连(去须) 赤茯苓(去黑皮,各半两) 葳蕤 柴胡(去苗) 木通(锉,各一两)

上九味,粗捣筛。每服五钱匕,水二盏半,入竹叶七片,煎至一盏,去滓入芒硝末一钱匕,食后、临卧温服。如腹脏易利,即少用芒硝。

8. 前胡丸(《圣济总录·卷第一百七·目痒急及赤痛》)

治眼痒难任,补胆。

前胡(去芦头) 人参 马兜铃 赤茯苓(去黑皮,各一两半) 桔梗(炒) 细辛(去苗叶) 柴胡(去苗) 玄参(各一两)

上八味,捣罗为细末,炼蜜丸如梧桐子大。每服三十丸,米汤下。

9. 葛根汤(《圣济总录·卷第一百七·目痒

急及赤痛》)

治眼痒睑急。

葛根(铧) 木通(铧) 桑根白皮 地骨白皮(各一两半) 白藓皮(一两)

上五味,粗捣筛。每服五钱匕,水一盏半,煎至一盏,去滓,食后、临卧温服。

10. 乌蛇汤(《圣济总录·卷第一百七·目痒急及赤痛》)

治眼风热赤痒。

乌蛇(酒浸去皮骨,炙) 藁本(去苗土) 防风(去叉) 芍药 羌活(去芦头,各一两) 芎䓖(一两半) 细辛(去苗叶,半两)

上七味,粗捣筛。每服五钱匕,水一盏半,煎取一盏,去滓,食后、临卧温服。

11. 升麻散(《圣济总录·卷第一百七·目痒急及赤痛》)

治目昏,下泪赤痒。

升麻(半两) 山栀子仁 决明子(炒) 车前子 地肤子 茺蔚子(各一两) 黄芩(去黑心) 龙齿(捣研,各二两) 干姜(炮,半两)

上九味,捣罗为细散。每服二钱匕,米饮调,食后服,日三。

12. 地骨皮散(《圣济总录·卷第一百七·目痒急及赤痛》)

治风毒乘于肝经,上攻眼目,赤痒急痛。

地骨皮 羌活(去芦头) 防风(去叉) 蒺藜子(炒,各一两) 甘草(炙,半两)

上五味,捣罗为散。每服一钱匕,荆芥茶清调下,如患暴赤眼,浓煎甘草汤,食后调下。

13. 乌蛇汤(《圣济总录·卷第一百七·目痒急及赤痛》)

治眼痒急,似赤不赤。

乌蛇(酒浸去皮骨,炙) 赤芍药 枳壳(去瓤须,炒) 黄芪(铧,各一两半) 地骨白皮(一两)

上五味,粗捣筛。每服五钱匕,水一盏半,煎至八分,下无灰酒一合,更煎令沸,空腹温服,服后眼中微觉痛,即是酒气所攻,宜取葛根煎汤服。

14. 驱风一字散(《世医得效方·卷第十六·眼科·七十二症方》)

治眼痒极甚,瞳子连睚头皆痒,不能收睑。

川乌(半两,炮,去皮尖) 羌活 防风(各一分) 川芎 荆芥

上为末。每服二钱,食后,薄荷汤调下。

15. 还睛散(《秘传眼科龙木论·卷之五·眼痒极难忍外障》)

治眼忽然痒极难忍。

防风 车前子 黑参 石决明 五味子 细辛(各一两) 知母(五钱)

上为末。每日食后米汤调下一钱。

16. 马兜铃丸(《秘传眼科龙木论·卷之五·眼痒极难忍外障》)

治眼忽然痒极难忍。

马兜铃 柴胡 茯苓(各一两半) 黑参 桔梗 细辛(各一两)

上为末,炼蜜为丸如桐子大。每日空心茶下十丸。

17. 人参羌活散(《证治准绳·类方·目·目痒》)

治肝热,眼涩痒昏矇。

羌活 独活 人参 川芎 柴胡 桔梗 枳壳 赤茯苓 前胡 天麻 甘草 地骨皮

上水煎服,或加防风、荆芥。

18. 菩萨散(《证治准绳·类方·目·目痒》)

治风毒攻眼,昏泪飕痒。

苍术 防风 蒺藜(炒,各二两) 荆芥(二两半) 甘草(盐水炒,七钱半)

上末。每服一钱,入盐少许,沸汤调下。或用消风散夹和亦佳。

19. 四生散(《证治准绳·类方·目·目痒》)

治肾风上攻眼目作痒,或作昏花。

白附子 黄芪 独活 蒺藜(各等分)

上末。每服二钱,用猪腰子一枚,批开入药,湿纸包裹煨熟,细嚼,盐汤下,风癣酒下。

20. 洗肝散(《审视瑶函·卷六·诸因·时复症》)

治风毒上攻,暴作目肿,痛涩难开,眵泪不绝。

当归尾(酒洗) 川芎 苏薄荷 甘草(减半) 生地黄 羌活 炒栀仁 大黄(煨) 龙胆草 防风(各等分)

上为细末。每服三钱,白滚汤送下。

21. 洗心汤(《审视瑶函·卷六·诸因·时复症》)

治心经积热,眼痒赤涩。

黄连 生地黄(各一钱半) 木通 炒栀仁

（各一钱）　甘草（三分）　当归尾　菊花（各一钱二分）

上锉剂，白水二钟，煎至八分，去滓，温服。

22. 泻肺汤（《审视瑶函·卷六·诸因·时复症》）

治暴赤客热外障，白睛肿胀痒赤。

川羌活　玄参　黄芩（各一钱半）　桔梗　地骨皮　大黄　芒硝（各一钱）

上锉剂，白水二钟，煎至八分，去滓，食远服。

23. 六味地黄汤（《审视瑶函·卷六·诸因·时复症》）

治肾虚不能制火者，眼痒赤热。

熟地黄　山茱萸（去核）　山药　泽泻　白茯苓　牡丹皮（各等分）

上锉剂，白水二钟，煎至八分，去滓，温服。

24. 通明散（《审视瑶函·卷六·诸因·时复症》）

治气眼，凡人之目，必患后伤其经络，喜怒哀乐之情，多有伤于心肺，发作不时，此乃气轮受病之故也。

蝉蜕（去头足）　杨梅皮　五倍子（各五钱）　甘草（二钱）

上为细末。每服三钱，白水一钟半，淡竹叶七片同煎，食后温服。

25. 东垣羌活除翳汤（《审视瑶函·卷六·诸因·时复症》）

治太阳寒水，翳膜遮睛，不能视物。

麻黄根（五分）　薄荷（四分）　生地黄（酒洗七分）　川芎　当归身（各六分）　黄柏（酒制，八分）　荆芥穗（煎成方入）　藁本（各一钱）　川羌活（一钱五分）　防风（一钱）　北细辛（二分）　知母（酒制，八分）　川花椒（去目，五分）

上锉剂，白水二钟，煎至八分，加荆芥穗再煎，去滓，食远稍热服。忌酒辛热湿面等物。

26. 明目流气饮（《审视瑶函·卷六·诸因·时复症》）

治肝经不足，内受风热上攻，眼目昏暗，视物不明，常见黑花，当风多泪，怕热羞明，堆眵赤肿。

苍术（米泔水浸一宿，焙炒，二钱）　细辛　牛蒡子（炒）　大黄（煨）　川芎　防风　白蒺藜（炒去刺）　栀仁（炒）　黄芩　菊花　蔓荆子　甘草

（灸）　木贼　玄参（各七分）　草决明（炒，一钱）

上锉剂，白水二钟，加酒一小杯，煎至八分，去滓，临睡温服。

27. 退云丸（《审视瑶函·卷六·诸因·时复症》）

治一切翳膜内外等障，昏无光者。

荆芥穗　蛇蜕　密蒙花（各二钱，此三味同甘草焙干拣去甘草不用）　川芎　当归身（各一两半）　枳实　苏薄荷（不见火）　犀角（锉末，酒蒸）　川楝子　蝉蜕（去头足，洗）　家菊花（各五钱）　生地（酒洗，焙干）　白蒺藜（炒去刺）　羌活　地骨皮（炒，各三钱）　蒌仁（生用，六钱）　木贼草（去节，二两，童便浸一宿，焙干）

上为细末，炼蜜为丸，每一两重，分作十丸，米泔汤调服，日进二三丸，俱食后服。

28. 天王补心丹（《审视瑶函·卷六·诸因·时复症》）

治心血不足，神志不宁，津液枯竭，健忘怔忡，大便不利，口舌生疮，不眠致目疾久而不愈等症，能清三焦，化痰涎，去烦热，除惊悸，疗咽干，养育心神。

当归身（酒洗）　天冬（去心）　柏子仁（炒）　麦冬（去心）　酸枣仁（炒，各二两）　丹参（微炒）　拣人参（去芦）　玄参（微炒）　白茯苓　远志（去心，炒）　辽五味（烘干）　桔梗（各五钱）　生地黄（酒洗，四两）　辰砂（五钱，研细为衣）

上为细末，炼蜜为丸如梧桐子大。空心每服三钱，白滚汤送下，或龙眼汤俱佳。

29. 加味六味地黄丸（《审视瑶函·卷六·诸因·时复症》）

滋阴，固精，明目，不寒不热，平和之剂，久服延年。

怀生地（酒制，八两）　茯苓（乳拌晒干）　山萸肉（酒洗，焙干）　山药（各四两）　牡丹皮（酒洗，炒）　泽泻（各三两）　枸杞子（焙干）　菊花（各六两）　辽五味（焙，二两半）　蒺藜（炒去刺，五两）

除地黄膏另入，余为细末，炼蜜为丸，如桐子大。每服三四钱，空心淡盐汤送下。

二、外用方

1. 治眼方（《医心方·卷第五·治目痒痛方第二十四》）

治目痒痛。

黄连(半两) 大枣(一枚)

凡二物,以水五合,煎取一合,绵缠簪纳煎中,敷目,日十过。

2. 治目痒急方(《太平圣惠方·卷第三十二·治目痒急诸方》)

治赤眼涩痒急,日夜不可忍。

诃黎勒仁(十枚,捣末) 蛇蜕皮(五寸,净洗) 黄连(半两,去须,细锉) 大枣(五枚,去核) 淡竹叶(二十片,细锉)

上件药,以水一大盏,煎至三分,绵滤去滓,澄清。逐夜重汤暖如人体,以铜箸点之,每点可至二三十箸子为度。

3. 黄连煎(《太平圣惠方·卷第三十二·治目痒急诸方》)

治眼风痒赤急。

黄连(半两,去须,捣为末) 丁香(一分,捣为末) 黄柏(半两,为末) 蕤仁(半两,去赤皮,烂研) 古钱(七文)

上件药,以水一大盏半,煎取半盏,去滓,更以绵滤,重熬成煎。每日三五度点之。

黄连(半两,去须) 蕤仁(半两,去赤皮) 秦皮(半两)

上件药,捣碎,以绵裹,于铜器中,用乳汁一合半,浸一复时,捩去滓。每日三五度,点目眦头。

盐花(一两) 乌贼鱼骨(半两,细研)

上件药,以清醋浆水二大盏,煎取一小盏,绵滤取清。每以铜箸头,取如麻子大,日点三五上,至夜卧时,又点,平旦以温淡浆水洗之。

4. 秦皮汤(《太平圣惠方·卷第三十二·治目痒急诸方》)

治眼痒急,赤涩。

秦皮(一两) 蕤仁(一两,去赤皮) 甘草(一两半) 细辛(一两) 栀子仁(一两) 苦竹叶(三握,净洗) 井盐(一分)

上件药,细锉,以水三大盏,煎取一半,去滓,热洗,冷即重暖,频频洗之。

5. 汤器熨方(《圣济总录·卷第一百七·目痒急及赤痛》)

治赤目痒涩及一切目疾。

上盛热汤满器,(铜器尤佳)以手掬熨眼,眼紧闭勿开,亦勿以手揉眼,但掬汤沃眼,冷即已,若有疾,一日可三四为之,无疾日一两次沃,令眼明,此法最治赤目及睑眦痒。

6. 荆芥散(《圣济总录·卷第一百七·目痒急及赤痛》)

治肝气壅滞,热毒不得宣通,目急痒痛。

荆芥穗 当归(切焙) 赤芍药(各一两半) 黄连(去须,一两)

上四味,捣罗为散。每服二钱匕,水一盏半,煎至一盏,滤去滓,热洗泪出为度。

7. 点眼方(《圣济总录·卷第一百七·目痒急及赤痛》)

治眼眦肿痒。

乌麻油(三合)

上一味炼滤去滓,内蜡二两,青柳枝一尺,两指大和皮,搅油蜡勿停手,候柳枝焦,旋截去三寸余,内油中煎,良久去柳枝,膏成用点眼眦。

治眼痒急及赤痛。

黄连(去须锉碎半两)

上一味,以人乳浸,点目眦中。

8. 杏仁龙胆草泡散(《证治准绳·类方·目·目痒》)

治风上攻,眵矂赤痒。

龙胆草 当归尾 黄连 滑石(另研,取末) 杏仁(去皮尖) 赤芍药(各一钱)

以白沸汤泡,顿蘸洗,冷热任意,不拘时候。

9. 广大重明汤(《审视瑶函·卷三·目痒·痒如虫行症》)

治两目睑赤烂热肿痛,并梢赤及眼睑痒极,抓至破烂,眼楞生疮痂,目多眵痛,瘾涩难开。

防风 川花椒 龙胆草 甘草 细辛(各等分)

上锉如麻豆许大,内甘草不锉,只作一挺。先以水一大碗半,煎龙胆草一味,干一半,再入余三味,煎至小半碗,去滓,用清汁带热洗,以重汤炖令极热。日用五七次,洗毕,合眼须臾,痒亦减矣。

10. 治眼痒方(《溪秘传简验方·溪外治方选卷上·目门》)

蝉蜕 菊花

煎,洗。

【医案选】

《圣济总录·卷第一百七·目痒急及赤痛》

烫器熨方。昔有人因少年夜书小字,病目痛楚,凡二十年,用此法遂永瘥,又有人苦目昏,用此治,逾年后,遂能灯下观细书,大率血得温则莹泽,目全要血养,若冲风冒冷,归而沃之,极有益于目。

第十四节

赤丝虬脉

【辨病名】

赤丝虬脉指白睛上赤脉纵横,粗细不等,经久不愈的眼病。又名长虹贯日。

《证治准绳·杂病·七窍门上·目·目赤》:"盖病生在气轮白珠上,有丝脉纵横,或稀密粗细不等,但常常如是,久而不愈者也。"

《审视瑶函·卷三·目赤·赤丝虬脉症》:"赤丝虬脉,起自白睛,纵横赤脉,绕在风轮,虬来粗细,各有重轻,燥热湿热,涩急羞明,或痒或痛,或泪如倾,或不疼痒,只是昏蒙,勿视天行赤热,勿视赤脉贯睛,久而不治,变症蜂生,量其虚实,治以安宁。"

《张氏医通·卷八·七窍门上·目赤》:"赤丝乱脉证,病生在气轮白珠上,有丝脉纵横,或稀密粗细不等,有痛不痛,有泪无泪,羞明不羞明,但常常如是,久而不愈也。"

《目经大成·卷之二·八十一证·长虹贯日十五》:"此症乃赤脉虬丝,纵横粗细,上气轮而缠风轮,最不易治。"

【辨病因】

1. 环境、饮食失调,竭视劳瞻而致

《证治准绳·杂病·七窍门上·目·目赤》:"或因冒风沙烟瘴,亲火向热,郁气劳心,恣酒嗜燥,竭视劳瞻而致,有所郁滞而赤者。"

2. 目疾调护治疗不当

《证治准绳·杂病·目·目赤》:"然害各不同。或因目痛火虽退,不守禁戒,致血滞于络而赤者。"

《审视瑶函·卷三·目赤·赤丝虬脉症》:"此症谓气轮有丝脉赤虬,常时如是者,或因目病初起

失养,致血滞于络而赤者,其病生在气轮,白珠有丝脉纵横,或稀密粗细不等,但久而不愈,非诸赤热之比。"

【辨病机】

1. 肝胆火热致病

《目经大成·卷之二·八十一证·长虹贯日十五》:"盖水泄金元,风木燥而无制故也。且火盛木焚,风胜木折,虽松柏之姿在所不免,况肝胆乎。以故风火合作,赤脉即生,赤脉生则漫睛翳障,热泪流而痛紧,世谓若白虹贯日之变事焉,因征其兆,拟其状而命名云。"

2. 辨别赤脉来源,分经络辨证

《证治准绳·杂病·目·目赤》:"若只赤乱,或昏昧涩紧不爽,或有微微泪湿者轻,因而犯戒者双重。若脉多赤乱,兼以枯涩而紧痛,泪湿而烂肿者重。验之当以大脉为主,从何部分而来,或穿连某位,即别其所患在何经络,或传或变,自病合病等证,分其生克承制,然后因其证而投其经以治之。"

《张氏医通·卷八·七窍门上·目赤》:"赤脉贯睛之比,当验其大脉从何部分而来。或穿连其位,即别其所患在何经络以治之。治外者,细脉易退。大脉虬紫者,退迟,必须耐久去尽。"

《目经大成·卷之二·八十一证·长虹贯日十五》:"其丝脉只在气轮,纵涩紧不爽及有微泪赤虬者,此目病之常,不足为虑。即风轮有障,医者自能研究,兹无庸赘。《内经》谓:赤脉从上下者,太阳病;从下上者,阳阴病;从外走内者,少阳病;从内走外者,少阴病。太阳病宜温之散之,阳明病宜下之寒之,少阳病宜和之,少阴病宜清之。"

【论治法】

本病内外同治。

《证治准绳·杂病·目·目赤》:"治外者,细脉易退,大脉虬紫者退迟。虽点细而脉大者,必须耐久去尽方已,庶无再来之患。不然,他日犯禁,其病复发,若有别证,火亦循此而至。凡丝脉沿到风轮上者,病尤重而能变。若因其滞而日积月累,一旦触发,脉紫胀及睥肿者,用开导之。凡见丝脉虬紫,内服外点,点时细缩,不点即胀,久久亦然。及因而激动滞病变者,珠虽不紫,睥虽不肿,亦有

积滞在内深处,乃积滞尚轻,而在络中幽深之所,故未胀出耳。揭开上睥深处看之,其内必有不平之色在焉。因其滞而量其轻重,略略导之,不可过,过则有伤真血,水亏膏涩,目力昏弱之患。"

《张氏医通·卷八·七窍门上·目赤》:"点以石燕丹,服用大黄当归散、酒煎散之类。"

《目经大成·卷之二·八十一证·长虹贯日十五》:"遇按:赤丝虬脉,风火眼所必有,大小粗细,位无一定,何从分上下而辨内外!只看脉大贯过睛珠,便处导赤散加黄连与服,不应或增障,经久在目,此风热不制,恐或痼疾,须既济丸、人参固本丸、百合固金汤,圆融通变而主之,当必有效。"

【论用方】

1. 退血散(《证治准绳·类方·目·目赤》)

治赤丝虬脉。

当归　赤芍药　木贼　防风　细辛　龙胆草(各等分)

㕮咀,白水煎,先乘热熏眼,后温服。

2. 点眼蕤仁膏(《证治准绳·类方·目·目赤》)

治风热眼,飞血赤脉,痒痛无定。

蕤仁(去皮,细研,半两)　好酥(一栗子大)

上将蕤仁与酥和研匀,摊碗内,用艾一小团烧烟出,将碗覆烟上熏,待艾烟尽即止,重研匀。每以麻子大点两眦头,日二度。

3. 退热散(《审视瑶函·卷三·目赤·赤丝虬脉症》)

治赤丝虬脉。

赤芍药　黄连(炒)　木通　生地黄　炒栀仁　黄柏(盐水炒)　黄芩(酒炒)　当归尾　甘草梢　丹皮(各等分)

上为末。每服五钱,白水二钟,煎至八分,去滓热服。

第十五节

目赤肿痛

【辨病名】

目赤肿痛是眼科病常见症状,也可认为是一种病证。

《普济方·卷七十一·眼目门·目赤肿痛》:"此眼先患赤肿疼痛及怕日泪涩难开,忽生翳膜赤肿;或初患一目不见,以致两目齐患。此因作劳用力,肝膈热劳。"

【辨病机】

本病病机多为脏腑内热或邪热侵袭,上攻于目或两睑间,导致目色赤而肿痛。

《普济方·卷七十一·眼目门·目赤肿痛》:"夫目赤肿痛者,以心肺壅滞,积热不散,邪气毒气,干于足厥阴之经,风热交作,上攻于目及两睑间,故其色赤而肿痛。"

《普济方·卷三百六十三·婴孩头眼耳鼻门·目赤肿痛》:"夫肝气通于目,脏内有热,与胸膈痰热相搏,熏渍于肝,热气皆发于目,故令眼赤痛,甚则生翳也。"

《医学纲目·卷之十三·目疾门·目赤肿痛》:"目赤有三:一曰风助火郁于上。《经》云:少阴司天之政,二之气,阳气布,风乃行,寒气时至,民病目瞑目赤,气郁于上而热。又云:少阳司天之政,初之气,风胜乃淫,候乃大温,其病气怫于上,目赤是也。二曰火盛。《经》曰:火太过曰赫曦,赫曦之纪,其病目赤。又云:火郁之发,民病目赤心热。又曰:少阳司天之政,三之气,炎暑至,目赤。又云:少阳之胜,目赤是也。三曰燥邪伤肝。《经》云:岁金太过,燥气流行,民病目赤。又云:阳明司天,燥气下临,肝气上从,胁痛目赤是也。"

《证治准绳·集之二·眼目·目赤肿痛》:"热极挟风,则目赤肿痛,昼夜不开,惊啼不已……有孩儿胃气素虚,脾气实盛,眼胞赤肿,羞涩不开……有心脾蕴热经久,及肝受邪热,致两目羞明,眼胞浮肿,微有紫色。"

【论治法】

以祛风清热为基本治疗原则,内外同治。

1. 内治法

《普济方·卷七十一·眼目门·目赤肿痛》:"宜祛风邪,蠲热气,疏瀹壅滞。"

《证治准绳·集之二·眼目·目赤肿痛》:"先用九仙散水姜葱煎服,次三解散温米泔水调下,及点以黄连膏。若夫天行时证暴赤肿痛,昼夜苦甚,久则昏蒙,治法先以九仙散解表,次以小柴胡汤去半夏加大黄、薄荷、竹叶、生地黄、水煎服,并投草龙胆散,及点以黄连膏,贴以清凉膏。有孩儿胃气素虚,脾气实盛,眼胞赤肿,羞涩不开,遽按苦寒之剂以退赤肿,反伤脾胃,不吐则泻,或四肢微冷,复以温药调治,则目疾转加,宜先用咬咀五苓散,水、姜、灯心煎服,次投泻黄散自愈。有心脾蕴热经久,及肝受邪热,致两目羞明,眼胞浮肿,微有紫色,大腑闭或流利,小便涩或通顺,先以百解散发表,次投明目饮,自然平复,仍忌酒荤三五日。有小儿薄劣,多致尘埃入目,揩摩成肿,发热作痛,啼哭不已,宜用辟尘膏治之,立效。"

《重订灵兰要览·卷下·目痛》:"目赤肿痛,人知降火而不知活血,所以不得力,只用四物汤,内地黄用生,芍药用赤,加酒蒸大黄、赤茯苓、薄荷叶治之甚妙,此戴复庵法。又云:早晨盐汤下养正丹二三十粒。又云:若眼赤久而不愈,用诸眼药不效,早用苏子降气汤下黑铅丹,临卧则以消风散下三黄丸,日中则以酒调黑神散,此数药不独治久赤眼,诸眼皆治之。

降火必兼活血,发前人所未发。若不活血,寒仍凝涩,火何由而降。气血流通,火亦随之而降矣。"

2. 外治法

《普济方·卷三百六十三·婴孩头眼耳鼻门·目赤肿痛》:"余平生免赤眼之患,用之如神,大人小儿俱可用。凡眼赤涩之初,即用自己小便,张目溺出一半,可用指按抹眼中,尿毕闭目,少顷开后即效。此以真气通去邪热故也。"

"疗小儿眼痛,取淡竹沥拭之。又方取鲤鱼胆、敷之。又方取车前草汁和竹沥敷之。疗小儿蕂内赤眼方,用生地黄薄切,将井花水浸,以贴之。又方取羊子肝薄切,用井花水浸,以贴之。又方取黄蘗,以乳浸贴之。治小儿赤目肿痛多泪,一名清凉膏,用芙蓉叶,焙干为末,每用半钱,水调太阳穴。"

《医学纲目·卷之十三·目疾门·目赤肿痛》:"暴赤眼无疮者,以古铜钱刮净姜上,取汁于钱唇,点目,热泪出,随点随愈。但小儿甚惧,不须疑,已试良验(有疮者不可用,又以此治痒,验)。治眼暴赤肿痛不得开,又泪出,削附子赤皮末如蚕屎,着眦中,以瘥为度。治眼痛,小黄和皮,一名小柏子,以粗布揩去粗皮,刮取柔细黄屑,以手急捏

成团,如鸡子大,以苎丝缚之,次以萝卜叶包之,又用苎丝缚之,置灰火内煨,去外二三层有灰者,急用纱绞出黄汁,收之。点眼甚妙。""暴赤眼痛,枸杞汁点妙。目卒痛,荆芥烧汁,点之。"

"黄连五钱,去须槌碎,用水三碗浸,夏月三日,冬五日。以古文钱百二十个同煎,取汁半碗。又将渣再煎,凡三次,取绵滤过,以瓷器熬成膏子,如砂糖样。却将炉甘石、黄连、芽茶小便煅过者,入麝香少许,同研细,入前膏子再熬,可丸为度,如桐子大,化点。一方不用炉甘石,只将膏子入麝少许点,尤妙。一方阴阳寒热通用,以生姜、自燃汁重绵滤过证,姜泥晒干。却用黄连膏入蜜少许,以姜泥为丸饼,如钱厚,或水化,或干点,神效。

姜汁点法,见前黑睛痛条,治目痛恶寒脉浮者效。治目眦白眼痛诸法,并见后表里寒热虚实等条。"

"治眼暴赤肿:大田螺以清水漾去泥,掰去掩,入黄连末一钱,麝些少在内。将一盏子安少湿泥,仰安田螺在泥上粘定,露一宿。次日早尽化为水,以鸡翎刷眼痛处则瘥。治赤眼及睛上疮:秦皮一两,清水一升,于白碗中浸,春夏一食时以上。看碧色出,即以箸头缠绵,仰卧,点所患眼。乃先从大眦中满眼点,微痛不畏。良久,三五饭顷,即侧卧沥却热汁,每日十度以上,不过二日瘥。

治赤目痒痛:地骨皮三升,水三斗,煮取三升,去渣,纳盐二两煎取二升,敷目。或加干姜二两。"

《奇效简便良方·卷一·耳目·目赤肿痛》:"生姜一块,洗净去皮,用古钱刮汁点之(初点颇痛,点后即愈)。或自己小便乘热用绸帕蘸洗(小便去头尾不用)。"

3. 针灸法

《医学纲目·卷之十三·目疾门·目赤肿痛》:"目赤肿足寒者,必用时时温洗其足,并详赤脉处属何经,灸三里、临泣、昆仑等穴,立愈。"

"《内经》灸刺白眼痛,有四法:其一取足太阳,《经》云:目痛赤脉从上下者,太阳病,故知取之也。其二取足阳明,《经》云:目痛赤脉从下上者,阳明病,故知取之也。其三取足少阳,《经》云:目痛赤脉从外走内者,少阳病,又手足少阳之脉,所生病者,皆目锐眦病,故知取之也。其四取蹻脉,《经云》:邪客足阳蹻之脉,令人目痛从内眦始,刺外踝之下半寸所,左刺右,右刺左。又云:目

中赤痛从内眦始,取之阴蹻也。

灸刺黑珠痛,有三法:其一取足太阳,《经》云:足太阳有过项入于脑者,正属目本,名曰眼系,头目若痛,取之在项中两筋间是也。其二取足厥阴,《经》云:肝足厥阴之脉,上入颃颡,连目系,故取之也。其三取少阴,《经》云:手少阴之别,名曰通里,属目系,取之掌后一寸也。又足少阳之正阳明之正,皆系目系,经无取法也。"

"余尝病目赤,或肿或翳,作止无时。偶至新息帅府,百余日羞明隐涩,肿痛不已。忽眼科姜仲安云:宜刺上星至百会,速以城针刺四五十刺。攒竹穴、丝竹空穴上兼眉际二十刺,及鼻两孔内,以草茎弹子出血如前,约二升许,来日愈大半,三日平复如初。眼痛睛欲出者,须八关大刺十指间(出血,须十指缝)。眼暴赤肿,神庭、内庭、囟门、前顶、百会(各出血立愈)。眼眶肿,二间、行间;眼疼不可忍,风池、合谷(立愈)。眼红肿,羞明怕日,并昏,睛明(斜飞向鼻,不可直针,忌灸)、童子窌(针入一分,沿皮内透鱼腰)、太阳(眦脉上,三棱针出血)。眼痒痛,光明、地五会(各泻之)、行间。羞明怕日,攒竹、合谷(灸)、小骨空(灸如前)、二间。风眼卒生翳膜疼痛,中指本节尖上(灸三壮小麦大,左灸右,右灸左)。诸障,睛明、四白(在珠下一分)、太阳、百会、商阳、厉兑、光明各出血,合谷、三里、命门、肝腧、光明各灸之。眼赤肿疼痛,阳谷(一分泻之,灸)、至阴。内眦赤肿,目无所见,眦痒痛,淫肤白翳,睛明主之。目赤痛,天柱主之。目痛泣出,甚者如脱,前谷主之。眼痛,下廉主之。白膜覆珠子无所见,解溪主之。青盲无所见,远视,目中淫肤,白膜覆瞳子,目窗主之。目痛口僻,戾目不明,四白主之。目痛引眦,少腹偏痛('眦'一作'脊'),呕,瘛疭,视昏嗜卧,照海主之。泻左阴蹻,取足左少阴前,先刺阴蹻,后刺少阴,气在横骨上。目中白翳,然谷取之。目视不明,振寒,目翳,瞳子不见,腰两胁痛,脚酸转筋,丘墟主之。目赤目黄,颧窌主之。目眩无所见,偏头痛引目外眦张急,颔厌主之。目中痛不能视,上星主之。先取譩譆,后取天牖、风池。目痛不明,龈交主之。眼痛久不愈,鱼际(灸七壮)。"

【论用方】

1. 扫翳散(《普济方·卷七十一·眼目门·目赤肿痛》)

治眼赤肿痛,瘀肉攀睛,视物茫茫及时行红眼暴发者。

防风 羌活 川芎 甘草 蒺藜 决明子(各半两) 柴胡 玄参(各二两) 白芷 荆芥 瞿麦 木贼 木通 赤芍 栀子 生地 天花粉 夏枯草 薄荷 谷精草(各一两) 五灵脂 甘菊花 蝉蜕 白皮 大黄(各七钱半)

上㕮咀。每服四钱,水一盏半,煎八分,去滓,食后服。

2. 栀子散(《普济方·卷七十一·眼目门·目赤肿痛》)

治眼赤,迎风泪出痒及胎赤障翳,睑急痛。

栀子仁(半两) 秦皮 蔓荆子 白芷 细辛 防风 玄参 决明子 薪蓂子 车前子(各三分) 赤茯苓(二分) 枳壳(三分,麸炒) 蕤仁(三分,汤浸去赤皮) 菊花 黄芩(各三分)

上捣为散。于食前,竹叶汤下一钱。忌炙爆油腻、生果热面等物。

3. 防风散(《普济方·卷七十一·眼目门·目赤肿痛》)

治眼赤暴肿,痛多眵泪。

防风 芎藭 川升麻 犀角屑 羚羊角屑 赤芍 前胡(各半两) 细辛 秦皮 朱砂(细研) 甘草(炙微赤,各一分) 牛黄(二钱,细研)

上捣罗为散,入牛黄、朱砂,都研令匀。食后煎地黄汤下。

4. 羚羊角饮(《普济方·卷七十一·眼目门·目赤肿痛》)

治肝脏风毒,上冲眼赤,肿痛难开,头额偏痛。

羚羊角屑(一两) 细辛(去苗,一分) 甘菊花 蕤蕤 芎藭 人参(各三分) 赤芍药 黄芩 栀子 防风(去叉) 甘草(各半两)

上粗捣筛。每服三钱,水一盏,煎至六分,去滓,食后温服。

5. 石决明丸(《普济方·卷七十一·眼目门·目赤肿痛》)

治眼肿赤痛。

石决明(净洗) 地肤子 黄连 青葙子 大黄 茺蔚子(各一两) 皂荚(去黑皮) 黄芩 人参 甘草(各三分)

上为末,炼蜜和丸,如梧桐子大。每服食后,淡浆水下三十丸,临卧时再服。

6. 千金漏芦汤(《普济方·卷七十一·眼目门·目赤肿痛》)

治热眼赤肿蒙雾。

白芨 漏芦 黄芩 麻黄 芍药 升麻 白蔹 枳壳 大黄 甘草(炙,各等分)

上粗末。每服三钱,新汲水煎热服,通利为度。

7. 祛毒散(《普济方·卷七十一·眼目门·目赤肿痛》)

治赤眼及目睛肿痛。

射干 山栀子 当归 防己 龙胆 黄芩 芎䓖 黄连 石决明(各一两)

上为散。每服一钱,温酒调下,茶调亦可。

8. 生犀饮(《普济方·卷七十一·眼目门·目赤肿痛》)

治目赤,侵黑肿痛,兼白睛肿起。

犀角(镑) 黄芩 葳蕤 防风 地肤子 羚羊角 甘草(各一两) 麦门冬 黄连(各一两)

上锉如麻豆大。每服三钱,用水一盏,煎至七分,去滓,入马牙硝半钱,食后服。

9. 八宝饮(《普济方·卷七十一·眼目门·目赤肿痛》)

治热眼肿痛。

车前子 龙胆草 谷精草 仙灵脾 藁本 威灵仙 荆芥穗 秦皮 甘草(各二钱半)

上细锉。每服二钱,食后煎服。

10. 石决明散(《普济方·卷七十一·眼目门·目赤肿痛》)

治患赤肿,疼痛怕日,泪涩难开,忽生翳膜。

石决明(一两) 草决明(炒) 羌活 山栀子(各半两) 大黄(煨) 荆芥(一分) 木贼 青葙子 芍药(各等分)

上为末。每服二钱,麦门冬去心煎汤调,食后服。

11. 防风丸(《普济方·卷七十一·眼目门·目赤肿痛》)

治目赤肿痛。

防风 决明子 人参 车前子(各一两) 黄连 菊花 槐实(炒) 蓝实(各一两)

上为末,炼蜜为丸如梧桐子大。食后,温浆水下三十丸,临卧再服三十丸。

12. 黄连散(《普济方·卷七十一·眼目门·目赤肿痛》)

治眼赤肿痛。

黄连 蕤仁 细辛 栀子(各一两) 生干地黄(一两) 甘草(一两半) 青盐〔一(二)分〕苦竹叶(二握)

上为散,水三升,煎一升,去滓,稍热服。洗眼不计时候。

13. 决明子散(《普济方·卷七十一·眼目门·目赤肿痛》)

治眼赤,肿痛不可忍及生障。

决明子 栀子仁 地肤子 茺蔚子 蓝叶 朴硝(各一两) 川升麻(一两半) 石膏(二两)

上为散。每服二钱,水一盏,入苦竹叶七片,煎至六分,去滓,食后服。

14. 大黄汤(《普济方·卷七十一·眼目门·目赤肿痛》)

治肝经邪热。赤涩肿痛。

大黄 栀子 黄连 龙胆 郁金 黄柏 甘草(一两)

上,每服三钱,用姜枣同煎,和滓通口服。

15. 羚羊角散(《普济方·卷三百六十三·婴孩头眼耳鼻门·目赤肿痛》)

治小儿肝脏风热,上注眼目,赤肿疼痛。

羚羊角屑 犀角屑 赤芍药(各三分) 黄连(去须) 马牙硝 朱砂(细研,各一分) 川升麻 牛黄(细研) 天竺黄(细研) 芎䓖 当归(锉,微炒) 甘草(炙微赤,锉,各半钱)

上罗为散,入研了药令匀。每服煎竹叶汤,放温调下一钱,量儿大小加减。

16. 龙脑散(《普济方·卷三百六十三·婴孩头眼耳鼻门·目赤肿痛》)

治小儿肝脏壅热,两眼赤痛。

龙脑(一钱,细研) 栀子仁 黄芩 麦门冬(去心,焙) 地骨皮 川升麻 犀角屑(以上各半两) 牛黄(一分,细研) 川大黄(一两,锉,微炒) 甘草(一分,炙微赤,锉)

上罗为散。每于食后,以温水调下半钱,五岁以下可服一字。

17. 决明汤(《普济方·卷三百六十三·婴孩头眼耳鼻门·目赤肿痛》)

治小儿眼赤,隐涩不开。

决明子(炒) 黄芩(去黑心各,一两一分)柴胡(去苗) 大黄(炒碎,各一两半) 升麻 石膏 栀子仁(各一两) 甘草(炙,锉) 枳壳(去穰,面炒,各半两)

上粗捣筛。每一钱,水七分,入竹叶五片,同煎至四分,去滓,分温二服,随儿大小加减,食后服。

18. 地黄散(《普济方·卷三百六十三·婴孩头眼耳鼻门·目赤肿痛》)

治小儿心肝壅热,目赤肿痛。

生熟干地黄(切,焙,秤) 当归(去芦头,切,焙,秤) 防风(去芦头,焙) 羌活(焙) 生犀末 蝉壳(去土并头足) 木贼 谷精草 白蒺藜 沙苑蒺藜(各一钱) 甘草(一钱半,锉,炒) 玄参(半钱)

上为末。每服一钱或半钱,量儿大小加减,煎羊肝汤,食后调下,日三夜一。忌口将息。亦治大人。

19. 小流气饮(《普济方·卷三百六十三·婴孩头眼耳鼻门·目赤肿痛》)

治小儿风毒眼患。

蝉蜕(去大节) 甘草(炙) 羌活 天麻 川当归 赤芍药 防风 大黄 龙脑 薄荷 杏仁(各等分)

上㕮咀。每服二大钱,水一小盏,煎至半盏,去滓,通口,食后服。

20. 小菊花膏(《普济方·卷三百六十三·婴孩头眼耳鼻门·目赤肿痛》)

治小儿积毒眼。

黄连 黄芩 大黄 菊花 羌活 苍术(米泔水浸) 荆芥穗 防风

上等分为末,炼蜜为膏,尾指大。每服一饼,细嚼白汤下。

21. 小防风汤(《普济方·卷三百六十三·婴孩头眼耳鼻门·目赤肿痛》)

治小儿热毒眼患,赤肿干涩,疼痛不开者。

大黄(蒸) 山栀子 甘草(炙) 赤芍药川当归(洗净) 防风 羌活(各等分)

上㕮咀。每服二大钱,水一小盏,煎至半盏,去滓,通口,食后服。

22. 洗肝散(《普济方·卷三百六十三·婴孩头眼耳鼻门·目赤肿痛》)

治小儿肝热赤眼,肿痛多泪。

赤芍药 羌活 防风 大黄 甘草(各等分)

上为末。每服一钱,白汤调下,食后服,或用黑豆三五个同煎服。

23. 银白散(《普济方·卷三百六十三·婴孩头眼耳鼻门·目赤肿痛》)

治婴孩肝热,眼赤痛。

天花粉(一方用蛤粉) 连翘 甘草 川白药 白附子(各等分)

上为末。每服半钱,麦门冬蜜热水调下,不拘时候。

24. 栀子仁散(《普济方·卷三百六十三·婴孩头眼耳鼻门·目赤肿痛》)

治小儿眼风,热涩赤痛。

栀子仁 黄芩 犀角屑 龙胆(去芦头) 赤芍药 黄连(去须) 胡连 川大黄(锉,微炒)甘草(炙微赤,锉,以上各半两)

上捣筛为散。每服一钱,水一小盏,煎至五分,去滓,温服,量儿大小加减。

25. 泻青丸(《普济方·卷三百六十三·婴孩头眼耳鼻门·目赤肿痛》)

治疳热肝风,赤眼多泪,睛疼心躁。

当归 龙胆草 川芎 栀子仁 大黄(炒)防风(去芦) 羌活(以上各等分)

上为末,炼蜜丸,如芡实大。煎淡竹叶汤化下。一方加甘草,每服一丸,沙糖汤下。

26. 真珠散(《普济方·卷三百六十三·婴孩头眼耳鼻门·目赤肿痛》)

治小儿肝脏风热,上攻于眼目,赤痛。

真珠末(一分,研) 青葙子(一分) 牛黄(细研) 黄连(去须) 蔓荆子(半两) 甘草(炙微赤,锉)

上罗为末,入研了药,都研令匀。每服以热水调下半钱,量儿大小加减。

27. 牛黄丸(《普济方·卷三百六十三·婴孩头眼耳鼻门·目赤肿痛》)

治小儿肝心壅热,上冲眼,赤肿疼痛。

牛黄(一分,细研) 朱砂(半两,细研,水飞过) 熊胆(一分,细研) 龙脑(一钱,细研) 黄连末(半两) 腻粉(一钱)

上研令匀,炼蜜为丸如麻子大。不计时以温水下五丸,量儿大小加减。

28. 导赤散（《普济方·卷三百六十三·婴孩头眼耳鼻门·目赤肿痛》）

治心热，小便赤涩，眼目赤痛。

生干地黄　木通（各一两）　甘草　黄芩（各半两）

上咬咀。灯心、淡竹叶煎，量见大小，以意加减。

29. 黄芩散（《普济方·卷三百六十三·婴孩头眼耳鼻门·目赤肿痛》）

治小儿赤眼。

黄芩（去黑心，半两）　寒水石（一两一分）升麻　甘草（炙，锉，各一分）

上粗捣。每一钱，水七分，入竹叶五片，同煎至四分，去滓，作二贴，食后临卧分服。随儿大小加减。

30. 败毒汤（《普济方·卷三百六十三·婴孩头眼耳鼻门·目赤肿痛》）

治小儿风热，眼赤痛。

大黄（锉，研，面炒）　甜硝（别研）　甘草（炙，锉，各二钱）　陈橘皮（去白焙，三两）

上粗捣筛。每服一钱，水七分入薄荷三叶，煎至四分，去滓，食后服，量儿大小加减。无薄荷入乳香亦得。

31. 大黄丸（《普济方·卷三百六十三·婴孩头眼耳鼻门·目赤肿痛》）

治小儿目赤涩痛，渐生翳膜昏暗。

大黄（锉）　郁金　人参　黄连（去须，各三钱）

上为末，研鼠肝和丸，如绿豆大。每服三丸，米泔下，乳食后。量儿大小加减。

32. 胡黄连散（《普济方·卷三百六十三·婴孩头眼耳鼻门·目赤肿痛》）

治小儿肝脏久积风热，热毒所攻，两眼赤痛。

胡黄连（一两）　真珠末（一分，研入）　栀子仁（半两）　甘草（半两，炙微赤，锉）

上罗为散，入真珠粉同研令匀。每服一字，浓煎竹叶汤温调，不拘时候，量儿大小加减。

33. 决明丸（《普济方·卷三百六十三·婴孩头眼耳鼻门·目赤肿痛》）

治小儿赤眼。

决明子　牛黄（别研）　蕤仁（各等分）

上为末，炼蜜丸如麻子大。临卧时，乳汁下二丸，随儿大小加减。如热痛不可忍者，用猪胆汁和丸。立瘥。

34. 紫金膏（《普济方·卷七十一·眼目门·目赤肿痛》）

专治赤肿风烂眼目。

铜青（研）　硇砂　硼砂　羚羊角　雄黄　青盐　琥珀　明矾（各七钱半）　当门子　片脑　胆矾　深中青（各八钱半）　玄精石　黄连　乳香　水银（各半两）　小丁香　炉甘石（一斤，火炮七次，醋淬七次）　石燕子（二两，火煅醋淬七次）　金星石（一两七钱半，炼通红）　黄丹（八两）　银星石（一两二钱半，火炼）　海螵蛸（一两七钱半，为末）　轻粉（一钱）　沙糖（三斤）　水（三升）

上以水同蜜于锅内熬沸去沫，入黄丹，以柳木篦急手搅匀，约熬三两沸，却下炉甘石，又复搅入乳香、硇砂，又下雄黄，次下丁香，再入轻粉，方下片脑，依次第下药。文武火各熬二三沸，须不住手搅匀成膏，候粘手为度。每用鸡头大，沸汤化开，浸汤半盏，乘热温洗。

35. 上清龙胆散（《普济方·卷七十一·眼目门·目赤肿痛》）

治赤眼肿痛，渐生云膜。

川芎　郁金　广芩　盆硝（各三钱）　谷精草（半钱）　龙骨　麝香（各一分）　乳香（一钱半）

上为细末研匀，鼻内少撞。效。

36. 玉柱膏（《普济方·卷七十一·眼目门·目赤肿痛》）

治赤眼暴肿生翳。

硼砂　龙脑　马牙硝　青盐　轻粉　熊胆（各一钱，并细研）　杏仁（五枚，去皮）

上一处再研，炼蜜为膏。每点粟米大，眼眦头。

37. 水龙膏（《普济方·卷七十一·眼目门·目赤肿痛》）

治赤眼肿痛翳膜。

黄连（一分）　当归　乳香（各二钱）　谷精草　青盐　硼砂（各一钱）　硇砂（皂子大小块）　枯矾　龙脑

上捣研为末，一处和匀，炼蜜四味于药共入竹筒内，蜡纸密封，重汤内煮，令蜜熟，取绵滤过。点粟米大眼眦头，不计时候。

38. 黄连水药煎（《普济方·卷三百六十三·

婴孩头眼耳鼻门·目赤肿痛》）

治小儿热毒眼赤。

黄连（去须） 蕤仁（汤浸去皮，研入） 杏仁（四十九枚，汤浸去皮尖，研入双仁） 黄柏（锉） 青盐（以上各半两） 腻粉（一钱，细研） 龙脑（一钱，细研）

上罗为末，入研了药令匀，以生绢袋盛，用雪水二大盏，浸药一七日。取出药袋子，将药汁灌在竹筒内，蜜裹封，坐在重汤锅中，煮一时。复掘地坑子，深三尺，埋一宿。取出放龙脑，搅令匀，以瓷瓶盛。旋取点之。

39. 生地黄汤（《普济方·卷三百六十三·婴孩头眼耳鼻门·目赤肿痛》）

治小儿眼赤痛不开。

生干地黄（二两） 决明子 黄芩（去黑心） 竹叶（各一两） 白芍药（一两）

上细锉，以水二升，煮五六沸，去滓，澄清。洗眼，一日三次。大人通用。

40. 小儿目赤痛点眼方（《普济方·卷三百六十三·婴孩头眼耳鼻门·目赤肿痛》）

1）治小儿暴赤眼涩痛神效。

① 龙脑（半钱） 秦皮（锉） 黄连（去须） 生甘草（锉） 马牙硝（炼过，细研，五味各半两）

上罗为末，用水一大盏，浸药一宿。将银铫子煎至五分，以新绵滤过，入龙脑搅令匀，用瓷器盛。日三度，以铜箸点之。

② 黄连末（一分） 腻粉（半钱） 杏仁（一分，汤浸尖） 蕤仁（半两，汤浸去皮）

上先将杏仁、蕤仁、烂研如膏，后加黄连、腻粉相和研了。以新绵厚裹，却用新汲水半小盏放净器内浸药半日，滤取汁。日三四度，点之。

③ 甘蔗汁（三合） 黄连末（半两）

上放铜器中，以慢火熬煎，令汁减半，用绵滤。每日三四度，点之。

④ 龙脑（一钱） 川朴硝（半两）

上都研令细。每用如绿豆大，日三四度，点之。

⑤ 鸡子（一枚） 黄连末（半两）

上取鸡子敲破头，作小窍子，出黄取清，调拌黄连末，却纳鸡子壳中，以蜡纸封裹，于青泥沟中浸三两日，不得令没。取出，日三四度，点之。

⑥ 杏仁（一分，汤浸去皮尖） 龙脑（三豆许大）

上先研杏仁，后放龙脑，同研如膏。频点少许目眦中，瘥。

2）治小儿目暴赤热毒肿痛。

蕤仁（一分，去皮尖） 黄连末（半两）

上同研，以绵裹纳鸡子白中，浸一宿后，和如膏，如半小豆大，点两目眦，良久用热水洗之。

3）治小儿眼赤痛不能开。

竹沥（三合） 人乳汁（一合）

上相和，以绵滤过，时时拭眼中。月内儿及三岁以下，并宜用之。

41. 贴药（《普济方·卷三百六十三·婴孩头眼耳鼻门·目赤肿痛》）

治小儿赤热肿目。

川大黄 白矾 朴硝（各等分）

上为末，冷水调作掩子，贴目上。

42. 黄连膏（《普济方·卷三百六十三·婴孩头眼耳鼻门·目赤肿痛》）

治小儿眼烂眦痒痛，泪出不能视物，风伤则痛。

黄连（去须，八分） 大铜钱（七文） 白矾（烧灰，一分）

上以水并白蜜各三合，用铜器盛，放饭上，炊一次，绵滤去滓，贮瓷盒内。点眼。

43. 黄柏汤（《普济方·卷三百六十三·婴孩头眼耳鼻门·目赤肿痛》）

治小儿赤眼。

黄柏（去粗皮，锉） 秦皮（各一两，锉） 蕤仁（去皮，半两）

上粗捣筛。每用两匙头，以水一碗，干枣三枚同煎三五沸，去滓。适寒温，洗眼。

44. 朴硝膏（《普济方·卷三百六十三·婴孩头眼耳鼻门·目赤肿痛》）

治小儿赤眼。

朴硝（烧灰干，一分） 黄连（去须，三分）

上为粗末，绵裹，以乳汁浸之。点眼效。

45. 牛黄膏（《普济方·卷三百六十三·婴孩头眼耳鼻门·目赤肿痛》）

治小儿肝脏风热，上攻于目，疼痛不止。

牛黄（一分） 川大黄（一两，锉，生用）

上先捣罗大黄为末，以牛黄同研令匀，用生地黄汁调如稀膏。匀于纸上，贴眼，候干时时以冷水润之，如频开重换。

46. 治胎赤方(《普济方·卷三百六十三·婴孩头眼耳鼻门·目赤肿痛》)

治小儿蓐内患赤眼,或眦中延睑赤烂,至长大不瘥者,名曰胎赤。

黄连(一钱,去须) 黄柏

上细锉,以乳汁浸半日,绵裹,滤去滓。频点之。

47. 敷药(《普济方·卷三百六十三·婴孩头眼耳鼻门·目赤肿痛》)

治小儿赤眼。

用黄连研为末,调涂脚底心,其赤自退。

48. 铅丹丸(《普济方·卷三百六十三·婴孩头眼耳鼻门·目赤肿痛》)

治小儿目暴赤痛。

用铅丹一两细研,又白沙蜜调如稀糊,同入银器内搅匀,炒,候铅丹紫色可丸,即为丸如皂子大。每用一丸,沸汤化,乘热淋洗。

49. 洗眼光明膏(《普济方·卷三百六十三·婴孩头眼耳鼻门·目赤肿痛》)

治冷热诸风眼疾。

炉甘石(用火煅十次,每次却用黄连水浸后方煅) 当归(一两) 桑白皮 龙胆草(二两) 七里光(洗净多为妙,又名黄花演) 生地黄(净洗,一两) 国丹(三钱,飞) 乳香(少许) 麝香(少许)

上等件,先用七里光、龙胆草、当归、生地黄四件以长流水三升,熬至半升,用绵绢滤过,却以蜜三两亦用绢滤过,慢火熬令成膏,再入国丹等药。取出半冷,乃放麝香少许搅匀,加封裹,埋新土中出火毒,候三日始用。

50. 至圣散(《普济方·卷三百六十三·婴孩头眼耳鼻门·目赤肿痛》)

治小儿眼赤烂。

黄连(五个,水洗) 干铜绿(半两,研) 生白矾(半两,研) 腻粉(一钱) 麝香(一钱,研) 乳香(一钱,研)

上将黄连捣为末,罗过,冲入其余五味拌匀。每用少许,汤泡澄下,乘热洗之。

51. 补肝散(《医学纲目·卷之十三·目疾门·目赤肿痛》)

治肝虚目睛疼,冷泪不止,筋脉痛及羞明怕日。

夏枯草(五钱) 香附子(一两)

共为末。每服一钱,腊茶调下,无时候服。

52. 止痛散(《医学纲目·卷之十三·肝胆部·目疾门·目赤肿痛》)

治两额角痛,目睛痛,时见黑花及目赤肿痛。

柴胡(一两半) 甘草(炙,七钱半) 栝蒌根(二两) 当归 黄芩(四两,一半酒,一半炒) 生地黄(一两)

上为粗末。每三钱,水一盏半,姜三片,枣一枚,临卧热服。

53. 桔梗丸(《医学纲目·卷之十三·目疾门·目赤肿痛》)

治太阳经 卫虚血实,目肿赤,睑重。

桔梗(一斤) 牵牛(头末,二两)

上细末。每服四五十丸,至一百丸,食前温水下,日二次。

54. 芎辛汤(《医学纲目·卷之十三·目疾门·目赤肿痛》)

治两目昼夜隐涩难开,羞明畏日,目赤,视物昏暗。

芎藭 蔓荆子(各五分) 细辛(二钱) 防风(一钱五分) 甘草 白芷(各一钱)

上作一服,水一大盏八分,煎至一盏,去渣,稍热卧之,极佳。

55. 明目细辛汤(《医学纲目·卷之十三·目疾门·目赤肿痛》)

治两目发赤微痛,羞明畏日。

麻黄 羌活(各三钱) 藁本(一钱) 川芎(五分) 细辛(少许) 白茯苓(一钱) 蔓荆子(六分) 荆芥穗(一钱二分) 当归梢(一钱) 川椒(八粒) 生地黄(六分) 桃仁(二十枚) 红花(少许) 防风(二钱)

上并锉,如麻豆大。分作四服,每服水二大盏,煎至一盏,去渣,稍热服,食后。忌酒湿面及风寒处行走。

56. 菊花散(《医学纲目·卷之十三·目疾门·目赤肿痛》)

治肝肾风毒气上冲眼痛。

甘菊花 牛蒡子(炒,各八两) 防风(三两) 白蒺藜(去刺,一两) 甘草(一两五钱)

上为细末。每服二钱,热水调下,食后临卧。

57. 四物龙胆汤(《医学纲目·卷之十三·目

疾门·目赤肿痛》)

治目赤暴作云翳,疼痛不可忍。

四物(各五钱) 羌活 防风(各三钱) 草龙胆 防己(各二钱)

上水煎服。

58. 目赤肿痛方(《医学纲目·卷之十三·目疾门·目赤肿痛》)

治眼赤肿痛。

连翘 黄芩 归须 陈皮 苍术(各二钱) 木通(一钱半) 甘草(炙,一钱)

分三帖,薄荷叶五片,水二盏,煎一半,入些好酒,热饮之。

59. 槐子散(《医学纲目·卷之十三·肝胆部·目疾门·目赤肿痛》)

治体肥气盛,风热上行,目昏涩。

槐子 黄芩 木贼 苍术(各等分)

上细末,食后茶送下。

60. 川芎散(《医学纲目·卷之十三·目疾门·目赤肿痛》)

治风热目眩热肿。

川芎 槐子(各一两)

上为末。气滞下痢,姜汤调;目疾,茶清调;热上攻,㕮咀一两,煎服。

61. 散热饮子(《医学纲目·卷之十三·目疾门·目赤肿痛》)

治眼赤,暴发肿。

防风 羌活 黄芩 黄连(各一两)

上切,每半两,水二盏煎,食后温服。如大腑秘,加大黄一两;如痛甚,加川归、地黄;烦躁不得卧,加栀子一两。

62. 洗肝散(《医学纲目·卷之十三·目疾门·目赤肿痛》)

治风毒上攻,暴作赤目,肿痛难开,隐涩多泪。

薄荷(去梗) 当归 羌活 防风(各去芦) 栀子仁 甘草(炙) 大黄 川芎(各二两)

上为末。每服二钱,食后热水调下。

63. 助阳和血补气汤(《医学纲目·卷之十三·目疾门·目赤肿痛》)

治眼发上热壅,白睛红,眵多泪无,疼痛而隐涩难开。

防风(七分) 黄芪(一钱) 甘草(炙,五分) 蔓荆子 归身(洗,五分) 白芷(二分)

升麻(七分) 柴胡

上㕮咀,作一服,水一盏半,煎至一盏,去渣,热服。临卧避风及忌食冷物。

64. 点眼药(《医学纲目·卷之十三·目疾门·目赤肿痛》)

除昏退翳,截赤定痛。治目赤肿痛,眼生翳膜。

当归(二钱) 黄连(二钱) 防风(一钱五分) 细辛(五分) 甘草(一钱)

上锉如麻豆大,水一大碗,文武火煎,滴水中不散为度,入熟蜜少许,点眼。

65. 救苦丸(《医学纲目·卷之十三·目疾门·目赤肿痛》)

治眼暴赤,发嗔痛甚者。

黄连(一两) 川归(二钱) 甘草(一钱)

上锉细,水半碗,浸一宿,以火熬约至一半,绵绞去渣,令净,再熬作稠膏,摊在碗上,倒合,以物盖之,用熟艾一大块如弹子大,底下燃之。熏膏子,令艾尽为度,下下项药。

朱砂(一钱,飞) 脑子(五分) 乳香 没药(研,各等分)

上研入膏,和丸,如米大。每用二丸,点眼两角,仰面卧,药化方起。

66. 驱风散(《医学纲目·卷之十三·目疾门·目赤肿痛》)

治风毒上攻,眼肿痒涩,痛不可忍者,或上下睑眦赤烂,浮翳瘀肉侵睛,神效。

五倍子(一两) 蔓荆子(一两五钱)

上同杵为末。每用二钱,水二盏,铜瓦器内煎及一盏,澄渣,热淋洗,留滓。二服,又依前煎淋洗。大能明眼目,去涩痒。

67. 拔毒散(《医学纲目·卷之十三·目疾门·目赤肿痛》)

治眼发赤肿,毒气侵睛胀痛。

盆硝 乳香 雄黄 没药(各等分)

上为细末,研以少许,搐鼻中。

68. 宣风散(《医学纲目·卷之十三·目疾门·目赤肿痛》)

治眼风毒发肿,鼻中欲嚏,嚏多鼻损而生疮。

川芎 甘菊(各二钱) 乳香 没药(各一钱)

上为末,少许搐鼻中。

69. 散热饮子(《素问病机气宜保命集·卷

下·眼目论第二十五》)

治眼赤暴发肿。

防风　羌活　黄芩　黄连(各一两)

上锉。每服半两,水二盏,煎至一盏,食后温服。如大便秘涩,加大黄一两;如痛甚者,加当归、地黄;如烦躁不得眠睡,加栀子仁一两。

70. 草龙胆散(《证治准绳·集之二·眼目·目赤肿痛》)

治暴赤火眼,昼夜涩痛,作肿泪多。

草龙胆　木贼(去节)　荆芥　菊花　防风(去芦)　草决明(半生半炒)　甘草(七味,各半两)

上锉。每服二钱,水一盏,煎七分,无时温服。痛甚加羌活、乳香同煎。

71. 明目饮(《证治准绳·集之二·眼目·目赤肿痛》)

治心脾蕴热,肝受风邪,致两目羞明,经久不愈。

山栀仁　净香附(各一两)　夏枯草(去梗,半两)

上锉。每服二钱,水一盏,蜜一匙,煎七分,无时温服。

72. 速效饮(《证治准绳·集之二·眼目·目赤肿痛》)

治长成小儿,因他物或跌着触损两目,血胀肿痛。

荆芥穗　薄荷叶(微炒)　草决明(微炒,各一两)　甘草(三钱,生用)

上为粗末,和半生半炒芝麻等分。抄二钱,掌中盛,干嚼之,味尽,吐去滓。

如此法投三五次即效。

73. 生熟地黄散(《证治准绳·集之二·眼目·目赤肿痛》)

治眼初患之时,因误筑打蹙,肝受惊风,致目肿赤痛痒。

生地黄(洗)　熟地黄(各一两)　麦门冬(去心,五钱)　当归　枳壳(米泔浸,去瓤,麸炒)　甘草(炙)　防风　杏仁(汤泡,去皮尖,麸炒赤)　赤芍药(各二钱半)

上,每服一钱,黑豆七粒,水煎服。

74. 犀角饮(《证治准绳·集之二·眼目·目赤肿痛》)

治脾火眼疼。

犀角(一两,镑)　射干　草龙胆(炒)　黄芩(炒,各五钱)　人参(二两)　茯苓(二钱五分)钩藤钩(七钱半)　甘草(三钱)

上,每服一钱。水煎。

75. 金丝膏(《证治准绳·类方·目·目肿胀》)

治风热上攻,目赤肿痛。

黄连(去须,二两)　大黄　黄柏(去粗皮)龙胆草　山栀仁　当归(各一两)　青竹叶(一百片,切)　大枣(二十枚,去核)　灯芯(切)　硼砂(明者)　乳香(研,各二钱五分)

上用水五升,不拘冬夏,浸一时辰取出,于银石器内慢火熬,不令大沸,候泣尽汁,辍下火放冷,用绢绞取汁,于无风尘处澄一时辰,去滓,于银器内用慢火熬令减半,入白蜜半斤同搅,候有蜜者,以手挑起,有丝则止,放冷,再以夹绢袋滤过,用瓷盒盛之。每取一茶脚许,研龙脑一字极细,入膏同研一二千遍令匀,取少许点之。

76. 琥珀煎(《证治准绳·类方·目·目肿胀》)

治风毒冲目,肿赤痒痛。

乳香(另研,二钱)　薤仁(另研,半两)　滑石(另研)　铅丹(另研,各二两)　黄连(另研)青皮(各一两)　黄芩(去黑心)　白蜜(各四两)　木鳖子(十枚,去壳)　槐枝　柳枝(并用新青者,各一十枝,每枝长一寸半)

上将槐、柳枝、青皮、黄芩、滑石以水三碗,同煎至两碗,去滓,下乳香、薤仁、铅丹、木鳖子与蜜,同熬如琥珀色,却下黄连末,再煎至一碗半,用熟绢滤去渣,入瓷器内密封,绳系,坠井底一宿,出火毒。每用铜箸点,以目涩为度。熬点俱忌铁器。

77. 通顶散(《证治准绳·集之二·眼目·目赤肿痛》)

治眼疼,风热肿胀作楚。

瓜蒂　藜芦(各一钱)　皂角肉(半钱)　麝香(少许研)

上为细末,研匀。每少许,吹入鼻中。

78. 金波散(《证治准绳·集之二·眼目·目赤肿痛》)

治时行赤眼,肿痛成翳,有热多泪。

净黄连(一两)　硼砂　寒水石　大黄(各二

钱） 海螵蛸 铜青（各一钱） 玄明粉（二钱半） 全蝎（去尖毒，七枚） 麝香（一字）

上除玄明粉、麝香，余七味锉、晒为末，仍入玄明粉、麝香，乳钵内同前药末杵匀。每用一字至半钱，温净汤或凉水调化，澄清去滓，无时频洗。有风夹虫作痒，入轻粉取效。仍忌酒荤三五日。

79. 黄连膏（《证治准绳·集之二·眼目·目赤肿痛》）

治时行火眼，赤肿涩痛，昼夜烦啼。

净黄连（二钱半）

上件细锉。鸡子一枚，箸嘴札开一头大处，取清，瓦盏盛，入黄连和匀，酿一时，见黄色，以绢滤过成膏。患者仰面卧，外令人挑一字许频点目内，觉口中有苦味满舌上，药之验也。豆疮余毒攻眼，眵多有热，用之验。

80. 清凉膏（《证治准绳·集之二·眼目·目赤肿痛》）

治暴赤火眼肿痛及血疔作疼发热。

大黄 净黄连 黄柏 赤葛 细辛（和叶）薄荷叶 风化朴硝（七味各一两）

上前六味或晒或焙，为末，临入朴硝，乳钵内同杵匀。每用一钱至二钱，冷水加姜汁调，涂太阳，或新汲井水调妙，热疔以凉米汤水调搽患处。

81. 辟尘膏（《证治准绳·集之二·眼目·目赤肿痛》）

治小儿尘埃入目，揩成肿热作痛，啼哭不已。

上，以油烟细墨，新汲井水浓磨，入玄明粉半钱和匀为膏。用笔多点目内，三五次即效。仍忌饮酒一昼宵。

82. 明目清肝散（《济阳纲目·卷一百零一·目病上·治目久赤肿痛方》）

治肝经壅热，目肿疼痛。

柴胡 黄连（各一钱五分） 黄芩 当归 川芎 赤芍药 生地（姜酒炒） 菊花 决明子（各一钱） 甘草（六分）

上锉，水煎，食后服。久患翳膜，加木贼、蝉退、白蒺藜各一钱。

83. 柴胡复生汤（《济阳纲目·卷一百零一·目病上·治目久赤肿痛方》）

治红赤羞明，泪多眵少，脑巅沉重，睛珠痛。

柴胡（六分） 苍术 茯苓 黄芩（各五分） 白芍药 薄荷 桔梗 炙甘草（各四分）

藁本 蔓荆子 川芎 羌活 独活 白芷（各三分半） 五味子（二十粒）

上作一服，水两盏煎至一盏，去渣，食后热服。

84. 当归养荣汤（《济阳纲目·卷一百零一·目病上·治目久赤肿痛方》）

治睛珠痛甚不可忍。

当归 川芎 白芍药 熟地黄（各一钱） 防风 羌活 白芷（各七分半）

上锉一服，水二盏煎至一盏，去渣，食后热服。

85. 竹叶泻经汤（《济阳纲目·卷一百零一·目病上·治目久赤肿痛方》）

治眼目癮涩，稍觉眊躁，视物微昏。

柴胡 栀子 羌活 升麻 炙甘草 大黄 黄连（各五分） 黄芩（六分） 赤芍药 茯苓 泽泻 草决明 车前子（各四分） 青竹叶（十片）

上作一服，水二盏煎至一盏，食后稍热服。

86. 消风养血汤（《济阳纲目·卷一百零一·目病上·治目久赤肿痛方》）

治眼痛赤肿。

荆芥 蔓荆子 白芷 防风 川芎 麻黄 菊花 桃仁 红花（酒炒，各五分） 当归（酒洗） 白芍药（炒酒） 草决明 石决明 甘草（各一钱）

上锉，水煎服。

87. 连翘散（《济阳纲目·卷一百零一·目病上·治目久赤肿痛方》）

治心热目赤。

连翘 柴胡 山栀子 木通 瞿麦 滑石 车前子 牛蒡子 黄芩 防风 荆芥 当归 赤芍药 生地黄 甘草（各半两） 黄柏（蜜炙，一两） 蝉蜕（一钱半）

上咬咀，每服三钱，水一盏半加薄荷煎服。

88. 洗心散（《济阳纲目·卷一百零一·目病上·治目久赤肿痛方》）

治眼涩睛痛，或肿或赤，迎风多泪，怕日羞明，并皆治之。

白术（一两半） 麻黄 当归 荆芥穗 大黄（面裹煨） 甘草（各八钱） 芍药（入钱）

上为末。每服二钱，水一盏加生姜、薄荷各少许同煎，温服。

89. 温脾散（《济阳纲目·卷一百零一·目病

上·治目久赤肿痛方》）

治诸头风,面肿眼赤。

大黄　赤芍药　朴硝　麦门冬　菊花　生地(酒炒)　香附子(各等分)

上咬咀。每服三钱,水煎,食后服。

90. 密蒙花散(《济阳纲目·卷一百零一·目病上·治目久赤肿痛方》）

治风气攻注,两目昏涩,多泪羞明,并暴赤肿。

密蒙花　土蒺藜(炒,去尖)　羌活　木贼菊花　石决明(用盐同东流水煮,沸时取研粉,各等分)

上为末。每服二钱,腊茶清食后调下。

91. 拨云散(《济阳纲目·卷一百零一·目病上·治目久赤肿痛方》）

治风毒上攻,眼目昏暗,翳膜睛,怕日羞明,一切风毒眼疾并皆治之。

羌活　防风　柴胡　甘草(炒,各等分)

上为末。每服一钱,水煎,食后服,薄荷汤调,茶及菊花苗煎汤皆可服。忌诸毒物。

92. 决明子散(《济阳纲目·卷一百零一·目病上·治目久赤肿痛方》）

治风毒上攻,眼目肿痛,或卒生翳膜,或赤涩胬肉,或痒或痛,羞明多泪。

川芎　羌活　赤芍药　石膏　黄芩　甘菊花　木贼　决明子　石决明　蔓荆子　甘草(各一两)

上为末。每服三钱,加生姜五片,水煎,食后服。

93. 车前散(《济阳纲目·卷一百零一·目病上·治目久赤肿痛方》）

治肝经积热上攻眼目,逆顺生翳,血灌瞳仁,羞明多泪。

密蒙花　菊花　白蒺藜(炒去刺)　羌活　龙胆草　黄芩　车前子(洗)　草决明　粉草(各等分)

上为细末。每服二钱,食后饮汤调服。

94. 蝉花散(《济阳纲目·卷一百零一·目病上·治目久赤肿痛方》）

治肝经蕴热毒气上攻,眼目赤肿,多泪羞明,一切风毒并宜服之。

蝉蜕(洗净)　菊花　谷精草　羌活　白蒺藜(炒去刺)　草决明　防风　山栀子　黄芩　川芎　荆芥穗　蔓荆子　密蒙花　甘草(各等分)

上为末。每服二钱,食后茶清调服,或荆芥汤

调亦可。

95. 菊花散(《济阳纲目·卷一百零一·目病上·治目久赤肿痛方》）

治肝受风毒,眼目赤肿,昏暗羞明,多泪涩痛。

菊花(去梗,六钱)　白蒺藜(炒,去尖)　木贼(去节)　蝉退(去头足翅,各三钱)

上为末。每服二钱,食后茶清调下。一方有荆芥、甘草各二钱。

96. 荆芥散(《济阳纲目·卷一百零一·目病上·治目久赤肿痛方》）

治肝经蕴热,眼目赤肿。

荆芥穗　当归　赤芍药(各一两五钱)　黄连(一两)

上咬咀。每服三钱,水煎,温服或洗。

97. 柴胡散(《济阳纲目·卷一百零一·目病上·治目久赤肿痛方》）

治肝风实热,头目昏弦,眼赤心烦。

柴胡　地骨皮　玄参　羚羊角　甘菊花(去梗)　赤芍药　黄芩(各一钱)　甘草(炙,五分)

上锉,加生姜三片,水煎,食后温服。

98. 桑白皮散(《济阳纲目·卷一百零一·目病上·治目久赤肿痛方》）

治肺气壅塞,热毒上攻眼目,白晴肿胀,目夜疼痛。

玄参　桑白皮　枳壳　升麻　杏仁(炒,去皮尖)　旋覆花　防风　赤白芍　黄芩　甘菊花甜葶苈　甘草(各一钱)

上作一服,加生姜三片,水煎,食后温服。

99. 白僵蚕散(《济阳纲目·卷一百零一·目病上·治目久赤肿痛方》）

治肺虚,遇风冷泪出,冬月尤甚;或暴伤风热,白晴遮覆黑珠,眼皮肿痛痒。

黄桑叶(一两)　木贼　旋覆花　白僵蚕　荆芥　粉草(各三钱)　细辛(五钱)

上锉,每服三钱,水煎服。

100. 圣效散(《济阳纲目·卷一百零一·目病上·治目久赤肿痛方》）

治眼目诸般风热痒毒及生翳膜血筋,一切外障,并皆治之。

黄芩　细辛　熟地黄　当归　赤芍药　大黄　栀子　牛蒡子　桑白皮　甘草(各八分)　甘菊花(二钱)

上哎咀,作一服,水煎,食后服,日三服。

101. 黄连丸(《济阳纲目·卷一百零一·目病上·治目久赤肿痛方》)

治肝经风热上攻,眼目涩痛。

干熟地黄(一两半) 黄连 决明子(各一两) 没药 光明朱砂 甘菊花 防风 羌活 桂心(各半两)

上为末,炼蜜丸如桐子大。每服三十丸,食后热水下。

【医案选】

《医学纲目·卷之十三·目疾门·目赤肿痛》

予周师目珠疼,及连眉棱骨痛,并头半边肿痛,遇夜则作,用黄连膏子点上,则反大疼,诸药不效。灸厥阴、少阳则疼随止,半月又发。又灸又止者月余,遂以夏枯草二两,香附二两,甘草四钱,同为细末,每服一钱五分,用茶清调服下咽,则疼减大半,至四五日良愈。

一男子,年六十岁,亦目珠连眉棱骨疼,夜甚,用苦寒剂点亦甚,与前证皆同,但有白翳二点,在黑目及外眦为翳,药皆不效,亦以此药间东垣选奇汤,又加四物黄连煎服,并灸厥阴、少阳而安。

《证治准绳·集之二·眼目·目赤肿痛》

一小儿眼素白或青,患眼赤作痛,服降火之剂,眼如血贯,脉洪大或浮缓,按之皆微细。用十全大补汤加柴胡、山栀,数剂,外证渐退而脉渐敛,又数剂而愈。

一小儿患眼赤痛,服大黄之药,更加寒热如疟。余谓脾胃复伤。用四君、升麻、柴胡、炮姜、钩藤钩而寒热愈,又用补中益气汤间服,而目疾瘥。

一小儿目痛,恪服泻火治肝之药,反加羞明隐涩,睡中惊悸悲啼。此肝经血虚,火动伤肺也。用五味异功散加山栀补脾肺清肺金,用地黄丸滋肾水生肝血而安,仍兼服四味肥儿丸而瘥。

第十六节

白睛肿胀

【辨病名】

白睛肿胀指白睛肿起,或覆盖黑睛,或红赤痒痛的眼病,多为暴风客热眼病的临床表现之一。

《太平圣惠方·卷第三十三·治眼白睛肿胀诸方》:"夫眼白睛中胀起,盖覆瞳仁者。"

《普济方·卷七十六·眼目门·白睛肿胀》:"《龙木论》云:暴风客热外障,此眼初患之时,忽然白睛肿起,却覆乌睛,红肿,或痒或痛,泪出难开。"

【辨病机】

风热袭肺,肺气壅滞,肝经不利,肺热上攻于目,故见白睛肿起,或红赤疼痛。

《太平圣惠方·卷第三十三·治眼白睛肿胀诸方》:"此因肺脏有暴风客热故也。肺色白主于气轮,应于白睛。若肺气壅滞,肝膈不利,为邪热所乘,不得宣泄,则毒气上攻于目,故令白睛肿胀,或疼痛也。"

《圣济总录·卷第一百六·白睛肿胀》:"论曰:白睛肿胀者,肝肺之候也。目者,肝之外候;白睛者,肺气之所主也,若肺气壅滞,肝经不利,为邪热所乘,不得宣泄,则毒气上攻于目,故白睛肿起,或疼痛也。"

《目经大成·卷之三·寒阵·治金煎二十三》:"白睛肿胀,肺气中塞也。日夜疼痛,肺火上攻也。"

【论治法】

治以清热利肺为基本治疗原则,内外同治。

《太平圣惠方·卷第三十三·治眼白睛肿胀诸方》:"宜快脏腑,及镰去恶血,及敷爝肿药,无不瘥也。"

《目经大成·卷之三·寒阵·治金煎二十三》:"中寒者,须散而决,故用枳壳、杏仁、旋覆花、防风、白菊;上攻者,当寒而下,故用桑皮、黄连、元参、黄芩、葶苈。"

【论用方】

1. 羚羊角散(《太平圣惠方·卷第三十三·治眼白睛肿胀诸方》)

清肺利肝。治眼白睛肿胀,日夜疼痛。

羚羊角屑(一两) 赤茯苓〔三(二)分〕 木通(三分锉) 甜葶苈(半两,隔纸炒令紫色) 郁李仁(一两,汤浸去皮,焙过微炒) 防风〔二(三)

两（分），去芦头〕　桑根白皮〔二（一）两，锉〕　甘草（半两，炙微赤，锉）　赤芍药（三分）　黄芩（三分）　枳壳（三分，麸炒微黄，去瓤）　汉防己（一两）　川大黄（一两，锉碎，微炒）　杏仁〔三两（分），汤浸去皮尖、双仁，麸炒微黄〕

上件药，捣粗罗为散。每服三钱，以水一中盏，煎至六分，去滓，每于食后温服，夜临卧再服。忌炙爆热面油腻。

2. 桑根白皮散（《太平圣惠方·卷第三十三·治眼白睛肿胀诸方》）

治眼忽然白睛肿胀，如水泡者。

桑根白皮（锉）　木通（锉）　犀角屑　黄芩　旋覆花　茯神　玄参　川大黄（锉碎，微炒，以上八味各一两）　甘菊花（半两）　甘草（一分，炙微赤，锉）

上件药，捣粗罗为散。每服三钱，以水一中盏，煎至六分，去滓，每于食后温服，以瘥为度。

3. 车前子散（《太平圣惠方·卷第三十三·治眼白睛肿胀诸方》）

治眼白睛肿胀裹瞳仁。

车前子　赤茯苓　玄参　防风（去芦头）　黄芩　川大黄（锉碎，微炒）　犀角屑　甘草（炙微赤，锉）　栀子仁（以上各半两）

上件药，捣粗罗为散。每服三钱，以水一中盏，煎至六分，去滓，每于食后温服，夜临卧再服。

4. 大黄散（《太平圣惠方·卷第三十三·治眼白睛肿胀诸方》）

治肝肺大热，白睛肿胀，盖覆瞳仁，疼痛。

川大黄（锉碎，微炒）　大青　羚羊角屑　栀子仁　桑根白皮（锉，各一两）　甘草（半两，炙微赤，锉）

上件药，捣粗罗为散。每服三钱，以水一中盏，煎至六分，去滓，入生地黄汁，拌合服之，日三四服。

5. 玄参丸（《太平圣惠方·卷第三十三·治眼白睛肿胀诸方》）

治肺脏积热，白睛肿胀，遮盖瞳仁，开张不得，赤涩疼痛。

玄参　羚羊角屑　川升麻　汉防己　杏仁（汤浸去皮尖、双仁，麸炒微黄）　沙参（去芦头）　车前子　桑根白皮（锉）　栀子仁（以上各一两）　大麻仁（一两半）　川大黄（一两半，锉碎，微炒）

上件药，捣罗为末，炼蜜和捣三五百杵，丸如梧桐子大。每于食后，以温水下二十丸，夜临卧时再服。

6. 车前子丸（《太平圣惠方·卷第三十三·治眼白睛肿胀诸方》）

治眼白睛肿胀。

车前子　决明子　栀子仁　黄连（去须）　牵牛子（微炒）　羚羊角屑　木通（锉，以上各一两）　川大黄（一两半，锉碎，微炒）

上件药，捣罗为末，以牛胆汁和匀，丸如梧桐子大。每于食后，以温水下三十丸。

7. 贴熁膏（《太平圣惠方·卷第三十三·治眼白睛肿胀诸方》）

治眼白睛肿胀，赤涩热痛。

川大黄　玄参　川朴硝（以上各一两）

上件药，捣细罗为散。以生地黄汁调匀，令调摊于帛上，贴之下睑。

8. 洗眼藁皮汤（《太平圣惠方·卷第三十三·治眼白睛肿胀诸方》）

治眼白睛肿起，赤磣痛痒。

秦皮（一两，去粗皮）　桑根白皮（一两）　玄参（半两）　葳蕤（一两）　川大黄（半两）　竹叶〔二两（一握）〕　栀子仁（半两）　青盐（半两，末成汤下）

上件药，粗锉，以水二大盏，煎至一盏半，入盐滤去滓。微热淋洗，冷即再暖服之。

9. 朱砂煎（《太平圣惠方·卷第三十三·治眼白睛肿胀诸方》）

治眼白睛肿起，赤涩疼痛。

朱砂（一分，细研）　马牙硝（半两，细研）　黄连末（半两）　杏仁〔一两（分），汤浸去皮〕　青盐（一分）

上件药，都研令匀，以绵裹，用雪水三合，浸之一宿，更以绵滤过，于瓷盒中。每以铜箸取少许点之。

10. 犀角汤（《圣济总录·卷第一百六·白睛肿胀》）

治肝肺风热，白睛肿胀，侵盖黑睛。

犀角（生者，镑）　黄芩（去黑心）　葳蕤　防风（去叉）　地肤子　羚羊角（镑）　甘草（炙，锉，各半两）　麦门冬（去心，焙）　黄连（去须，各

三分）

上九味,粗捣筛。每服五钱匕,水一盏半,煎至七分,去滓入马牙硝末半钱匕,食后临卧温服。

11. 羚羊角汤（《圣济总录·卷第一百六·白睛肿胀》）

治肝肺热毒攻眼,白睛肿起。

羚羊角（镑） 桑根白皮（锉） 木通（锉） 旋覆花 葳蕤 升麻（各一两半） 茯神（去木,一两）

上七味,粗捣筛。每服五钱匕,水一盏半,煎至七分,下芒硝末半钱匕,食后临卧温服。

12. 大黄丸（《圣济总录·卷第一百六·白睛肿胀》）

治白睛肿胀,痛不可忍。

大黄（锉炒） 蔓荆实（去皮） 丹参 吴蓝 土瓜根（锉） 防风（去叉） 甘菊花 秦皮（去粗皮） 黄连（去须） 葳蕤 陈橘皮（去白焙） 前胡（去芦头,各一两） 决明子（微炒） 冬瓜子 青葙子 地肤子 车前子（各一两半）

上一十七味,捣罗为末,炼蜜和丸,如梧桐子大。每服三十丸,食前温酒下、日再。

13. 木通犀角散（《圣济总录·卷第一百六·白睛肿胀》）

治白睛肿起,如水泡者。

木通（锉） 犀角（镑） 桑根白皮（锉） 黄芩（去黑心） 大黄（锉,炒） 玄参 茯神（去木） 旋覆花（各一两） 甘菊花（半两） 甘草（炙,锉,一分）

上一十味,捣罗为散。每服三钱匕,水一盏,煎至六分,不去滓,食后温服。

14. 大青散（《圣济总录·卷第一百六·白睛肿胀》）

治肝肺热甚上攻,白睛复盖瞳仁。

大青 栀子仁 羖羊角（镑） 大黄（锉炒） 桑根白皮（锉,各一两）

上五味,捣罗为粗散。每服三钱匕,水一盏,煎至五分,去滓,入生地黄汁半合服之。

15. 桑根白皮散（《圣济总录·卷第一百六·白睛肿胀》）

治眼忽然白睛肿胀,如水泡者。

桑根白皮（锉） 木通（锉） 犀角屑 黄芩 旋覆花 茯神 玄参 川大黄（锉碎,炒,以

上各一两） 甘菊花（半两） 甘草（一分,炙赤,锉）

上一十味,捣筛为粗散。每服三钱匕,水一盏,煎至六分,去滓,食后温服。

16. 桑白皮散（《严氏济生方·眼门·眼论治》）

治肺气壅塞,热毒上攻眼目,白睛肿胀,日夜疼痛,心胸烦闷。

玄参 桑白皮 枳壳（去瓤,麸炒） 川升麻 杏仁（去皮尖,炒） 旋覆花（去枝梗） 防风（去芦） 赤芍药 黄芩 甘菊花（去枝梗） 甘草（炙） 甜葶苈（炒,各一两）

上㕮咀。每服四钱,水一盏半,生姜三片,煎至八分,去滓,食后温服。

17. 治金煎（《目经大成·卷之三·寒阵》）

白睛肿胀,日夜疼痛,此方主之。

元参 桑皮 枳壳 黄连 杏仁 旋覆花 防风 黄芩 白菊 葶苈子

第十七节

偏漏

【辨病名】

偏漏指白睛生漏,轻者流白水,重者成脓的一种眼病。

《证治准绳·杂病·目·漏睛》:"漏生在气轮,金坚而位傍,为害稍迟,故曰偏漏。"

《外科大成·卷三·眼部·漏睛》:"漏睛为睛内有孔,时流脓汁也。其名不一,如正漏生于风轮,初出白膏如痰,尚可治。久则出青黑膏,损及瞳人者,不治。偏漏生于气轮者轻,流白水,重则成脓,久而膏枯者不治。"

【辨病机】

1. 痰湿流于肺经

《张氏医通·卷八·七窍门上·漏睛》:"痰湿流于肺经而成。"

2. 火克肺金

《金匮启钥（眼科）·卷四·漏睛·偏漏》:"为害较正漏为稍迟,其原由于火克肺金,积热而

成,故曰偏漏。"

【辨病证】

辨吉凶

白睛生漏,流如稠浊白水,重则流脓。病久失治,则导致水泄膏枯,目损失明。

《证治准绳·杂病·目·漏睛》:"其流如稠浊白水,重则流脓。久而失治,水泄膏枯,目亦损矣。"

《张氏医通·卷八·七窍门上·漏睛》:"较正漏为害稍迟,其流如稠粘白水,重则流脓……久而失治,水泄膏枯,目亦损矣。"

【论治法】

偏漏以内治法为主,以清热泻肺为主要治疗原则。

《张氏医通·卷八·七窍门上·漏睛》:"较正漏为害稍迟,其流如稠黏白水,重则流脓。急用泻肺药,如贝母、桔梗、桑皮、生甘草、黄芩、山栀之类凉解之。"

《金匮启钥(眼科)·卷四·漏睛·正漏论》:"治法当泻心火以清肺热,宜以洗心散、清肺饮主之。"

《类证治裁·卷之六·目症论治》:"偏漏生气轮上,流出白水,急宜泻肺。"

【论用方】

1. 清肺饮(《仁斋直指方论·卷之八·咳嗽·咳嗽证治》)

治肺气上热咳嗽,白睛生漏。

前胡 荆芥 桑白皮(炒) 甘草(炙) 枳壳(制,各三分) 知母 贝母(去心,炒) 薄荷 赤茯苓 北梗 紫苏 阿胶(炒) 杏仁(去皮) 天门冬(去心,各半两)

上锉散。每三钱,姜三片,乌梅一枚,食后煎服。

2. 洗心散(《明目至宝·卷一·论五行所属金木水火土位》)

理心经热毒暴赤,血丝侵睛,血灌瞳人,昏涩难开。

生地黄 白芍药 川芎 槐花 当归 防风 朴硝 荆芥 大黄 甘草 栀子仁(炒,为

末) 龙胆草

上药各等分为末,淡竹叶煎汤调下,每服三五钱,重者日三服。

第十八节

状如鱼胞

【辨病名】

状如鱼胞指白睛肿胀,不红不紫,状如鱼脬的眼病。

《证治准绳·杂病·目·目肿胀》:"气轮努胀,不紫不赤,或水红,或白色,状如鱼胞。"

《目经大成·卷之二·八十一证·气胀四十三》:"此症睛无所苦,但气轮一处二处虚虚壅起,而不红不紫,或圆或长,或中断,隐若鱼腹中之白泡。"

《金匮启钥(眼科)·卷三·肿胀·状如鱼脬论》:"状如鱼脬者,谓气轮努胀,不紫不赤,或水红,或白色,若鱼脬也。"

【辨病机】

1. 金火相搏致病

肺经火热,扰动气分,上攻于目,导致气轮白睛肿胀。

《证治准绳·杂病·目·目肿胀》:"乃气分之证,金火相搏所致。"

2. 寒湿致病

《目经大成·卷之二·八十一证·气胀四十三》:"乃气自衰癃,寒湿相乘。"

【论治法】

本病以清热泻肺平肝为主要治疗原则,以内治法为主,内外同治。

《证治准绳·杂病·目·目肿胀》:"不用劂导,唯以清凉则自消复。若有微红及赤脉者,略略于上脾开之,不可过,此亦是通气之说,虽不通亦可。若头痛泪热及内燥而赤脉多者,防有变证,宜早导之,庶无后患。"

《目经大成·卷之二·八十一证·气胀四十

三》："否则,一变为水红,通睛胀满,再变为赤紫,遂脉生泣出,畏明涩痛,是盖大苦事也。平肝耶,清肺耶,抑亦听其自然耶。治后间有数颗结实如珍珠,终身不没,不敢施刀烙者,然亦无妨。"

"助阳活血汤扶其正,四君子加桑皮、麦冬抑其邪,自然消复。"

《金匮启钥(眼科)·卷三·肿胀·状如鱼胕论》："宜桑白皮散,玄参丸、泻肺汤,或洗眼青皮汤亦可。"

第十九节

乌轮赤晕

【辨病名】

乌轮赤晕指白睛微青,黑睛稍带白色,黑白之间,有一赤环如带的眼病。又名抱轮红、抱轮红瘴。相当于西医的睫状充血。

《原机启微·卷之上·心火乘金水衰反制之病》："有白睛微变青色,黑睛稍带白色,白黑之间,赤环如带,谓之抱轮红者,此邪火乘金,水衰反制之病也。"

《惠直堂经验方·卷二·眼目门·蝉花无比丸》："或白睛带青,黑珠带白,黑白之间,赤环如带,谓之抱轮红瘴。"

【辨病因】

本病因目病日久,情志抑郁或误用大量寒凉药物,劳欲过度导致。

《原机启微·卷之上·心火乘金水衰反制之病》："有白睛微变青色,黑睛稍带白色,白黑之间,赤环如带,谓之抱轮红者,此邪火乘金,水衰反制之病也。此病或因目病已久,抑郁不舒,或因目病误服寒凉药过多,或因目病时内多房劳,皆能内伤元气。"

【辨病机】

1. 肝热致病

《银海精微·序》："乌轮赤晕,刺痛浮肿,此肝热也。"

《仁斋直指方论·卷之二十·眼目·眼目方论》："乌轮赤晕,刺痛浮浆,此肝热也。"

2. 心火乘金,水衰反制

目病日久,或目病失治,或房劳过度皆损伤元气,元气亏虚,心火亢盛,肾虚不能制火,脏腑火热,上犯于目。

《原机启微·卷之上·心火乘金水衰反制之病》："元气一虚,心火亢盛,故火能克金。金乃手太阴肺,白睛属肺;水乃足少阴肾,黑睛属肾。水本克火,水衰不能克,反受火制。"

【论治法】

本病以滋阴清热为基本治疗原则,内治法为主。

《银海精微·卷下·审症应验口诀》："乌轮赤晕、刺痛浮浆,此肝热也。治法,宜用酒调洗肝散加麻黄、赤芍,或泻肝散、修肝散;收功生地黄散;点用清凉间九一丹。"

《原机启微·卷之上·心火乘金水衰反制之病》："口干舌苦,眵多羞涩,稍有热者,还阴救苦汤主之,黄连羊肝丸主之,川芎决明散主之。无口干舌苦,眵多羞涩者,助阳活血汤主之,神验锦鸠丸主之,万应蝉花散主之。有热无热,俱服《千金》磁朱丸,镇坠心火,滋益肾水,荣养元气,自然获愈也。"

【论用方】

1. 还阴救苦汤(《证治准绳·类方·目·目赤》)

治目久病,白睛微变青色,黑睛稍带白色,黑白之间赤环如带。

升麻 苍术 桔梗 甘草(炙) 柴胡 防风 羌活(各半两) 细辛(二钱) 藁本(四钱) 川芎(一两) 红花(一钱) 当归尾(七钱) 黄连 黄芩 黄柏 知母 连翘 生地黄(各半两) 龙胆草(三钱)

每服七钱,水二盏,煎至一盏,去滓热服。

2. 菊花决明散(《证治准绳·类方·目·目赤》)

治目久病,白睛微变青色,黑睛稍带白色,黑白之间赤环如带。

草决明 石决明(东流水煮一伏时,另研极细入药) 木贼草 防风 羌活 蔓荆子 甘菊

花　甘草（炙）　川芎　石膏（另研极细入药）
黄芩（各半两）

为细末。每服二钱，水一盏半，煎八分，连末服，食后。

3. 神验锦鸠丸（《证治准绳·类方·目·目赤》）

治目久病，白睛微变青色，黑睛稍带白色，黑白之间赤环如带；兼口干舌苦，眵多羞涩，上焦邪热。

甘菊花　牡蛎（洗，煅粉，各五钱）　肉桂（二两）　瞿麦　蕤仁（去皮）　草决明　羌活（各三两）　白茯苓（四两）　蒺藜（炒，去尖）　细辛　防风　黄连（各五两）　斑鸠（一只，跌死，去皮毛、肠、嘴爪，文武火连骨炙干）　羖羊肝（一具，竹刀薄批，炙令焦，忌用铁刀）　蔓菁子（二升，淘净，绢袋盛，甑蒸一伏时，晒干）

上为细末，炼蜜为剂，杵五百下，丸如梧子大。每服二十丸，加至三五十丸。空心温汤下。

4. 万应蝉花散（《证治准绳·类方·目·目赤》）

治目久病，白睛微变青色，黑睛稍带白色，黑白之间赤环如带。

蝉蜕（去土，半两）　蛇蜕（炙，三钱）　川芎　防风　羌活　炙甘草　当归　白茯苓（各一两）　赤芍药（三两）　苍术（四两）　石决明（东流水煮一伏时，研极细，一两半）

上为细末。每服二钱，食后临卧时浓米泔调下，热茶清亦得。

5. 蝉花无比丸（《惠直堂经验方·卷二·眼目门》）

治大人小儿远近风眼气眼……或白睛带青，黑珠带白，黑白之间，赤环如带，谓之抱轮红瘴。

蝉蜕（一两，去土翅足，微炒）　蛇蜕（六钱，微炒）　羌活　当归　川芎　防风　白茯苓（研末，水飞）　炙甘草　石决明（东流水浸一宿，盐水微炒，各四两）　赤芍药（十三两）　山栀子（炒黑，二两）　白蒺藜（米拌炒黄，去刺米不用，半斤）　黄芩　甘菊花（各三两）　苍术（米泔浸半日，晒干，用芝麻一斤拌炒去辣味净，十五两，去芝麻）　生地　熟地　香附　草决明　夏枯草（各四两）

上为末，蒸饼糊丸。晚食后睡，清茶下二钱。忌发风之物。

第二十节

红障

【辨病名】

红障指翳膜色红的眼病。

《审视瑶函·卷一·识病辨症详明金玉赋》："大抵红障凹凸，怕如血积肉堆。"

【辨病机】

风热外袭，上攻于目，导致气血运行不畅，壅滞于目，翳膜发而色红。

《冯氏锦囊秘录·痘疹全集卷三十一·目病》："如赤肿暴痛，红障遮睛者，此真阴不足，风热外乘，病于有火者也。"

《杂病源流犀烛·卷二十二　面部门·目病源流》："风热壅珠，必眼白红障而痛也。"

【论治法】

内治法以祛风清热为主要治疗原则；外治法以割法为主，割去后必用烙定，否则不久后易复发。

1. 内治法

《冯氏锦囊秘录·痘疹全集卷三十一·目病》："如赤肿暴痛，红障遮睛者，此真阴不足，风热外乘，病于有火者也。治宜先散邪，以治标，次为重浊滋水以治本，则浊阴自散，清阳自生，目得血而能视矣。"

《杂病源流犀烛·卷二十二　面部门·目病源流》："风热壅珠，必眼白红障而痛也，宜黄连汤。"

2. 外治法

《证治准绳·杂病·七窍门上·目》："若红障血分之病，割去者必须用烙定，否则不久复生。"

《验方新编·卷十七·眼部·眼科七十二症问答症因丸散》："第四十问：目有胬肉攀睛，红障壅上者何也？答曰：用青龙膏一点，即用手法取之，再点如痛者，加茶调散。"

【论用方】

1. 眼有红障方（《明目至宝·卷三·治眼，五

脏补泻用药》）

治眼生红障。

生地黄（五钱）　赤芍药（三钱）　归尾（一两）　防风（五钱）　白蒺藜（五钱）　香白芷（五钱）　羌活（一两）　薄荷（不拘多少）

上㕮咀。每服二钱，水盏半，灯心同煎，食后温服。

2. 茶调散（《异授眼科·眼有七十二症医治·第四十问》）

治目有肉扳睛，红障壅上。

防风　羌活　柴胡　甘草　当归　黄芩　生地　川芎　天花粉（以上各等分）

共为末，沙糖水茶调下。

第二十一节

目生珠管

【辨病名】

目生珠管指目珠中津液变生结聚，状如珠管。

《圣济总录·卷第一百一十·目生珠管》："论曰：目生珠管者……上冲于目，津液结聚，状如珠管，故以名焉。"

【辨病机】

风热痰饮积于肝脏，肝脏气血蕴积，上冲于目，津液结聚，状如目管。

《圣济总录·卷第一百一十·目生珠管》："论曰：目生珠管者，风热痰饮渍于肝，血气蕴积，津液结聚，所由生也。肝藏血，故肝受血而能视，气调血和，则精华见于目，今邪乘于肝，肝气受病，为风热熏蒸，痰饮渐渍，使血气壅阏，上冲于目，津液结聚，状如珠管，故以名焉。"

【论治法】

本病以外治法为主。

《证类本草·卷第二十·上品·石蜜》："目生珠管。以蜜涂目中，仰卧半日，乃可洗之。生蜜佳。"

《圣济总录·卷第一百一十·目生珠管》："治目卒生珠管方，白蜜，上以少许，点目中，仰卧令泪出，半日许洗之。又方，龙骨一两，上一味，捣罗为

散，每点少许珠管上，日三五次。又方，牛膝叶根不计多少，上捣绞取汁，点珠管上，日三次，兼治赤目、良。"

《本草品汇精要·续集卷之四·人部·爪甲》："治目生珠管，用手爪甲烧灰、贝齿烧灰、龙骨各五钱，为末，日点三四次。"

《秘传眼科龙木论·卷之十·虫鱼部》："石蜜，味甘平，微温无毒，明目。《葛氏方》：目生珠管，以蜜涂目中，仰卧半日，乃可洗去。生蜜佳。"

《本草纲目·金石部第八卷·金石之一·古文钱》："目生珠管及肤翳：铜钱青一两，细墨半两，为末，醋丸白豆大。每以一丸，乳汁、新汲水各少许，浸化点之。"

《本草易读·本草易读卷八·黄丹四百二十三》："铅一斤，土硫磺十两，硝石一两，先将铅熔化成汁，下醋点之，滚沸，下硫黄一钱，少顷下硝石少许。沸定再下醋，依前下硝、黄，待为末则成丹矣。水飞，炒用之。目生珠管，鲤胆合点。"

【论用方】

1. 洗眼汤（《备急千金要方·卷六上·七窍病上·目病第一》）

治目生珠管方。

滑石（一本作冷石）　手爪甲（烧）　龙骨　贝齿　丹砂（各等分）

上五味治下筛。以新笔点，取当珠管上，日三度，良。

2. 龙脑煎方（《圣济总录·卷第一百一十·目生珠管》）

治目生珠管及肤翳。

龙脑（研）　腻粉（研，各一钱）　马牙硝　秦皮　防风（去叉）　黄连（去须，各一两）

上六味，先捣后四味碎，用新汲水两碗，浸药两复时，煎取一小盏，绵滤去滓、澄清，瓷瓶内盛之，后入龙脑腻粉，候一宿可点。

3. 滑石散（《圣济总录·卷第一百一十·目生珠管》）

治目卒生珠管。

滑石　龙骨（各一分）　手爪甲（烧半分）

上三味，细研如粉，以新笔染药，点珠管上，日三四次。

4. 铜青丸（《圣济总录·卷第一百一十·目

生珠管》）

治眼生肤翳垂珠管。

铜青（一两） 细墨（半两）

上二味合研为末，醋和丸，如白豆大。每用一丸，以乳汁新汲水各少许浸化，以铜箸点之。

5. 贝齿散（《圣济总录·卷第一百一十·目生珠管》）

治目生珠管。

贝齿（烧研） 丹砂（研，各一分）

上二味，重研匀细。每用点珠管上，日三四次。

6. 铅丹膏（《圣济总录·卷第一百一十·目生珠管》）

治眼卒生珠管。

铅丹（半两） 鲤鱼胆汁（量铅丹多少用）

上二味合调如膏，点注目眦中，日三五次。

7. 贝齿散（《普济方·卷八十四·眼目门·目生管》）

治眼生珠管。

贝齿（烧灰） 手爪甲（烧灰） 龙骨（以上各半两）

上同研令极细。每用少许点珠管上，日三四度，甚妙。

第二十二节

赤瞎

【辨病名】

赤瞎指两目突然红肿疼痛，时行火眼，大小相染，目眦久赤烂，两睑粘睛，赤烂痒痛，经年不愈的病症。

《针灸聚英·卷二·玉机微义针灸证治·眼目》："目眦久赤烂，俗呼为赤瞎。"

《医宗金鉴·杂病心法要诀·卷五·外障病证》："两睑粘睛，赤烂痒痛，经年不愈，谓之烂弦风，又名赤瞎。"

《松峰说疫·卷之三·杂疫·赤瞎》："其症两目突然红肿疼痛，此亦时疫也。"

【辨病机】

多因时疫感染，火热盛行，湿热浸淫所致。

《古今医统大全·卷之六十一·眼科·治法·目眦赤烂》："泻湿热而愈。"

《保命歌括·卷之六·瘟疫》："时行火眼，大小相染，谓之赤瞎，亦火疫也。"

【论治法】

内治法用中药清热燥湿除疫；外治法主要有针刺法，或外贴药，或洗眼。

1. 内治法

《保命歌括·卷之六·瘟疫》："宜救苦汤主之。"

2. 外治法

《针灸聚英·卷二·玉机微义针灸证治·眼目》："当以三棱针刺目眦外，以泻湿热而愈。刘氏曰：外治针也，以泻瘀热。内治服药，以杜其原可也。"

《儒门事亲·卷十五·目疾证第三·贴赤瞎》："炉甘石（二两），密陀僧（一两），黄连、朴硝。上方，先将黄连用水熬成汁，入童子小便，再同熬，后下硝，又熬少时，用火煅炉甘石红，黄连汁内淬七次，与密陀僧末同为末。临卧贴之。"

【论用方】

1. 洗眼药（《素问病机气宜保命集·卷下·眼目论第二十五》）

治眼赤瞎。

诃子（二两） 黄丹（四两） 蜜（八两） 柳枝（四十寸）

上以河水二碗，熬至半碗。用一钱，热水化洗之。石器内熬。

治眼赤瞎：以青埴蛆，不以多少，淘净晒干末之。令害眼人仰卧合目，用药一钱散在眼上，须臾药行，待少时去药。

2. 还睛紫金丹（《医学正传·卷之五·目病》）

治目眦岁久赤烂，俗呼为赤瞎是也，当以三棱针刺目眦外以泻湿热。如眼生倒睫拳毛，两目紧，盖内伏火热而攻阴气，法当去其热内火邪，眼皮缓则毛立出，翳膜亦退，用手法攀出内睑向外，以针刺之出血。

白砂蜜（二十两） 炉甘石（二十两，火煅七次，淬水内，连水浸半日） 黄丹（六两，水飞） 乌

贼骨(二钱) 麝香 硼砂(各一钱,入盏内,放于瓶口上熏干) 白丁香(直者,五分) 轻粉(一字)

上将白砂蜜于砂石器内慢火熬,掠去沫,下甘石,次下丹,以柳枝搅,次下余药,以不粘手为度,作丸如鸡头实大。每用一丸,温水化开洗之。

3. 碧霞丹(《儒门事亲·卷十五·目疾证第三》)

治赤眼暴发,并治赤瞎。

铜绿 白土 芒硝

上件各分为末,丸如皂子大。每用白汤研化一丸,洗之,立效。

4. 救苦汤(《保命歌括·卷之六·瘟疫·治瘟疫诸方》)

治赤瞎肿痛。

桂枝 连翘 红花 细辛 归尾 甘草(各五钱) 苍术 龙胆草(各七分) 羌活 黄芩麻黄 柴胡 防风 藁本 黄柏 黄连 生地黄 知母(各一钱) 芍药(二钱)

水煎,食后服。

5. 紫金锭子〔《金匮启钥(眼科)·卷一·点眼药法·秘制点眼丹药诸方》〕

治眼疾,不分远年近日,诸般翳膜,血灌瞳人,胬肉攀睛,拳毛倒睫,积年赤瞎,暴发赤肿,白睛肿胀,沙涩难开,火燥紧涩,怕日羞明,眵多泪,烂弦风痒,视物昏花,迎烟泪出,目中溜火,诸般目疾。

炉甘石(煅飞) 黄丹(各半斤) 当归 硼砂(各五钱) 川黄连 朱砂(各一两) 白矾(生用) 硇砂(制) 白丁香 轻粉 贝齿 石蟹(煅飞) 海螵蛸 熊胆 乳香 没药 白珍珠麝香(各一钱二分半) 梅花片(二钱,其片麝入,忌气味走泄,宜诸药合毕加入)

上除脑、麝外,余各另制为末。秤合和匀,入黄连水,研至千万余下,自干,次入麝香,研细罗过,又次入片脑,再研复罗入后膏,搜和作锭子阴干。

猪胰子(四枚,以稻草挪洗,去膏膜干净,无油为度,再用布包,捣烂入药) 生地黄 当归 黄连(一斤) 防风 龙胆草 黄柏(各二两) 诃子(八枚) 蕤仁(去皮壳,五钱) 大鹅梨(八枚) 冬蜜(八两,另熬,酥干为度)

上将当归等八味,洗净锉碎,以水浸于铜器内,春夏三、秋四、冬七日,滤去滓,复添水熬三次,取尽药力,以密绢绵纸重滤过,澄去砂土,漫水煎熬,槐、柳枝各四十九条,互换一顺搅,不住手,搅得此药如饴糖相类,入蜜和匀,磁器盛,放汤瓶口上,重汤蒸炖成膏,复滤净,滴入水中,沉下成珠可丸为度,待数日,出火毒,再溶化,入末和匀,杵捣为丸锭,阴干,金、银箔为衣。每以少许新汲水浸化开,鸭毛蘸点眼大眦内,又可以热水泡化,作洗眼药亦可。如水冷,再暖。用口洗五六次,日点二三次,大效。

黑睛疾病

第一节

聚星障

【辨病名】

聚星障指黑睛浅层骤升多个细小星翳,其形或联缀,或团聚,或伴有抱轮红赤,沙涩疼痛、羞明流泪的眼病。相当于西医的病毒性角膜炎。

《证治准绳·杂病·目·外障》:"乌珠上有细颗,或白色,或微黄。微黄者急而变重。或联缀,或团聚,或散漫,或一同生起,或先后逐渐一而二,二而三,三而四,四而六七八十数余,如此生起者。""黑睛生翳,呈细颗粒状,聚散如星,抱轮红赤,沙涩疼痛,羞明流泪。"

《审视瑶函·卷三·外障·聚星障症》:"此症异他翳,团圆不放开,分明星数点,怕热眼多灾,四围有瘀滞,变出聚星来。此症黑睛上有细颗,或白或微黄色,但微黄者急而变重,或连缀,或围聚,或散漫,或齐起,或先后逐渐相生。"

《银海指南·卷二·肝经主病》:"白星团聚,名聚星障。"

【辨病因】

1. 肝火内炽,风热外侵

《证治准绳·杂病·目·外障》:"由肝火内炽,风热外侵,风火相搏,上攻于目所致。"

2. 肝肾阴虚,虚火上炎

《证治准绳·杂病·目·外障》:"或由肝肾阴虚,虚火上炎所致。"

《银海指南·卷二·肝经主病》:"白星团聚,名聚星障,属肝肾郁结,精血受伤也。"

【辨病证】

辨吉凶

本病初起易治,久治失治而生变证者难治。

《证治准绳·杂病·目·外障》:"［聚星障证］……初起者易治,生定者退迟。能大者有变。团聚生大而作一块者,有凝脂之变。联缀四散,傍风轮白际而起,变大而接连者,花翳白陷也。若兼赤脉爬绊者,退迟。若星翳生于丝尽头者,亦退迟进速且有变,盖接得脉络生气之故。此证大抵多由痰火之患,能保养者庶几,斫丧犯戒者,变证生焉。(羚羊角散)"

【论治法】

以内治法为主,有祛风清热、滋阴降火、化痰降火等治法。

《证治准绳·杂病·七窍门上·目·外障》:"治宜祛风清热或滋阴降火。用石决明散(方见宿翳条),或海藏地黄散。"

《张氏医通·卷八·七窍门上·外障》:"先服羚羊角散,后服补肾丸。"

《溪秘传简验方·溪外治方选卷上·目门》:"生翳,鹅儿不食草,搐鼻、塞耳、贴目,皆可效。"

【论用方】

1. 补肾丸(《奇效良方·卷之五十七·眼目门·眼目通用方》)

治聚星障。

人参 茯苓 细辛 五味子 肉桂 桔梗(各一两) 干山药 柏子仁(各二两半) 干地黄(一两半)

上为细末,炼蜜和丸如梧桐子大。每服十丸,空心茶下。

2. 海藏地黄散(《审视瑶函·卷三·外障·

聚星障症》）

治聚星障,赤翳白膜遮黑睛。

大黄 熟地黄 玄参 沙苑蒺藜 防风 谷精草 黄连 生地黄 白蒺藜 犀角 蝉蜕 木贼草 甘草 羌活 当归身

第二节

银星独见

【辨病名】

银星独见指黑睛生翳一二颗,散在而生,不聚集成片,其色如银,形如星的病症。

《证治准绳·杂病·目·外障》:"乌珠上有星,独自生也。若连萃而相生相聚者,不是星。盖星不能大,大而变者亦不是。"

《张氏医通·卷八·七窍门上·外障》:"银星独见,乌珠上有星,独自生也。初起白颗,小而圆嫩,俨然一星,不出一二日间,渐渐长大,因而触犯,遂至损目。若误认为星,则谬矣。大凡见珠上有星一二颗,散而各自生,至二三日,看之不大者方是。"

【辨病机】

多为络火郁结风轮,有虚火实火之分。虚火无源,则火退病愈,不得久滞;实火有源,不易消退。

《证治准绳·杂病·七窍门上·目·外障》:"若络间之虚火客游,因而郁滞于风轮,结为星者,其火无源,不得久滞,火退气散膏清而星自消。若火有源而来,气实壅滞于络者,则水不清,故星结不散,其色白圆而颗小浮嫩者,易退易治。"

《金匮启钥(眼科)·卷三·外障·银星独见论》:"亦有虚实自退不退之分,夫虚实者,非指人之气血而言,乃指络间之火而言。"

【论治法】

治以理气导滞,和血明目兼以祛风退翳,防止火滞气定,黑睛生宿翳。

1. 内治法

《证治准绳·杂病·目·外障》:"夫人之目,

因气血不能清顺,是故壅滞而生病焉。调养缄护,尚恐无及,乃反劳挣强,视搏此阳光,即无病之目,精强力盛者,且不能与之敌,而况病目,能无损乎。虽幸自病退者,光亦渺茫难醒。"

《张氏医通·卷八·七窍门上·外障》:"蝉花散去苍术,加白蒺藜、谷精草。星见陷下者,或小点乱生者,为肾虚,其人必因梦泄,或房劳之故。宜生料六味丸加谷精草、白蒺藜、车前子。凡去星之药,非谷精不应也。"

《金匮启钥(眼科)·卷三·外障·银星独见论》:"其火无根,不得久滞,服升阳散火汤数合,自火退气散膏清,而星自消。若火有源而来,气实塞滞于络者,则水不清,故星不能散。然其色白,圆而颗小浮嫩者,易退;沉涩坚滑者,宜作急治之,恐滞久气定,治虽退,仍有迹而为冰瑕。治宜四顺清凉饮子,继服开明丸,如此而治,庶几世星之在天者,视之朗朗,病星之在目者,消归乌有矣。"

2. 外治法

《张氏医通·卷八·七窍门上·外障》:"并用碧云散,祛风为主。星久不退,恐其成翳,阿魏搐鼻法,每夜搐之。"

第三节

花翳白陷

【辨病名】

花翳白陷指凝脂自白睛生出,环绕着向黑睛侵犯,中心如枣花凹陷,边缘堆砌状似鱼鳞,白睛微黄,眼痛时作伴流泪的眼病。相当于西医的蚕蚀性角膜溃疡及边缘性角膜溃疡等多种角膜病。

《银海精微·卷上·花翳白陷》:"人之患眼生翳如萝卜花,或鱼鳞子,入陷如碎米者。"

《秘传眼科龙木论·卷之三·花翳白陷外障》:"此眼初患之时,发歇忽然疼痛泪出。立时遽生翳白,如珠枣花陷砌鱼鳞相似。"

《明目至宝·卷二·眼科七十二证受疾之因·花翳白陷》:"花翳旋绕瞳仁,点点如花如鳞。"

《审视瑶函·卷三·外障·花翳白陷症》:"凝脂四边起,膏伤目坏矣,风轮变白膏,低陷如半秕,总是见瞳神,也知难料理。此症因火烁络内膏液蒸伤,凝脂从四围起而幔神珠,故风轮皆白或微黄色,看之与混障相似而嫩者,其轮白之际,四围生翳,而渐渐厚阔,中间尚青,未满者瞳神尚见,只是四围皆起,中间低陷,此金克木之祸也。"

《医宗金鉴·眼科心法要诀·卷二·花翳白陷歌》:"花翳白陷在乌睛,四围渐起漫神瞳,状如枣花鱼鳞翳。"

《目经大成·卷之二·八十一证·花白翳陷十三》:"此症初起,双目便赤肿狂痛,畏明生眵,开视青睛沿际,许多白点,俨若扭碎梅李花瓣。瓣色黄而浮大者尤险,一昼夜牵连混合,蔽幔神珠,看之与混睛障相似,却善长速变,且四围翳起,中央自觉低陷,甚则翳蚀于内,故名花白翳陷。"

【辨病因】

多由火热邪毒所致。

《审视瑶函·卷三·外障·花翳白陷症》:"此症因火烁络内膏液蒸伤,凝脂从四围起而幔神珠……火上郁逼之祸也。"

《金匮启钥(眼科)·卷三·外障·花翳白陷论》:"若或脂下起黄膜一片,乃火郁脾胃之祸。"

【辨病机】

本病病机多属肝肺实热,火热上冲于脑而致。

《银海精微·卷上·花翳白陷》:"此肝经热毒入脑,致眼中忽然肿痛,赤涩泪出不明,头痛鼻塞,乃是肝风热极,脑中风热极致使然也。"

《太平圣惠方·卷第三十三·治眼生花翳诸方》:"此为肝肺积热,脏腑壅实,而生此疾。"

《秘传眼科龙木论·卷之三·花翳白陷外障》:"此眼初患之时,发歇忽然疼痛泪出,立时遮生翳白,如珠枣花陷砌鱼鳞相似。此为肝肺积热,壅实上冲入脑,致生此疾。"

《明目至宝·卷二·眼科七十二证受疾之因·花翳白陷》:"砌成白陷不须嗔,肝脏积热已定。"

《医宗金鉴·眼科心法要诀·卷二·花翳白陷歌》:"花翳白陷在乌睛,四围渐起漫神瞳,状如枣花鱼鳞翳,肺肝风热脑中冲,知母饮子防风桔,知母硝黄芩细芜。"

《目经大成·卷之二·八十一证·花白翳陷十三》:"意者土盛郁木,木郁则生火,火盛生痰,痰火交烁,膏液随伤,乃变无了局。"

《金匮启钥(眼科)·卷三·外障·花翳白陷论》:"花翳白陷之症,因火烁络内,膏液蒸伤,凝脂从四围起而漫神珠,故风轮皆白……若或脂下起黄膜一片,乃火郁脾胃之祸。"

【论治法】

以内治法为主,治以疏风清肺,清脏腑实火,养阴清肝为主;外治可点琥珀散。

《银海精微·卷上·花翳白陷》:"宜服泻肝散,加味修肝散主之。"

《秘传眼科龙木论·卷之三·花翳白陷外障》:"切宜服药治疗,不得失时,恐损眼也。宜用摩顶膏摩于顶内,然后服知母饮子,兼服山药丸,立瘥。诗曰:忽生白翳簇瞳人　点点如花陷砌鳞　肝肺伏藏多壅实　上冲入脑病为根　膏摩顶上除风热　汤饮除肝服要频　酒面休餐诸毒药　莫因小事发贪嗔。"

《明目至宝·卷二·眼科七十二证受疾之因·花翳白陷》:"先将药饵凉肝经,羚羊角散保命。此是肝经热毒也,宜服聚宝散、拨电散、岩电散、拂手散、密蒙花散。"

《医宗金鉴·眼科心法要诀·卷二·花翳白陷歌》:"宜用知母饮子。"

《目经大成·卷之二·八十一证·花白翳陷十三》:"速救可以挽回,更须与凝脂症一样监守,以菊花通圣散一两,分三次调服,看势不衰,翌日再进一两,肿必消,翳亦合减。换治金煎,日二剂,中宵以三黄清热丸吞四钱。症不反复而渐罢,然后顺气疏肝、清热化痰,大约尽一季可全瘥。但终不能如旧。人其毋全责乎医。"

《金匮启钥(眼科)·卷三·外障·花翳白陷论》:"通治宜服知母饮子、桑白皮汤。若或脂下起黄膜一片,乃火郁脾胃之祸,为症尤急,宜服通脾泻胃汤。若上下生起,是又与顺逆障相似,乃火上郁逼之祸也,治宜羚羊角饮子。亦有不从沿际起,只自凝脂色黄,或不黄,初小后大,其细条如翳,或细颗如星,四散而生,后卒长大牵连混合而害目,此是木火之祸也。治宜服洗肝散,至点药通用琥珀散可也。"

【论用方】

1. 加味修肝散（《银海精微·卷上·垂帘翳》）

治患眼生翳，如珠垂帘遮睛者。

栀子 薄荷（各三两） 羌活（一两） 当归 大黄 连翘（各五钱） 黄芩 赤芍药 菊花 木贼 白蒺藜 川芎（各一两） 麻黄 甘草

上为末。每服三钱，用酒调下，痛用酒，不痛水煎服。

2. 羚羊角饮子（《秘传眼科龙木论·卷之三·黑翳如珠外障》）

治斑疮后，翳膜忽生。

羚羊角 五味子 细辛 大黄 知母 芒硝（各一两） 防风（二两）

上为末。以水一盏，散一钱，煎至五分，食后去渣，温服之。

3. 琥珀散（《济阳纲目·卷一百零一·目病中·点洗方》）

治目积年生花翳。

琥珀 珊瑚 朱砂 硇砂（白者） 硼砂（各半两） 珍珠（一两） 乌贼鱼膏（半两，先于粗石磨，去涩，用好者一钱）

上研极细，令匀，每日三五次点。

【医案选】

《目经大成·卷之二·八十一证·花白翳陷十三》

壬申仲冬，一日余左目倏尔奇痛，随肿而泪多不敢开，入夜右目亦然，如煎如刺眠食俱废。强起览镜，左右风轮沿际，若念珠环绕，知是花白恶症。依前方对病增删，三旦夕，痛稳减，肿亦消，却人物罔见。问妻儿，金曰四周翳大而白，幸瞳神微现黑影，乃以空青石、芙蓉镜乳调互点，渐渐能视。凡五阅月圆始全瘥。

第四节

凝脂翳

【辨病名】

凝脂翳指黑睛生翳，色黄质嫩，逐渐扩大，甚至黑睛破溃穿孔，伴眼痛畏光的急重眼病。相当于西医的细菌性角膜炎。

《证治准绳·杂病·目·外障》："［凝脂翳］此证为病最急，起非一端，盲瞽者十有七八。在风轮上有点，初起如星，色白中有，如针刺伤后渐长大变为黄色，亦渐大为窟者。有初起如星，色白，后渐大而变色黄，始变出者。有初起便带鹅黄色，或有或无，后渐渐变大者。或初起便成一片，如障大而厚，色白而嫩，或色淡黄，或有，或无而变者。或有障，又于障内变出一块如黄脂者。或先有痕，后变出凝脂一片者。所变不一，祸则一端。大法不问星障，但见起时肥浮脆嫩，能大而色黄，善变而速长者，即此证也。初起时微小，次后渐大，甚则为窟、为漏、为蟹睛，内溃精膏，外为枯凸。或气极有声，爆出稠水而破者。"

《审视瑶函·卷三·运气原证·外障·凝脂翳症》："若问凝脂翳，世人皆不识，此是祸之端，变症不可测，血滞神膏伤，气壅经络涩，热向脑中催，脓攻如风急，有或无，嫩而带黄色，长大不多时，盲瞽定可必，缓则膏俱伤，非枯应是凸，若不急早医，当作终身疾。"

《目经大成·卷之二·八十一证·凝脂翳变十一》："何谓凝脂翳？肥而带黄色，血停神膏伤，气壅经络塞，热向脑中摧，窟从睛上得，亡明指顾间，入命谁与易。此症初起，目亦痛，多虬脉，畏光紧闭，强开则泪涌出。风轮上有点如星，色白，中有孔如锥刺伤，后渐渐长大，变为黄色，孔亦渐大，变为窟。"

《金匮启钥（眼科）·卷三·外障·凝脂翳症论》："凝脂翳症，为病最急，盲瞽十有七八，其病非一端，起在风轮上有点，初起如星色白，中有如针刺伤，后渐渐长大，变为黄色，亦渐大为窟者。"

【辨病因】

1. 火郁肝胆

《审视瑶函·卷一·识病辨症详明金玉赋》："凝脂翳生，肥浮嫩而易长，名为火郁肝胆。"

《金匮启钥（眼科）·卷三·外障·凝脂翳症论》："此皆郁迫之极，蒸灼肝胆二经，清气受伤，是以枯及神膏，溃坏虽退，不过旬日即损攻瞳神。"

2. 气分热盛

《医宗金鉴·眼科心法要诀·补遗·妊娠目

病歌》："妊娠目病者,为有余之证,有气分、血分之别。属气分者,多见旋螺瞳仁散大,乃气分之热,宜天门冬饮。"

3. 血分之热,瘀血停滞

《医宗金鉴·眼科心法要诀·妊娠目病歌》："妊娠目病者……属血分者,多生瘀血,凝脂翳障,乃血分之热,宜用保胎清火汤以治之。"

《金匮启钥(眼科)·卷三·外障·凝脂翳症论》："若四围见有瘀滞者,因血阻滞道路,清汁不得升运之故。"

【辨病证】

辨吉凶

(1) 本病为急症、重症

本病乃急症,需紧急医治,若翳满黑睛,经治疗后虽能保全眼珠,但黑睛必然留有宿翳,视物必被遮挡。本病初起,若二便通畅,则病情发展稍缓;若二便燥结,则是重症。

《审视瑶函·卷三·外障·凝脂翳症》："凡见此症,必当昼夜医治;若迟,待长大而蔽满黑睛者,虽救得珠完,亦带疾矣。治后,珠上必有白障,如鱼鳞圆状等翳,终身不能脱,若结在当中,则视昏渺耳。凡目病有此症起,但有头疼珠痛,二便燥涩,即是极重之症,二便通利祸亦稍缓,一有于斯,尤为可畏,世之治者,多不能识其患者,为害甚矣。"

(2) 并发症

本病变症不可测,可侵入水轮,血滞神膏伤,热向脑中催,脓攻如风急。

《世医得效方·卷第十六·眼科》："此因黑睛上生疮,稍安其痕不没,侵入水轮,虽光未绝,终亦难治。"

《审视瑶函·卷三·外障·凝脂翳症》："若问凝脂翳,世人皆不识,此是祸之端,变症不可测,血滞神膏伤,气壅经络涩,热向脑中催,脓攻如风急。"

《目经大成·卷之二·八十一证·凝脂翳变十一》："何谓凝脂翳?肥而带黄色,血停神膏伤,气壅经络塞,热向脑中摧,窟从睛上得,亡明指顾间,人命谁与易。"

【论治法】

本病以内治法为主,治以清肝散结,行血导

滞,滋阴降火。

《目经大成·卷之二·八十一证·凝脂翳变十一》："治依下法:四围裂开一缝,若可施钳,或竟镊去,下得一窝,窝底皮膜如芦竹之纸,风吹欲破,见辄令人吃惊。又初起现厚大白障,继则于障内哀出黄翳,状类鹅脂,为疾益急。再头痛便秘,则为窟、为漏、为蟹睛、为凹凸、为眇、为瞽、不日而致。治之,不问孔窟浅深,但见翳色肥黄浮脆,善变速长,亟以小承气下利中丸净其内,随磨羚羊角,调清肝散彻其外,俾表里邪行,头风不即止,大便必通。大便通,目赤痛与泪合减,乃用消风活血汤或防风散结汤、犀角地黄汤。服过,势少退,照下星月翳蚀定方。其眼药对症点洗,妥适便好,不须琐赘。愈后必有白障,若鱼鳞、玛瑙等形,终身不能脱。然亦不幸中之幸也。揆因,盖木火自焚,殃及金土,一水不胜四火,是以焦瘁神膏。良医遇兹,也须昼夜监守,假徒茶毕一揖,揖后一函,放心他往,一时症变如上,救得睛完,亦带疾耳。学者虚心敬听,进德良多。"

《金匮启钥(眼科)·卷三·外障·凝脂翳症论》："此皆郁迫之极,蒸灼肝胆二经,清气受伤,是以枯及神膏,溃坏虽退,不过旬日即损攻瞳神,治宜服平肝清火汤,洗肝散。若四围见有瘀滞者,因血阻滞道路,清汁不得升运之故,宜先服退赤散,继进四顺清凉饮子;若四围不见瘀滞之甚者,其心络深处,必有阻滞,宜服洗心散。凡见此症,须昼夜速治,迟恐无及。视此症者,但见有头痛珠痛,二便燥涩,即是极重之候,二便通利,为祸稍缓,一有于斯,均为可畏,通治宜服四顺清凉饮子。医者倘不详慎,一经遗误,为害甚矣,是宜慎之,特是脂之为名一也,而系之以凝,则为祸惨。"

《金匮启钥(眼科)·卷五·真精膏损论》："若凝脂翳碎坏神膏而缺者,是热烂于神膏,为病尤急,治宜滋阴降火汤。"

《类证治裁·卷之六·目症论治》："凝脂翳在风轮上,急用神消散、皂荚丸。"

【论用方】

平肝清火汤(《审视瑶函·卷四·运气原证·目疣·木疳症》)

治黑睛胀大,虚者服。

车前子　连翘(各一钱)　枸杞子　柴胡　夏

枯草　白芍　生地黄　当归(各钱半)

上为一剂,白水二钟,煎至八分,去渣温服。

【医案选】

《目经大成·卷之二·八十一证·凝脂翳变十一》

友人艾秀瞻,初夏暴得此症,服驱风散热之剂反剧。或谓城中林挂苑素知名,曷请治之。既至,视其形孱弱,其色枯白,审其脉细数,其家素封,意必斫丧过度,精血不能经营,因而外感。故辛凉之药不投,乃主补中、四物、六味地黄等汤,未数日翳满而失明,加之烦躁不安,林辞去,遗书招余。余当与艾子同学,信而专,遂以大承气下三黄丸五钱,一服无响应,再服略下,痛稍减,明旦微开,则右目已能辨黑白矣。复如前药日进二剂,至大利乃止。止则头目痛攻顿除,然后散以八正、逍遥,丸以退云、既济,月余,能出溪桥以纳凉,秋中全愈。桂苑问故,曰:目痛自下而上,头痛重太阳穴,阳明胜厥阴也,故承气以通之。大小便秘,脏移热于腑也,故三黄以降之。气轮簇火,八正实泻其子。震廓凝脂,逍遥直解其郁。退云、既济,特以靖余孽耳。林退而叹曰:法之妙,神验如此!可见法不远人,人自远法。智圆胆大,触类而长之,则术在我矣。虽然秀瞻形脉怯弱,用重方屡通,幸获戴人邪实急攻之效,而仲景忌下之教不几违乎。是案徒以伐功,不可为训。

第五节

黄液上冲

【辨病名】

黄液上冲指黄液上冲于黑睛与黄仁之间,积聚于黑睛下缘的黄色脓液,伴白睛红赤生翳的急重眼病。又名黄膜上冲。多属凝脂翳、瞳神紧小等病的并发症。相当于西医的前房积脓。

《世医得效方·卷第十六·眼科·七十二症方》:"黄膜上冲六十五:黑睛从下生,其黄膜上冲,疼痛至甚,闭涩难开。"

《明目至宝·卷二·眼科七十二证受疾之因·黄膜上冲》:"黄膜下生攻上轮,犹如脂膜覆瞳仁。"

《证治准绳·杂病·目·外障》:"在风轮下际坎位间,神膏之内,有翳生而色黄,如年少人指甲内际白岩相似。"

《张氏医通·卷八·七窍门上·外障》:"黄膜上冲证,在风轮下际。"

《医宗金鉴·杂病心法要诀·卷五·外障病证》:"目中从下忽生黄膜,侵睛疼痛,谓之黄膜上冲。"

《目经大成·卷之一·证治语略》:"黄液上冲、白膜中蔽,实似胀而非脓,及鸡冠鱼子,壹皆火土作梗。"

《疡医大全·卷十一·眼目部·外障门主论》:"按此证皆因胃经邪热凝滞气血,以致白睛下边红赤生翳,黄色冲上黑珠,涩痛泪出,羞明难睁。"

《杂病源流犀烛·卷二十二·面部门·目病源流》:"十三曰黄膜上冲,由脾受风热毒,致黄膜从下生而上冲,黑暗,疼痛,闭涩。"

【辨病因】

1. 火邪内侵

《证治准绳·杂病·目·外障》:"内热蒸起,点药所不能除。若漫及瞳神,其珠必损,不可误认为涌波可缓者之证,此是经络阻塞极甚,三焦关格,火土邪之盛实者,故大便秘小便涩而热蒸,从膏内作脓溃起之祸也。失治者,目有凸之患。"

《目经大成·卷之二·八十一证·黄液上冲二十三》:"从来疮液肉溃成,如纸风轮那更生?大抵火邪膏内作,黑神冲散病黄精。"

2. 脾经受风,食毒伤胃

《世医得效方·卷第十六·眼科·七十二症方》:"黑睛从下生,其黄膜上冲,疼痛至甚,闭涩难开。此乃脾经受风,食毒伤胃而得之。"

《明目至宝·卷二·眼科七十二证受疾之因·黄膜上冲》:"此是脾胃有毒热也。"

【辨病机】

热气、毒邪,热搏津液,壅滞气血或肝风胃热、脾胃积热,热搏于津液所成,脾经受热毒而传于肝,肝受脾毒内生黄液。

《古今医统大全·卷之六十一·眼科·病机》:

"此证初患赤涩泪出,渐而白睛下边黄膜冲上乌睛,遮蔽瞳人,皆因肝风胃热所致。"

《明目至宝·卷二·眼科七十二证受疾之因·黄膜上冲》:"黄膜下生攻上轮,犹如脂膜覆瞳仁。疼而又泪难禁忍,脾胃多停热毒侵。"

《疡医大全·卷十一·眼目部·外障门主论》:"黄膜上冲外障,按此证皆因胃经邪热凝滞气血,以致白睛下边红赤生翳,黄色冲上黑珠,涩痛泪出,羞明难睁。脾胃属土,土色黄,胃伤则土之正色见也。"

《目经大成·卷之二·八十一证·黄液上冲二十三》:"盖经络否塞,阴阳离间,火土诸邪蒸溽幻化而成。有头痛便秘者尤急。"

【论治法】

本病治以清热解毒,泻火通腑,活血祛瘀。

《古今医统大全·卷之六十一·眼科·病机》:"白睛下边黄膜冲上乌睛,遮蔽瞳人……则宜点文推云,服泻脾散。"

《疡医大全·卷十一·眼目部·外障门主论》:"脾胃属土,土色黄,胃伤则土之正色见也。先服防风通圣散泻去积热,后服通脾泻胃汤(天门冬、麦门冬、茺蔚子、元参、知母、黄芩、大黄),点琥珀散。"

《杂病源流犀烛·卷二十二·面部门·目病源流》:"十三曰黄膜上冲……此犹可治(宜犀角饮)。"

【论用方】

神消散(《证治准绳·类方·目·外障》)
治眼内黄膜上冲,赤膜下垂。

黄芩 蝉蜕 甘草 木贼(各五钱) 谷精草 苍术(各一两) 龙蜕(三条,炒)
上末。每服二钱,夜卧冷水调下。

第六节

黑翳如珠

【辨病名】

黑翳如珠指黑睛生翳溃蚀,于欲破而未溃破之际,突起状似黑珠,形圆,其大小高低不等,碜涩碍眼的病症。相当于西医的角膜溃疡角膜后弹力层膨出。

《银海精微·卷上·黑翳如珠》:"热极泪出,难开疼痛,甚至水轮突起,黑翳,如豆如珠,大小不定,撑起眼胞,碜涩碍人眼睛,难以运动,寝食不安,先患一只,后乃相牵俱损。"

《明目至宝·卷二·眼科七十二证受疾之因·黑翳如珠》:"黑翳羞明惟目,受病疼痛哭泣。"

《疡医大全·卷十一·眼目部·外障门主论》:"睛珠疼痛,泪出难睁,羞明怕日,乌珠上边生黑翳,突起如黑豆。"

《金匮启钥(眼科)·卷三·外障·黑翳如珠论》:"黑翳如珠一症,非蟹睛木疳之比,木疳生即损瞳神,此则至大方损珠,渐后乃损瞳神。又非蟹睛因破而出之比,此盖自然生出,究其病源,乃肝气有余,欲泛起之患。故起从风轮际处,见黑泡如珠圆而细,或一二,或三四五六,多寡不一。"

【辨病因】

黑翳如珠因劳伤肝肾或情志郁结,致虚热内生,上泛黑睛。

《银海精微·卷上·黑翳如珠》:"黑翳如珠者,肾肝俱劳,七情郁结之人,毒气攻充,热极泪出,难开疼痛,甚至水轮突起。"

《明目至宝·卷二·眼科七十二证受疾之因·黑翳如珠》:"此是肾经虚劳受热也。"

《疡医大全·卷十一·眼目部·外障门主论》:"黑翳如珠外障,按此证皆因肾虚肝热,子母俱亏,其病感受,大抵与前证相仿。"

《金匮启钥(眼科)·卷三·外障·黑翳如珠论》:"究其病源,乃肝气有余,欲泛起之患。"

【辨病机】

本病有虚实之分,实证因火热炽盛,虚证阴虚内热。

《金匮启钥(眼科)·卷三·外障·黑翳如珠论》:"但症有虚实之别。火实盛者痛,虚缓者不痛,治亦易平。"

【论治法】

本病治疗时成人与幼儿有所区分,成人多肝

肾虚劳,宜滋阴补肾;幼儿多为急疳风,宜清肝息风。本病不宜针挑。

《银海精微·卷上·黑翳如珠》:"治法:用小锋针逐个横穿破,其黑翳,中有恶水流出即平,势若拾芥,瞬息痊安,眼即能开。设若不谙此疗,服凉剂点凉药,靡有其功。小儿如此患者多是疳眼,其翳起来或如小香菰之状,不宜针,其治法载小儿疳眼条下。其针破翳根处,宜淡丹药吹点消磨翳根。

问曰:风轮生翳如珠如蝇头如蟹眼者何也?答曰:肝肾二经风热气郁也。治法:久积黑翳高者,宜挑破珠头,疼者宜拨云汤,明目细辛汤主之,热甚者,当归龙胆汤主之,点用二八丹调乳汁用,未成此症,以暴发推之。拨云汤,治眼黑翳如珠,蟹睛,疼痛,风气伤肝肾二经,宜服之。"

《世医得效方·卷第十六·眼科·七十二症方》:"黑翳如珠三十一:此起在黑水上,如小黑豆,疼痛而泪出,不可用点药,此乃肾虚受风热而得之,宜先服羚羊角散,后服补肾丸。"

《普济方·卷八十·眼目门·目生肤翳》:"黑翳如珠外障。不宜针灸触拨。宜服补肾丸。"

《古今医统大全·卷之六十一·眼科·病机》:"宜先以灯草去粟,去血后服清脾退热除风之药。"

《秘传眼科龙木论·卷之三·黑翳如珠外障》:"不宜针灸触发,即服补肾丸。如小儿患者,即是实热急疳,宜服羚羊角饮子即瘥。"

《明目至宝·卷二·眼科七十二证受疾之因·黑翳如珠》:"此疾无泪流兮,点药不须用力。补肾丸子要相投,羚羊角散无失。此是肾经虚劳受热也,宜服三花五子丸、镇肝散、二地散、人参散。"

《医宗金鉴·眼科心法要诀·卷二·黑翳如珠歌》:"大人肝肾虚风恣,通明补肾丸可服;小儿患此名眼疳,羚羊角饮硝黄细,知母羚防一并煎。[注]若大人患此证,为肝肾虚热风邪,宜用通明补肾丸;小儿患此证,为实热眼疳,宜服羚羊角饮子,泄其实热也。"

《目经大成·卷之二·八十一证·黑翳如珠六十二》:"余怜之,赠以四君加萸、酒炒连,痛止能开视。再进,其翳觉焦小。遂除连加白芍、麦冬、牛蒡子,未三剂,睛平复。与助脾蜜饼子四两,全

瘥。然此亦偶中。恐膏粱壮夫,须依蟹睛未服药未破治法。"

《金匮启钥(眼科)·卷三·外障·黑翳如珠论》:"症有虚实之别。火实盛者痛,虚缓者不痛,治亦易平。若长大则有裂目之患,治法实者宜服羚羊角饮子,后服补肾丸;虚者略从表解,即宜服补肾丸,或生熟地黄丸,循序医治,未有不化,黑而更增光明也。"

【论用方】

1. 补肾丸(《奇效良方·卷之五十七·眼目门·眼目通用方》)

治气不足,眼目昏暗,瞳仁不分明,渐成内障。

人参 茯苓 细辛 五味子 肉桂 桔梗(各一两) 干山药 柏子仁(各二两半) 干地黄(一两半)

上为细末,炼蜜和丸如梧桐子大。每服十丸,空心茶下。

2. 羚羊角饮子(《奇效良方·卷之五十七·眼目门·眼目通用方》)

治黑翳如珠外障。

羚羊角 五味子 细辛 大黄 知母 芒硝(各一两) 防风(二两)

上锉碎。每服五钱,水一盏,煎五分,去滓,食后温服。

第七节

枣花翳

【辨病名】

枣花翳指黑睛与白睛边缘,生出白翳,如锯齿枣花,视物如烟雾遮挡,晨轻而昼则痛楚的病症。相当于西医的边缘性角膜炎。

《世医得效方·卷第十六·眼科·七十二症方》:"枣花翳第十:此候周回如锯齿,四五枚相合,赤色,刺痛如针,视物如烟,晨轻而昼则痛楚,迎风多泪,昏暗不见。"

《医宗金鉴·眼科心法要诀·卷一·枣花翳歌》:"风轮傍边白睛内,白如锯齿枣花同。"

【辨病因】

常见于性情暴怒、久视疲劳、饮食不节者，或外感风热，损伤肝肺，上攻于目。

《世医得效方·卷第十六·眼科·七十二症方》："前件亦是肝肺相传，停留风热。"

《证治准绳·杂病·目·内障》："〔枣花障证〕凡性躁急及患痰火，竭视劳瞻，耽酒嗜辣，伤水湿热之人，多罹此患。久则始有目急干涩，昏花不爽之病。"

《医宗金鉴·眼科心法要诀·卷一·枣花翳歌》："缘怒伤肝胆，令脑邪热冲入目中，致成此障，久则变为瞳神细小。"

【辨病机】

外感风热，肝肺积热，上攻于目或肝肾不足，水衰火盛。

《明目至宝·卷二·眼科七十二证受疾之因·枣花内障》："《鹧鸪天》：肝脏停留热贼风，痛如针刺病来攻。周围微细如鱼子，视物如烟泛不同。枣花翳，甚昏蒙，早轻晚重痛难容。其翳周围，如锯齿之状，此是心热，肾风热，肝胆热也。"

《证治准绳·杂病·目·内障》："或因人触激，火入血分，泪而赤痛者，亦在变证之例。"

《疡医大全·卷十一·眼目部·分别大小圆翳内障论》："枣花翳内障，按此证皆因肝肾不足，水衰火盛，头痛脑旋，见花飞黄黑不定，瞳人周围如锯齿，故曰枣花翳。"

【辨病证】

本病多一眼先患，黑睛边缘生翳如锯齿状，眼痛朝轻暮重，迎风流泪，视物昏朦，有变生瞳神细小之患。

《医学纲目·卷之十三·目疾门·内障》："枣花翳，初患时微有头旋眼涩，眼中时时痒痛，先患一眼，向后俱翳，周围如锯齿，轻轻拨去，莫留短脚。"

《明目至宝·卷二·眼科七十二证受疾之因·枣花内障》："枣花翳，甚昏蒙，早轻晚重痛难容。专心药服还睛散，医士驰名实有功。其翳周围，如锯齿之状。"

《证治准绳·杂病·目·内障》："〔枣花障证〕甚薄而白，起于风轮周匝，从白膜之内四围环布而来也……久则始有目急干涩，昏花不爽之病。犯而不戒，甚则有瞳神细小内障等变。或因人触激，火入血分，泪而赤痛者，亦在变证之例。虽有枣花锯齿之说，实无正形，又有二十四枚、四十枚之数，百无一二，不必拘泥于此说。凡见白圈傍青轮际，从白膜四围圈圆而来，即是此证。若白而嫩，在风轮外四围生起，珠赤痛者，是花翳白陷，不可误认为此。一云此候，周围如锯齿四五枚，相合赤色，刺痛如针，视物如烟，晨轻昼则痛楚，迎风有泪，昏暗不见。"

【论治法】

常内外合治，内治以祛风清热，退翳名目，外治则拨除翳障，针治诸穴脉。

1. 内治法

《世医得效方·卷第十六·眼科·七十二症方》："枣花翳第十：前件亦是肝肺相传，停留风热。宜服前还睛散、后坠翳丸。"

《古今医统大全·卷之六十一·眼科·病机》："枣花内障十，此证头旋脑热，痛痒不休，眼前常见黄黑花，眼中有翳，参差如枣花，宜服参茯还睛丸。"

《秘传眼科龙木论·卷之一·七十二证方论·枣花翳内障》："此状宜令针治诸穴脉。然后宜服还睛散、坠翳丸立效。诗曰：翳中何名是枣花，周回锯齿没诸他。拨时从上轻轻拨，状似流星与落霞。细意辨看瞳子内，莫留断脚作拦遮。依然不断还睛药，百岁光阴睹物华。"

《明目至宝·卷二·眼科七十二证受疾之因·枣花内障》："专心药服还睛散，医士驰名实有功。其翳周围，如锯齿之状，此是心热，肾风热，肝胆热也。宜服三花五子丸、岩电丸、聚宝散、拂手散、退翳散。"

《证治准绳·杂病·目·内障》："〔枣花障证〕……宜皂角丸、生熟地黄丸、桑白皮汤、菥蓂生散。"

《医宗金鉴·眼科心法要诀·卷一·枣花翳歌》："宜服还睛散，再服坠翳丸。"

《疡医大全·卷十一·眼目部·分别大小圆翳内障论》："宜服冲和养胃汤、石斛夜光丸，俱去五味子，加茺蔚子为君，服之可保。如久后内有一点蓝星,则不能治,亦不能拨。"

《金匮启钥(眼科)·卷五·枣花障论·方》:"羚羊角饮子。"

2. 外治法

《普济方·卷七十九·眼目门·内障眼》:"枣花翳内障……此状宜令针治诸穴。"

《医学纲目·卷之十三·目疾门·内障》:"枣花翳,初患时微有头旋眼涩,眼中时时痒痛,先患一眼,向后俱翳,周围如锯齿,轻轻拨去,莫留短脚。兼于所过之经,针灸其腧。"

【论用方】

1. 堕翳丸(《圣济总录·卷第一百一十二·内障眼针后用药》)

治内障浮翳针后及枣花翳。

石决明(刮洗) 人参 知母(焙,各一两) 细辛(去苗叶,半两) 防风(去叉) 生干地黄(焙,各二两) 五味子(一两半) 兔肝(一具,炙干)

上八味,捣研为末,炼蜜和丸,如梧桐子大。每服二十丸,空心茶汤下,渐加至三十丸。

2. 四胆丸(《圣济总录·卷第一百一十二·内障眼针后用药》)

治内障,偃月翳如凝脂,一边厚,一边薄,状如偃月,针后及内障枣花翳。

象胆(半两) 鲤鱼胆(七枚) 熊胆(一分) 牛胆(半两) 石决明(捣研,一两) 麝香(研,一钱)

上六味,捣研为末,面糊和丸,如梧桐子大。每服空心茶清下十丸。

3. 还睛散(《普济方·卷七十九·眼目门·内障眼》引《龙木论》)

治枣花翳内障。

人参 茯苓 车前子 黑参 防风(各一两) 芫蔚子 知母(各二两) 黄芩(去皮,一两半)

上为末。以水一盏,散一钱,煎至五分,去滓温服。

4. 通肝散〔《良朋汇集经验神方·卷之五(外科)·急救门》〕

治冰翳枣花、血灌瞳仁,旋罗突起,脸破痛,赤膜下垂。

栀子(五钱) 车前(三钱) 牛蒡子(二钱) 蒺藜(三钱) 甘草(二钱) 荆芥(三钱) 枳壳(二钱)

上为末,白汤调下。

5. 枣花翳还睛散《医宗金鉴·眼科心法要诀·卷一·枣花翳歌》

治枣花翳内障。

车前子 知母 芫蔚子 人参 防风 黑参(各二钱) 黄芩(一钱半) 茯苓(二钱)

上为粗末。以水二盏,煎至一盏,去渣温服。

第八节
混睛障

【辨病名】

混睛障指黑睛漫生灰白色翳障或赤脉纵生,视物遮挡伴眼涩流泪的病症。又名混睛外障、混障证、气翳。相当于西医的角膜基质炎。

《证治准绳·杂病·目·外障》:"[混障证]谓漫珠皆一色之障也。患之者最多,有赤白二证。"

《审视瑶函·卷三·外障·混睛障症》:"此症谓漫珠,皆一色之障,世之患者最多,有赤白二症,赤者嫌其多赤脉,白者畏其光滑。"

《医宗金鉴·眼科心法要诀·卷二·混睛歌》:"混睛初起白睛混,渐生赤脉遮瞳睛,或混白膜漫珠上,白忌苔光赤散红,先痒后疼隐涩泪……[注]混睛之证,初起白睛混赤,渐生赤脉,遮漫乌睛,或白或赤漫珠一色,白忌光滑如苔,赤忌赤脉外散,其证初起则先痒后痛,渐致碜涩泪出,羞明隐痛,视物昏朦……"

《目经大成·卷之二·八十一证·混睛障六十》:"此症皆一色昏白之障,轮廓无损。细视瞳子尚见,历久而不变,不治亦不愈。世之患者最多。其赤痛羞明,眵结泪流,与他病同。"

《目经大成·卷之二·八十一证·气翳六十九》:"此症目赤痛、眵泪都可,但青睛如浊烟笼罩,色泽欲死。甚者若混睛呵气,不能照人面目。从侧面视之,始隐隐微见金井。其自视虽近能见物,然亦何啻隔帛。"

《金匮启钥(眼科)·卷三·外障·混睛障

论》："混睛障谓漫珠……亦有白睛先赤而后痒痛，迎风有泪，闭涩难开，年久则睛变成碧色，满目如凝脂，赤路纵横。"

【辨病机】

多为邪毒久伏，阴虚内热，损及黑睛；也可因热症寒药，交伤脂膜，神劳岁久所致。

《证治准绳·杂病·七窍门上·目·外障》："[混障证]有赤白二证。赤者易治于白者，赤者怕赤脉外爬，白者畏光滑如苔，有此二样牵带者，必难退而易发。若先因别证而成混障，则障去而原病见矣。若无别证，到底只是一色者。若混障因而犯禁触发者，则变证出，先治变证，后治本病。一云混睛证，白睛先赤而后痒痛，迎风有泪，闭涩难开，或时无事，不久亦发，年深则睛变成碧色，满目如凝脂赤路，如横赤丝，此毒风积热。"

《目经大成·卷之二·八十一证·气翳六十九》："竟其病源，乃热症寒药，交伤脂膜，而又靳惜药饵，神劳岁久，不为将息而致。分明是外障，而风轮光滑，无障可去，故曰气翳。"

【论治法】

治则以补肝调血，退翳明目为主。

1. 内治法

《审视瑶函·卷三·运气原证·外障·混睛障症》："若遇此症，必食发物，或用药发起，转觉昏肿红赤，再用点服愈矣。"

《张氏医通·卷八·七窍门上·外障》："此毒风积热所致也，宜服补肝调血之剂，血行则风自息。外用吹点则翳渐退。"

《目经大成·卷之二·八十一证·混睛障六十》："然除刀针以外，其所用药，不过宽郁、消痰、顺气、行血、滋阴、扶阳、疏风、降火等项，且人以艺高远游，非败症不果。延症既败，多就补和处方。故病家咸以非专科药而疑之，不知药非专科，固专科之不能用也。"

2. 外治法

《金匮启钥（眼科）·卷三·外障·混睛障论》："此毒风积热之候，外点七宝膏，其无患已。"

【论用方】

1. 地黄散（《审视瑶函·卷三·外障·混睛障症》）

治混睛障症。

生地黄　当归　熟地黄（焙干）　大黄（各七钱）　谷精草　黄连（酒炒）　白蒺藜（炒，去刺）　木通　乌犀角（锉细末）　玄参　木贼草　羌活　炙甘草（各五钱）

上为细末。每服二钱，煮猪肝，或羊肝汁，食远调下。

2. 七宝膏（《审视瑶函·卷三·外障·混睛障症》）

治混睛障症。

梅花片（研细，三钱）　珍珠（研细）　水晶（研飞）　贝齿（研飞，各一两）　石决明（洗净，研飞）　琥珀（末，各七钱）　空青（研飞）　玛瑙（研飞，各五钱）

上为一处，用水五升，入砂锅内，煎至一升，再加净川蜜一两，复煎至一半，为膏，后入冰片末，搅匀，候退七日火气。每日临睡点之，早晨不宜点。

3. 鼍龙点眼方（《济阳纲目·卷一百零一·中目病中·点洗方》）

郭太尉久患目盲，有白翳遮睛，遍服药无效，张鼍龙以此点之，一月翳退，双目如旧。

猪胆一枚，银锉中微火熬成膏，再入冰脑米，点入眼中。

4. 金露膏（《济阳纲目·卷一百零一·目病中·点洗方》）

治混睛障症。除昏退翳，截赤定痛。

生蜜（六两）　黄丹（一两）　蕤仁（一两）　黄连（五钱）

上各另为末，先将生蜜溶化，下黄丹，入长流水四盏，用嫩柳枝六七茎搅匀，次下蕤仁末，候滚十数沸，又下黄连末，不住手搅，熬至一盏七八分，纸衬绢滤过，收之点眼。有瘀肉，加硇砂一钱，火上飞开和入。

【医案选】

《目经大成·卷之二·八十一证·气翳六十九》

表兄余兆文次子，年十六，长夏病风热赤肿。医既瘥，双睛得气翳，状如死人目怕看。兄亲往南丰求治，余以祖母至戚，冒暑偕行。视症固怪，切脉亦乱来。问所喜所便，曰腹满不思食，唯渴而需饮,小水多。问所见,曰:昼犹夜。因悟医药过甚,邪虽去,而脏气大损,乃以附子理中汤加归、芪,傍晚复处左右合归方与服。翌日风轮下际如新月,清朗逾常。遂依此进药,日开一线。恰计十五日全清。后又一人,暴得气障,发手昼以补中益气汤,夜八味地黄丸递投十数日,亦好。

《济阳纲目·卷一百零一·目病中·点洗方》

鼍龙点眼方　郭太尉久患目盲,有白翳遮睛,遍服药无效,张鼍龙以此点之,一月翳退,双目如旧。猪胆一枚银锉中微火熬成膏,再入冰脑米,点入眼中。

第九节

宿翳

【辨病名】

宿翳指黑睛疾患或外伤后,遗留之瘢痕。又名冰瑕翳、云翳等。本病难治,预后不佳。相当于西医的角膜瘢痕。

《普济方·卷八十·眼目门·目生肤翳》:"冰瑕翳深外障,此眼初患之时,或痒或痛,发歇不定,作时赤涩,泪出眵瞒,致令黑睛上膜横立似青瑕,多少不定。久后为患。"

《证治准绳·杂病·七窍门上·目》:"薄薄隐隐,或片或点,生于风轮之上,其色光白而薄,如冰上之瑕。"

《审视瑶函·卷三·外障·冰瑕翳症》:"此症色白清莹,但高厚而满珠,看虽易治,得效最迟,盖根深气结故也。初起膏伤时,非比白混浮嫩之可治者,识当别之,庶无错治之失。其名有三:曰水晶,曰玉翳浮满,曰冰瑕翳。如冰冻之坚,傍珠斜视,白透睛瞳内,治虽略减,而亦终身不痊之症也。"

《张氏医通·卷八·七窍门上·外障》:"若宿翳冰凝者。"

《医宗金鉴·眼科心法要诀·卷二·冰瑕翳深歌》:"冰瑕翳深之证,翳色青白如冰,横贯乌睛,其证或痒或疼,发歇无时,眵黏泪出,白睛赤脉。"

《目经大成·卷之二·八十一证·冰壶秋月七十五》:"此症亦是宿翳,若隐若现,或片或点,留于风轮,色光白而甚薄,看虽易治,其实不然。掩及瞳子者,微觉昏而视短。盖青睛有窝痕的,点磨不到,不曾补得元神,俾水清膏足。或浮云暴症,内除未净,而冰硝过点,火热水冷,磅礴而成。玉质英英,晶光洞彻,余故有冰壶秋月之喻。"

【辨病机】

本病多因黑睛疾患遗留瘢痕,肝经风热,水液缺乏,气血瘀滞。

《医宗金鉴·眼科心法要诀·卷二·冰瑕翳深歌》:"此乃肝经之热。"

《金匮启钥(眼科)·卷三·外障·冰瑕翳论》:"大凡风轮有痕,点服不久,不曾补得水清膏足,及凝脂聚星等症,初发点服不曾去尽,或点片脑过多,障迹未尽,因之金气水液,凝结皆成此症。其状类圆翳,但薄而不圆,又似白障之始,但经久而不长。"

【论治法】

宿翳难治,预后差。内外法均有,内服有汤剂、散剂;外治法有点眼、搐鼻等,但不可挑拨、钩割。

1. 内治法

《普济方·卷八十·眼目门·目生肤翳》:"此疾不可挑拨、摩去钩割。切宜服芫蔚散。除热,人参汤。"

《审视瑶函·卷三·外障·冰瑕翳症》:"大抵治虽不能速去,然新患者必用坚守确攻,久而方退。若滑涩深沉,及久患者,虽极治亦难尽去矣。"

《张氏医通·卷八·七窍门上·外障》:"若宿翳冰凝者,当以照水丹、蝎附散助之。"

《医宗金鉴·眼科心法要诀·卷二·冰瑕翳深歌》:"内服芫蔚散。"

2. 外治法

《普济方·卷八十·眼目门·目生肤翳》:"点退翳清凉散,立效。"

《医宗金鉴·眼科心法要诀·卷二·冰瑕翳深歌》:"宜外点石燕丹。"

《溪秘传简验方·溪外治方选卷上·目门》:"眼翳,指甲,磨人乳,点。或象牙。清代磨人乳,点。又方:皮硝,煎水洗。又方:麻雀粪,男用尖而立者,女用圆而倒者。甘草水泡一夜,焙干,研末,调入人乳。滴目。""目翳重者,猪胆皮,烧灰,点。""远年目障,鹅儿不食草、川芎、青黛各等分,为末,搐鼻取嚏。""赤目生翳,枸杞子,捣汁,日点数次。又方:荸荠,杵汁,澄粉点。"

【论用方】

1. 芜蔚散(《普济方·卷七十九·眼目门·外障眼》)

治冰瑕翳深外障。

人参　茯苓　五味子　细辛　肉桂　桔梗(各一两)　干山药　柏子仁(各二两半)　干地黄(一两半)

上为末,炼蜜为丸如梧桐子大。空心茶下十丸。

2. 人参汤(《普济方·卷七十九·眼目门·外障眼》)

治冰瑕翳深外障。

芜蔚子　防风(各二两)　黑参　细辛　大黄　枳壳　知母　芒硝(各一两)　芍药(一两半)

上为末。以水一盏,散一钱,煎至五分,食后去滓温服。

3. 立消膏(《古今医统大全·卷之六十一·眼科·点眼药》)

治浮医宿翳,雾膜遮睛。

雪白盐(净器中生研如尘,少许)

上以大灯草蘸盐,轻手指定浮翳就点上,凡三次即没,不疼痛。

4. 开明丸(《审视瑶函·卷三·运气原证·外障·冰瑕翳症》)

治远年近日,翳障昏盲,寂无所见,一切目疾。

羊肝(须用白羊者,只用肝薄切,瓦上焙干了作末,或只以肝煮烂研为丸,庶可久留,少则以蜜渍之)　官桂(五钱)　菟丝子(水淘煮,炒)　草决明　防风　杏仁(炒,去皮尖)　地肤子　芜蔚子　葶苈(炒)　黄芩　麦冬肉(去心,焙干)　五味子　蕤仁(去皮)　细辛(使不见火)　枸杞子　青箱子　泽泻　车前(各一两)　熟地黄(两半,酒水煮烂捣膏)

上为细末,炼蜜为丸如桐子大。每服三十丸,白滚汤送下,日进三次。仍忌生姜糟酒炙爆热物。

5. 琥珀煎(《审视瑶函·卷三·外障·冰瑕翳症》)

治眼生丁翳,久治不瘥。

明朱砂(另研)　贝齿(各五钱)　琥珀(另研)　龙脑(各二钱半)　马牙硝(炼过者,七钱半)

上同研,极细腻如面,以水一盏,别入蜜一两,搅和,入有消瓷罐中,重汤煮,入柳木枝煎取用一合已来即住,以绵滤过,于不津瓷罐中盛之,或铜器亦可。每取少许点之。一方为细末点。

6. 七宝丸(《审视瑶函·卷五·内障·水晶障翳症》)

治内障冰翳,如冰冻坚结睛上,先针拨取之,后以此药散翳。

石决明(捣研,二两)　琥珀(研,七钱半)　真珠(研细)　熊胆(研,各五钱)　芜蔚子　人参(各二两)　龙脑(二钱半)

上为细末,炼蜜为丸,如桐子大。每服十五丸,加至二十丸,食前茶清送下。

7. 千金不易万明膏(《济阳纲目·卷一百零一·目病中·点洗杂方》)

治眼天下第一方。

黄连　当归　木贼　羌活　防风　天麻　白蒺藜　甘菊花　青箱子　荆芥　楮实子　赤芍药　龙胆草　大黄　蝉退　枸杞子　草决明　密蒙花　知母　防己　白芍药　茯苓　桑白皮　牛蒡子　麦门冬　贝母　苦葶苈　青盐　旋覆花　葵仁　槐花　五味子　连翘　艾叶　石菖蒲　白芷　夜明砂　赤石脂　车前子(各一两)　黄芩　黄柏　栀子　独活　川芎　白附子　生地黄　熟地黄　藁本　远志　薄荷　细辛　柴胡　桔梗　胡黄连　谷精草　苍术　天门冬　石膏　百部　杏仁　枳壳　朴硝　元参　黄芪　青藤　大枫子(各五钱)　槟榔　蔓荆子　石决明　苦参(各七钱)　木通(六钱)　甘草(一钱)

上七十二味俱切为细片,用童便一桶将水澄,盛磁盆中,入炉甘石三斤浸之一日夜,澄清再浸,澄出,将甘石入混元球内煅红,入药水浸,如此十数次,冷定,取出甘石,入阳城罐内封固打火,每罐打三炷香,升盏轻清者合后药,可治瞎目,坠底者可治火眼,诸药加减于后。如不入罐打火,将甘石研细,用水飞过,分清浊两用亦可。

炉甘石(十两)　琥珀(五钱)　珍珠(八钱,

俱各用混元球煅过为极细末） 冰片（三钱） 官硼砂（三两，铜器上飞过） 海螵蛸（六钱，生用） 胆矾（二两，铜瓦片煅过） 白翠（二两，煅红，入童便内，遍数以成细粉为止） 鹰粉（三钱，竹叶上焙过） 熊胆（三钱，用缸瓦上煅过存性） 人退（一两，洗净，炒黄色存性） 木贼（一两，焙过） 枯矾（五钱） 轻粉（三钱） 辰砂（三钱） 皮硝（三钱）

上各为极细末，和匀点眼用。如眼害日久，有宿纱翳者，加螵蛸、珊瑚、曾青、珍珠，各研极细加入；如瘢疮抱住黑睛者，加飞过灵砂少许，与白丁香研一处，用乌鸦翎搅匀；如血灌瞳仁，加官硼砂、曾青（即胆矾是也）、琥珀、朴硝少许，研细入；如束睛云翳者，加白翠、螵蛸、珊瑚、琥珀、珍珠；如有红筋，加轻粉、白矾；如内障气，加曾青、熊胆、珊瑚、琥珀、珍珠、辰砂少许；如胬肉攀睛，加硇砂少许、鹰粪、人退；如多年老眼，云翳遮睛至厚者，全料点之。

8. 消障救睛散（《验方新编·卷一·目部·目中胬肉红筋白膜云翳诸症》）

此方能消胬肉及一切红筋、白膜、云翳等眼症，立见功效，百无一失。并治厥阴风火上冲头痛。此王晋三所选秘方也。体虚者勿服。

石蟹（生，研细） 连翘（各钱半） 羚羊角 草决明 防己 茺蔚子 白蒺藜（各一钱） 龙胆草（酒炒） 木贼草（各五分） 甘菊（八分）

水二钟，煎八分，食远服。

又方：用老麻雀粪（又名瓦雀），钵中研细，以甘草水泡一夜，去水与渣焙干，和初生男孩乳，用灯心点之，即消，神效。男用雄麻雀粪（尖而竖立者是），女用雌麻雀粪（圆而倒者是）。

又方：韭菜根，洗净，用橘叶外裹，男左女右塞鼻中，过夜即愈。屡试神效。

又方：蕤仁二钱（选白净者去净油），青盐一钱，猪胰子一两，共捣融烂，用骨簪点入，甚效。

又方：青萍少许，研烂，入顶上梅花冰片少许，贴眼皮上，过夜渐散。

9. 不换金拨云丹〔《金匮启钥（眼科）·卷一·点眼药法·用丹头大要》〕

治一切远年近日翳障，皆能复明。

大石蟹（一个，为则照后制法） 大黄 桔梗 川黄连 黄柏 黄芩 防风 荆芥穗 羌活 乌药 陈皮 苏薄荷 枳壳 干姜 前胡 桑白皮 姜黄 细辛 当归 木贼 菊花 柴胡（各等分）

上将二十二味细锉，用水五大碗，放铜器内浸三日，将布滤去滓，却将石蟹微火煅，令紫色，入药汁内蘸冷，取起，细研为末，就将药水淘飞，浮清者以净器盛浮水，安静室勿动，以物覆器上，毋使尘垢入内，俟其澄清，倾去药水，以蟹粉暴干，取用配合后之诸药。

蟹粉 坯子（各五钱） 熊胆 明硼砂 胆矾（各二钱） 银朱 轻粉 蕤仁（霜） 朱砂（各一钱） 川椒 黄连 夜明砂 牛黄 珍珠 鹰条（各五分） 巴豆霜 血竭 金墨（各二分）

上各依制法，合研一日，极细无声，磁罐贮之听用，名曰丹头。随病轻重加减点眼，其效如神。

10. 点眼药（《古今医统大全·卷六十一·眼科》）

1）轻号：专治一切风热暴赤烂弦，迎风冷泪，怕热羞明。或兼半年一发，或一年一发，歇作无时，悉以轻剂点之。不可轻用重药，病轻药重，反受其害，内服合病之剂为助。

丹头（五分） 冰片（一分） 麝香（三厘） 坯子（一钱）

上共研极细。

2）次轻号：专治久患不瘥，珠上必生薄翳，或有红筋赤膜，悉以此次轻药点之。

丹头（六分） 冰片（一分） 麝香（三厘） 坯子（一钱）

上共研极细。每日三四次；若见退减，日点一二次，愈则勿点。

3）重号：治眼患颇重，或翳障垂帘，或赤带痛涩，用此吹点。

丹头（七分） 冰片（一分） 麝香（三厘） 坯子（一钱）

上共研极细。每日三四次，目渐愈即止。吹药点，数亦减，内服稍轻药为愈。

4）至重号：专治重眼厚膜遮睛，钉白翳，昏盲无见，方点此药。

丹头（九分） 冰片（一分） 麝香（三厘） 坯子（一钱）

上共研极细。每日二三次，渐愈渐减。

第十节

蟹睛症

【辨病名】

蟹睛症指黑睛溃破,黄仁自溃口绽出,状如蟹眼,疼痛难忍的病症。又名损翳、蟹目、离睛蟹眼、蝇头蟹眼。相当于西医的角膜穿孔虹膜嵌顿。

《太平圣惠方·卷第三十三·治蟹目诸方》:"当黑睛上生黑珠子,如蟹之目,故以为名焉。或有如豆者,名曰损翳。"

《世医得效方·卷第十六·眼科·七十二症方》:"此证如大豆出黑珠上,疼痛不可忍,又名损翳。"

《秘传眼科龙木论·卷之三》:"蟹目疼痛外障,此眼初患之时,忽然疼痛,坐卧不得,赤涩泪出怕日。此症皆是肝脏伏热膈中,胆气不足,致令瞳仁突出,如黑珠子,又如桃李相似,此是离睛蟹眼也。"

《医宗金鉴·杂病心法要诀·卷五·外障病证》:"目中大痛,忽然瞳睛努如蟹目,谓之蟹睛疼痛,又名损翳。"

《疡医大全·卷十一·眼目部·外障门主论》:"蝇故睛珠疼极,泪出难睁,或因暴怒,乌珠上暴起蓝黑翳如蝇头蟹睛之状,离瞳人而起者,名为离睛蟹眼,当瞳人而起者,名为蝇头。"

《金匮启钥(眼科)·卷三·外障·蟹睛眼论》:"蟹睛症起坏风轮,真睛膏损脂渐凝。神膏绽出见黑颗,小如蟹睛大(黑)豆形。甚则瞳神皆损及,瞳类枣核与杏仁。延极青黄俱迸出,症类黑翳治不同。"

【辨病机】

1. 脏腑壅滞,肝经积热

《太平圣惠方·卷第三十三·治蟹目诸方》:"夫蟹目者,由脏腑壅滞,肝有积热,上冲于目,令目痛甚。"

《圣济总录·卷第一百六·蟹目》:"若毒气结聚。"

《秘传眼科龙木论·卷之三》:"此症皆是肝脏伏热膈中,胆气不足,致令瞳仁突出,如黑珠子,又如桃李相似,此是离睛蟹眼也。"

《医宗金鉴·杂病心法要诀·卷五·外障病证》:"此皆肝、心二经积热也。"

2. 肝肾亏虚,火热上炎

《疡医大全·卷十一·眼目部·外障门主论》:"蝇头蟹睛外障,按此证皆因肝肾俱劳,火邪炎热之极,兼之七情郁结,以伤脾土,脾土既病,则失生生之职,不能含血上荣于目。"

3. 情志郁结,忧思伤脾,脾虚血少

《疡医大全·卷十一·眼目部·外障门主论》:"兼之七情郁结,以伤脾土,脾土既病,则失生生之职,不能含血上荣于目,故睛珠疼极,泪出难睁。"

【论治法】

本病不宜点药,不可针灸,唯内服中药,治以清热解毒,泻肝利胆,养荣止痛。

1. 内治法

《太平圣惠方·卷第三十三·治蟹目诸方》:"唯宜服药,宣其热毒。若得热退,即便瘥矣。"

《世医得效方·卷第十六·眼科·七十二症方》:"亦不可用点药,宜服前决明散。"

《秘传眼科龙木论·卷之三》:"急服药,不可针灸、钩割熨烙,恐损眼也。宜泻肝汤、补胆丸、镇肾决明丸立瘥。"

《疡医大全·卷十一·眼目部·外障门主论》:"痛不止,服当归养荣汤,次服黄芪汤、神效补肝散;虚者冲和养胃汤,后服石斛夜光丸,俱加五味子以敛之;点推云散、八宝散。此证外点内服,必要积以岁月,其翳方能收复,亦有不能去者。"

《金匮启钥(眼科)·卷三·外障·蟹睛眼论》:"治法总宜分虚实,虚则来迟软不疼。实则坚痛其来速,泻肝汤进与防风。肝肾虚者宜何药,磁石丸投效绝伦。"

2. 外治法

《金匮启钥(眼科)·卷三·外障·蟹睛眼论》:"治眼中生蟹目及胬肉,日夜难开,疼痛,宜点此方。猻猪胆(干者如枣大),杏仁(七枚,汤浸去皮),成炼朴硝(一钱),龙脑(二钱)。上件药,先将杏仁入乳钵中研令细,次下诸药同研,以瓷盒盛。每以铜箸取如黍米大,点目眦中,即眼中,冷

泪出,十日后自瘥。其药密覆,勿令见风。"

【论用方】

1. 葳蕤角散(《普济方·卷八十二·眼目门·蟹目》引《圣惠方》)

治眼生蟹目黑疼痛。

木通(锉) 羚羊角(镑) 旋覆花 桑根白皮(锉) 芦根(各一两半) 黄连(去须) 大黄(锉炒,各一两) 甘草(锉,各两半)

上㕮咀。每服五钱,盐水一钟半,入竹叶七片,碎切,煎至七分,去滓,食后卧时温服。

2. 柴胡复生汤(《疡医大全·卷十一·眼目部·外障门主论》)

治眼生蟹目,睛珠疼极,泪出难睁。

白芍 川芎 藁本 柴胡 苍术 甘草 白芷 茯苓 羌活 黄芩 蔓荆子 薄荷 独活 桔梗 五味子

3. 泻肝汤(《济阳纲目·卷一百零一·中·目病中·治蟹睛突起方》)

治肝脏伏热,膈中胆气不足,致令瞳仁突出如黑珠子大,又如桃李相似,此蟹精眼也,急宜服药。

元参 地骨皮 车前子 芒硝(各一两) 大黄 知母(各一两半) 茺蔚子(二两)

上为末。每服一钱,水煎,空心温服。

4. 羚羊角散〔《金匮启钥(眼科)·卷三·外障·蟹睛眼论·证治歌》〕

治眼生蟹目黑睛,疼痛。

羚羊角屑(一两半) 黄连(一两,去须) 赤芍药(一两) 芦根(一两半,锉) 木通(一两半,锉) 旋覆花(一两半) 桑根白皮(一两半) 川大黄(一两,锉碎,微炒) 甘草(半两,炙微赤,锉)

上件药,捣粗罗为散。每服三钱,以水一中盏,入竹叶七片,煎至六分,去滓,食后温服,临卧再服之。

5. 黄芩散〔《金匮启钥(眼科)·卷三·外障·蟹睛眼论·证治歌》〕

治眼生蟹目。

黄芩 栀子仁 黄连(去须) 葳蕤 川升麻 薏仁(汤浸,去赤皮) 甘草(炙微赤,锉,各一两) 犀角屑(半两)

上件药,捣粗罗为散。每服四钱,以水一中盏,煎至六分,去滓,食后温服,临卧再服之。

6. 防风散〔《金匮启钥(眼科)·卷三·外障·蟹睛眼论》〕

泻肝补胆。治蟹睛疼痛。

防风(一两半,去芦头) 远志(去心) 人参(去芦头) 桔梗(去芦头) 细辛 赤芍药 羚羊角屑(以上各一两) 甘草(半两,炙微赤,锉) 黄芩(半两)

上件药,捣粗罗为散。每服三钱,以水一中盏,煎至六分,去滓,每于食后温服。

第十一节

正漏

【辨病名】

正漏指黑睛有细小漏口,神水不断渗出,重则瞳神损毁的病症。相当于西医的角膜瘘。

《证治准绳·杂病·七窍门上·目·漏睛》:"正漏证,有漏生于风轮,或正中,或略偏。"

《类证治裁·卷之六·目症论治》:"正漏生风轮上,流脓如痰,偏漏生气轮上,流出白水,更有精神乱而妄见,视定反动,视正反邪,生晕变色。"

【辨病机】

本病多由肝肾风热伏陷所致。

《证治准绳·杂病·目·漏睛》:"病属肝肾二部,目窍于肝主于肾,故曰正漏耳。"

《张氏医通·卷八·七窍门上·漏睛》:"正漏证,生于风轮,或正中,或略偏,为肝肾风热伏陷所致。若初发破浅,则流出如痰白膏,日久而深,则流出青黑膏汁,瞳神已损。"

《金匮启钥(眼科)·卷四·漏睛·正漏论》:"究厥病源,发于肝肾。盖肝窍于目,目主于肾,故曰正漏。"

【辨病证】

辨吉凶

本病初发,流出如痰白膏,犹为可救。久则出青黑膏,损及瞳仁者不治。

《证治准绳·杂病·目·漏睛》:"若初发破浅,则流出如痰白膏,犹为可救。至于日久而深,则流出青黑膏汁,损及瞳神。"

《外科大成·卷三·眼部·漏睛》:"正漏生于风轮,初出白膏如痰,尚可治,久则出青黑膏,损及瞳人者不治。偏漏生于气轮者轻,流白水,重则成脓,久而膏枯者不治。"

《金匮启钥(眼科)·卷四·漏睛·正漏论》:"若夫正漏之为证也,有漏生于风轮,或正中,或略偏,或流青黑水,或但漏无流。病至此,目几危矣。"

【论治法】

本病的病位在风轮,重则危及水轮,治疗初期以泻肝为主,后则补肾。

1. 内治法

《张氏医通·卷八·七窍门上·漏睛》:"急用泻肝药,如龙胆、羌活、生地、大黄之类下夺之。"

《类证治裁·卷之六·目症论治》:"正漏生风轮……阴精亏也,驻景丸、益气聪明汤。"

《金匮启钥(眼科)·卷四·漏睛·正漏论》:"治法当泻肝养肾,初宜服泻湿合燥湿汤,继进益阴肾气丸。"

2. 外治法

《类证治裁·卷之六·目症论治》:"或点百草膏。"

【论用方】

调脾清毒饮〔《金匮启钥(眼科)·卷四·漏睛·窍漏》〕

治漏睛。

天花粉　连翘　荆芥穗　甘草　黍粘子　桔梗　白茯苓　白术　薄荷　防风　陈皮

上水煎,食前温服。

第十二节

木疳

【辨病名】

木疳指风轮上生颗粒,大小不一,色碧绿或青蓝,状若豆形,可有视物昏花或目涩疼痛的病症。又名木疡、风轮赤豆。相当于西医的泡性角膜炎。

《审视瑶函·卷四·目疣·木疳症》:"木疳十有九风轮,碧绿青蓝似豆形。如是昏沉应不痛,若然泪涩目多疼。莫教变症侵眸子,不散瞳神便破睛。此症生于风轮者多,其色蓝绿青碧。"

《张氏医通·卷八·七窍门上·五疳证》:"木疳证,生于风轮者多,其色蓝绿青碧。有虚实之别,虚者大而昏花,实者小而涩痛。非比蟹睛因破而出,乃自然生者,大小不一,随其变长也。"

《目经大成·卷之二·八十一证·五色疡二十四》:"木疡如豆据青睛,绀碧苍黄画不成,若使深侵金井去,水纹荡漾绿苔生。此症生于风轮左右,色苍碧,形若败豆。"

【辨病因】

本病多由过食肥甘厚腻,毒循气发,或因精血不足,火燥上攻所致。

《目经大成·卷之二·八十一证·五色疡二十四》:"大要非下销精血,火燥上攻,即味穷山海,毒循气发。以故一起便内热食减,头目狂痛,莫敢开视。逮病势稍衰,已成今症。虽不同黄液自内而出,其险恶过之,失治则睛必裂。愈后显有薛蚀苔斑,似翳非障,神医为之掣肘。"

【辨病机】

有虚实二症,实证多因肝经积热,虚证因精血亏虚。

《审视瑶函·卷四·目疣·木疳症》:"有虚实二症,虚者大而昏花,实者小而痛涩。非比蟹睛,因破而出,乃自然生出者,大小不一。亦有渐变成尖长也。"

【论治法】

本病按虚实论治,实证治以平肝,虚症治以补肾。

《张氏医通·卷八·七窍门上·五疳证》:"实者,泻青丸;虚者,通肝散。"

《金匮启钥(眼科)·卷四·目疣·木疳论》:"治法,实者以羚羊角饮子主之,虚者以平肝清火汤主之,切勿混沌施治也。"

【论用方】

1. 羚羊角饮子(《审视瑶函·卷四·目疣·木疳症》)

治眼目疼痛外障,初患之时,忽然发动,疼痛如锥刺,睑皮亦如火炙。

羚羊角(锉细末) 细辛 大黄 知母 五味子 芒硝(各一两) 防风(二两)

上锉剂。以上六味,各一钱,防风二钱,白水二钟,煎至八分,去滓,食远服。为末,每服五钱,调服亦可。

2. 平肝清火汤(《审视瑶函·卷四·目疣·木疳症》)

治黑睛胀大,虚者服。

车前子 连翘(各一钱) 枸杞子 柴胡 夏枯草 白芍 生地黄 当归(各钱半)

上为一剂,白水二钟,煎至八分,去滓温服。

【论治法】

以内治法为主,清泻肺热、补益肝肾为基本治疗原则。

《古今医统大全·卷之六十一·眼科·病机》:"先服泻肺散,后服蒙花散。"

《明目至宝·卷三·治眼方》:"退血散,治白膜侵睛,早晨冷泪。"

《疡医大全·卷十一·眼目部·外障门主论》:"先服泻肺汤以泻肺经之实热,后服育神夜光丸加天冬、麦冬滋阴补肾。"

【论用方】

退血散(《明目至宝·卷三·治眼方》)

治白膜侵睛,早晨冷泪。

白蒺藜 荆芥 麦门冬 槟榔 甘草 羌活 草决明

上为末,每服二三钱,茶清化下。

第十三节

白膜侵睛

【辨病名】

白膜侵睛指黑睛周围渐生白色翳膜,逐渐遮挡瞳仁的疾病。相当于西医的硬化性角膜炎。

《疡医大全·卷十一·眼目部·外障门主论》:"乌珠周围渐生白色如翳,日久渐遮瞳人,终有昏暗之患。"

【辨病机】

本病的病机为肝虚肺热,肾水亏虚,不能滋养肝木,肝虚不能克肺,肺热在上,发于气轮,导致翳膜逐渐生长。

《古今医统大全·卷之六十一·眼科·病机》:"此证肝虚肺盛,故有白膜侵上黑睛,白珠多赤,亦肺有火邪。"

《疡医大全·卷十一·眼目部·外障门主论》:"白膜侵睛外障,按此证皆因肺热肝虚,肾水亏弱,肾水不能生肝木,故肝受肺之邪热所克。"

第十四节

赤脉贯睛

【辨病名】

赤脉贯睛指两眦赤脉由白睛逐渐生长至黑睛,甚者贯穿黑睛的眼病。又名赤脉贯目、赤脉冲贯黑睛。

《普济方·卷七十七·眼目门·赤脉冲贯黑睛》:"《龙木论》云:眼小眦赤脉外障,此眼初患之时,皆从小眦渐生赤脉,奔大眦睛上。"

《普济方·卷七十七·眼目门·赤脉冲贯黑睛》:"夫眼者五脏之精华,若风邪热毒,内干脏腑,则随其经络,上冲于目,故令赤脉冲贯黑睛也。上下左右,各有部分,不可不察。其从大眦侵睛而痒者……"

《伤寒杂病心法集解·卷四·眼目门·外障》:"两眦赤脉,渐渐侵睛,名赤脉贯睛。"

【辨病机】

1. 风热相搏

《太平圣惠方·卷第三十三·治眼赤脉冲

贯黑睛诸方》："夫眼者,肝之候,作五脏之日月,为一身之精明也。若脏腑壅滞,风热相搏,毒热之气,积而不散,攻眼上下,故生赤脉冲黑睛也。"

2. 三焦聚热

《普济方·卷七十七·眼目门·赤脉冲贯黑睛》："皆因三焦聚热,上冲肝膈壅热使然,治疗稍迟,恐损眼也。"

3. 心火旺盛

《张氏医通·卷八·七窍门上·目赤》："起于大眦者,心之实火也……起于小眦者。心之虚火也。"

4. 虚热上犯

《普济方·卷七十七·眼目门·赤脉冲贯黑睛》："其从小眦起者,手少阳脉动,虚热也。"

【辨病证】

辨吉凶

白睛赤脉,无论多少粗细,有白睛生长至黑睛,赤脉细,由下至上者病轻,赤脉粗,由上至下者病重。

《张氏医通·卷八·七窍门上·目赤》："赤脉贯睛证,不论粗细多少,但贯到风轮,经过瞳外接连气轮者,最不易治。细者稍轻,粗者尤重。"

"贯过者有变证,丝粗及有傍丝虬乱者有变证。凡各障外有此等脉罩者,虽在易退之证,亦退迟也。贯虽未连,而侵入风轮,皆不易退。"

【论治法】

1. 内治法

《太平圣惠方·卷第三十三·治眼赤脉冲贯黑睛诸方》："黄连煎,治肝脏壅热,目生赤脉,冲贯黑睛,赤痛不止。"

《圣济总录·卷七十七·眼目门·赤脉冲贯黑睛》："羚羊角汤,治眼目疼肿赤脉攻黑睛。"

《普济方·卷七十七·眼目门·赤脉冲贯黑睛》："其自上而下者,足太阳脉动,邪热也。其自下冲上者,足阳明脉动,邪热也。其源不同,当察其部分,依经以治之。"

《金匮启钥(眼科)·卷三·赤痛·赤脉贯睛论》："盖碍生气之故也,治宜芍药清肝散。"

2. 外治法

《普济方·卷七十七·眼目门·赤脉冲贯黑睛》："宜服犀角饮子,后点摩翳膏即瘥。"

"歌曰:赤脉根源小眦中,安然渐渐觉不冲。三焦聚热为灾患,欲疗洗冷饮子通。浮大必须钩割烙,频频用药即消融。咸酸冷热房中事,谨戒犹如受戒同。"

《张氏医通·卷八·七窍门上·目赤》："起于大眦者,心之实火也,宜洗心散;筋脉大者,用小锋针挑拨。起于小眦者,心之虚火也,宜导赤散;不必挑。"

《溪秘传简验方·溪外治方选卷上·目门》："翳障遮睛,盐,研细末,以灯心点患上。""目生翳障,芒硝一两,铜器中急火炼,冷后,每夜点两眼角。""不论年岁深远,眼生翳膜,远视香暗,但瞳神不破者。光净马牙硝,厚纸裹,按实,安怀内,著肉百二十日,取出研粉,入冰片少许,同研细。以两米许,点。"

【论用方】

1. 大枣煎方(《备急千金要方·卷六上·七窍病上·目病第一》)

治目热眦赤,生赤脉侵睛,瘜肉,急痛闭不开,如芥在眼碜痛。

大枣(七枚,去皮核) 黄连(二两,碎,绵裹) 淡竹叶(四,五合)

上三味,以水二升,先煮竹叶取一升,澄清取八合,内枣肉、黄连煎取四合,去滓令净,细细以敷眦中。

2. 蕤仁煎方(《太平圣惠方·卷第三十三·治眼赤脉冲贯黑睛诸方》)

治眼风热碜涩,生赤脉,冲注瞳仁,热泪疼痛,宜点蕤仁煎方。

蕤仁(一两,汤浸去赤皮,研) 青盐(三分) 黄连(一两,去须,捣研)

上件药,以醋浆水一中盏,煎取一小盏,去滓,纳一铜器中。别取鲤鱼胆、乌鸡胆各一枚,取汁入前药汁中,用槐枝如指大,长一尺,去皮作挺,研之勿住手,自昼研至夜,以绵滤过,于瓷盒中盛。每以铜箸,取少许点眼眦中。慎风也。

3. 真珠散(《太平圣惠方·卷第三十三·治眼赤脉冲贯黑睛诸方》)

治风热眼中生赤脉,冲贯黑睛及有花翳。

真珠(一分) 龙脑(半分) 琥珀(一分) 朱砂(半分) 硼砂(二豆大)

上件药,同细研如粉。每日三五度,以铜箸取少许,点在眦上。

4. 黄连煎方(《太平圣惠方·卷第三十三·治眼赤脉冲贯黑睛诸方》)

治肝脏壅热,目中生赤脉,冲贯黑睛,赤痛不止。

黄连(一分,捣罗为末,研) 白矾灰(一分) 腻粉(一钱) 井盐(半两,研) 硼砂(一钱,研) 胡黄连(半两,捣罗为末,研) 白龙脑(一分,细研)

上件药,以淡浆水一大盏,古字钱二十文,纳瓷瓶中,封闭,悬于净舍内,经二七日,绵滤去滓,入龙脑在药中。每日三五度,以铜箸取少许点之。

5. 栀子散(《太平圣惠方·卷第三十三·治眼赤脉冲贯黑睛诸方》)

治眼小眦生赤脉。冲贯黑睛昏暗。

栀子仁(一两) 木通(一两,锉) 黄芩(半两) 甘草(半两,炙微赤,锉) 羚羊角屑(一两) 决明子(半两)

上件药,捣粗罗为散。每服四钱,以水一中盏,煎至六分,去滓。每于食后温服。忌炙爆热面。

6. 葳仁散(《太平圣惠方·卷第三十三·治眼赤脉冲贯黑睛诸方》)

治眼大眦生赤脉,冲贯黑睛。

葳仁(一两,汤浸去赤皮) 甘草(炙微赤,锉) 黄芩 枳壳(麸炒微黄,去瓤) 地肤子(以上各半两)

上件药,捣粗罗为散。每服四钱,以水一中盏,煎至六分,去滓。每于食后温服。

7. 羚羊角散(《太平圣惠方太平圣惠方·卷第三十三·治眼赤脉冲贯黑睛诸方》)

治眼赤脉,上下冲贯黑睛,脏腑壅闷。

羚羊角屑 黄连(去须) 木通(锉) 桑根白皮(锉,以上各一两) 芦根(二两) 旋覆花(三分)川芒硝(二两)

上件药,捣粗罗为散。每服三钱,以水一中盏,入竹叶二七片,煎至六分,去滓。每于食后温服之。

8. 犀角散(《太平圣惠方·卷第三十三·治眼赤脉冲贯黑睛诸方》)

治眼赤脉冲贯黑睛,热毒肿痛,心躁烦乱。

犀角屑 黄芩 葳蕤 防风(去芦头) 地肤子 羚羊角屑 甘草(炙微赤,锉) 马牙硝(以上八味各一两) 麦门冬(一两半,去心焙) 黄连(一两半,去须)

上件药,捣粗罗为散。每服三钱,以水一中盏,煎至六分,去滓。每于食后温服之。

9. 前胡汤(《圣济总录·卷七十七·眼目门·赤脉冲贯黑睛》)

治肝实热,赤脉冲睛。

前胡(去芦) 升麻 秦皮(去粗皮) 决明子(微炒) 葳仁(去皮,研如膏,各二两) 菊花(二两半) 细辛(去苗叶) 栀子仁(各一两) 苦竹叶(洗) 芒硝(汤澄,一分) 大黄(锉,炒碎,一两)

上除芒硝、竹叶外,粗捣筛。每服五钱,以水二盏,入竹叶七片,煎至一盏,去滓,入芒硝一钱许,放温,食后临卧服。

10. 黄芪汤(《圣济总录·卷七十七·眼目门·赤脉冲贯黑睛》)

治眼上下赤脉贯黑睛。

黄芪(锉) 芍药 知母 升麻 犀角屑(各一两半) 苦竹叶(五十片)

上咬咀。每服五钱,以水二盏,煎至一盏,去滓,入芒硝少许,再煎沸。温服,不拘时。

11. 芍药汤(《圣济总录·卷七十七·眼目门·赤脉冲贯黑睛》)

治目小眦赤脉,利心肺。

芍药 芎䓖 黄芩(去黑心) 大黄(锉,炒熟) 甘草(炙赤,锉,各半两) 黄连(去须,一两)

上咬咀。每服五钱,以水二盏半,煎至一盏,去滓,食后临卧温服之。

12. 羚羊角丸(《圣济总录·卷七十七·眼目门·赤脉冲贯黑睛》)

治肝肺壅热,眼生胬肉,赤脉涩痛及眼障翳膜,目睛痒痛羞明及小儿风疳,烁阳眼赤。

羚羊角(末) 昨叶何草(炒,绢内洗去土,各一两) 生干地黄(洗,焙) 郁金(炮,土上出火毒,各二两) 甘草(生,锉) 何首乌(去白皮者,

各一两)

上细锉曝干,捣罗为末,炼蜜和丸如梧桐子大。每服十五丸,浓煎淡竹叶黑豆汤,放冷,食后临卧服。小儿丸如绿豆大,每服七丸至十丸。

13. 摩顶明目膏(《圣济总录·卷七十七·眼目门·赤脉冲贯黑睛》)

治风热冲目,赤脉胬肉。

生麻油(二升)　真酥(五两)　车前子叶　淡竹叶(洗,锉)　盐花(研,各半两)　吴蓝　大青　黄连(去须)　山栀子仁　生犀角(镑)　甘草(炙)　麦门冬(去心)　槐白皮　柳白皮　黄芩　马牙硝(别研)　朴硝　马齿苋实(研,各一分)

上除硝、盐、油、酥外,细锉绵裹,入通油腻瓷瓶中,绵幂口,重汤煮三伏时,掠去滓,新绵滤置生铁器中。每日饭后及卧,开发滴顶心,生铁熨斗子磨顶三千下,兼去目中热毒,昏胀痛涩。

14. 通明汤(《圣济总录·卷七十七·眼目门·赤脉冲贯黑睛》)

散三焦热,治小儿眦偏赤,赤脉射黑睛。

木通(锉)　葳蕤　甘草(炙,各一两半)　黄芩(去黑心)　枳壳(去瓤,麸炒,各一两)

上㕮咀。每服五钱,以水二盏,煎至一盏,去滓,下芒硝及下生地黄汁各少许,再煎沸。食后温服。

15. 洗肝散(《三因极一病证方论·卷之十六·三因证治》)

治肝热,赤脉贯睛涩痛,冲风泪下。

白蒺藜(一两半)　防风　羌活(各半两)　马牙硝(二两)　甘草(一分)

上为末。每服二钱,白汤调下,食后服。

16. 摩翳膏(《普济方·卷七十七·眼目门·赤脉冲贯黑睛》引《龙木论》)

治眼小眦赤脉外障,兼治血灌瞳仁,渐生翳障。

石决明(一分)　真珠末(一分)　水晶(一分)　朱砂(一分)　龙脑(一分)　琥珀(二分)

上为末如粉面,后入酥为膏。每至夜后点眼,立效。一方不用酥。

17. 犀角散(一名生犀饮)(《普济方·卷七十七·眼目门·赤脉冲贯黑睛》引《龙木论》)

治眼赤脉,冲贯黑睛,热毒肿痛,心躁烦乱。

犀角　羚羊角　大黄　人参　茯苓　知母

黄芩(各一两)　桔梗　防风(各二两)

上为末。以水一盏,散一钱,煎至五分,食后去滓温服。

18. 如圣地黄丸(《明目至宝·卷三·治眼方》)

治眼生白障,翳膜,赤脉通睛。

大黄　当归(酒浸)　甘草　生地黄(二两)

上为末,炼蜜丸绿豆大。灯心、淡竹叶煎汤,食后服。

19. 芍药清肝散(《证治准绳·类方·目·目赤》)

治眵多眊矂,紧涩羞明,赤脉贯睛,脏腑秘结者。

白术　川芎　防风　羌活　桔梗　滑石　石膏(各三分)　黄芩　薄荷　荆芥　前胡

炙甘草　芍药(各二分半)　柴胡　山栀　知母(各二分)　大黄(四分)　芒硝(三分半)

水二盅,煎至一盅,食后热服。

20. 羌活胜风汤(《证治准绳·类方·目·外障》)

治眵多眊矂,紧涩羞明,赤脉贯睛。

白术(五分)　枳壳　羌活　川芎　白芷　独活　防风　前胡　桔梗　薄荷(各四分)　荆芥　甘草(各三分)　柴胡(七分)　黄芩(五分)

作一服,水二盏,煎至一盏,去滓热服。

21. 黄连天花粉丸(《景岳全书·卷之六十宙集·古方八阵·因阵》)

治两眼赤痛,眵多眊矂,紧涩羞明,赤脉贯睛,脏腑秘结。

黄连(酒炒)　天花粉　家菊花　川芎　薄荷叶　连翘(各一两)　黄芩　栀子(各四两)　黄柏(酒炒,六两)

上为细末,滴水丸梧子大;或用蜜丸。每服五七十丸,或百丸,食后、临睡茶汤下。

第十五节

赤膜下垂

【辨病名】

赤膜下垂指赤脉从白睛贯下,遮蔽黑睛,簇集成膜,如帘下垂的眼病。又名赤膜下垂外障、垂帘膜、垂帘翳。相当于西医的角膜血管翳。

《圣济总录·卷第一百一十三·钩割针镰》:"凡目忽然赤涩泪出痛痒,渐生障翳,赤膜下垂,直复晴珠,如朝霞之色者。"

《世医得效方·卷第十六·眼科·七十二症方·外障》:"眼中有膜,自上垂下遮黑睛,或名垂帘膜,望风泪出,怕日羞明。"

《明目至宝·卷二·眼科七十二证受疾之因·赤膜下垂》:"赤膜上生人怎知,初时得疾甚跷蹊。涩痛流泪多红障,怕日羞明膜下垂。"

《审视瑶函·卷三·外障·赤膜下垂症》:"此症初起甚微,次后甚大,大者病急,其患有障,色赤,多赤脉,从白轮贯下也。而黑珠上边,从白际起障一片,仍有赤丝牵绊,胀大丝粗,赤甚泪涩,珠疼头痛者,病急而有变。丝细少,色微赤,珠不疼,头不痛者,缓而不变。亦有珠虽不疼头不痛者,如无他症,或只色赤而生薄障,障上仍有细丝牵绊,或于障边丝下,仍起星数点,此星亦是凝脂之微病也。"

《医宗金鉴·眼科心法要诀·卷二·赤膜下垂歌》:"赤膜下垂覆睛瞳,赤膜从气下垂风。"

《医宗金鉴·杂病心法要诀·卷五·外障病证》:"目中从上忽生赤膜,垂下遮睛,谓之赤膜下垂,又名垂帘翳。"

《杂病源流犀烛·卷二十二·面部门·目病源流》:"赤膜下垂,由客邪所攻,致赤膜从上生而下遮黑睛,名垂膜,迎风出泪,怕日羞明。"

【辨病机】

本病多由脏腑积热,火热上炎,湿热蕴结所致。

1. 脏腑蕴热,外感风邪,风热冲眼

《银海精微·卷上·赤膜下垂》:"眼胞下生赤膜垂下,遮于黑睛疼痛者,乃胃热也。"

《世医得效方·卷第十六·眼科·七十二症方·外障》:"眼中有膜,自上垂下遮黑睛,或名垂帘膜,望风泪出,怕日羞明,此乃客热上冲。"

《明目至宝·卷二·眼科七十二证受疾之因·赤膜下垂》:"此是脾经内蕴热也。"

"难禁忍,热风欺,心经脾热泻为奇。通肝散药须频服,发际上星穴可知。此是脾经内蕴热也。"

《医宗金鉴·眼科心法要诀·卷二·赤膜下垂歌》:"赤膜下垂覆睛瞳,赤膜从气下垂风,此属肝肺热冲眼,泪流痛痒如朱红。"

《医宗金鉴·杂病心法要诀·卷五·外障病证》:"此皆心、肝、脾三经风热为病也。"

《疡医大全·卷十一·眼目部·外障门主论》:"赤膜下垂外障,按此证皆因上胞脾经风热,血积成癍,目珠被其磨擦,肿痛泪出,羞涩不睁,热壅不能疏泄,血愈凝滞不行,乌珠即生赤膜,目上垂下红色,渐遮瞳人。"

2. 湿热火邪深潜在络,湿火蕴结

《审视瑶函·卷三·外障·赤膜下垂症》:"此等皆是火在内滞之患,其病尚轻,治亦当善。盖无形之火,潜入膏内,故作是症,非比有形血热之重也。"

"此症系湿热在脑,幽隐之火,深潜在络,故有此脉之赤,四围虽无瘀血,其深处亦有滞积。故滞深而火赤甚,一旦触发,则患迸发,疾亦甚矣。内见涩滞,外有此病,轻者消散,重者开导,此一定之治法也。"

《张氏医通·卷八·七窍门上·外障》:"若障上有丝及星生于丝梢,皆是退迟之病。翳薄细,丝赤不甚者,只用善逐之,甚者不得已而开导之。若贯过瞳神者,不问粗细联断皆退迟。此湿热在脑,幽隐之火深潜在络,一有触动,则其患迸发。"

【论治法】

本病宜内外同治,病情轻者,宜用清热散结,清心凉血法;病情重者,宜用开结导滞,平肝祛瘀法。外治可劆洗出血,熨烙前后,点宜清凉药。

1. 内治法

《银海精微·卷上·垂帘翳》:"宜服洗心散,加味修肝散。"

《普济方·卷七十九·眼目门·外障眼》:"赤膜下垂外障,服羚羊角饮子即瘥。"

《明目至宝·卷二·眼科七十二证受疾之因·赤膜下垂》:"宜服岩电丸、洗肝散、通肝散。"

《审视瑶函·卷三·外障·赤膜下垂症》:"内见涩滞,外有此病,轻者消散,重者开导,此一定之治法也。"

《医宗金鉴·眼科心法要诀·卷二·赤膜下

垂歌》："此属肝肺热冲眼,泪流痛痒如朱红,羚羊知母黄芩黑,桔梗柴胡栀子芄。"

2. 内外同治法

《银海精微·卷上·赤膜下垂》："眼胞下生赤膜垂下,遮于黑睛疼痛者,乃胃热也。治法:红痛甚者服郁金酒调散、大黄当归散,微退后,用拨云汤、生地黄散,点用重药加清凉散药,以上方俱在前。"

《世医得效方·卷第十六·眼科·七十二症方》:"用后明上膏点之,次服前通肝散。"

《秘传眼科龙木论·卷之六·六十六·眼赤膜下垂外障》:"最宜镰洗出血,熨烙前后,点清凉煎,服羚羊角饮子即瘥。"

《张氏医通·卷八·七窍门上·外障》:"只用善逐之,甚者不得已而开导。若贯过瞳神者,不问粗细联断皆退迟。此湿热在脑,幽隐之火深潜在络,一有触动,则其患迸发。轻者消散,重者开导,此定法也。内服神消散去二蜕,加皂荚、石决明。外点绛雪膏,次用皂荚丸。"

《疡医大全·卷十一·眼目部·外障门主论》:"宜镰洗去上胞瘀血;散目中瘀血,宜川芎行经散,点八宝散、推云散。"

《杂病源流犀烛·卷二十二·面部门·目病源流》:"赤膜下垂,由客邪所攻,致赤膜从上生而下遮黑睛,名垂膜,迎风出泪,怕日羞明,此为难治(宜通肝散、观音梦授丸,以百点膏点之)。"

《金匮启钥(眼科)·卷六·风沿·眦帷赤烂论》:"紫金膏,即赤膜下垂,内洗眼金丝膏,药味为末,以文武火熬膏。"

3. 针灸法

《奇效良方·卷之五十五·针灸门·奇穴》:"鱼腰二穴,在眉中间,是穴治眼生垂帘翳膜,针入一分,沿皮向两傍是也。"

《针方六集·卷之五·纷署集·面部凡三十九穴第十》:"瞳子髎二穴,主头痛,喉痹,青盲,目红肿,目痒冷泪,垂帘翳膜,胬肉扳睛,患由外眦始者。"

【论用方】

1. 洗心散(《银海精微·卷上·垂帘翳》)

治垂帘翳。

荆芥　薄荷　连翘　麻黄　赤芍药　栀子　黄连　大黄(各一两)

上,每服五钱,水煎服。

2. 加味修肝散(《银海精微·卷上·垂帘翳》)

治垂帘翳。

栀子　薄荷(各三两)　羌活(一两)　当归　大黄　连翘(各五钱)　黄芩　赤芍药　菊花　木贼　白蒺藜　川芎(各一两)　麻黄　甘草

上为末。每服三钱,用酒调下,痛用酒,不痛水煎服。

3. 天麻退翳散(《银海精微·卷下·治小儿疳伤》)

治垂帘翳障,昏暗不明。

当归(好酒浸,焙干,一两)　熟地黄(酒浸,焙干,一两)　川芎(一两五钱)　赤芍药(热水泡,二两五钱)　白僵蚕(热水泡过,洗去丝,姜汁炒,一两)　蝉蜕(水泡,洗去头足,五十个)　羌活　防风　荆芥　木贼(去根节,各一两)　石决明(烧过存性,一两)　白蒺藜(一两五钱)　白芷(一两五钱)　甘草(七钱)　麦门冬(二两)　黄芩尾　羊角天麻(炒存性)　厚枳壳(炒)　蔓荆子(打少碎,各一两)　菊花(一两)　密蒙花(七钱)

共二十一味,每服莲子三个,灯芯七根,水一钟半,煎至八分,食后温服;若眼红加黄连。

4. 大黄当归散(《银海精微·卷上·赤膜下垂》)

治胃中有热,生膜疼痛。

当归　芍药　川芎　菊花　大黄　黄芩　杏仁　薄荷

上各等分,㕮咀。食后水煎温服。

5. 生地黄散(《银海精微·卷上·赤膜下垂》)

治眼下赤膜,发歇无时,久服则不发。

生地黄　黄柏　知母　防风　荆芥　升麻　干葛　天花粉　黄芩　甘草　桑白皮　白茯苓　赤芍药

上㕮咀。每服七八钱重,水煎食后服。

6. 清凉煎(《秘传眼科龙木论·卷之六·眼赤膜下垂外障》)

治眼赤膜下垂外障,用之点眼。

龙脑　腻粉　马牙硝　秦皮(各一两)　防风　黄连(各三分)

上为末,研极细。以水二碗浸药二日后,煎取二大盏,滤去渣,更煎三五沸,以束用瓷盒子盛之,别入龙脑。搅匀密封,勿令尘入。用之点眼,立效。

7. 羚羊角饮子(《秘传眼科龙木论·卷之六·眼赤膜下垂外障》)

治眼赤膜下垂外障。

羚羊角(一两五钱) 黄芪(二两) 茺蔚子(二两) 黄芩 天门冬 黑参 知母 桔梗(各一两)

上为末。以水一盏,散一钱,煎至五分,食后去渣温服。

8. 通肝散(《医学入门·外集·卷六·杂病用药赋》)

治胆气攻肝而生水翳透瞳人,疼而泪出,阴处日中看之,其形一同,或睑红坚硬,或赤膜自下垂下遮睛,名垂帘膜。

山栀 蒺藜 枳壳 荆芥 甘草(各五钱) 车前子 牛蒡子(各一钱)

为末。每二钱,苦竹叶煎汤下。

9. 炙肝散(《证治准绳·类方·目·外障》)

治外障,赤肉翳膜,遮睛不明。

石决明(洗) 谷精草(各四两) 皂角(炙,去皮子,二钱半) 黄芩(去黑心) 木贼(各五两) 甘草(炙,二两) 苍术(米泔浸七日,切片,焙,半斤)

上为细末,每用獖猪肝一叶,去筋膜,钺数缝,掺药末五钱于缝内,仍掺盐一钱,合定,用旋着湿柳枝三四条合起,慢火炙香熟。早晨空心冷吃尽,仍吃冷饭一盏压之。仍于三里穴灸二三七壮,三日后有泪下为验,七日翳膜必退,每旦用新水漱口。

10. 皂角丸(《审视瑶函·卷三·外障·赤膜下垂症》)

治内外一切障膜,此药能消膜遮翳,治十六般内障,同生熟地黄丸用之,神效。

穿山甲(炒) 蝉蜕 白术(土炒) 玄精石(生用) 谷精草 当归(酒洗) 茯苓 木贼草 赤芍药(各一两) 龙蜕(七条,炒) 连翘(一两半) 刺猬皮(蛤粉炒) 龙胆草(炒) 菊花(各两半)人参 真川芎(各五钱) 獖猪爪(三十枚,蛤粉炒)

上为细末,一半入猪牙皂角二条,烧灰和匀,

炼蜜为丸如桐子大。每服三十丸,空心杏仁汤送下。一半入仙灵脾一两,为末和匀,每服一钱,用猪肝夹药煮熟,细嚼,及用原汁汤送下,每日进三服。

11. 洗眼金丝膏(《审视瑶函·卷三·外障·赤膜下垂症》)

治远年近月,翳膜遮睛,攀睛胬肉,昏暗泪多,瞻视不明,或风气攻注,睑生风粟,或连眶赤烂,怕日羞明,隐涩难开。

黄连(去须,五钱) 雄黄(研飞,二钱) 麝香(另研,五分) 赤芍药 朱砂(另研) 乳香(另研) 硼砂(另研) 当归尾(各二钱五分)

上为细末,后入研药拌匀,再研,炼蜜为丸,如皂角子大。每用一丸,安净盏内,沸汤泡开,于无风处洗,药冷,闭目少时,候三两时辰,再煨热,依前洗,一丸可洗三五次,勿犯铜铁器内洗,如暴赤眼肿者,不可洗也。

12. 羚羊饮(《医宗金鉴·眼科心法要诀·卷二·赤膜下垂歌》)

治眼赤膜下垂外障。

羚羊角(镑,一钱五分) 知母 黄芩 黑参 桔梗 柴胡 栀子(炒,各一钱) 茺蔚子(二钱)

上为粗末。以水二盏,煎至一盏,食后去渣温服。

第十六节

血翳包睛

【辨病名】

血翳包睛指赤脉从四周侵入黑睛,结成血翳,日久积厚如赤肉,遮满黑睛的病症,由赤脉下垂恶化而来。又名红霞映日症、彩云捧日症。相当于西医的角膜血管翳。

《古今医统大全·血翳包睛》:"又名红霞映日症、彩云捧日症⋯⋯症见混厚血丝翳膜盖满黑睛,不能视物。"

《目经大成·卷之二·八十一证·彩云捧日十六》:"此症满风轮生障赤色,厚薄高低不等,痛涩莫敢开,视人则两眉紧斗,眵泪并流,且丝脉纵横,白睛亦红紫相映,故曰彩云捧日。"

《目经大成·卷之二·八十一证·血翳包睛四十四》："此症初起,或左或右,赤肿狂痛,泪流如汤,畏避不敢向阳,恍若暴风客热。失治,赤脉大小纵横,贯过风轮。越宿,加头痛、便秘,赤脉陡大,变成血障。障复实而成翳,厚蔽震巽轮廓。强掰开视,黑白无有,惟一体血肉,故曰血翳包睛。"

【辨病因】

外感风邪,或内伤虚劳,引动邪热上犯于目。

《银海精微·卷上·血翳包睛》："问曰:人之患血翳遮两睛者何也?答曰:皆因心经发热,肝脏虚劳,受邪热,致令眼中赤涩,肿痛泪出,渐有赤脉通睛,常时举发,久则发筋结厚,遮满乌睛,如赤肉之相,故名曰血翳包睛。"

《疡医大全·卷十一·眼目部·外障门主论》："血翳包睛外障,按此证皆因脾受风热,更兼肝肾虚劳,上胞有病,磨擦睛珠;内因积热,外感风邪,遂使凝血不散,渐生翳膜。上有红丝纵横错贯,遮蔽瞳人,难以视物。"

【辨病机】

脏腑积热,外邪引动内因,或肝肾虚劳,阴虚内热,血行不畅,瘀血、风热壅滞。

《古今医统大全·卷之六十一·眼科·病机·七十二证候》："此证多因心经热壅,肝脏虚劳,致有赤脉侵睛,赤肉拥簇黑睛,如橡斗包裹之状"

【论治法】

本病以内治法为主,治以清肝肺风热、泻心降火、清热活血散瘀。外治可劆洗去上胞瘀血。

《银海精微·卷上·血翳包睛》："人之患血翳遮两睛者……宜服泻心汤,次以修肝活血汤。问曰:血翳包睛者何也?答曰:心热血旺也。此病初患易治,若至血散尽难消,痛时用破血红花散、当归龙胆汤,点用清凉散。"

《古今医统大全·血翳包睛》："治宜清热泻火,凉血散瘀。内服归芍红花散,或石决明散加减,外点石燕丹。"

《古今医统大全·卷之六十一·眼科·病机》："有瘀血者,先去睑内瘀血,服活血汤及退云散。"

《疡医大全·卷十一·眼目部·外障门主论》："治法先宜劆洗去上胞瘀血,先服胜风汤兼当

归散(当归、生地、熟地、黄连、山栀、赤芍、桑白皮、防己、龙胆草),后服石斛夜光丸,点乌金膏。如有客热风痰之证,则宜育神夜光丸。"

《目经大成·卷之二·八十一证·血翳包睛四十四》："……故曰血翳包睛。厥症亦算险恶,入手须菊花通圣散,或清毒逐瘀汤大剂煎服。看势稍定,分珠散、八正散、消风散血汤增减与服,自然恶化为善,险归于平。"

《目经大成·卷之二·八十一证·彩云捧日十六》："……看似风血有余初症,不知实系痼疾,非王道不能治者。"

《类证治裁·卷之六·目症论治》："血翳包睛,破血药兼硝黄下之,或红翳如轻霞映日之状,治宜去风散血。"

【论用方】

1. 泻心汤(《银海精微·卷上·血翳包睛》)

治血翳包睛,宜服泻心汤,次以修肝活血汤。

黄连　黄芩　大黄　连翘　荆芥　赤芍药　车前子　薄荷　菊花(各一两)

上㕮咀。每服四五钱,水煎温服。

2. 修肝活血汤(《银海精微·卷上·血翳包睛》)

治血翳包睛,宜服泻心汤,次以修肝活血汤。

当归　生地黄　赤芍(各两半)　川芎　羌活(各七钱)　黄芪　防风　黄连　大黄　薄荷　连翘　菊花　白蒺藜(各一两)

上,每服四五钱,水煎,入酒二盏,温服。

3. 当归龙胆汤(《银海精微·卷上·血翳包睛》)

治心热血旺,血翳包睛疼痛。

防风　石膏　柴胡　羌活　五味子　升麻　甘草　黄连(酒洗)　黄芩(酒洗)　黄芪　黄柏(酒洗)　当归　龙胆草　赤芍药(各五钱)

上㕮咀。每服五钱,水煎至二碗,去渣,入酒少许,临卧热服,忌言语。

4. 破血红花散(《银海精微·卷上·血翳包睛》)

治心热血旺,血翳包睛疼痛。

当归梢　川芎　赤芍药　枳壳　苏叶　连翘　黄连　黄芪　栀子　大黄　苏木　红花　白芷　薄荷　升麻

上,各等分,水煎,加酒三盏,温服。

第十七节

暴露赤眼生翳

【辨病名】

暴露赤眼生翳指胞睑失于卫护,致黑睛暴露而生翳,伴红赤疼痛,畏光流泪等的病症。相当于西医的暴露性角膜炎。

《银海精微·卷上·暴露赤眼生翳》:"暴露赤眼生翳者,与天行赤眼同理。天行赤眼者,能传染于人;暴露赤眼但患于一人而无传染之症。天行者,虽痛肿而无翳。暴露者痛而生翳,故此有别治法。"

【论治法】

本病治以疏通气血,散翳明目,外用珍珠散点之。如有瘀血,不可剔洗,不可用峻补药。

《银海精微·卷上·暴露赤眼生翳》:"暴露者痛而生翳……此眼纵有瘀血切不可剔洗,亦不可峻补,药宜酒煎散发散,内有麻黄、苍术,或大黄当归散,疏通血气,点以淡药九一丹。如翳厚,珍珠散点之,洗以黄连、当归、防风、菊花、侧柏、赤芍药、薄荷、荆芥之类。"

"即其所因,量其老少虚实,热则清凉之,气结则调顺之。"

【论用方】

酒煎散(《张氏医通·卷十五·目门》)
治暴露赤眼生翳。

汉防己(酒洗) 防风 甘草(炙) 荆芥穗 当归 赤芍药 牛蒡子 甘菊(去蒂。等分)
为散。每服五六钱,酒煎,食后温服。

第十八节

旋螺突起

【辨病名】

旋螺突起指黑睛突出如圆形,中尖高起,状若螺蛳,色青白或青黑,眼珠痛甚的病症。又名旋螺尖起。部分相当于西医的角膜葡萄肿。

《银海精微·卷上·旋螺尖起》:"旋螺尖起者……中央瞳仁渐变青白色,忽然凸起血丝缠绕,此乃是膜入水轮,二家并热旋起尖来,状若螺尾,遂号旋螺尖起证。"

《证治准绳·杂病·目·目肿胀》:"乃气轮以里乌珠,大概高而绽起,如螺蛳之形圆而尾尖,视乌珠亦圆绽而中尖高,故曰旋螺尖起。"

《张氏医通·卷八·七窍门上·目肿胀》:"旋螺突起证,乌珠高而绽起如螺。"

《疡医大全·卷十一·眼目部·外障门主论》:"旋螺突起外障,睛珠忽然肿硬突出,如痛如疽,流脓流血,俱已溃损。"

《眼科锦囊·卷二·外障篇·眼珠膨胀》:"第三证,即突起睛高之轻证,而角膜变青白色,突起尖高,而其形似旋螺尖者,名旋螺突起。"

《医宗金鉴·眼科心法要诀·卷二·旋螺尖起歌》:"旋螺尖起如螺壳,乌睛色变极痛疼,壳形尖起色青黑。"

【辨病因】

本病多由热毒积聚于肝膈,肝经热盛或内伤脏腑虚劳,虚热内生,上攻乌珠。

《银海精微·卷上·旋螺尖起》:"旋螺尖起者,热积于肝贴,毒壅于膈门,充攻睛珠疼痛,中央瞳仁渐变青白色,忽然凸起血丝缠绕,此乃是膜入水轮,二家并热旋起尖来,状若螺尾,遂号旋螺尖起证。"

《秘传眼科龙木论·卷之四·旋螺尖起外障》:"作时由热积壅毒留在肝间。"

《疡医大全·卷十一·眼目部·外障门主论》:"旋螺突起外障 按此证皆因脏腑俱劳,积伏热毒,以致攻冲于目。"

【辨病机】

1. 肝经热盛,肾阴亏损

《古今医统大全·卷之六十一·眼科·病机》:"此因肾水不足,肝火有余,上注目中。"

《明目至宝·卷二·眼科七十二证受疾之因·旋螺突起》:"此是肝经热也,肾经虚热也。"

《张氏医通·卷八·七窍门上·目肿胀》:"旋螺突起证 乌珠高而绽起如螺。为肝热盛。必有瘀血。"

2. 瘀血阻滞

《证治准绳·杂病·目·目肿胀》:"因亢滞之害,五气壅塞,故胀起乌珠。在肝独盛,内必有瘀血,初起可以平治。"

《医宗金鉴·眼科心法要诀·卷二·旋螺尖起歌》:"肝经积热血瘀凝。"

【辨病证】

辨吉凶

本病初期乌珠欲凸时以寒凉之剂救治,虽瘀血可退,但经络阻滞已定,不能再平复凸起的黑睛。

《证治准绳·杂病·目·目肿胀》:"在肝独盛,内必有瘀血,初起可以平治。失于内平之法,则瘀虽退而气定膏凝,不复平矣。病甚膏伤者,珠外亦有病,如横翳玉翳水晶沉滑等证在焉。盖初起时本珠欲凸之候,因服寒凉之剂救止,但失于戕伐木气,故血虽退而络凝气定,不复平也。"

【论治法】

初起宜清凉散结药点眼,同时内服寒凉之剂救治,病久以滋阴补肾法为主。

1. 内治法

《银海精微·卷上·旋螺尖起》:"服用双解散、郁金酒调散。"

《古今医统大全·卷之六十一·眼科·病机》:"此因肾水不足,肝火有余,上注目中……宜服泻肝散、补肾丸。"

《秘传眼科龙木论·卷之四·旋螺尖起外障》:"切宜补治,恐损眼也,宜服搜风汤、泻肝饮子。宣肠立效。"

《明目至宝·卷二·眼科七十二证受疾之因·旋螺突起》:"宜服活血散、洗心散、洗肝散。此疾久则眼出脓血,人面黑色如铁者不可治,宜用药贴太阳。"

《证治准绳·杂病·七窍门上·目·目肿胀》:"盖初起时本珠欲凸之候,因服寒凉之剂救止,但失于戕伐木气,故血虽退而络凝气定,不复平也。"

平也。"

《张氏医通·卷八·七窍门上·目肿胀》:"旋螺突起证……急宜石燕丹、绛雪膏点之。或调鳝血点尖处……后以六味丸加知、柏急救少阴伏匿之邪。"

《医宗金鉴·眼科心法要诀·卷二·旋螺尖起歌》:"旋螺尖起如螺壳……轻宜泻脑防辛梗,赤芍天冬五味芜;重者泻肝硝黄桔,柴芩知母细车行。"

《疡医大全·卷十一·眼目部·外障门主论》:"旋螺突起外障……不治之证,只可消肿定痛而已。"

《金匮启钥(眼科)·卷三·肿胀·旋螺尖起》:"然用搜风散,制黑豆还睛丸,亦有治之获瘳者,是在医者之明。"

2. 外治法

《银海精微·卷上·旋螺尖起》:"旋螺尖起者……治法:宜阴二阳四丹吹点,或调鳝鱼血点尖处;若年久,须有锋针对瞳仁中央针入半分,放出恶水,此乃取平之也,就纸封将息,避风忌口,十数日可也。"

《银海精微·卷下·审症应验口诀》:"突起睛高,旋螺尖起,险峻利害之症也。又有一法,与他取平之效,将锋针针入三分,以凤屎点针口所,以毒攻毒,或阴丹蘸点亦可。先服郁金酒调散四五贴后,可动针,此乃平之法,无光之效也。"

【论用方】

1. 郁金酒调散(《银海精微·卷上·旋螺尖起》)

治突起睛高,旋螺尖起,险峻利害之症。

黄芩 郁金 大黄 防风 栀子 当归 川芎 赤芍药 龙胆草

上为末。每服三钱,温酒调下,食后服二次。

2. 搜风汤(《秘传眼科龙木论·卷之四·旋螺尖起外障》)

治旋螺尖起外障,宣肠立效。

防风 五味子 大黄 天门冬 桔梗 芍药 细辛(各两半) 芜蔚子(二两)

上为末。以水一盏,散一钱,煎至五分,食后去渣,温温服之。

3. 泻肝饮子(《秘传眼科龙木论·卷之四·

旋螺尖起外障》)

治旋螺尖起外障,宣肠立效。

大黄 细辛 芒硝 车前子 黄芩 桔梗
柴胡 知母(各一两)

上为末。以水一盏,散一钱,煎至五分,食后
去渣,温温服之。

4. 泻脑汤(《医宗金鉴·眼科心法要诀·卷
二·旋螺尖起歌》)

治旋螺尖起。

防风(二钱) 细辛(五分) 桔梗(一钱)
赤芍药(一钱) 天门冬(去心,一钱) 五味子
(五分) 茺蔚子(二钱)

上为粗末。以水二盏,煎至一盏,食后去渣,
温服。

5. 救睛丸〔《金匮启钥(眼科)·卷三·肿
胀·旋螺尖起》〕

治旋螺尖起。

当归身 苍术(米泔水炒) 草决明(炒)
薄荷 谷精草 木贼 荆芥穗 蝉蜕(去头足
翅) 川芎(酒炒) 甘草 枳实(面炒)

上研极细末,蜜丸如弹子大。每服一丸,食后
茶汤下。

6. 制黑豆〔《金匮启钥(眼科)·卷三·肿
胀·旋螺尖起》〕

治旋螺症。

大黄 黄连 黄芩(各五钱) 甘草 密蒙
花 朴硝(各一两)

上用黑豆一升,入药煮干,用豆,每服二十粒,
细嚼清米泔下。

7. 搜风散〔《金匮启钥(眼科)·卷三·肿
胀·旋螺尖起》〕

治旋螺症。

防风 大黄 天冬 五味子 桔梗 细辛
赤芍药 茺蔚子

上精配水煎,食后服。

8. 大黄连翘散〔《金匮启钥(眼科)·卷三·
肿胀·旋螺尖起》〕

治旋螺尖起症。

羌活 独活 柴胡 前胡 川芎 枳壳 桔
梗 茯苓 甘草 连翘 黄连 红花 大黄
栀子

上精配水煎,食后服。

第十九节

疳积上目

【辨病名】

疳积上目指小儿疳积伤眼,初为雀目,继而黑
睛生翳,甚则溃陷的病症。又名小儿疳眼外障、小
儿疳伤、疳眼、眼疳。相当于西医的角膜软化症。

《太平圣惠方·卷第八十七·治小儿眼疳诸
方》:"论肝开窍于目,目者肝之候,若小儿内有疳
气,肌体瘦羸而脏腑挟于风热痫滞不得宣通,因其
乳食过多,胸膈痰结,邪热之气上攻于目则令脑热
目痒,或赤烂生疮,或生障翳渐渐遮睛,久而不瘥,
损于眼目,故号眼疳也。"

【辨病机】

本病因小儿食积,喂养不当,导致运化不良,
湿热内蕴;或素体羸弱,久泻久痢,脏腑夹风不得
宣通,热邪上攻于目。其病位在风轮,责之于肝,
肝风入眼。

《普济方·卷三百六十四·婴孩头眼耳鼻
门·疳眼外障》:"夫小儿疳眼外障,此眼初患之
时,皆因脑热,头上有疮,或因雀目,多时泻痢,潜冲
疼痛,泪出难开,膈间热气,肝风入眼。初患时时痒
涩,挦眉咬甲,揉鼻,致令翳生,赤肿疼痛,泪出难开,
生硬白膜遮满,怕日,合面而卧,不喜抬头。"

《秘传眼科龙木论·卷之六·小儿疳眼外
障》:"此眼初患之时,皆因脑热,头上有疮,或因雀
目多时,泻痢潜冲。""此眼初患之时……疼痛泪出
难开,膈间热,肝风入眼。"

【论治法】

本病以内治法为主,治以清肝泻心、清热退
翳。初患时忌点眼药。

《普济方·卷三百六十四·婴孩头眼耳鼻
门·疳眼外障》:"夫小儿疳眼外障……尤忌点眼,
即宜服然风散、退翳丸立效。"

【论用方】

1. 生干地黄汤(《普济方·卷三百六十四·

婴孩头眼耳鼻门·疳眼外障》）

治小儿疳蚀眼患,闭合不开,羞明怕日及至开眼,有如内障,朦朦失所。

生干地黄　熟干地黄(各一两,洗)　麦门冬(去心,半两)　川当归(一分)　枳壳(米泔浸一宿,面炒,秤一分)　杏仁(汤泡去皮尖,面炒令赤)　防风　甘草(炙)　赤芍药(各一分)

上吹咀。每一大钱,水一小盏,黑豆七粒,煎黑豆熟。去滓通口服。一方无黑豆。

2. 退翳丸(《普济方·卷三百六十四·婴孩头眼耳鼻门·疳眼外障》)

治小儿疳眼外障,尤忌点眼,即宜服退翳丸。

黑参　防风　人参　茯苓　细辛　桔梗　车前子　黄芩　石决明(各一两半)

上为末,炼蜜丸如梧桐子大。空心,茶下十丸。

3. 然风散(《普济方·卷三百六十四·婴孩头眼耳鼻门·疳眼外障》)

治小儿疳眼外障,尤忌点眼,即宜服然风散。

防风　龙脑　牡蛎(各二两)　白芷　五味子　细辛(各一两)

上为细末。每日食前,米饮调下一钱。

4. 如圣散(《普济方·卷三百六十四·婴孩头眼耳鼻门·疳眼外障》)

治小儿因泻痢日久,眼生翳膜,并疳眼,退翳。

蛇蜕(两条,用纸烛烧灰,研)　谷精草(一两)　蝉蜕(去土,一分)　附子(去皮脐,生,二钱)　石决明(刷净,一分)　胡粉(研,四钱)

上为散。每服一字半,羊子肝一片批破,掺末用麻皮线缠,米泔煮熟。先熏眼,后与食,量儿大小加减。如未明,食研灌之。

5. 井泉石散(《普济方·卷三百六十四·婴孩头眼耳鼻门·疳眼外障》)

治眼疳,邪热攻于眼目,渐生障翳,致损睛瞳。

井泉石(一两)　石决明(半两)　甘菊花(半两)　夜明沙(半两,微炒)　黄连(半两,去须)　晚蚕沙(半两,微炒)

上为细末。每服一钱,用米泔一盏,入生猪肝少许,煎至五分,肝烂为度。放温乳食后,时时服。

6. 二草散(《普济方·卷三百六十四·婴孩头眼耳鼻门·疳眼外障》)

治小儿疳眼,睛疼病,赤眼肿痛。

甘草　龙胆草　当归　细辛(各一分)

上为末。每服一钱,水半盏,沙糖少许,煎至三分,去滓,食后服。

7. 拨云膏(《普济方·卷三百六十四·婴孩头眼耳鼻门·疳眼外障》)

治小儿风热,疳气攻眼,赤痛障翳。

桃仁　杏仁(各四枚,并去皮尖、双仁)　蕤仁　郁李仁(各五枚,去皮)

上同生研细,滤入蜜麝香、腻粉各少许,再研极匀。点之。

8. 鸡肝散(《普济方·卷三百六十四·婴孩头眼耳鼻门·疳眼外障》)

治小儿疳目,见明不得,不赤不肿不痛,但开眼不得者。

川乌头(大者一枚,生去皮)　好坯子(二字)

上为末。每服一钱,雄鸡肝一具,净洗去筋膜,竹刀子薄切开,掺药在内,箸叶裹,麻皮扎定,浸水二次,米泔半盏,瓷器中煮熟,放冷,切作片子。空心临卧嚼吃,将煮肝汤送下。又有脑热闭目者,鼻内干燥,通顶散可服。

9. 神光汤(《普济方·卷三百六十四·婴孩头眼耳鼻门·疳眼外障》)

治小儿热膈,疳热,闭目不开,并脑疼。

以川大黄一分,粗末,水半盏浸一宿,一岁分作两服,余滓涂顶上,干易之。通顶散,亦可治。

第二十节

青黄牒出

【辨病名】

青黄牒出指风轮破碎,内中膏汁叠出,甚则膏尽珠毁的病症。

《证治准绳·杂病·七窍门上·目·青黄牒出》:"风轮破碎,内中膏汁叠出也。不治者,甚则膏尽珠……神珠之中膏汁,俱已溃烂而出。"

《张氏医通·卷八·七窍门上·青黄凸出》:"青黄凸出者,风轮破碎,内中膏汁绽出也。有自破而胀出不收者。"

【辨病机】

本病症多因风热交攻,损害真膏,血气瘀滞所致,或因病情迁延。

《证治准绳·杂病·目·青黄牒出》:"初起由风热攻击及撞损真膏等害,血气瘀滞亢极,攻碎神珠。"

【论治法】

本病治疗只可以防止其凸出。

《证治准绳·杂病·目·青黄牒出》:"纵有妙手,不复可救,但可免其凸而已。"

《张氏医通·卷八·七窍门上·青黄凸出》:"但用皂荚丸入硼砂少许。"

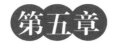

瞳神疾病

瞳神紧小

【辨病名】

瞳神紧小指黄仁受邪,以瞳神持续缩小,展缩不灵,视物不清的眼病。又名瞳神焦小、瞳神缩小、瞳神细小等。相当于西医的急性前葡萄膜炎。

《证治准绳·杂病·目·瞳神紧小》:"其病神水紧小,渐小而又小,积渐至如菜子许,又有神水外围相类虫蚀者,然皆能睹而不昏,但微觉眊矂羞涩耳。"

《审视瑶函·运气原证·内障·瞳神缩小症》:"此症谓瞳神渐渐细小如簪脚,甚则缩小如针也。视尚有光,早治少挽,复故则难。"

《目经大成·卷之二·八十一证·瞳神缩小五十一》:"此症谓金井倏尔收小,渐渐小如针孔也。"

《金匮启钥(眼科)·卷五·瞳神散大论·瞳神紧小》:"颇有反散大而为瞳神紧小者何也,其候瞳神细小,如簪脚,甚则缩小如针。"

【辨病因】

1. 风热或风痰湿热,上犯于目

《审视瑶函·卷五·内障·瞳神缩小症》:"亦有头风热症,攻走蒸干精液,而细小者。"

《审视瑶函·识病辨症详明金玉赋》:"风痰湿热,恐有瞳神散大丧明之患,耗神损肾,必主瞳神细小昏盲之殃。"

2. 恣食酒辣,湿热犯于目

《审视瑶函·卷五·内障·枣花障症》:"凡性急及患痰,竭视劳瞻,耽酒嗜辣,伤水湿热之人,每罹此患,久则始有目急干涩、昏花不爽之病,犯而不戒甚则有瞳神细小内障等症。"

《张氏医通·卷八·七窍门上·内障枣花障证》:"初患时,微有头旋眼黑,时时痒痛。凡性躁急及患痰火伤酒湿热之人,多有此证。久则始有目急干涩,昏花不爽之病。犯而不戒,则瞳神细小。"

3. 忧思过虑,耗伤精气

《证治准绳·杂病·目·瞳神紧小》:"患者因恣色之故,虽病目亦不忌淫欲及劳伤血气,思竭心意,肝肾二经俱伤,元气衰弱,不能升运精汁,以滋于胆,胆中三合之精有亏,则所输亦乏,故瞳中之精亦日渐耗损,甚则陷没俱无,而终身疾矣。亦有头风热证,攻走蒸干精液而细小者,皆宜乘初早救,以免噬脐之悔也。"

【辨病机】

1. 肝热肾虚,肝风内动

《审视瑶函·卷五·内障·瞳神缩小症》:"患者因恣色之故,虽病目亦不忌淫欲及劳伤气血,思竭心意,肝肾二经俱伤,元气衰弱,不能升运清汁以滋胆,胆中三合之精有亏,则轮汁亦乏。故瞳神中之精,亦日渐耗损,甚则陷没俱无,为终身疾矣。"

《张氏医通·卷八·七窍门上·神水将枯》:"盖瞳神小者,肝热肾虚。瞳神大者,肝虚肾热。"

《医宗金鉴·眼科心法要诀·补遗·瞳神缩小歌》:"瞳神缩小如针簪,劳伤精血损肾肝,视不甚昏微隐涩。"

2. 精气亏损

《审视瑶函·卷五·内障·瞳神缩小症》:"瞳神细小,精气俱伤,元阳耗散,欲坠神光,莫使没尽,医术无方。此症谓瞳神渐渐细小如簪脚,甚则缩小如针也。视尚有光,早治少挽,复故则难。"

《王九峰医案·目疾》:"天阴则日月不明,邪

害空窍,阳气闭塞,地气冒明。目为五脏六腑之精华所聚,赖肾水以滋养。劳心耗肾,水不养肝,肝虚生风,肝风上扰,以致瞳神缩小。"

3. 心肾不交

《证治准绳·杂病·目·瞳神紧小》:"倪仲贤论强阳搏实阴之病曰:强者盛而有力也,实者坚而内充也。故有力者强而欲搏,内充者实而自收,是以阴阳无两强,亦无两实。惟强与实,以偏则病,内搏于身,上见于虚窍也。足少阴肾为水,肾之精上为神水。手厥阴心包络为相火,火强搏水,水实而自收。"

《目经大成·卷之二·八十一证·瞳神缩小五十一》:"盖因劳伤精血,阳火散乱,火衰不能鼓荡山泽之气生水滋木,致目自涸,而水亦随涸,故肾络下缩,水轮上敛。甚则紧合无隙,残疾终身矣。"

《银海指南·卷二·肾经主病》:"肾为作强之官,伎巧出焉。应北方癸水,涵木制火,荣养血脉。瞳神内起星,邪郁肾阴也。五星缭乱,水为火反克,虚实皆有也。瞳神细小,火搏水阴也。"

《银海指南·卷四·治验存参》:"阴虚火旺,心肾不交,火搏水阴,以致瞳神细小,视物模糊。"

4. 脑系枯竭

《增订通俗伤寒论·伤寒诊法》:"瞳神缩小者,脑系枯结。"

【论治法】

本病治以清泻心火、滋补肾水,平肝潜阳、补益肝肾。有内治法和外治法。

1. 内治法

《医宗金鉴·眼科心法要诀·瞳神缩小歌》:"瞳神缩小如针簪,劳伤精血损肾肝,视不甚昏微隐涩,清肾抑阳黄柏连,草决苓归生地芍,独活知母枸杞寒。"

《目经大成·卷之二·八十一证·瞳神缩小五十一》:"治宜大补气血,略带开郁镇邪,使无形之火得以下降,有形之水因而上升,其血归元,而真气不损,或少挽回一二。"

《金匮启钥(眼科)·卷五·瞳神散大论·瞳神紧小》:"治法水实而血自收者,宜清肾抑阳丸;若阳气强盛而搏阴,阴气坚实而有御,宜抑阳酒连散;若系心火乘金,水衰反制者,宜用还阴救苦

汤,亦宜用搐鼻碧云散。如此因证寻源,得源下方,岂有不治之证哉。"

《王九峰医案·目疾》:"天阴则日月不明,邪害空窍,阳气闭塞,地气冒明。目为五脏六腑之精华所聚,赖肾水以滋养。劳心耗肾,水不养肝,肝虚生风,肝风上扰,以致瞳神缩小,而左目散大,视物不明,服药虽多,真阴未复。以肝开窍于目,理当养肾滋水,而木自敷荣矣。不可着意耳目,见病治病,明哲以为何如。"

2. 外治法

《审视瑶函·卷五·金针辨义·封眼法》:"预收芙蓉半老绿叶,晒干为末,用井花凉水调匀,以绵纸剪圆块,如茶钟口大,先将敷药敷眼上眉棱骨及下眶,以纸一层,封贴药上,又上药一层,盖纸一层封定,俟将干,以笔蘸水润之,日夜数次,夏月倍之,一日一换,仰面而卧。若将针眼向下就枕,防脑脂从上复下也,起坐饮食,大小二便俱宜缓,不可用力震动。三日内,只用温和稀粥,烂熟稀馔,不可震动牙齿。三日后,开封视物,服药静养而已。受热致瞳神细小者,用寒水石、当归、黄连、麦冬、茺蔚子、柴胡、炒栀仁之类。"

【论用方】

1. 清肾抑阳丸(《审视瑶函·卷五·内障·瞳神缩小症》)

皆宜乘初早救,不然,悔之不及也。宜服清肾抑阳丸,治水实而自收,其病神水紧小,小而又小,积渐之至,竟如芥子许,若久服此丸,则阳平阴常瞳神细小之恙,日后自无虑耳。

寒水石(另研) 黄柏(盐水制) 生地黄知母(盐水制) 枸杞子 黄连(酒炒) 白茯苓(各二两) 独活(八钱) 草决明(炒) 当归(酒洗,炒) 白芍药(酒洗,炒,各一两)

上为细末,炼蜜为丸如梧桐子大。每服三钱,空心滚白汤送下。又,宜用抑阳酒连散、还阴救苦汤、搐鼻碧云散(以上见卷二)。

2. 抑阳酒调散(《目经大成·卷之二·八十一证·五色疡二十四》)

酒调者,大只暴风客热,睛痛如烙,须以渠为导引,臭味相投,入则可展其长,此反治也。倪氏以是散为丸,救瞳神缩小。

独活 蔓荆子 前胡 羌活 白芷 甘草

防风(各二钱) 生地黄 黄柏 防己 知母(各三钱) 黄芩 栀仁 寒水石 黄连(各五钱)

3. 瞳神细小验方(《银海指南·卷四·治验存参》)

治阴虚火旺,心肾不交,火搏水阴,以致瞳神细小,视物模糊。

生地 山药 丹皮 茯苓 泽泻 黄柏 龟板 女贞子

4. 瞳神缩小验方(《王九峰医案·目疾》)

劳心耗肾,水不养肝,肝虚生风,肝风上扰,以致瞳神缩小。

天冬 麦冬 甘草 北沙 儿参 枸杞 菊花 山药 沙苑 女贞 石斛 茯苓 桑叶 菟丝 生熟地 黑芝麻

右药用桑柴火熬膏,每朝开水化服三钱。

第二节

瞳神干缺

【辨病名】

瞳神干缺指因瞳神缩小失治,黄仁与睛珠粘着,致使瞳神失却正圆形,边缘参差不齐,形如梅花、锯齿或虫蚀样,瞳仁或白或黑,眼痛时作的病症。又称为瞳仁干缺、瞳人干缺、瞳神缺陷。相当于西医的慢性前葡萄膜炎。

《银海精微·卷上·瞳人干缺》:"瞳仁干缺者,亦系内障,与外障无预,但因头疼痛而起,故列外障条中……故金井不圆,上下东西如锯齿,缺参差,久则渐渐细小,视物蒙蒙,难辨人物,相牵俱损。"

《世医得效方·卷第十六·眼科·七十二症方》:"瞳仁干缺六十四:此证其睛干涩,全无泪液,或白或黑,始则疼痛,后来稍定,而黑不见。"

《普济方·卷七十九·眼目门·外障眼》:"瞳仁干缺水全无,或黑或白作形膜。"

《原机启微·卷之上·强阳抟实阴之病》:"其病神水紧小,渐小而又小,积渐之至,竟如菜子许。又有神水外围,相类虫蚀者。然皆能睹而不昏,但微觉眊矂羞涩耳。"

《古今医统大全·卷之六十一·眼科·病机》:"瞳人干缺痒难任。"

《秘传眼科龙木论·瞳人干缺》:"又名瞳神缺陷。一般由瞳神缩小失治,黄仁与睛珠粘连所致,多属肝肾不足,虚火上炎。症见瞳神边缘如锯齿,似梅花,偏缺参差,失去正常之圆形。"

《秘传眼科龙木论·卷之六·瞳人干缺外障》:"此眼初患之时,忽因疼痛发歇,作时难忍,夜卧不得睡。即瞳人干缺,或上或下,或东或西,常不圆正,不辨三光,久后俱损。大人多患,其瞳人或白黑不定。"

《济阳纲目·卷一百零一·目病上·论》:"不治证:瞳仁干缺,痛涩无泪。"

《杂病源流犀烛·卷二十二·面部门·目病源流》:"十四曰瞳人干缺,眼睛干涩,全无泪流,始而痛,后稍定,或白或黑,不能见物,不可治。"

【辨病因】

本病因夜卧不得,精神不定而少卧劳伤于肝或因病情迁延所致。

《银海精微·卷上·瞳人干缺》:"瞳仁干缺者,亦系内障,与外障无预,但因头疼痛而起,故列外障条中。按此症因夜卧不得,肝脏魂肺藏魄,魂魄不安,精神不定而少卧劳伤于肝。"

【辨病机】

本病机为肾虚肝热或久病伤阴。

《原机启微·卷之上·强阳抟实阴之病》:"足少阴肾为水,肾之精上为神水;手厥阴心包络为相火,火强抟水,水实而自收……是皆阳气强盛而抟阴,阴气坚实而有御,虽受所抟,终止于边鄙皮肤也,内无所伤动。"

《古今医统大全·卷之六十一·眼科·病机》:"此因肾虚肝热,致令瞳人干缺,上下常长,斜偏不正,久而损目失明。"

《秘传眼科龙木论·卷之六·瞳人干缺外障》:"白者脑脂流下为患,黑者胆热,肾脏俱劳,肝风为患。"

《明目至宝·卷二·眼科七十二证受疾之因·瞳仁干缺》:"瞳仁干缺甚为疼,风热须知在肾经。此是肾风内热也。"

《疡医大全·卷十一·眼目部·瞳人干缺外障》:"按此证复因肾水亏损,反受火制,故瞳人小如芥子,而且缺内有脑脂凝结,或黄或白。此系内障因头痛而起,故列于外障。"

【论治法】

本病以内治法为主,治以泻肝补肾,滋肝益胆。

《银海精微·卷上·瞳人干缺》:"宜泻肝补肾之剂,一本无眦鸿飞内有,肾肝俱虚火旺也,用猪肝煮熟,露宿侵晨切薄,蘸夜明沙细嚼,此药能通明益胆之功。瞳仁小者肝之实,瞳仁大者肝之虚,此症失于医治,久久瞳多锁紧,如小针眼大,内结有云翳,或黄或青或白,阴看不大,阳看不小,遂成瞽疾耳!初起时眼珠坠痛,大眦微红,犹见三光者,治宜服五泻汤、省风汤同补肾丸,及补肾明目丸,久服效,方俱在前。"

《古今医统大全·卷之六十一·眼科·病机》:"瞳人干缺,宜洗肝后补肾。"

《明目至宝·卷二·眼科·瞳仁干缺》:"息色欲,使心清,药将补肾补肝平。病者服药须宜早,莫待朦胧眼不明,此是肾风内热也。宜服三花五子丸、镇肝散、还睛散、岩电丸、益肾丸。"

《医宗金鉴·眼科心法要诀·卷一·瞳仁干缺歌》:"色白脑脂流下患,色黑肝胆热虚愆。色白泻肝芩地骨,麦知芍蔚黑参添;色黑镇肝山药味,参苓石决细车前。(色白乃脑脂流下为患,宜服泻肝汤;色黑则胆热肝虚,宜服镇肝丸)"

【论用方】

1. 五泻汤(《银海精微·卷上·瞳人干缺》)

治瞳仁干缺火旺,及五脏虚火旺动,此药能泻火。

黄柏 知母 木通 栀子 生地黄 甘草 黑参 桔梗 黄芩 防风

热甚加羚羊角、犀角、黄连。

上㕮咀。每服六七钱,用水煎,食后服。

2. 泻胆散(《银海精微·卷下·治小儿疳伤》)

治瞳仁干缺内障。

玄参 黄芩 地骨皮 麦门冬 知母(各一两) 黄芪 茺蔚子

上,每服水煎,食后温服。

3. 泻胆散(《普济方·卷七十九·眼目门·外障眼》)

治瞳仁干缺外障。

防风 大黄 茺蔚子 黄芩 黑参 桔梗 芒硝(各一两)

上为末。以水一盏,散一钱,煎至五分,食后去滓温服。

4. 泻肝汤(《医宗金鉴·眼科心法要诀·卷一·瞳仁干缺歌》)

治瞳仁干缺,色白乃脑脂流下为患。

黄芩(一钱) 地骨皮(一钱) 麦门冬(一钱) 知母(一钱) 赤芍药(一钱半) 茺蔚子(一钱半) 黑参(一钱)

上为粗末,以水二盏,煎至一盏,食后去渣温服。

5. 镇肝丸(《医宗金鉴·眼科心法要诀·卷一·瞳仁干缺歌》)

治瞳仁干缺,色黑则胆热肝虚。

干山药(二两) 五味子(五钱) 人参 茯苓 石决明(各一两半) 细辛(五钱) 车前子(一两)

上为细末,炼蜜为丸如桐子大。空心米汤送下二钱。

第三节

瞳神散大

【辨病名】

瞳神散大指瞳神散大,展缩失灵,甚则风轮一周窄细如线,视物不清的病症。

《医宗金鉴·眼科心法要诀·补遗·瞳神散大歌》:"瞳神散大者,谓瞳神散大,风轮反为窄窄一周,甚则一周如线。"

《目经大成·卷之二·八十一证·瞳神散大五十》:"瞳神散,状如何,巽廓犹丝大不多……而神膏亦游走败坏,色变异常,视物如隔玻璃镜,虽见不远,惟大无小。"

【辨病因】

1. 外感风热

《证治准绳·杂病·目·瞳神散大》:"大抵瞳神散大,十有七八,皆因头风痛攻之害。"

《张氏医通·卷八·七窍门上·瞳神散大》："瞳神散大者,风热所为也。火性散,挟风益炽。神光怯弱不能支,亦随而散漫,犹风起而水波也。"

2. 邪热郁蒸

《证治准绳·杂病·目·瞳神散大》："譬诸伤寒、疟疾、痰火等热证,炎燥之火热邪蒸坏神膏。"

《张氏医通·卷八·七窍门上·瞳神散大》："又有瞳神散大而风轮反窄,甚则一周如线者。乃邪热郁蒸,风湿攻激,以致神膏走散。"

3. 情志过激或嗜食炙煿厚味,暗生痰火

《目经大成·卷之二·八十一证·瞳神散大五十》："盖人性急善怒及癖酒、嗜腌炙厚味,皆能明激真气,暗生痰火,将胆肾十分精液销耗五六,致巽风雷火交相亢害,水轮因而不用。"

4. 过服辛散之品

《张氏医通·卷八·七窍门上·瞳神散大》："亦有过服辛散而致者。"

【辨病机】

多为耗伤津液,肾精亏损,神膏失养所致。

《审视瑶函·卷五·运气原证·内障·瞳神散大症》："瞳神散大属肾,若肾水固则气聚而不散,不固则相火炽盛而散大。神水若初变淡绿淡白色者可治,若纯绿纯白色者,终为废疾矣。"

《审视瑶函·卷五·内障·瞳神散大症》："瞳神散大为何如,只为火热熏蒸胆,悠悠郁久精汁亏,致使神光皆失散,阴精肾气两衰虚,相火邪行无管制,好如鸡鸭卵中黄,精气不足热所伤,热胜阴虚元灵损,至死冥冥不见光。"

【论治法】

治以清热凉血,滋补肾阴,收敛瞳神。

《证治准绳·类方·目·瞳神散大》："治血弱阴虚,不能养心,致火旺于阴分,瞳子散大。少阴为火,君主无为,不行其令,相火代之,与心包络之脉出心系,分为三道,少阳相火之体无形,其用在其中矣。火盛则能令母实,乙木肝旺是也。其心之脉挟目系,肝之脉连目系,况手足少阳之脉同出耳中,至耳上角斜起,终于目外小眦。风热之盛,亦从此道来,上攻头目,致偏头肿闷,瞳子散大,视物昏花,血虚阴弱故也。法当养血、凉血、益血、收火、散火,而除风热则愈矣。"

《张氏医通·卷八·七窍门上·瞳神散大》："治宜苦、宜酸、宜凉,如四物去川芎,加芩、连、甘草、五味;或六味丸加五味、石决明。大忌辛热。当泻木火之邪,饮食中常如此理。尤忌食冷水大寒之物,能损胃气也。药中不可用芜蔚、青葙、川芎、蔓荆之类,以味辛反助火也。当归味亦辛甘,而不去者,以其和血之圣药也。若初起收放不常者易敛,缓则气定膏散,不可复收。未起内障,止是散大者,直收瞳神,而光自生。散大而有内障起者,于收瞳神药内量加攻内障药,如补肾磁石丸、补肾丸、千金磁朱丸之类。"

【论用方】

1. 滋阴地黄丸(《普济方·卷七十九·眼目门·内障眼》)

治瞳神散大。

熟地黄(八钱)　防己(二钱,酒制)　生地黄(酒制)　当归身(酒制,焙)　黄柏(各半两,酒制)　芍药(一两三钱)　川芎(三钱)　知母(三钱,酒浸)　丹参(半两)　芜蔚子(半两)　羌活(三钱)　牡丹皮(三钱)　寒水石(一钱,生用)　柴胡(半两或三钱)　黑附子(一钱,炮)

上为细末,炼蜜为丸如小绿豆大。空心,每服五七十丸,白汤送下。如消食未尽,候饥时服之,忌言,随后以食压之。每服百丸,食后茶清送下,日进二服。大忌辛辣之物,恐助火邪,及食寒凉之物,伤其胃气,药不上行也。

2. 熟地黄丸(《证治准绳·类方·目·瞳神散大》):

治瞳神散大。

熟地黄(一两)　柴胡(去苗,八钱)　生地黄(七钱半,酒浸,焙)　当归身(酒洗)　黄芩(各半两)　天门冬(去心,焙)　五味子　地骨皮　黄连(各三钱)　人参(去芦)　枳壳(炒)　甘草(炙,各二钱)

上为细末,炼蜜丸如绿豆大。每服一百丸,茶汤送下,食后,日二服,制之缓也。大忌辛辣物助火邪及食寒冷物损其胃气,药不上行也。

3. 当归汤(《证治准绳·类方·目·瞳神散大》)

治翳,补益瞳子散大。

黄连　柴胡(各一钱)　当归身　黄芩　芍药

（各二钱） 熟地黄　甘草（炙,各三钱）

上水煎,临卧服。

4. 济阴地黄丸（《证治准绳·类方·目·瞳神散大》）

治足三阴亏损,虚火上炎,致目睛散大,视物不的;或昏花涩紧,作痛畏明;或卒见非常之处等证。其功效与六味、还少丹相似。

五味子　麦门冬　当归　熟地黄　肉苁蓉　山茱萸　干山药　枸杞子　甘菊花　巴戟肉（各等分）

上为末,炼蜜丸桐子大。每服七八十丸,空心白汤下。

5. 泻肾汤（《审视瑶函·卷五·内障·瞳神散大症》）

治因喜食辛辣炙爆之物过多,以致瞳神散大,服此后兼服磁朱丸。

枸杞子（一钱二分）　生地黄　黄柏（酒洗,炒）　知母（酒洗,炒）　麦门冬（去心）　山萸肉（去核）　白芍　归尾（各一钱）　五味子（七粒）　白茯苓　独活（各八分）

上锉剂。白水二钟,煎至一钟,去渣热服。

6. 调气汤（《审视瑶函·卷五·内障·瞳神散大症》）

治因暴怒以致瞳神散大者,服此后兼服磁朱丸。

白芍药　陈皮　生地黄　黄柏（盐水炒）　香附子（醋制）　知母（盐水炒）　当归身（各一钱）　枳壳　白茯苓（各八分）　甘草（用生梢,五分）

上锉剂。白水二钟,煎至一钟,去渣热服。

7. 清痰饮（《审视瑶函·卷五·内障·瞳神散大症》）

治因患头风,痰厥头疼,以致瞳神散大。

陈皮（去白）　半夏（姜制）　天花粉　栀子仁（炒黑）　石膏（煅）　黄芩　白茯苓　胆南星　枳壳（炒,各一钱）　青黛（六分）

上锉剂。白水二钟,煎至一钟,去滓热服。

8. 地黄丸（一名羌活退翳丸）（《医宗金鉴·眼科心法要诀·瞳神散大歌》）

治瞳神散大。

白芍药（酒炒,一两三钱）　当归身（酒炒,五钱）　川芎（酒洗,三钱）　防己（酒制,二钱）　牡

丹皮（酒洗,三钱）　柴胡（三钱）　知母（盐水炒,三钱）　熟地黄（焙,八钱）　生地黄（八钱）　丹参（五钱）　独活（三钱）　黄柏（酒制,五钱）　五味子（三钱）　寒水石（三钱）　茺蔚子（五钱）

上为细末,炼蜜为丸,桐子大。每服三钱,空心白滚汤送下。

第四节

五风内障

【辨病名】

五风内障又名五风变,为绿风内障、青风内障、黄风内障、黑风内障、乌风内障之合称。因共有头痛、眼痛、呕吐、双目视物渐昏暗和善变似风的特点,日渐演变成内障,故统称为"五风内障"。

《明目至宝·卷二·眼科七十二证受疾之因·五风变内障》:"五风内障病何孤,青乌绿白黑糊涂。变成内障来遮目,物物难分眼赤舒。瞳仁大,泪有无,头痛脑痛疾难除。"

《张氏医通·卷八·七窍门上·内障》:"五风变成内障证,初患时,头旋偏肿,痛甚,或一目先患,或因呕吐双目并暗,瞳神结白如霜,却无泪出。"

《医宗金鉴·眼科心法要诀·卷一·内障总名歌》:"内障初患,尚未失明之证也,久而变成五风之证。"

《医宗金鉴·杂病心法要诀·卷五·内障病证》:"内障头风五风变,珠白黄绿不光明,头风痛引目无泪,相注如坐暗室中,绿风头旋连鼻痛,两角相牵引目疼,时或白花红花起,同绿黑花为黑风,乌花不旋渐昏暗,黄风雀目久金睛,青风微旋不痒痛,青花转转目昏蒙。"

《目经大成·卷之二·八十一证·五风变八十一》:"五风变症有五色,为绿为青为黄黑。雷头风结白于霜,明丧瞳神收不得。此症乃火、风、痰疾烈交攻,头目痛急,金井先散,然后神水随某脏而现某色。《本经》谓之五风,如春山之笼淡烟者,青风也。若蓝靛之合藤黄者,绿风也。黄风,拟朝暾之照泥壁。黑风,恰暮雨之暗柴门。惟雷头风纯白而已。五者皆目之大变。"

【辨病因】

为外因内因皆可致病,外因多为风、热,内因多为精伤、气虚。

1. 毒风入眼

《普济方·卷七十九·眼目门·将变内障眼》:"五风变内障,此眼初患之时,头旋偏痛,亦是脏腑虚劳,肝风为本。或因一眼先患,或因呕吐双暗,毒风入眼,兼脑热相侵,致令眼目失明。"

2. 虚劳内热

《古今医统大全·卷之六十一·眼科·病机》:"此证乃是虚劳内热,呕吐伤睛,脑热生风,令目失明。"

3. 七情郁结,肝风内动

《银海精微·卷下·不赤而痛》:"人之患眼,不痒不赤而痛者何也?答曰:气脑虚也,荣卫不和,气血凝滞亦有也。七情郁结,肝风冲上,脑中风气相攻,故不痒不赤而痛。初患急服药,恐变为五风内障难治。"

【辨病机】

病在肝经,肝风内动,气机阻滞,血行不畅。

《银海精微·卷下·不赤而痛》:"人之患眼,不痒不赤而痛者何也?答曰:气脑虚也,荣卫不和,气血凝滞亦有也。"

《普济方·卷七十九·眼目门·将变内障眼》:"五风变内障,此眼初患之时,头旋偏痛,亦是脏腑虚劳,肝风为本。"

【辨病证】

五风内障为绿风内障、青风内障、黄风内障、黑风内障、乌风内障之和称,各自有不同的证候特点。

《医宗金鉴·眼科心法要诀·卷一·内障初患久变五风歌》:"内障初患如好眼,生花视物雾烟中,隐隐似翳瞳失彩,久变黄绿黑乌青,黄风雀目久金色,绿风时见花白红,头旋额鼻目牵痛,黑风见黑绿风同,乌风亦与绿不异,但痛不旋乃乌风。头旋不痛青风证,瞳黄黄风发脾经,浅绿如白肺经发,黑色黑风肾经名,乌带浑红心经病,青是青风属肝经。外因头风痛引目,脑脂热注忽失明;内因精伤不上注,左右相传渐渐盲。或兼外因皆赤痛,

内因不足补其精。"

【论治法】

以内治法为主,治以祛风,化瘀散结,调和气血。当注重审证求因,预防为主。

《张氏医通·卷八·七窍门上·内障》:"五风变成内障证……先与除风汤,次用皂荚丸、生熟地黄丸。"

《银海精微·卷下·不赤而痛》:"初患急服药,恐变为五风内障难治。宜服透红匀气散、川芎散、助阳和血汤。"

《金匮启钥(眼科)·头痛·游风论·五风变内障》:"诸风之治详矣,特五风变成内障一症,又不可不究心也。此乃五气毒风脑热所致,治法宜除风汤,皂角丸合生熟地黄丸。"

【论用方】

1. 除风汤(《秘传眼科龙木论·七十二证方论·五风变内障》)

治五风变内障,头旋偏痛,瞳人结白,眼目失明。

羚羊角 车前子(各二两) 芍药 人参 茯苓 大黄 黄芩 芒硝(各一两)

上为末。以水一盏,散一钱,煎至五分,食后去渣温服。

2. 通明补肾丸(《秘传眼科龙木论·七十二证方论·五风变内障》)

治五风变内障,因脏腑虚劳,肝风为本,初患之时,头旋偏痛,或一眼先患,或因呕吐双暗,毒风入眼,兼脑热相侵,致令眼目失明。

车前子 石决明 桔梗 芍药(各一两) 细辛(二两) 大黄(一分) 茺蔚子 干地黄(各二两)

上为末,炼蜜为丸如桐子大。空心茶下十丸。

3. 菊花通圣散、洗刀散(《医宗金鉴·杂病心法要诀·卷五·内障病证》)

治内障初患久变五风。

菊花通圣散,即防风通圣散加菊花也。洗刀散,即本方更加细辛、羌、独、蔓荆、青葙子等药也。

暴发火眼通圣菊,外障等证减加方,风盛羌加防麻倍,热盛加连倍硝黄,痛生翳膜多伤目,洗刀更入细独羌,元参木贼白蒺藜,草决蝉蜕蔓青葙。

4. 皂角丸〔《金匮启钥（眼科）·头痛·游风论·五风变内障》〕

治五气毒风脑热所致五风变内障。

人参　川芎（各五钱）　龙蜕（七条）　蝉蜕　元精石（生用）　当归　白术（土炒　穿山甲炒）　白茯苓　谷精草　木贼（各一两）　白菊花　赤芍药　连翘　胆草　刺猬皮（蛤粉炒，各两半）　猯猪爪（蛤粉炒，三十枚）

上为细末，一半入猪牙皂角二条，烧灰和匀，炼蜜为丸如梧子大。每服三十丸，空心杏仁汤送下。一半入仙灵脾一两为末，和匀，每服一钱，用猪肝夹药煮熟，细嚼，及用原汁汤送下，月进三服。

5. 生熟地黄丸〔《金匮启钥（眼科）·头痛·游风论·五风变内障》〕

治五气毒风脑热所致五风变内障。

石斛　枳壳　防风　牛膝（各六两）　生地　熟地（各一斤半）　菊花（一斤）　羌活　杏仁（各四两）

上细末，蜜丸梧子大。每服三十丸，以黑豆三升炒，令烟尽，用好酒淋之，每用半盏，食前送下，或蒺藜汤下。

第五节

绿风内障

【辨病名】

绿风内障指头眼剧烈胀痛，恶心呕吐，视力急趋下降，瞳神散大，神水呈隐隐绿色的病症。又称为绿风、绿盲、绿水灌瞳。相当于西医的急性闭角型青光眼。

《太平圣惠方·卷第三十三·治眼内障诸方》："绿风内障，肝肺风热壅滞，见红白黑花，头额偏疼，渐渐昏暗，不见物者。"

《医方类聚·卷之六十四·眼门·龙树菩萨眼论》："若眼初觉患者，头微旋，额角偏痛，连眼眶骨，及鼻额时时痛，眼涩，兼有花睛时痛，……古方皆为渌盲。"

《古今医统大全·卷之六十一·眼科·病机》："绿风内障十七：此证头旋额痛，眼内多赤，常见红黑不定。"

《证治准绳·杂病·目·内障》："[绿风内障证]瞳神气色浊而不清，其色如黄云之笼翠岫，似蓝靛之合藤黄，乃青风变重之证，久则变为黄风。"

《疡医大全·卷十一·眼目部·分别大小圆翳内障论》："绿风内障，按此证初患头额痛急，兼半边头痛，鼻内如烟，恶心呕逆，足冷，眼内见红黑，皆因肝肾俱虚，气血亏损，瞳人渐渐散大，神水淡绿色。大抵受病与雷头风相同，但因头痛暴怒过极，热气上冲，脑中恶气流于珠内，与神水搅混而变成绿色，故谓绿风内障。"

【辨病因】

1. 风热上攻于目

《古今医统大全·卷之六十一·眼科·病机》："皆因肝风热盛，致令瞳人绿开。"

《明目至宝·卷二·眼科七十二证受疾之因·绿风内障》："肝左热，肺右边，或时两眼泪涟涟。"

《审视瑶函·卷五·内障·绿风障症》："此症专言瞳神气色浊而不清……然虽如是，盖久郁则热胜，热胜则肝之风邪起矣。"

2. 久病虚劳，或劳欲过度，虚热内生

《普济方·卷七十九·眼目门·内障眼》："为肝肺受劳，致令然也。"

3. 痰湿致目失清纯，瞳内气色不清

《证治准绳·杂病·目·内障》："虽曰头风所致，亦由痰湿所攻。"

4. 忧思愤怒，气郁化火

《证治准绳·杂病·目·内障》："火郁忧思忿怒之过。"

《疡医大全·卷十一·眼目部·分别大小圆翳内障论》："大抵受病与雷头风相同，但因头痛暴怒过极，热气上冲，脑中恶气流于珠内，与神水搅混而变成绿色，故谓绿风内障。"

【辨病机】

本病病机为肝肺受劳，气血耗伤，致神膏枯竭。

《普济方·卷七十九·眼目门·内障眼》："绿风内障……为肝肺受劳，致令然也。"

《明目至宝·卷二·眼科七十二证受疾之因·绿风内障》："此是肝虚劳头痛也。"

《审视瑶函·卷五·内障·绿风障症》："若伤寒疟疾热蒸,先散瞳神,而后绿后黄,前后并无头痛者,乃痰湿攻伤其气,神膏耗涸,是以色变也。然虽如是,盖久郁则热胜,热胜则肝之风邪起矣。"

【辨病证】

辨吉凶

若瞳神散大愈加严重,最终不能视物,属难治之候。

《古今医统大全·卷之六十一·眼科·病机》："绿风内障十七:此证头旋额痛,眼内多赤,常见红黑不定,皆因肝风热盛,致令瞳人绿开,久则无见。"

《审视瑶函·卷五·运气原证·内障·绿风障症》："故瞳神愈散愈黄,大凡病到绿风,极为危者,十有九不能治也。"

【论治法】

治疗多用内治法,头风所致者予平肝息风,痰湿所致予除湿化痰为主;亦可针刺诸穴治疗。

1. 内治法

《普济方·卷七十九·眼目门·内障眼》："切宜服羚羊角饮子、还睛丸。"

《明目至宝·卷二·眼科七十二证受疾之因·绿风内障》："此是肝虚劳头痛也。宜服三花五子丸、川芎散、镇肝散、胜金散。"

《审视瑶函·卷五·内障·绿风障症》："此症专言瞳神气色浊而不清……宜服半夏羚羊角散,治痰湿攻伤,绿风内障。"

《疡医大全·卷十一·眼目部·分别大小圆翳内障论》："绿风内障……初起先止头痛,服附子猪苓汤,候痛止,服冲和汤,加减夜光丸去肉苁蓉,俱倍加五味子。"

《金匮启钥(眼科)·卷五·青风内障论·绿风内障》："治法审系痰湿攻伤,先以半夏羚羊角散,或羚羊角散,后以还睛丸主之;系头风所致,以羚羊角散主之。"

2. 针灸法

《普济方·卷七十九·眼目门·内障眼》："兼针治诸穴,眉骨血脉,令住疾势也。"

【论用方】

1. 羚羊角丸(《太平圣惠方·卷第三十三·治眼内障诸方》)

治绿风内障,肝肺风热壅滞,见红白黑花,头额偏疼,渐渐昏暗,不见物者。

羚羊角屑(一两) 石决明(二分,捣细研,水飞过) 决明子(三分) 独活(半两) 防风(半两,去芦头) 蔓荆子(半两) 甘菊花(半两) 吴蓝子(半两) 车前子(三分) 甘草(半两,炙微赤,锉) 犀角屑(三分) 栀子仁(半两)

上件药,捣罗为末,炼蜜和捣二三百杵,丸如梧桐子大。每于食后,以温浆水下二十丸。

2. 羚羊角散(《医学纲目·卷之十三·肝胆部·目疾门·内障》)

治绿风内障,头旋目痛,眼内痛涩者。

羚羊角 防风 知母 人参 茯苓(各一两) 玄参 黄芩 桔梗(各一两) 细辛(三两) 车前子(一两)

上为末,以水一盏,散一钱,煎五分,食后,去渣,温服。

3. 还睛丸(《秘传眼科龙木论·卷之二·十七·绿风内障》)

治绿风内障。

茺蔚子 防风(各二两) 人参 决明子 车前子 芎䓖 细辛(各一两)

上为末,炼蜜为丸如桐子大。空心茶下十丸。

第六节

青风内障

【辨病名】

青风内障指初起头疼眼胀不显,逐渐加重,视物如同青山笼烟,渐渐昏暗的病症。又称为青风、青风障症。相当于西医的开角型青光眼。

《太平圣惠方·卷第三十三·治眼内障诸方》："治青风内障瞳仁,虽在昏暗,渐不见物,状如青盲。"

《普济方·卷七十九·眼目门·内障眼》："青风内障,此眼初患之时,微有痛涩,头旋脑痛,或眼先见有花,或无花,瞳仁不开不大,渐渐昏暗,或因劳倦,渐加昏重,宜令将息,便须服药。终久结为内障,不宜针拨。皆因五脏风劳所作,致令然也。宜服羚羊角汤、还睛散即瘥。歌曰:曾无痒痛本源形,一眼先昏后得明。瞳子端然如不患,青风便是此元因。初时微有头眩闷,或见花生或不生,忽因劳倦加昏暗,知尔还应自失惊。"

《审视瑶函·卷五·运气原证·内障·青风障症》:"此症专言视瞳神内有气色昏朦,如青山笼淡烟也。然自视尚见,但比平时光华则昏朦日进。"

【辨病机】

多因忧思劳作肝气郁结、暴怒伤肝、肝风内动、风邪痰饮上乘所致,亦有虚劳所致者。

1. 肝胆病变,精气不正,玄府闭塞

《审视瑶函·卷五·内障·青风障症》:"青风内障肝胆病,精液亏兮气不正,哭泣忧郁风气痰,几般难使阳光静,莫教绿色上瞳神,散失光华休怨命。"

2. 忧思暴怒,气郁化火,耗血伤阴

《证治准绳·杂病·目·内障》:"阴虚血少之人及竭劳心思、忧郁忿患、用意太过者,每有此患。"

《金匮启钥(眼科)·卷五·青风内障论》:"其原乃阴虚血少及劳心竭虑,忧郁忿怒所致,为证甚危,宜急治之。"

3. 劳作过度,伤及五脏

《普济方·卷七十九·眼目门·内障眼》:"青风内障,此眼初患之时,微有痛涩……或因劳倦。"

"青风内障……渐加昏重……皆因五脏风劳所作,致令然也。"

《明目至宝·卷二·眼科七十二证受疾之因·青风内障》:"青风眼候如何……此是肾虚劳也。"

《张氏医通·卷八·七窍门上·青盲》:"青盲有二,须询其为病之源,若伤于七情……若伤于精血,……则损于胆。"

【论治法】

内治法以平肝息风、祛风止痛为主,外治法针刺穴位治疗为主。不宜针拨。

1. 内治法

《普济方·卷七十九·眼目门·内障眼》:"青风内障……宜服羚羊角汤、还睛散即瘥。歌曰:曾无痒痛本源形,一眼先昏后得明……还服羚羊汤与散,还睛镇坠自相应,头摩膏药勤作力。"

《明目至宝·卷二·眼科七十二证受疾之因·青风内障》:"青风眼候如何……还睛散服不为佳,羚羊角散兼和。此是肾虚劳也,此疾难治也。宜服还睛散、镇肝散、二地散。"

《证治准绳·杂病·目·内障》:"急宜治之,免变绿色……羚羊角汤、白附子丸、补肾磁石丸、羚羊角散、还睛散。"

2. 针灸法

《圣济总录·卷第一百九十一·针灸门·足太阳膀胱经》:"络却二穴,一名强阳,又名脑盖,在通天后一寸五分,足太阳脉气所发。治青风内障,目无所见,头眩耳鸣,可灸三壮。"

【论用方】

1. 葳蕤散(《太平圣惠方·卷第三十三·治眼内障诸方》)

治青风内障瞳仁,虽在昏暗,渐不见物,状如青盲。

葳蕤〔一(三)分〕 羚羊角屑(一两) 蕤仁(半两,汤浸去赤皮) 蔓荆子(三分) 甘菊花(半两) 羌活(三分) 玄参〔三(二)分〕 芎䓖(三分) 甘草(半两,炙微赤,锉) 枳壳(三分,麸炒微黄,去瓤)

上件药,捣罗为散。每服四钱,以水一中盏,入竹叶二七片,煎至六分,去滓。每于食后温服。

2. 头摩膏药(《普济方·卷七十九·眼目门·内障眼》)

治青风内障。

好琥珀(一钱半,别研) 马牙硝(飞过,二钱半) 铜绿(一钱半) 真胆矾(一钱半,别研) 硼砂(一钱半,别研) 没药(四两,别研) 乳香(三钱,别研) 青盐(一钱半) 南硼砂 朱砂(各一钱半) 轻粉(一钱,别研) 麝香(半钱,别研) 片脑(半钱,别研) 防风(一钱) 天花粉(半钱)

前药各研,候后药成膏却下。

黄连〔四钱(两,)研〕 当归(一两,研) 诃

子(一对,去核研)　石决明(二两,去瓤细研)
石膏(一两半,碾用腊八水或雪浸三日)　大鹅梨
(二十个,捶碎,用布扭去滓)　猪胰(二俱,用草夹
细去筋膜)　炉甘石(四两,童便浸淬烧五次)　黄
丹(一两,用腊八雪浸三日)

上先用黄连五味,浸三日,却用大砂锅一口,
纳药水,再添满七分熬;重绵滤过,至四五碗,却将
大鹅梨、猪胰二味,入内,又熬至三碗;再用滤过,
再入锅,下炉甘石、黄丹,同熬至二碗;又滤过,却
下马牙硝等十二味,不住手用槐柳条搅匀,候成
膏;如前滤净,入瓶内,却入麝香片脑等三味,十分
搅匀,用油纸重封,无令水入,放冷水浸三日,然后
旋取膏入瓶内。以铜箸点眼良。

3. 羚羊角汤(《秘传眼科龙木论·卷之二·
青风内障》)

治青风内障。

羚羊角　人参　黑参　地骨皮　羌活(各一
两)　车前子(一两半)

上为末。以水一盏,散一钱,煎至五分,食
远服。

4. 还睛散(《秘传眼科龙木论·卷之二·青
风内障》)

治青风内障。

人参　车前子　地骨皮　茯苓　细辛　防
风　芎䓖　羌活(各等分)

上为末。以水一盏,散一钱,煎至五分,食后
去渣温服。

第七节

黄风内障

【辨病名】

黄风内障指先患绿风内障,病久瞳神散大,气
色浑浊呈淡黄色,渐致失明的病症。又称为黄风。
相当于西医的青光眼绝对期。

《古今医统大全·卷之六十一·眼科·病
机》:"黄风内障二十一……初病痛涩,久则昏花,
如雾漫天,红焰黄黄,渐致失明。"

《证治准绳·杂病·目·内障》:"[黄风内障
证]瞳神已大,而色昏浊为黄也。病至此,十无一

人可救者。"

《疡医大全·卷十一·眼目部·分别大小圆
翳内障论》:"黄风内障……白睛黄色,先患绿风内
障,呕吐伤胃,久则变为黄色。"

《验方新编·卷十七·眼部·眼科七十二症
问答症因丸散》:"第二十五问:目有瞳人黄者何
也? 答曰:黄风内障也。"

【辨病机】

黄风内障乃绿风之变证,先有呕吐伤胃,痰湿
攻脾,病久肝肾亏虚,气血不能上荣于目,复外感
风毒,头风损胃,脾肺蕴热,瞳神色昏浊变黄。

《古今医统大全·卷之六十一·眼科·病
机》:"黄风内障二十一:此证多因胃火太盛,上冲
头目。"

《疡医大全·卷十一·眼目部·分别大小圆
翳内障论》:"黄风内障　按此证初患之时头痛,乃
是肝肾亏虚,风毒相侵,又兼脾肺壅热,白睛黄色,
先患绿风内障,呕吐伤胃,久则变为黄色。"

《验方新编·卷十七·眼部·眼科七十二症
问答症因丸散》:"第二十五问:目有瞳人黄者何
也? 答曰:黄风内障也。五行应变,升降为先,若
血气衰涩不能应目,故瞳人黄也。宜点珍珠散,服
椒红丸。"

《金匮启钥(眼科)·卷五·青风内障论·黄
风内障》:"黄风者,为候瞳神已大,其色昏浊而黄
也。此乃绿风之变证,原由痰湿攻脾,头风损胃所
致,其病较绿风而治更难。"

【论治法】

治疗多用内治法,以燥湿健脾、清胃火、补气
养血等为主。

《古今医统大全·卷之六十一·眼科·病
机》:"黄风内障二十一,此证多因胃火太盛,上冲
头目。初病痛涩,久则昏花,如雾漫天,红焰黄黄,
渐致失明,宜泻胃散、决明散。"

《验方新编·卷十七·眼部·眼科七十二症
问答症因丸散》:"第二十五问:目有瞳人黄者何
也? 答曰:黄风内障也。五行应变,升降为先,若
血气衰涩不能应目,故瞳人黄也。宜点珍珠散,服
椒红丸。"

《金匮启钥(眼科)·卷五·青风内障论·黄

风内障》："然久服快脾汤、清胃汤,亦有治之犹效者。"

【论用方】

夜光椒红丸(《验方新编·卷十七·眼部·眼科七十二症问答症因丸散》)

治黄风内障也。

川芎一两　白蒺藜(炒,五钱)　防风(五钱)　苍术(炒,二两)　熟地(三两)　车前子(炒,三钱)　元精石(五钱)　羌活(一两)　当归(一两)　川乌(一两)　陈皮(一两)　黄连(一两)　珍珠(五钱)　人参(五钱)　川椒(五钱)

共为细末,蜜丸梧桐子大。每服四十五丸,木香汤送下。

第八节

黑风内障

【辨病名】

黑风内障指头眼胀痛,连及胞睑目眶,瞳神散大,视力下降,眼前见黑花的病症。又称为黑风。相当于西医的慢性闭角型青光眼。

《普济方·卷七十九·眼目门·内障眼》："黑风内障,此眼初患之时,头旋额角偏痛,连眼睑骨及鼻颊骨,时时亦痛,兼眼内痛涩,有黑花来往。"

《证治准绳·杂病·目·内障》："［黑风内障证］与绿风候相似,但时时黑花起。"

《疡医大全·卷十一·眼目部·分别大小圆翳内障论》："黑风内障……头旋脑痛,眼中昏涩,常见黑花,渐至瞳人散大失明,瞳人实气聚而成。"

【辨病机】

1. 肾受风邪,上攻于眼

《明目至宝·卷二·眼科七十二证受疾之因·黑风内障》："黑风病起何因,肾胃风热相侵。绿风形证别无分,时有黑风相趁。"

《证治准绳·杂病·目·内障》："［黑风内障证］……乃肾受风邪,热攻于眼。"

2. 劳欲过度,脏腑虚劳

《普济方·卷七十九·眼目门·内障眼》："亦因肾脏虚劳,房室不节,致令为黑风内障。"

《古今医统大全·卷之六十一·眼科·病机》："黑风内障二十,此证头旋脑痛,眼涩生花,往来黑晕,乃是肝脏虚劳,致使失明。"

3. 七情郁结,邪火上盛,逆冲于头目

《疡医大全·卷十一·眼目部·分别大小圆翳内障论》："黑风内障,按此证皆因气体虚弱,肝肾不足,兼以七情郁结,邪火上盛,逆冲于头目。"

【论治法】

治疗多用内治法,先予祛风清热,再予补养肾阴。

《普济方·卷七十九·眼目门·内障眼》："黑风内障……不宜针拨,切宜服药将息,针诸穴脉。宜服羚羊角饮子、补肾丸,立效。"

《古今医统大全·卷之六十一·眼科·病机》："黑风内障……宜补肝丸。"

《明目至宝·卷二·眼科七十二证受疾之因·黑风内障》："黑风病……此是肾虚生内障也。宜服三花五子丸、二地散、拂手散。"

《证治准绳·杂病·目·内障》："［黑风内障证］……宜凉肾白附子丸、补肾磁石丸、还睛散。"

《张氏医通·卷八·七窍门上·内障》："黑风内障证……宜先与去风热药三四剂,如荆、防、羌活、木贼、蒺藜、甘菊之类,后用补肾磁石丸。"

【论用方】

1. 补肾丸(《太平圣惠方·卷第三十三·治眼内障诸方》)

治眼昏暗,瞳仁不分明,成黑风内障。

磁石(二两,烧醋淬七遍,捣碎细研,水飞过)　菟丝子(一两,酒浸三日,曝干,别捣为末)　五味子(一两)　细辛(一两)　熟干地黄(一两半)　泽泻(一两)　茺蔚子(一两半)　薯蓣(一两)　覆盆子(一两半)　肉苁蓉(一两半,酒浸一宿,刮去皱皮,炙干)　车前子(一两)

上件药,捣罗为末,炼蜜和捣三五百杵,丸如梧桐子大。每于空心及晚食前,以盐汤下三十丸。

2. 空青丸(《太平圣惠方·卷第三十三·治眼内障诸方》)

治黑风内障,肝肾风虚,上焦客热,昏暗不见物。

空青(半两,烧过,细研) 赤茯苓〔一(二)两〕 甘菊花(半两) 覆盆子(一两) 枸杞子(一两) 羚羊角屑(半两) 羌活(三分) 人参〔三(二)分,去芦头〕 槐子(三分,微炒) 车前子〔二(三)分〕 玄参(三分) 决明子(一两) 楮实(一两,水淘去浮者,微炒)

上件药,捣罗为末,入空青,研令匀,炼蜜和丸如梧桐子大。每于食后,以竹叶汤下二十丸。

3. 羚羊角饮子(《医宗金鉴·眼科心法要诀·卷一·黑风有余歌》)

治黑风内障,初患时头旋,额角偏痛,连眼睑眉及鼻颊骨眼内痛涩,先患一眼,向后俱损,无翳,眼见黑花。

黑参(一钱) 羚羊角(一钱) 羌活(一钱) 车前子(一钱半) 桔梗(一钱) 黄芩(一钱) 柴胡(一钱) 茺蔚子(一钱半) 细辛(五分) 防风(一钱)

上为粗末。以水二盏,煎至一盏,食后去渣温服。

第九节

乌风内障

【辨病名】

乌风内障指眼痛不显,眼眶鼻梁眉骨俱酸疼,瞳仁缩小,瞳神气色昏暗,视力日渐模糊,终至不见三光的病症。又称乌风。相当于西医的继发性青光眼。

《普济方·卷七十九·眼目门·内障眼》:"乌风内障,此眼初患之时,不疼不痛,渐渐昏沉,如不患眼人相似,先从一眼起,后乃相牵俱损。瞳子端然不开,不大惟小,不睹三光。此是脏气不和,光明倒退,眼带障闭。经三五年内,昏气结成翳,如白青色,不辨人物,以后相牵俱损,瞳仁微小。针之无效。"

《古今医统大全·卷之六十一·眼科·病机》:"乌风内障,此证不痛不痒,渐渐昏暗,是由气涩使然,真如乌风。"

《明目至宝·卷二·眼科七十二证受疾之因·乌风内障》:"乌风障生已定,全无翳障生花。或时痒痛似云遮,渐渐昏暗无假。"

《审视瑶函·卷五·运气原证·内障·乌风障症》:"乌风内障浊如烟,气散膏伤胆肾间,真一既飘精已耗,青囊妙药也徒然。"

【辨病机】

1. 热邪侵袭,肝经热盛,脏气不和,上攻于目

《普济方·卷七十九·眼目门·内障眼》:"乌风内障……此是脏气不和,光明到退,眼带障闭。"

《明目至宝·卷二·眼科七十二证受疾之因·乌风内障》:"此候肝经气盛,须知实热侵加。"

2. 风痰过盛,嗜欲过多,耗伤肾精

《证治准绳·杂病·目·内障》:"[乌风内障证]色昏浊晕滞气,如暮雨中之浓烟重雾。风痰人嗜欲太多,败血伤精,肾络损而胆汁亏,真气耗而神光坠矣。"

《疡医大全·卷十一·眼目部·分别大小圆翳内障论》:"乌风内障,按此证皆因色欲过度,以伤元气。元气一虚,心火亢盛,致眼前常见黑花,眼眶鼻梁眉骨俱酸疼,白睛高起数粒,色青如豆,瞳人渐渐紧小,视物不明。瞳人属肾水,水本克火,反受火制,故昏暗紧小;火克肺金,白睛属肺,火克则护睛水滞结隐起,高低不平,飞花酸痛等证。乃火气拂郁,血虚挟风故也。"

【论治法】

本病针刺效果不佳,多用内治法,治以补肾填精,清肝明目。

《普济方·卷七十九·眼目门·内障眼》:"乌风内障……针之无效,惟宜服药补治五脏,令住病势。宜服决明丸、补肝汤立效。"

《古今医统大全·卷之六十一·眼科·病机》:"乌风内障……宜服补肝丸。"

《明目至宝·卷二·眼科七十二证受疾之因·乌风内障》:"乌风障生已定……泻肝散服是生涯,通了分明后雅。此是肝热或痛久而不治,时见飞花。宜服梦灵丸、三花五子丸、镇肝散。"

《审视瑶函·卷五·内障·乌风障症》："乌风内障……宜服白附子汤、凉胆丸。"

《疡医大全·卷十一·眼目部·分别大小圆翳内障论》："乌风内障……初起宜服神效补肝散、选奇汤（陈皮、半夏、甘草、羌活、白茯苓、黄芩、防己、姜一片同煎），散风补血，后服补中益气汤、石斛夜光丸益气滋阴。不见三光，不能治也。"

【论用方】

1. 决明丸（《秘传眼科龙木论·卷之二·乌风内障》）

治乌风内障。

石决明　防风　人参　车前子　细辛　茯苓　茺蔚子　干山药　桔梗（各二两）

上为末，炼蜜为丸如桐子大。食前茶下十丸。

2. 补肝汤（《秘传眼科龙木论·卷之二·乌风内障》）

治乌风内障。

芍药　细辛　桔梗　车前子　人参　茯苓（各一两）　羌活　防风（各二两）

上为末。以水一盏，散一钱，煎至五分，食前去渣温服。

3. 白附子汤（《审视瑶函·卷五·内障·乌风障症》）

治发散初起，黑花昏昏，内障。

荆芥穗　防风　白菊花　甘草（少许）　白附子（炮）　苍术　木贼草　羌活　白蒺藜（去刺）　人参（各等分）

上锉剂，白水二钟，煎至八分，去滓，食后服。

4. 凉胆丸（《审视瑶函·卷五·内障·乌风障症》）

治乌风内障。

龙胆草（酒炒）　黄连（酒炒）　防风　柴胡　地茄子　黄芩（酒炒）　芦荟　黄柏（盐水制）　荆芥穗（各等分）

上为细末，炼蜜为丸，如梧桐子大。每服三钱，清茶送下。

5. 大黄泻肝散〔《金匮启钥（眼科）·卷五·青风内障论·银风内障》〕

治乌风内障。

郁李仁　荆芥（各二钱半）　甘草　大黄（各五钱）

上水煎，食后服。

第十节

目晕

【辨病名】

目晕指自视灯火烛光或月亮时，周围有圈环影，色如彩虹，似日华月晕的病症。相当于西医的虹视。

《普济方·卷八十一·眼目门·目晕》："水轮昏浊，黑白不明，是为目晕之候。"

《目经大成·卷之二·似因非症·目晕八》："乖气氤氲上眼中，举头见月晕如虹，莫言月色天家事，灯火因何晕亦同。此目别无甚病，但见灯视月及隙漏之处，则有碗大一圈环影睛外。其色内青红而外紫绿，绝似日华月晕，故曰目晕。"

【辨病机】

多因肝虚血弱，外感风邪毒气，乘虚攻搏或水火不济所致，或因病情迁延。

《诸病源候论·目病诸候·目晕候》："五脏六腑之精华，皆上注于目，目为肝之外候。肝藏血，血气不足，则肝虚，致受风邪，风邪搏于精气，故精气聚生于白睛之上，绕于黑睛之际，精彩昏浊，黑白不明审，谓之止晕。"

《普济方·卷八十一·眼目门·目晕》："风邪毒气，乘虚攻搏，暗轮昏浊，黑白不明，发为目晕。"

《目经大成·卷之二·似因非症·目晕八》："大意水衰不能制火，水火相射，则乖庚之气激而上浮，故能无中生有。"

【论治法】

治以补养肾阴，滋肝益胆；外治吹眼法。

1. 内治法

《普济方·卷八十一·眼目门·目晕》："山芋散出《圣济总录》，治肝虚血弱，风邪毒气，乘虚攻搏。"

《目经大成·卷之二·似因非症·目晕八》："须四君合补水宁神汤立愈,或平气和衷汤进一二剂亦妙。"

2. 外治法

《串雅外编·卷四·医兽门·目晕》:"用霜后干谷树叶为末,一日两度,以芦管吹眼中。"

【论用方】

1. 山芋散(《普济方·卷八十一·眼目门·目晕》)

治肝虚血弱,风邪毒气,乘虚攻搏,暗轮昏浊,黑白不明,发为目晕。

山芋 防风(去叉) 细辛(各一两,去苗叶) 山茱萸(三分) 芍药 升麻(各半两) 蔓荆实(去白皮,三分)

上为末。每服二钱,温酒调下。

2. 芎辛丸(《圣济总录·卷第一百七·目风眼寒》)

治目风眼寒,头目昏疼。

芎䓖 苍术(米泔浸三日,竹刀子刮去黑皮,切) 细辛(去苗叶) 蝉壳(去土) 荆芥穗 菊花(各一两) 蕤仁(三分,和皮)

上七味。捣罗为末,炼蜜和丸如弹子大。每服一丸,细嚼酒下,或盐汤下。不拘时候。

【医案选】

《审视瑶函·卷首·前贤医案·道山清话》

张子颜少卿晚年,常目光闪闪然中有白衣人如佛相者。子颜信之弥谨,乃不食肉,不饮酒,然体瘠而多病矣。一日从汪寿卿求脉,寿卿一见大惊,不复言,但投以大丸数十,小丸千余粒,祝曰:十日中服之当尽,却以示报。既如期,视所见白衣人,衣变黄而光无所见矣。乃欲得肉食,又思饮酒,又明日俱无所见,觉气体异他日矣。乃诣寿卿以告。寿卿曰,吾固知矣,公脾初受病,为肺所乘,心、脾之母也。公既多疑,心气不固,自然有所睹,吾以大丸实其脾,小丸补其心,肺为脾之子,既不能胜其母,其病自愈也。

━━━━ **第十一节** ━━━━

睛黄视渺

【辨病名】

睛黄视渺指风轮后黄仁黄亮,如金之色,而视亦昏渺,为湿热重,而浊气熏蒸清阳之气,升入轮中,故轮黄色的病症。相当于西医的角膜血染或者异色性虹膜睫状体炎。

《证治准绳·杂病·目·目昏花》:"[睛黄视眇证]风轮黄亮如金色,而视亦昏眇,为湿热重而浊气熏蒸清阳之气,升入轮中,故轮亦色易。好酒嗜食,湿热燥腻之人,每有此疾。与视瞻昏眇证本病不同。"

【辨病机】

多因恣食热燥腥腻,湿热内蕴,浊气熏蒸清阳之气,上染黄仁。

《审视瑶函·卷五·目昏·睛黄视渺症》:"风轮好似黄金色,视亦昏蒙清不得,熏蒸湿热入睛瞳,清气每遭浊气逼,壮年不肯听医言,及至衰羸嗟有疾。此症专言风轮黄亮,如金之色,而视亦昏渺,为湿热重,而浊气熏蒸清阳之气,升入轮中,故轮黄色也。"

【论治法】

治疗多用内治法,以清热除湿,祛风涤痰为主。

《审视瑶函·卷五·目昏·睛黄视渺症》:"宜服葛花解毒饮。"

【论用方】

葛花解毒饮(《审视瑶函·卷五·目昏·睛黄视渺症》)

清湿热,解酒毒,滋肾水,降心火,明目。治睛黄视渺症。

黄连(炒) 黑玄参 当归 龙胆草(炒) 茵陈 细甘草 葛花 熟地黄 茯苓 山栀仁 连翘 车前子(各等分)

上锉剂。白水二钟,煎至八分,去滓,食远服。

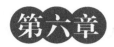

晶珠及神膏疾病

第一节

圆翳内障

【辨病名】

圆翳内障指随着年净增长晶珠逐渐混浊,视力缓降,渐至失明的慢性眼病。因最终在瞳神之中出现圆形银白色或棕褐色的翳障,故称之为圆翳内障。多见于老年人。根据晶珠浑浊的部位、形态、程度及颜色等不同,分别命名为浮翳、沉翳、滑翳、冰翳、横翳、散翳、涩翳、黄心白翳、如银内障、偃月内障、偃月翳、黑花翳、黑水凝翳等。其名虽异,实则均为晶珠混浊,只是病变之阶段、程度、部位、颜色有所差别而已。本病相当于西医的年龄相关性白内障。

《普济方·卷七十九·眼目门·内障眼》:"凡病眼不痛不痒,端然渐渐昏暗,遂至失明。眼状虽如寻常,瞳仁中潜生障翳,作青白色,渐不辨人物,微见三光,名曰内障也。多从一眼先患,久后相牵,俱成此状……至内障眼凝滞数重,异象多般,有沉有浮,或滑或涩,或形如皓雪,或状似清水,或散若梨花,或分如片月。风撮明窍,热攻翳开,缺角无垠,斜喎有异。或翳嫩难见,或翳老粘睛,向阳照之不通,背日闪之不动。更有苍黄非等,灰色殊形,如斯异同,穷论莫尽。其中亦有不可治者。初患之时,脑痛眼疼,又有虽不疼痛,画之不动者,名曰死翳。其翳作黄赤色,不可治也。又有翳状,或作破散,或深或浅,中心垂布浓厚者。"

《外台秘要·卷第二十一·出眼疾候一首》:"故目有条贯以示后人,皆苦眼无所因起,忽然膜膜,不痛不痒,渐渐不明,久历年岁,遂致失明,令观容状,眼形不异,唯正当眼中央小珠子里,乃有其障,作青白色,虽不辨物,犹知明暗三光,知昼知夜,如此之者,名作脑流青盲眼。"

《疡医大全·卷十一·眼目部·分别大小圆翳内障论》:"起时眼前常见垂蟢飞蝇,薄雾轻烟,不疼不痛,渐渐失明,先从一眼,久后相传。其脂青白色,所禀父母胎元,瞳人大者,其翳即大,故曰大圆翳。""名曰小圆翳者,所禀父母胎元,瞳仁小者,脂即小故也。虽见三光,不辨人物。"

《目经大成·卷之二·八十一证·内障五十七》:"无故双睛白似银,失明久作已亡身,神仙不泄天机妙,漫把金针暗度人。偶尔从高跌下,无意被人一打,神水挠而浑,年久凝成翳也。不怕不怕,自有金针在者。此症盖目无病失明,金井之中,有翳障于神水之上,曰内障。非精艺莫识所以,且疑为诈。讵知障在睛内,犹悬布幔于纸窗之上,外人安知其蔽而不明也。初起目昏,次视惑,次妄见,甚乃成翳,色白或微黄,或粉青状,如星、如枣花、如半月、如剑脊、如水银之走、如膏脂之凝、如油之滴水中、如水之冻杯内。名曰圆、曰横、曰滑、曰涩、曰浮、曰沉、曰破散、曰浓厚,先生一目,向后俱有。"

《目经大成·卷之二·八十一证·内障五十七》:"圆翳,非谓方圆之圆,乃两重相粘,中央夹有浊水,犹包子壁钱之象。"

1. 浮翳

浮翳,指晶珠混浊,如冰光白色。

《世医得效方·卷第十六·眼科·内障》:"浮翳,此疾上如冰光白色,环绕瞳仁,初生自小眦头至黑珠上,不痛不痒,无血色相潮。"

2. 沉翳

沉翳,可见晶珠有白色或青色或青白色之混浊样。

《世医得效方·卷第十六·眼科·内障》:"沉翳第八:此病白藏在黑水下,向日细视,方见其白,或两眼相传,疼痛则早轻夜重,间或出泪。"

3. 滑翳

滑翳,指瞳仁内有翳如水银珠子,不辨人物的病症。

《世医得效方·卷第十六·眼科·内障》:"滑翳有如水银珠子,但微含黄色,不疼不痛,无泪,遮绕瞳仁。"

4. 冰翳

冰翳,指瞳仁内有翳如冰冻坚实。

《世医得效方·卷第十六·眼科·内障》:"冰翳者,如冰冻坚实,旁观自透于瞳仁内,阴处及日中看之,其形一同,疼而泪出。"

《疡医大全·卷十一·眼目部·分别大小圆翳内障论》:"冰翳内障……眼中赤涩,或黄、白、黑色不定,或夜见烟火,久则结成内障,其脂如欲解之冰,又如碎磁之状,故曰冰翳。"

5. 横翳

横翳,系指内障自瞳仁中映出于外如剑脊,中高边薄,横格于瞳人中心,色白如银的病证。又名横开翳、剑脊翳、横翳、横翳内障。

《世医得效方·卷第十六·眼科·内障》:"横开翳:此证上横如剑脊,下面微微甚薄,不赤不痛,病此希少。"

《明目至宝·卷二·眼科七十二证受疾之因·横翳内障》:"鹧鸪天:横翳内障甚跷蹊,上横剑脊下微微。厚处厚兮薄处薄,不疼不痒是根基。"

《医宗金鉴·眼科心法要诀·卷一·横翳歌》:"横翳横格在瞳心,形如剑脊白如银。[注]横翳又名剑脊翳,自瞳仁中映出于外如剑脊,中高边薄,横格于瞳仁中心,色白如银。"

6. 散翳

散翳,系指翳从瞳仁内透出,散如鳞点之状的病症。

《世医得效方·卷第十六·眼科·内障》:"散翳如鳞点,或睑下起粟子而烂,日夜痛楚,瞳仁最疼,常下热泪。"

7. 涩翳

涩翳,指瞳仁内翳微如赤色,遮盖瞳人,凝滞无收吸。

《世医得效方·卷第十六·眼科·内障》:"涩翳微如赤色,或聚或开,两旁微光,瞳仁上如凝脂色,时复涩痛,而无泪出。"

《疡医大全·卷十一·眼目部·分别大小圆翳内障论》:"涩翳内障……日久邪热炎上,脑脂下流,结成一块,遮盖瞳人,黄色而大,凝滞无收吸,故曰涩翳。"

8. 黄心白翳

黄心白翳,指瞳仁内翳四边皆白,中心一点微黄色,隐在黑珠内,映出珠外,又称黄心翳、白翳黄心。

《世医得效方·卷第十六·眼科·内障》:"白翳黄心十一:此候四边皆白,但中心一点黄,大小眦头微赤,时下涩泪,团团在黑珠上。"

9. 偃月翳

偃月翳,指瞳仁内翳如缺月。

《世医得效方·卷第十六·眼科·内障》:"偃月翳第九:此疾膜如凝脂,一边厚,一边薄,如缺月,其色光白无瑕疵。"

10. 黑花翳

黑花翳,似指某些并发性白内障。又名黑水凝翳内障,黑花凝翳内障。

《世医得效方·卷第十六·眼科·内障》:"黑花翳十二:此候其状青色,大小眦头涩痛,频频下泪,口苦,不喜饮食,盖胆受风寒,宜服凉胆丸。"

11. 如银内障

如银内障,又称圆翳内障、如银障症、如银翳、丸翳。为仰月内障进而发展而来。

《世医得效方·卷第十六·眼科·内障》:"丸翳第一:丸翳者,黑珠上一点丸,日中见之差小,阴处见之则大白,或明或暗,视物不明。医者不晓,以冷药治之,转见黑花。"

《证治准绳·杂病·目·内障》:"[如银内障证]瞳神中白色如银也,轻则一点白亮,如星似片;重则瞳神皆雪白而圆亮。圆亮者,一名圆翳内障,有仰月偃月变重为圆者,有一点从中起,视渐昏而渐变大不见者。"

【辨病因】

1. 浮翳

病因常见于三焦不利,热气上冲于脑,脑脂灌注睛内;七情郁结,劳欲过度,耗伤肝肾,虚热上冲脑目。

《秘传眼科龙木论·卷之一·七十二证方论·浮翳内障》:"此眼初患之时,都无痒痛,还从一眼先患，后乃相牵俱损。皆因脑中热风冲入眼内，脑脂流下，凝结作翳。"

《明目至宝·卷二·眼科七十二证受疾之因·浮翳内障》："《鹧鸪天》：浮翳内障色如银，白光如水透瞳仁。此病初生来小眦，三焦不顺病之因。"

《医宗金鉴·眼科心法要诀·卷一·浮翳歌》："浮翳色白瞳内映，明看细小暗看宽，不痒不疼无血色，脑风冲入脑脂愆。[注]浮翳内障之证，初患之时，不痒不疼，从瞳神内映出白色。暗处看则其翳宽大，明处看其翳略小，全无血色相混。缘脑风冲入于眼，脑脂流下，致成内障。"

《疡医大全·卷十一·眼目部·分别大小圆翳内障论》："浮翳内障，按此证初起由色欲过度，耗竭肾水，水亏火旺，攻翳于目，视物即昏昧如雾露中，全不疼痛；渐因七情郁结，纵欲伤肝，以致热气上冲于脑，脑脂灌注睛内，结成一块光亮如银箔色，浮在瞳人上。"

2. 沉翳

病因常见于情志暴怒、劳疾伤肝，饮食不节，郁热内侵，肝经劳热，脑中热气下流目中。

《秘传眼科龙木论·卷之一·七十二证方论·沉翳内障》："此眼初患之时，肝脏劳热，还从一眼先患，或见黑花，后即相牵俱损，脑中热气流下，犹辨三光。"

《医宗金鉴·眼科心法要诀·卷一·沉翳歌》："[注]沉翳内障，白藏在黑睛之内，向日细看，方见其白，疼痛则昼轻夜重。缘肝经劳热，脑中热气流下。"

《金匮启钥（眼科）·卷五·浮翳障论·沉翳》："有所谓沉翳者，治将何如。其候白藏在黑睛之内，向日细看，乃见其白，且有疼痛而昼轻夜重者，此系肝经之病，而有虚实之分。治法系实证，原因过劳伤肝，或伤于酒浆辛辣郁热所致，或因肝热蒸脑，脑热流下而致者。"

3. 偃月内障

病因常见于因情志暴怒，饮酒无节制或痰湿火热内盛之人嗜食燥腻湿热。

《证治准绳·杂病·目·内障》："[偃月侵睛证] 乃脑有风湿，久滞郁中，微火攻击，脑油滴下，亲火嗜燥，好酒暴怒，激走其郁者，为变亦急。凡发经水不待干而湿蒸及痰火人好燥腻湿热物者，

皆有此患。"

4. 滑翳

病因见于风热停留肝肺，上攻于目。

《世医得效方·卷第十六·眼科·内障》："前件三证（滑翳、涩翳、散翳），并是肝肺相传，停留风热。"

5. 横翳

病因见于劳欲过度，而至肝肾亏虚；风毒冲上，五脏受损，内虚邪热上侵，而至翳障。

《秘传眼科龙木论·卷之一·七十二证方论·横翳内障》："（一名横关翳内障）此眼初患之时，还从一眼先患，皆是五脏虚劳，风毒冲上，脑脂流下，令眼失明，犹辨三光。"

《医宗金鉴·眼科心法要诀·卷一·横翳歌》："横翳横格在瞳心，形如剑脊白如银，内虚风热攻冲脑，胃热肝邪致目昏。缘内虚肝邪胃热，上冲于脑，脑脂下流入眼，致成内障。"

《疡医大全·卷十一·眼目部·分别大小圆翳内障论》："横剑翳内障，按此证皆因肝肾亏败，房劳不节，以致昏暗，不痛不痒，先从一眼，久后相传，两目俱损。"

6. 散翳、涩翳

病因主要为肝肺停留风热，而至邪热上冲，脑脂下流，或情志内伤，色欲过度，五脏虚劳。

《世医得效方·卷第十六·眼科·内障》："前件三证（滑翳、涩翳、散翳），并是肝肺相传，停留风热。"

《古今医统大全·卷之六十一·眼科·病机》："散翳内障五，散翳初因风热上攻，久而生翳，渐而失明。"

《疡医大全·卷十一·眼目部·分别大小圆翳内障论》："散翳内障，按此证皆由五脏虚劳，酒色过度，加之忧思暴怒，肝气上冲，脑中恶气流下，凝滞瞳人之前，结而成翳……涩翳内障 按此证皆因淫欲伤肾，纵怒伤肝，肝肾两伤，以失生化之源，致令气血虚弱，不能荣养双眸。日久邪热炎上，脑脂下流，结成一块，遮盖瞳人，黄色而大，凝滞无收吸，故曰涩翳。"

7. 黄心白翳

病因常见于劳伤过度，肝肺虚弱，停留风热，风热上攻于目。

《普济方·卷七十九·眼目门·内障眼》："白

翳黄心内障,此眼初患之时,肝脏劳热,皆从一眼先患,后乃相牵俱损,初觉急治即瘥。"

《古今医统大全·卷之六十一·眼科·病机》:"白翳黄心八,此由劳伤太过,虚热上攻,有时昏朦不能辨物,久成内障,白翳中黄,宜服参茯还睛丸。"

《秘传眼科龙木论·卷之一·七十二证方论·白翳黄心内障》:"此眼初患之时,肝脏劳热,先从一眼先患,以后相牵俱损,初觉即须急疗。"

《明目至宝·卷二·眼科七十二证受疾之因·白翳黄心》:"鹧鸪天:翳如梅片白如银,一点微黄在翳心。大小眦头微赤色,或时涩痛泪淋淋。肝肺毒,热风侵,覆尽乌珠不见轮。"

《医宗金鉴·眼科心法要诀·卷一·白翳黄心歌》:"白翳黄心内障证,四围白色内中黄。大小眦中微带赤,翳隐黑珠障内光。肺肝风热冲于目,涩痛羞明泪似汤。[注]白翳黄心内障,四边皆白,中心一点微黄色,隐在黑珠内,映出珠外,大小眦头微带赤色。乃肺肝风热,流入于眼,频频下泪涩痛,致成此证。"

《金匮启钥(眼科)·卷三·外障·白翳黄心论》:"白翳黄心症可详,四围皆白独中黄。眦头微赤泪时下,团在黑珠目受戕。风热停留肝肺搏。"

8.黑水凝翳

病因常见于胆受风寒,或肝胆热上犯于目。

《世医得效方·卷第十六·眼科·内障》:"黑花翳十二:此候其状青色,大小眦头涩痛,频频下泪,口苦,不喜饮食,盖胆受风寒。"

《古今医统大全·卷之六十一·眼科·病机》:"黑圆翳内障十一:此证头旋脑热,眼黑生花,肝胆积热,风上冲脑,凝结成翳。"

《医宗金鉴·眼科心法要诀·卷一·黑水凝翳歌》:"黑水凝翳瞳微大,内含青白障瞳仁,生花眦痛频频泪,胆热为邪损目神。[注]黑水凝翳内障,又名黑花翳。瞳仁微大,瞳内微现青白色,大小眦头涩痛,眼中见花,黄黑不定,频频下泪。缘胆热为邪,致成内障。宜服芦荟丸通明散。"

【辨病机】

圆翳内障根据晶珠浑浊的部位、形态、程度及颜色不同,分为不同翳障,其病机与五脏六腑相关

又各不相同。

《古今医统大全·卷之六十一·眼科·病机》:"圆冰滑涩散浮沉,白翳黄心横翳新。枣花黑偃兼风变,惊振雷头雀目生。绿乌青黑黄风障,胎患伤寒热后昏。黑翳如珠花翳陷,冰霞深翳入水轮。钉翳根深浮玉翳,偶然遂顺忽然成。""圆翳内障……或先病一目,后则俱病,此是脑脂流下,肝风充上。"

《证治准绳·杂病·目·内障》:"娄全善云:内障先患一目,次第相引,两目俱损者,皆有翳在黑睛内遮瞳子而然。今详通黑睛之脉者,目系也。目系属足厥阴、足太阳、手少阴三经。盖此三经脏腑中虚,则邪乘虚入,经中郁结,从目系入黑睛内为翳。"

"《龙木论》内障根源歌:不疼不痛渐昏朦,薄雾轻烟渐渐浓,或见花飞蛇乱出,或如丝絮在虚空。此般状样因何得,肝脏停留热与风。大叫大啼惊与恐,脑脂流入黑睛中。初时一眼先昏暗,次第相牵与一同。苦口何须陈逆耳,只缘肝气不相通。"

"[圆翳内障证]黑睛上一点圆,日中见之差小,阴处见之则大,或明或暗,视物不明。医者不晓,以冷药治之,转见黑花。此因肝肾俱虚而得也。"

《疡医大全·卷十一·眼目部·分别大小圆翳内障论》:"大圆翳 按此证先由肾水亏损,后由恼怒伤肝。盖眼属脏腑而以肝肾为本,肾为水之源,眼为水之精,色欲过度,肾水衰弱,不能生养肝木,亦不能荣养眼珠,加以七情暴怒,心胸热气上冲入脑,脑脂不固,下注于目,凝滞遮盖于瞳人前,结成内障……小圆翳 按此证与大圆翳受病相同。俱因欲怒致伤肝肾,热气上冲,脑脂下注,结成青白翳,遮盖瞳仁。夫瞳仁神水通注于胆,脏腑平和,气血循环,胆汁通流于上,则能鉴照万物;肝肾既伤,热气上冲不散,胆汁不能流通,是以脂凝成障。"

《金匮启钥(眼科)·卷五·圆翳内障论》:"黑睛上一点圆翳,有阴阳二证之别,阳证明处看之不觉,暗处看之则明,且大;阴证日中见之差小,阴处见之则大,或明或暗,视物不明,以冷药治之,愈见黑花,此因肝肾虚而得也……亦有色白而大小不同者,此则由肾热肺虚而致。"

1. 沉翳

病机主要为肝脏劳热,肾水亏虚,无以滋养,肝胆壅热,心火旺盛。

《古今医统大全·卷之六十一·眼科·病机》:"沉翳内障七,此因肝脏劳热,常见黑花,年久凝结成翳,色青白,瞳人中若沉如在水中。"

《明目至宝·卷二·眼科七十二证受疾之因·沉翳内障》:"此是肾虚,肝胆壅热生翳也。"

《疡医大全·卷十一·眼目部·分别大小圆翳内障论》:"沉翳内障,按此证皆因肾经亏损,肝心火盛,致目视昏昧,眼前常见黑花,脑中恶气渐渐侵瞳。"

2. 偃月内障

病机常见于肝肾亏虚,虚火上炎,或脑风积热。

《普济方·卷七十九·眼目门·内障眼》:"偃月翳内障,此眼初患之时,微有头旋,额角痛。亦因肝肾热生翳,脑风积热,致使生翳,如偃月之状。"

《古今医统大全·卷之六十一·眼科·病机》:"偃月翳内障十二,此证为肝肾俱劳,致生翳障如偃月白色,不能辨物,服坠翳丸。"

《疡医大全·卷十一·眼目部·分别大小圆翳内障论》:"偃月翳内障,按此证乃肝亏肾损,虚火上炎,致使脑脂流下,遮蔽瞳人,渐成白色,如初十夜之月,半薄半厚,半明半偃。先从一眼,久后相传,瞳人俱损。不宜针拨。"

《医宗金鉴·眼科心法要诀·卷一·偃月翳歌》:"偃月瞳含偃月形,一湾白气向下生,脑风积热下注眼,肝肾俱亏致损明。[注]偃月内障,瞳神内上半边有白气一湾,隐隐似新月之状,覆垂向下。缘脑风积热注入眼中,致成内障,为肝肾俱劳之证。"

3. 滑翳

病机常见于肝肾亏虚,肝肾受风上冲。

《普济方·卷七十九·眼目门·内障眼》:"滑翳内障,此眼初患之时,不痒不痛,还从一眼先患,后乃相牵俱损,端然渐渐失明。皆因脑脂流下,肝风冲上,瞳仁内有翳,如水银珠子,不辨人物,遂使然也。"

《明目至宝·卷二·眼科七十二证受疾之因·滑翳内障》:"此是肝肾风虚,内有热不散,五

般风热毒日久,不治永沉黑暗也。"

《医宗金鉴·眼科心法要诀·卷一·滑翳歌》:"滑翳水银珠子样,微含黄色遮瞳神,肝风冲脑脂下注,不痒不疼渐渐昏。[注]滑翳内障,瞳心内一点如水银珠子之状,微含黄色,不痒不疼,无泪而遮蔽瞳神,渐渐失明,后则左右相牵俱损,此乃肝风冲上,脑脂流下所致。"

《疡医大全·卷十一·眼目部·分别大小圆翳内障论》:"滑翳内障,按此证皆因肝肾并虚,致使脑脂灌注珠内,形如水银珠子,流动吸收不定,不疼不痒,只因昏花而起,日久相传,渐渐失明,虽见三光,不辨人物。"

4. 冰翳

病机常见于肝肾亏虚,肝火上炎,肝胆不和,肝肺风热上攻目。

《世医得效方·卷第十六·眼科·内障》:"冰翳者,如冰冻坚实,旁观自透于瞳仁内,阴处及日中看之,其形一同,疼而泪出。此因胆气盛,遂使攻于肝而得之,宜服后药。"

《普济方·卷七十九·眼目门·内障眼》:"冰翳内障……皆因肝脏积热,肺受风劳,或心烦或吐,大肠秘结,夜见灯光如蜂。"

《古今医统大全·卷之六十一·眼科·病机》:"冰翳内障二,冰翳初患,头额眉睑遍痛,眼中赤涩,此由肝脏积热,久成内障。"

《秘传眼科龙木论·卷之一·七十二证方论·冰翳内障》:"此眼初患之时,头旋,额角偏痛,眼睑骨疼痛,眼内赤涩,有花或黑或白或红。皆因肝脏积热,肺受风劳,或心烦,或呕血,大肠秘涩。"

《明目至宝·卷二·眼科七十二证受疾之因·冰翳内障》:"此名胆气苦肝缠,良医用药无差惧,眸子光明胜似前。此是肝肾久虚,热风久痛,其病宜以调理肝肾,此是热泪凝结生翳也。"

《医宗金鉴·眼科心法要诀·卷一·冰翳歌》:"冰翳瞳色亮如冰,阴看阳看无二形,睛中隐隐白透外,肺风肝热合邪攻。[注]无论阴处及日中视之,皆一般无二,非若圆翳之明暗有别也,其睛内有白色隐隐透出于外,此证乃肝热肺风合邪,上攻入目为患。"

《疡医大全·卷十一·眼目部·分别大小圆翳内障论》:"冰翳内障,按此证皆因肝肾亏损,风火上炎,攻冲痰动,以致头旋连脸,眉骨额骨偏痛,

眼中赤涩，或黄、白、黑色不定，或夜见烟火，久则结成内障，其脂如欲解之冰，又如碎磁之状，故曰冰翳。"

《金匮启钥（眼科）·卷五·冰翳内障论》："证治歌：冰翳内障实而坚，痛而泪出实堪怜。日中观与傍观异，胆气攻肝治法传。"

5. 横翳

病机常见于肝肾亏虚。

《明目至宝·卷二·眼科七十二证受疾之因·横翳内障》："《鹧鸪天》：横翳内障甚跷蹊，上横剑脊下微微。厚处厚兮薄处薄，不疼不痒是根基……此是肾脏虚热也。"

《金匮启钥（眼科）·卷五·剑脊翳论》："剑脊翳者，亦名横翳，其色白，或如糙米色者，或带焦黄者，但状如剑脊，中间略高，两边微薄，横于风轮之外者，即此证也。此证盖因肝虚血损而致。"

6. 散翳、涩翳

病机常见于肝肾亏虚，或肝火上炎，或肝肺停留风热。

《明目至宝·卷二·眼科七十二证受疾之因·散翳内障》："《西江月》：散翳形如鱼点，只因粟米生延。睑红赤烂是根源，热泪时常流睑。日夜珠疼痛楚，皆因肝肺为冤。"

《明目至宝·卷二·眼科七十二证受疾之因·涩翳内障》："《西江月》：肝肺热风相侮，还睛散服为佳。烦凭妙药点无瘥，右调西江月下。此是肾风热，四时阴阳失调理，色欲劳苦，故有此也。"

《金匮启钥（眼科）·卷五·圆翳内障论·散翳》："而顾有所谓散翳者何也，其形如鳞点，或睑下起粟子而烂，日夜痛楚，瞳神最痛，常下热泪，此由肝肾虚热所致。"

《金匮启钥（眼科）·卷五·冰翳内障论·涩翳障》："而有所谓涩翳者何也。盖其候微微赤色，或聚或开，两傍微光，瞳神上如凝脂色，时复涩痛而无泪，故曰涩翳也。此因心肾虚热而致。"

7. 如银内障

病机主要为肝肾亏虚，肾热肺虚，或肝经郁热，感受风热邪气，上攻于目。

《世医得效方·卷第十六·眼科·内障》："丸翳第一：丸翳者，黑珠上一点丸，日中见之差小，阴处见之则大白，或明或暗，视物不明。医者不晓，以冷药治之，转见黑花。此因肝肾俱虚而得也，宜服后药。"

《秘传眼科龙木论·卷之一·七十二证方论·圆翳内障》："患者不觉，先从一眼先患，向后相牵俱损。此是脑脂流下，肝风上冲，玉翳青白，瞳人端正。"

《明目至宝·卷二·眼科七十二证受疾之因·圆翳内障》："若投冷药病尤煎，此是肝肾虚而得，医士精求莫罔然。此是肝肾风虚，点去翳思用冷药。"

《证治准绳·杂病·目·内障》："[如银内障证] 乃郁滞伤乎太和清纯之元气，故阳光精华为其闭塞而不得发见。亦有湿冷在脑，脑油滴落而元精损，郁闭其光。非银风内障已散大而不可复收之比。年未过六十，及过六十而血气未衰者，拨治之，皆有复明之理。"

"[仰月内障证] 乃水不足，木失培养，金反有余，故精液亏而元气郁滞于络而为病也。"

《医宗金鉴·眼科心法要诀·卷一·圆翳歌》："缘肝风上冲，脑脂下注所致，宜审其虚实而调之。"

【辨病证】

《审视瑶函·卷五·内障·圆翳障症》："此翳薄而且圆，阴阳大小一般，当珠方是此症，精虚气滞之遭，若要除根去尽，必须得遇神仙。此症色白，而大小不等，厚薄不同，薄者最多，间有厚者，亦非堆积之厚，比薄的少厚耳，多有掩及瞳神，名曰遮睛障。病最难治，为光滑深沉之故，有阴阳二症之别。阳者明处看不觉鲜白，若暗处看则明亮白大，阴者暗处看则浅，明处看则深大，然虽有明暗验病之别，而治则一同，故阴阳大小一般也。病若久，虽治亦不能免终身之患矣。"

1. 浮翳

浮翳初患时不痛不痒，一眼先患，后发展为双眼，晶体如色白如冰，环绕瞳神。

《普济方·卷七十九·眼目门·内障眼》："浮翳内障，此眼初患之时，都无痒痛，还从一眼先患，后乃相牵俱损。此状皆因热风冲入脑中，脑脂流下，凝结作翳。如银钉色。虽不辨人物。犹见三光。"

《医学纲目·卷之十三·目疾门·内障》："浮翳，藏形睛之深处，细看方见，宜针深拨之。"

《古今医统大全·卷之六十一·眼科·病机》："浮翳内障，六浮翳初患一目，久则俱病。亦因肝风上冲，脑脂流下，翳如银色。"

《证治准绳·杂病·目·内障》："[浮翳内障证]上如冰光白色，环绕瞳神，初生目小眦头，至黑珠上，不痒不痛，无血色相潮。"

《外科证治全书·卷一·眼部证治·外障》："浮翳，白色环绕瞳人。"

《金匮启钥（眼科）·卷五·浮翳障论》："证治歌：障名浮翳究何如，初时痒痛亦俱无。白色映自瞳神内，暗处看与明处殊。"

2. 沉翳

沉翳色白或青，位于晶珠深处，向日时仔细看方可见。

《证治准绳·杂病·目·内障》："[沉翳内障证]白脏在黑水下，向日细视，方见其白，或两眼相传，疼痛则早轻夜重，间或出泪。"

《杂病源流犀烛·卷二十二·面部门·目病源流》："八曰沉翳，白点藏在黑珠下，向日细视方见，其白睛疼痛，日轻夜重，间或出泪。"

《金匮启钥（眼科）·卷五·浮翳障论·沉翳》："其候白藏在黑睛之内，向日细看，乃见其白，且有疼痛而日轻夜重者，此系肝经之病，而有虚实之分。"

《外科证治全书·卷一·眼部证治·外障》："沉翳，藏精深处。"

3. 滑翳

滑翳一眼先患，不痛不痒，翳如水银珠，遮蔽瞳神。

《医学纲目·卷之十三·目疾门·内障》："滑翳，翳如水银珠，宜金针拨之。"

《古今医统大全·卷之六十一·眼科·病机》："滑翳内障三，滑翳初患，不痒不痛，先病一目，后乃相牵，渐渐失明，有翳如水银珠子。"

《医学入门·外集·卷四·杂病分类》："或滑翳如水银珠子，微含黄色，遮绕瞳人。"

《证治准绳·杂病·目·内障》："[滑翳内障证]有如水银珠子，但微含黄色，不疼不痛，无泪，遮绕瞳神。"

4. 冰翳

冰翳初患头痛目眩，伴有目眶鼻颊骨痛，晶珠色白而坚硬，伴有疼痛流泪。

《医学纲目·卷之十三·目疾门·内障》："冰翳，初患时头旋额痛者，眼睑骨鼻颊骨痛，目内赤涩，先患一眼，向后翳如冰冻坚白。"

《古今医统大全·卷之六十一·眼科·病机》："冰翳初患，头额眉睑遍痛，眼中赤涩，此由肝脏积热，久成内障。其翳如冰，瞳人渐大。"

《证治准绳·杂病·目·内障》："[冰翳内障证]如冰冻坚实，傍观目透于瞳神内，阴处及日中看之，其形一同，疼而泪出。"

《审视瑶函·卷五·内障·水晶障翳症》："眼内障如水晶色，厚而光滑且清白，瞳子隐隐内中藏，视物蒙如云雾隔，君子若要尽除根，纵有良医也无策。此症色白清莹，但高厚而满珠，看虽易治，得效最迟，盖根深气结故也。初起膏伤时，非比白混浮嫩之可治者，识当别之，庶无错治之失。"

5. 横翳

横翳指瞳仁中映出于外如剑脊，中高边薄，横格于瞳人中心，色白如银的病症。

《普济方·卷七十九·眼目门·内障眼》："横翳内障，此眼初患之时，还从一眼先患。皆是五脏虚劳，毒风冲上，脑脂下流，令眼失明，犹辨三光。歌曰：虽然稀有横关翳，学者韬铃要得知。细观横心如剑脊，上头下畔薄微微。开时先向中心拨，随后还应若雾披。改往修来何所作，一生龙树愿归依。"

《医学纲目·卷之十三·目疾门·内障》："横翳，横如剑脊，两边薄中央厚，宜针于中央厚处拨之。以上五翳，皆先患一目，向后俱损。初患之时，其眼痛涩，头旋额痛，虽有翳状，亦难针拨。独偃月翳、枣花翳、黑水凝翳，微有头旋额痛者，宜针轻拨之。"

《古今医统大全·卷之六十一·眼科·病机》："此证瞳人有膜，青白色，其翳上下皆平，中有如横剑之状。"

《杂病源流犀烛·卷二十二·面部门·目病源流》："六曰横开翳，上横如剑脊，下微薄，不赤不痛，此病稀少。"

《金匮启钥（眼科）·卷五·剑脊翳论·水晶障》："证治歌：剑脊翳白横翳同，状如剑脊在风轮。色带焦黄或如（糙）米（色），血损肝虚是病因。"

6. 散翳

散翳指翳从瞳仁内透出，散如鳞点之状的

病症。

《普济方·卷七十九·眼目门·内障眼》:"散翳内障,此眼初患之时,不痒不痛,渐渐失明。还从一眼先患,惟瞳仁里有障翳,作青作白,不辨人物,犹见三光。歌曰:散翳薄薄又何为,状形同酥点容仪。"

《医学纲目·卷之十三·目疾门·内障》:"散翳,翳如酥点,乍青乍白,宜针拨之。"

《医宗金鉴·眼科心法要诀·卷一·散翳歌》:"散翳形散如鳞点,乍青乍白映瞳中,胞内粟生兼烂痛。[注]散翳,翳从瞳仁内透出,散如鳞点之状,乍青乍白,胞内起粟而烂,瞳仁痛楚。"

《外科证治全书·卷一·眼部证治·外障》:"散翳,点如鱼鳞乍白。"

7. 涩翳

涩翳指先从一眼患继而双眼患病,色黄赤而大如烟霞,凝滞无法吸收的病症。

《普济方·卷七十九·眼目门·内障眼》:"涩翳内障,此眼初患之时,朦胧如轻烟薄雾,渐渐失明。还从一眼先患,后乃相牵俱损。犹辨三光,翳如凝脂色,瞳仁端正状。歌曰:涩翳随开随聚迟,阴阳大小亦些微,旁观瞳子凝脂色。"

《医学纲目·卷之十三·目疾门·内障》:"涩翳,翳如凝脂色,宜针拨之。"

《证治准绳·杂病·目·内障》:"[涩翳内障]微如赤色,或聚或开,两傍微光,瞳神上如凝脂色,时复涩痛,而无泪出。"

《医宗金鉴·眼科心法要诀·卷一·涩翳歌》:"涩翳微赤凝脂色,瞳仁端正渐失明,时时隐涩疼无泪,或聚或开无定形。[注]涩翳证,瞳神内微赤如凝脂之色,瞳神端正,渐渐昏朦,时复涩痛而无泪出,其翳无定,或聚或开。"

8. 黄心白翳

黄心白翳指晶珠四边皆白,中心一点微黄色,隐在黑珠内,映出珠外的病症。

《医学纲目·卷之十三·目疾门·内障》:"白翳黄心,翳四边白中心黄者,先服逐翳散,次针足经所过诸穴,后用金针轻拨。若先患一眼,向后俱损。"

《证治准绳·杂病·目·内障》:"[白翳黄心证]四边皆白,中心一点黄,大小眦头微赤,时下涩泪,团团在黑珠上。"

《杂病源流犀烛·卷二十二·面部门·目病源流》:"十一曰黄心翳,边白,中一点黄,在黑珠上,时下涩泪。此枣花、黄心两症,皆由肝肺风热。"

《外科证治全书·卷一·眼部证治·外障》:"白翳黄心,生小眦头,四边白,中心一点黄。"

9. 偃月翳

偃月翳指发病时或有目眩眉棱骨疼痛,翳色白从晶珠上方向下生长,翳一半厚一半薄,如弯月的病症。

《普济方·卷七十九·眼目门·内障眼》:"偃月翳内障,此眼初患之时,微有头旋,额角痛。亦因肝肾热生翳,脑风积热,致使生翳,如偃月之状。"

《医学纲目·卷之十三·目疾门·内障》:"偃月翳,初患时微微头旋额痛,先患一目,次第相牵俱损,翳一半厚一半薄,宜针,先从厚处拨之。"

《证治准绳·杂病·目·内障》:"[偃月内障证]视瞳神内上半边,有隐隐白气一湾,如新月覆垂向下也。乃内障欲成之候,成则为如银翳。"

《杂病源流犀烛·卷二十二·面部门·目病源流》:"九曰偃月翳,膜如凝脂,一边厚,一边薄,如缺月,其色光白无瑕疵。此横开、浮、沉、偃月四症,皆难治。"

《外科证治全书·卷一·眼部证治·外障》:"偃月翳,形如月牙。"

10. 黑水凝翳

黑水凝翳指不痛不痒,头旋眼涩,见花黄黑不定,瞳神微大,翳或青白的病症。

《普济方·卷七十九·眼目门·内障眼》:"黑水凝翳内障,此眼初患之时,不痒不痛,微有头旋,眼涩见花,黄黑不定,瞳仁微大,翳或青白。"

《医学纲目·卷之十三·目疾门·内障》:"黑水凝翳,初患时头旋眼涩,见花黄黑不定,翳凝结青色,宜针拨之。"

《杂病源流犀烛·卷二十二·面部门·目病源流》:"十二曰黑花翳,其状青色,大小眦头涩痛,常泪,口苦,此胆受风寒也。"

《外科证治全书·卷一·眼部证治·外障》:"黑花翳(青色),星月聚散翳,黑珠上四五点白心。"

11. 如银内障

如银内障指瞳神中白色如银也,轻则一点白

亮,如星似片;重则瞳神皆雪白而圆亮。圆亮者为圆翳内障,有仰月偃月变重为圆者,有一点从中起,视渐昏而渐变大不见。

《普济方·卷七十九·眼目门·内障眼》:"圆翳内障……此脑脂流下,肝热冲上,致翳青白。瞳仁端正,阳看则小,阴看则大。"

《医学纲目·卷之十三·目疾门·内障》:"圆翳,初患时见蝇飞、花发、垂蚁,薄烟轻雾,先患一眼,次第相牵,俱圆翳如油点浮水中,阳看则小,阴看则大,金针一拨即去。"

《审视瑶函·卷五·内障·如银障症》:"如银内障分轻重,轻则中间一点栏,重则瞳神皆白亮,瞳中怫郁气相干,治伤真气并思虑,细小劳精强视瞻,滞涩清纯生障气,精华冥黑过三年,也须爱养休伤变,一拨光开胜遇仙。"

《医宗金鉴·眼科心法要诀·卷一·圆翳歌》:"圆翳青白一点圆,宛如油点水中间,肝风冲脑脂下注,明视翳小暗看宽。[注]圆翳内障初起之时,黑睛上一点青白,宛如油点浮于水面。暗处视之,其翳青白而大;明处看之,其形差小。"

《杂病源流犀烛·卷二十二·面部门·目病源流》:"一曰圆翳,在黑珠上一点圆,日中见之差小,阴处见之即大,视物不明,转见黑花,此由肝肾两虚而得也。"

《金匮启钥(眼科)·卷五·偃月内障论·仰月内障》:"更有白气隐隐一湾如新月从风轮下半边,仰而从下生上,谓之仰月障者,何以治之……倘抗久失治,则变为如银内障之难治者,可不畏哉。"

【论治法】

1. 内治法

本病多由肝肾亏虚,阴虚火旺,肝热上扰,治疗主以补肝肾,清热平肝,明目退翳。

《圣济总录·卷第一百一十二·内障眼针后用药》:"内障之证异于是,有不痛不痒者,虚实特未定也,有冰涩浮沉枣花偃月之翳,浅深固不一也,亦有清明无翳,若未尝萦疾苦者,则患与未患又相似也。是以论内障者,每重于医疗,必俟之岁月,其翳成熟,乃用针拨,或一之而愈,或再三而愈。若披云雾睹青天白日之快,方且封闭绵密以待安宁,而又服药以攻其内,所以扫除荡涤,绝其

本根,复其自然而已。世之专治者甚多,载在方册,不可概举。大抵以《龙木》为师法,《龙木》内障二十有三,可以针者,一十有二,皆言针后用某汤某丸,则知内障非针无以取效,且治眼至于针,诚出于不得已,岂可轻用妄投耶。针法具载别叙,今姑以针后用药先后次第,列之于左。"

《明目至宝·卷一·明目赋》:"圆翳内障、坐起生花、黑翳如珠、肝虚雀目,补肝散、补肾丸悉能疗治。"

《明目至宝·卷二·眼科七十二证受疾之因·圆翳内障》:"补肝散、补肾丸,若投冷药病尤煎。此是肝肾虚而得,医士精求莫罔然。此是肝肾风虚,点去翳思用冷药。宜服五子丸、拂手散、锦鸠丸、岩电丸。"

《证治准绳·杂病·目·内障》:"以药言之,则当补中疏通此三经之郁结,使邪不入目系而愈。饮食不节,劳伤形体,脾胃不足,内障眼病,宜人参补胃汤、益气聪明汤、圆明内障升麻汤、复明散。娄云:上四方治目不明,皆气虚而未脱,故可与参、芪中,微加连、柏。若气既脱,则黄柏等凉剂不可施。《经》云:阳气者,烦劳则张,精绝,目盲不可以视,耳闭不可以听之类,是其证也。""[圆翳内障证]此因肝肾俱虚而得之,宜服皂角丸,合生熟地黄丸及补肺散、补肾丸、镇肝丸、虎精丸、聚宝丸、化毒丸、青金丹、卷云膏。"

《张氏医通·卷八·七窍门上·内障》:"石顽曰:内障诸证,其翳皆生于乌珠里面,故宜金针拨之,拨后用滋养之剂以助其光,如六味丸、磁朱丸之类。气虚者佐以八珍汤、神效黄芪汤。若翳嫩不可拨者,只与用药。治法纵各不同,大意不出乎皂荚丸、生熟地黄丸。其间虚实寒热,轻重随证出入。活法在心,非笔可尽。有肚肾阴虚,绝无翳膜者,惟宜滋养真阴,切勿误与消翳等药也。有偏正头风,久而生翳,以蛇蜕炙脆为末。每服一钱,黑豆炒香淋酒一盏,入葱白三茎,同煎去葱,和滓日服效。"

《医宗金鉴·眼科心法要诀·卷一·圆翳歌》:"圆翳青白一点圆,宛如油点水中间,肝风冲脑脂下注,明视翳小暗看宽。虚热羚羊饮车细,参芩防知一同煎,实用防风芩桔梗,硝黄芜黑细知前。[注]虚者用羚羊角饮子,清其虚热;实者宜防风散,泄其热邪也。"

《疡医大全·卷十一·眼目部·分别大小圆翳内障论》："阴看则大,阳看则小,初觉宜服冲和养胃汤(柴胡、当归、白芍、甘草、葛根、人参、黄芪、白术、五味子、羌活、防风、白茯苓,口干加黄连、黄芩)石斛夜光丸(人参、山药、牛膝、菟丝子、五味子、麦门冬、羚羊角、肉苁蓉、川芎、生地、天门冬、白蒺藜、枸杞子、青葙子、草决明、杏仁、石斛、枳壳、犀角、白茯苓、甘草、防风、黄连)。""名曰小圆翳者,所禀父母胎元,瞳仁小者,脂即小故也。虽见三光,不辨人物。初起宜服冲和养胃汤、石斛夜光丸,年久宜鼠尾金针拨之。"

《金匮启钥(眼科)·卷五·偃月内障论·如金内障》："证治歌:目障竟成偃月形,病在风轮与气轮。白气隐生白膜内,状如新月色粉青。证与偃月侵睛异,始犹不觉继多凶。至下风轮光渐损,沿边周匝枣花成。病由脑漏或风湿,久滞火郁脑油生。或因饮食起居害,补肝散与坠翳(丸)工。更有白气下而上,隐隐一湾仰月名。水木若衰金反胜,治宜培木以抑金。生熟地黄(丸)右归(丸)进,金和水足自光明。内障更如银证,瞳神白色竟如银。重则雪白而圆亮,轻犹一片似银星。元气中伤郁滞,阳光精华闭塞成。湿热在脑脑油滴,元精被损光郁凝。年未六旬气未弱,石决明散或回春。如金内障亦先辨,瞳神无恙黄色侵。此病亦由元气弱,痰湿阴火更相攻。羚羊羌活羚羊(角)饮(子),神效昭然若发蒙。"

《金匮启钥(眼科)·卷五·圆翳内障论·散翳》："证治歌:圆翳何为及黑珠,阴阳二证各相区。阳者明看原难觉,暗处看之明且粗。阴者日中见差小,阴看则大不同卫。另暗无常难视物,此病原由肝肾虚。如投冷药病增甚,愈见黑花日卷舒。治贵镇肝(丸)兼补肾,(丸)皂角丸合(生熟)地黄糊。或有肺虚兼肾热,色白虽同大小殊。空青丸与羚羊角(饮子),自然翳退病消除。更有散翳如鳞点,睑下粟子烂堪虞。瞳神最痛泪流热,肝肾虚热信非诬。治宜八味还睛(丸)妙,谷精草散皂角(丸)俱。生熟地黄丸可用,审证下方其最诸。""视物不明,以冷药治之,愈见黑花,此因肝肾虚而得也。治宜皂角丸合生熟地黄丸、补肾丸、镇肝丸主之。亦有色白而大小不同者,此则由肾热肺虚而致,治宜青空丸,或羚羊角饮子。然此特言圆聚不散之翳之治法也。"

(1) 浮翳

肝热上冲者宜清肝潜阳,肝肾亏虚者则补益肝肾。

《秘传眼科龙木论·卷之一·七十二证方论·浮翳内障》："宜用金针拨之。然后宜决明散、坠翳丸神效丸。诗曰:金针拨出近乌睛,但依教法施心力,免触凝脂破不明。"

《明目至宝·卷二·眼科七十二证受疾之因·浮翳内障》："宜服镇心丸、连翘散、退血散。"

《医宗金鉴·眼科心法要诀·卷一·浮翳歌》："浮翳色白瞳内映,明看细小暗看宽,不痒不疼无血色,脑风冲入脑脂愆。决明石决人参茯,车细防军芜桔添,坠翳石决知辛味,生地参防及兔肝。宜服决明散坠翳丸。"

《疡医大全·卷十一·眼目部·分别大小圆翳内障论》："浮翳内障金针难拨,初起宜补肾平肝。"

《金匮启钥(眼科)·卷五·浮翳障论》："治此者最宜分别,治法系脑风所致,又系强壮之人,宜服石决明散,虚人则宜服坠翳丸。若系肾亏而肝失养,则宜服皂角丸,合生熟地黄丸,或七宝散主之。此系翳之通治也。""医师治法总宜区,倘系脑风更强壮,石决明散自非诬。虚则坠翳丸可进,肾亏七宝散相乎,生熟地黄(丸)合皂角(丸)。"

(2) 沉翳、滑翳

治宜清肝凉肝,补益肝肾。或内外同治。

《普济方·卷八十·眼目门·目生肤翳》："坠翳丸,治沉翳。细看方见,其病最深。"

《古今医统大全·卷之六十一·眼科·病机》："沉翳内障七,此因肝脏劳热,常见黑花,年久凝结成翳,色青白,瞳人中若沉如在水中,宜还睛丸。""滑翳内障三,翳初患,不痒不痛,先病一目,后乃相牵,渐渐失明,有翳如水银珠子。亦由脑脂流下,肝风上冲,宜决明散。"

《秘传眼科龙木论·卷之一·七十二证方论·沉翳内障》："宜令金针拨之。然后服羚羊角饮子、空青丸即瘥。"

《秘传眼科龙木论·卷之一·七十二证方论·滑翳内障》："宜令金针拨之,将息后,服补肝汤及石决明丸即瘥。诗曰:滑翳看时心且专,微含黄色白翻翻。才开还大速还小,有似水银珠子旋。

针拨虽然随手落,拟抽针出却归源。缩针穿破青涎散,五月金乌照远天。"

《明目至宝·卷二·眼科七十二证受疾之因·沉翳内障》:"宜服镇肝丸、三花五子丸、退翳散、梦灵丸,宜点黄连膏。"

《明目至宝·卷二·眼科七十二证受疾之因·滑翳内障》:"《西江月》:肝肺风热相弄,不疼不痛为佳。还睛散服是生涯,调寄西江月下。此是肝肾风虚,内有热不散,五般风热毒日久,不治永沉黑暗也。宜服拂手散、三花五子丸、岩电丸。"

《证治准绳·杂病·目·内障》:"[沉翳内障证]宜服皂角丸及生熟地黄丸(灵宝丹、救睛丹、羊肝丸、美玉散、二和散)。上自圆翳以下七证,虽有治法,终难奏功,唯金针拨之为善。""[滑翳内障证]宜服皂角丸、生熟地黄丸、还睛丸、羊肝丸、黄连膏。"

《医宗金鉴·眼科心法要诀·卷一·沉翳歌》:"沉翳白隐黑睛内,肝劳脑热下攻瞳,向日细看方见翳,日轻夜重黑睛疼。羚羊角饮车前子,羚角军防苓黑芄,皂荚丸用蛇蝉术,龙胆元精归菊芎,参苓木贼连翘芍,猪爪猬皮甲谷精。宜服羚羊角饮子及皂荚丸以治之。"

《医宗金鉴·眼科心法要诀·卷一·滑翳歌》:"滑翳水银珠子样,微含黄色遮瞳神,肝风冲脑脂下注,不痒不疼渐渐昏。须用补肝苓桔蔚,芩防芎母黑归参,有余决明车味细,军苓知蔚黑防芩。[注]滑翳内障,瞳心内一点如水银珠子之状,微含黄色,不痒不疼,无泪而遮蔽瞳神,渐渐失明,后则左右相牵俱损。此乃肝风冲上,脑脂流下所致。宜用补肝汤清散虚热,若有余用决明丸下行实热也。"

《金匮启钥(眼科)·卷五·浮翳障论·沉翳》:"有所谓沉翳者,治将何如。宜服羚羊角饮,继进皂角丸,或系肾水不足,不能上滋于肝,致肝郁热为患,则宜服皂角丸合生熟地黄丸,继进羊肝丸,总之证分虚实,治法各殊,是在医者神而明之。""证治歌:更有沉翳可举隅,黑睛有白宜细看。更兼疼痛不安居,日轻夜重肝经病。此证须分实与虚,实证所因原不一,总属于肝病厥脉。羚羊角散宜先服,继投皂角(丸)疾能除。若系肾水不足候,致肝郁热难展舒。(生熟)地黄(丸)皂角丸宜兼服,羊肝(丸)继进莫踟蹰。"

《本草简要方·卷之六·木部二·皂荚》:"治沉翳及内外障膜。"

(3) 冰翳

治宜补益肝肾,祛风化痰。亦可内外同治。

《古今医统大全·卷之六十一·眼科·病机》:"冰翳初患,头额眉睑通痛,眼中赤涩,此由肝脏积热,久成内障。其翳如冰,瞳人渐大,宜服还睛丸。"

《明目至宝·卷二·眼科七十二证受疾之因·冰翳内障》:"《鹧鸪天》:冰翳如冰冻实坚,阴观阳看泪潸然。无时白膜侵睛内,疼而难忍苦忧煎。通肝散,服心处,此名胆气苦肝缠。良医用药无差惧,眸子光明胜似前。此是肝肾久虚,热风久痛,其病宜以调理肝肾,此是热泪凝结生翳也。宜服岩电丸、三花五子丸、拨云散。"

《证治准绳·杂病·目·内障》:"[冰翳内障证]此因胆气盛,遂使攻于肝而得之。宜服七宝丸、皂角丸、合生熟地黄丸、通肝散、羊肝丸、泻肝丸、分珠散。"

《医宗金鉴·眼科心法要诀·卷一·冰翳歌》:"冰翳瞳色亮如冰,阴看阳看无二形,睛中隐隐白透外,肺风肝热合邪攻,对证虽当针督脉,出血若多反伤睛。还睛参味防知细,苓桔车前元地芄。[注]内服之药,宜还睛丸清而补之。"

《金匮启钥(眼科)·卷五·冰翳内障论·涩翳障》:"此因胆气盛,遂使攻于肝而得之也。治宜服皂角丸合生熟地黄丸及七宝丸、羊肝丸、分珠散。然此翳也,凝而不痛,故名曰冰。""证治歌:冰翳内障实而坚,痛而泪出实堪怜。日中观与傍观异,胆气攻肝治法传。羊肝(丸)七宝(丸)分珠散,皂角丸合(生熟)地黄丸。"

(4) 横翳

治宜疏风清热,镇肝息风,补益肝肾。宜可内外同治。

《古今医统大全·卷之六十一·眼科·病机》:"横翳内障,此证瞳人有膜,青白色,其翳上下皆平,中有如横剑之状,宜服还睛丸。"

《秘传眼科龙木论·卷之一·七十二证方论·横翳内障》:"宜用金针拨之。宜服还睛丸、七宝散即瘥。"

《明目至宝·卷二·眼科七十二证受疾之因·横翳内障》:"如斯状,病者稀,人沾此证实难医。若逢妙手金针拨,退了依然日上迟。此是肾脏虚热也,斯疾多难治也。宜服三花五子丸、聚宝散、岩电丸、拂手散。"

《疡医大全·卷十一·眼目部·分别大小圆翳内障论》:"横剑翳内障……如剑横于瞳人之上,虽见三光,不宜针拨。初起宜石斛夜光丸。"

《银海指南·卷四·治验存参》:"右目横翳未尽,视尚不清。行血熟四物合五脱散。"

《金匮启钥(眼科)·卷五·剑脊翳论》:"剑脊翳者,亦名横翳,……此证盖因肝虚血损而致,治宜养血益血凉血,以皂角丸合生熟地黄丸,或七宝汤主之,更点以七宝膏,不啻以钢刀折肉剑之捷效也。虽然,此证尤可治也。"

(5) 散翳、涩翳

治疗初期宜疏风清热,后清肺肝肾虚热。亦可内外同治。

《古今医统大全·卷之六十一·眼科·病机》:"散翳内障五……宜服蝉花无比丸。""涩翳内障四,涩翳先病一目,后两目俱病,如云雾朦罩,不见三光。阴看则大,阳看则小,瞳人欲散,宜还睛丸。"

《秘传眼科龙木论·卷之一·七十二证方论·散翳内障》:"此眼宜令金针拨之。然后宜服还睛散、补肝汤主之效。"

《秘传眼科龙木论·卷之一·四·涩翳内障》:"状宜令针,金针针之,然后服还睛散、七宝丸立效。先哲留言不要疑此障拨时依本法,用针三五不还迟,牢封七日图疮疴,将息应当莫自欺。"

《明目至宝·卷二·眼科七十二证受疾之因·散翳内障》:"日夜珠疼痛楚,皆因肝肺为冤。还睛散服是神仙,管取观高望远。此是肾脏热毒也,肺家热生翳也。宜服岩电丸、宣肺散。"

《明目至宝·卷二·眼科七十二证受疾之因·涩翳内障》:"肝肺热风相侮,还睛散服为佳。烦凭妙药点无瘥,右调西江月下。此是肾风热,四时阴阳失调理,色欲劳苦,故有此也。宜服三花五子丸、拨云散、胜金散、聚宝散。"

《证治准绳·杂病·七窍门上·目·内障》:"[散翳内障证]宜服皂鱼丸、生熟地黄丸、八味还睛散。""[涩翳内障]宜服皂角丸、生熟地黄丸。"

《神农本草经疏·卷十一·草部下品之下·谷精草》:"以其入肝,补益肝气,故为治目散翳之上药。"

《医宗金鉴·眼科心法要诀·卷一·散翳歌》:"金针一拨目光通。还睛散用人参味,桔梗车前苓细风,后用补肝归木贼,防风熟地芍川芎。[注]宜用金针拨其内翳之后,先服还睛散清补,后用补肝散收功。"

《医宗金鉴·眼科心法要诀·卷一·涩翳歌》:"涩翳微赤凝脂色,瞳仁端正渐失明,时时隐涩疼无泪,或聚或开无定形。还睛散内车防桔,元味知芩茶叶芎,亦用七宝丸珠珀,决脑茺参熊胆同。宜先用还睛散,后用七宝丸内消其翳也。"

《金匮启钥(眼科)·卷五·圆翳内障论·散翳》:"而顾有所谓散翳者何也,其形如鳞点,或睑下起粟子而烂,日夜痛楚,瞳神最痛,常下热泪,此由肝肾虚热所致,治宜皂角丸,生熟地黄丸,八味还睛丸,谷精草散主之。主方不一,总宜审慎验证而下,庶乃不致误人。"

《金匮启钥(眼科)·卷五·冰翳内障论·涩翳障》:"此因心肾虚热而致,治宜服皂角丸,生熟地黄丸,诚如所治,而冰有不如遇日之融,涩有不如遇水之洗也,则吾未之前闻。"

(6) 黄心白翳

治疗宜疏风清热,补益肝肾为主。

《世医得效方·卷第十六·眼科·内障》:"白翳黄心十一:前件亦是肝肺相传,停留风热。宜服前还睛散、后坠翳丸。"

《普济方·卷七十九·眼目门·内障眼》:"白翳黄心内障,此眼初患之时,肝脏劳热,皆从一眼先患,后乃相牵俱损。初觉急治即瘥,先须凭服汤药丸散将息,即宜针刺诸穴脉后,更宜金针轻拨之,然后服坠翳散即效。歌曰:可怜白翳更黄心,患者商量惧用针,来往用针三五拨,不随针落药能沉。还睛方术须通秘,百日如风卷雾阴。期若丁宁须向说,窥看神效值千金。"

《古今医统大全·卷之六十一·眼科·病机》:"白翳黄心八,此由劳伤太过,虚热上攻,有时昏朦不能辨物,久成内障,白翳中黄,宜服参茯还睛丸。"

《明目至宝·卷二·眼科七十二证受疾之因·白翳黄心》:"鹧鸪天:肝肺毒,热风侵,覆尽乌珠不见轮。若服数帖还睛散,管取安然病不临。

此是肝肾热毒也。宜服三花五子丸、岩电散、拂手散、聚宝散、退翳散。"

《证治准绳·杂病·目·内障》:"[白翳黄心证]乃肝肺相传,停留风热,宜服还睛散及皂角丸,合生熟地黄丸。"

《医宗金鉴·眼科心法要诀·卷一·白翳黄心歌》:"白翳黄心内障证……肺肝风热冲于目,涩痛羞明泪似汤。坠翳决明茺蔚子,人参甘菊共车防。[注]乃肺肝风热,流入于眼,频频下泪涩痛,致成此证。宜服坠翳散。"

(7)偃月翳

治疗宜补益肝肾。

《世医得效方·卷第十六·眼科·内障》:"偃月翳第九:前件诸证,并不可治。皆是宿生注受,当有此病,纵强用药,终无安日。"

《古今医统大全·卷之六十一·眼科·病机》:"偃月翳内障十二:此证为肝肾俱劳,致生翳障如偃月白色,不能辨物,服坠翳丸。"

《医宗金鉴·眼科心法要诀·卷一·偃月翳歌》:"偃月瞳含偃月形,一湾白气向下生,脑风积热下注眼,肝肾俱亏致损明。通明散内防芩入,人参白茯细辛茺,坠翳丸用石决麝,青鲤青羊牛胆熊。[注]偃月内障,瞳神内上半边有白气一湾,隐隐似新月之状,覆垂向下。缘脑风积热注入眼中,致成内障,为肝肾俱劳之证。宜服通明散坠翳丸。"

(8)黑水凝翳

治疗宜温中补虚。

《世医得效方·卷第十六·眼科·内障》:"黑花翳十二:此候其状青色,大小眦头涩痛,频频下泪,口苦,不喜饮食,盖胆受风寒,宜服凉胆丸。"

《普济方·卷七十九·眼目门·内障眼》:"黑水凝翳内障……宜用金针轻拨之,然后宜服芦荟丸、通明散、立效。歌曰:黑翳水结凝青色,可怜内障没真容。阴阳开处难开聚,如觉风疳在胆中。还用金针三五拨,药凭芦荟作神功。期程百日丁宁说,玉兔中秋照远空。"

《古今医统大全·卷之六十一·眼科·病机》:"黑圆翳内障十一,此证头旋脑热,眼黑生花,肝胆积热,风上冲脑,凝结成翳。如烟色隐隐,深沉如水之中不能视物,宜服泻肝散。"

《证治准绳·杂病·目·内障》:"[黑花翳证]盖胆受风寒,宜凉胆丸、还精丸、四物汤、灵宝丸、青金散、皂角丸、生熟地黄丸。"

《医宗金鉴·眼科心法要诀·卷一·黑水凝翳歌》:"黑水凝翳瞳微大,内含青白障瞳仁,生花眦痛频频泪,胆热为邪损目神。芦荟丸中细辛草,牛胆羚羊柏子参,通明防蔚参苓黑,桔梗车前柏子仁。[注]缘胆热为邪,致成内障。宜服芦荟丸通明散。"

《本草简要方·卷之五·木部一·芦荟》:"芦荟甘草各二钱五分,人参牛胆各五钱,柏子仁细辛各一两,羚羊角(蜜炙)二两,研末蜜丸梧子大。每服十丸,空腹清茶下。治黑水凝翳内障。"

(9)如银内障

治疗宜补益肝肾,补益脾胃,清肝胆热。或内外同治。

《证治准绳·杂病·目·内障》:"[仰月内障证]乃水不足,木失培养,金反有余,故精液亏而元气郁滞于络而为病也。"

《张氏医通·卷八·七窍门上·内障》:"仰月内障证乃水不足,木失培养,金反有余,故津液亏,乃火气郁滞于络而为病也。补肾丸、补肾磁石丸等选用。""如银内障证,非银风内障已散大而不可复收之比。血气未衰者拨治之,先服羚羊补肝散,次用补肾丸。庶有复明之理。"

《金匮启钥(眼科)·卷五·偃月内障论·如银内障》:"夫如银内障何为者……亦有湿热在脑,脑油滴落,而元精被损郁闭其光,非若银风散大而不可收者,乃不治之兆,故称难治。然有年未六旬血气未衰者,主以石决明散,犹可复明也。但未若如金内障之易退耳。"

《金匮启钥(眼科)·卷五·偃月内障论·仰月内障》:"盖此候乃水不足,木失培养,金反有余之故也。治宜培木抑金,滋水补阴,以生熟地黄丸及右归丸之类主之。自尔水足金和,光明无损矣。倘抗久失治,则变为如银内障之难治者,可不畏哉!"

2. 外治法

外治法总论:本病主以金针开内障,并可针后服药助翳障消除。

《普济方·卷七十九·眼目门·内障眼》:"凡内障之眼,形候甚多,好恶非一。有冰、有涩、有滑、有散。冰者拨之不下,滑者闭之不牢,涩者收之稍迟，散者刮之难聚，如此之类，宜鉴辨之。或浮或深，或老或嫩，用针轻重粗细，则量宜浅宜深，宜迟宜疾。患人或冷或热，或实或虚。若热多者，宜先服凉药，令热毒稍除，然后开之，不尔恐气开吐逆。若有风虚者，先宜服祛风镇心之药，候四体平和，方宜下针，不尔晕闷惊悸。切在临时消息，随其虚实所宜也。又性热者，脑脂流下，其翳易老。性冷者，其翳难老。老障者可用小针，嫩薄者可用大针。障浮者，去乌珠近下针之。障沉者，须远下针。翳若沉，下针近拨之，则其翳不牢。翳若浮，下针远拨之，其翳多破。若妇人有妊娠及新产后有斯疾者，未宜下针，直候体力安平，方可开之，不尔则必有所损。凡开内障及诸翳膜息肉，必须候天气晴明无风，仍于静处断除喧乱，安心定意，方可行针。随眼左右，宜向小眦头下针。隔鼻开眼者，鼻碍于手，下针不妙。令患人正面坐，手捉医人腰带，勿令放手。先将锐针挂穴令定便得，眼睛勿令转动，定呼吸气五十息，徐徐进针，勿令过重，亦不可全轻。初且须轻轻抹入，即须稍重。针头若偏或有伤损，血则随针出，即不可止。亦不得重手按之，恐血更多，可轻轻裹之，又须缓气徐徐用力逼之，血即自止。若血不止，必见大伤，则待血凝塞，针孔则合也。可依旧法，用药将息。转针不过午，若针觉坚急者，则是入膜。若放平犹滑及未得全入。若已入了，其眼觉痛。若痛且住歇少时，渐渐进之。临欲过膜，痛即更甚。方便用意针过，待痛稍定，即可倒针。向瞳仁齐平，拨之向下，不得用重手也。离瞳仁微近，开眼便见物，既见物，须合眼，缓缓抽针出了。停五十息，久开得明朗见物。即以绵封之，依法将息。勿令失度，稍失其宜，即翳晕却上，准前更开亦得。若拨后有动静，随状止之。若有痛处，以手随处掐之即定。若大痛不定，即以火熨之。凡欲下针，预向人说勿恐。下手疾人惊恶呕吐，亦须药止痛。以大黄木香等为末，以醋浆水和如泥，作饼子搊之即定。或吐不定，含白梅咽津，仍预先含之，吐逆盛即难止。"

"《龙木论》云：针内障眼法。歌曰：内障由来十六般，医者还须仔细看。分明一一知形状，下针方可得安然。若将针法同圆翳，误损神光取瘥难。冷热先用虚与实，调和四体待平安。不然气闷违将息，呕逆劳神翳却翻。咳嗽震头皆未得，多惊先服镇心丸。若求凉药银膏等，用意临时体后看。老翳细针粗拨嫩，针形不可一般般。病虚新产还娠月，下手应知将息难。不雨不风兼吉日，清斋三日在针前。安心定意行医道，念佛亲姻莫杂喧。患者向明盘膝坐，提师腰带待心安。针者但行贤哲行，恻隐之情实善缘。有血莫惊须住手，裹封如旧再开看。忽然惊振翳重下，服药三旬见朗然。七日解封须见物，花生水动莫他言。还睛丸散坚心服，百日分明复茜根。"

"针内障眼后法。歌曰：内障金针针了时，医师言语要深知。绵包黑豆如球子，眼上安排吊系之。头安豆枕须安稳，仰卧三朝莫厌迟。卧后忽然微有痛，脑风牵动莫他疑。或针或烙依经法，痛极仍将火熨之。备拟白梅含咽汁，吐来仰卧却从伊。起则恐因遭努损，虽然希有也须知。七朝跂粥温温服，震着牙关事不宜。大小便时须缓缓，无令自起与扶持。高声叫唤多惊动，清嫩睛轮见雪飞。如此忌须三十日，渐行出外认亲知。狂心莫忆阴阳事，夫妇分床百日期。一月不须临洗面，针痕须防湿微微。五辛酒面周年断，服药平除病本基。"

《医学纲目·卷之十三·目疾门·内障》："圆翳，初患时见蝇飞、花发、垂蚁，薄烟轻雾，先患一眼，次第相牵，俱圆翳如油点浮水中，阳看则小，阴看则大，金针一拨即去。"

"按内障先患一目，次第相引，两目俱损者，皆有翳在黑睛内遮瞳子而然。今详通黑睛之脉者，目系也。目系属足厥阴、足太阳、手少阴三经，盖此三经，脏腑中虚，则邪乘虚入经中郁结，从目系入黑睛内为翳。（《龙木谕》）所谓脑脂流下作翳者，即足太阳之邪也。所谓肝气冲上成翳者，即足厥阴之邪也。故治法以针言之，则当取三经之腧穴，如天柱、风府、太冲、通里等穴是也。其有手巧心审谛者，能用针于黑眼里拨其翳，为效尤捷也。以药言之，则当补中，疏通此三经之郁结，使邪不入目系而愈。今集（《龙木谕》）并方于后。"

《古今医统大全·卷之六十一·眼科·病机》："圆翳内障一……或先病一目，后则俱病，此是脑脂流下，肝风充上，宜以金针拨之，服防风散。"

《秘传眼科龙木论·卷之一·七十二证方论·圆翳内障》："其眼须针，然后服药，治用防风散、羚羊角饮子。诗曰：金针一拨云飞去，朗日舒光五月天。不是医人夸巧妙，万两黄金永不传。"

《证治准绳·杂病·目·内障》："久则不睹，神水纯白色，永为废疾也。然废疾亦有治法，先令病者，以冷水洗眼如冰，气血不得流行为度。用左手大指、次指按定眼珠，不令转动，次用右手持鸭舌针，去黑睛如米许，针之令入。白睛甚厚，欲入甚难，必要手准力完，重针则破，然后斜回针首，以针刀刮之，障落则明。有落而复起者，起则重刮，刮之有至再三者，皆为洗不甚冷，气血不凝故也。障落之后，以绵裹黑豆数粒，令如杏核样，使病目垂闭，覆眼皮上，用软帛缠之，睛珠不得动移为度，如是五七日才许开视，视勿劳也。亦须服上药，庶几无失。此法治者五六，不治者亦四五。五脏之病，虚阳之病，六腑之病，弱阴之病，四者皆为阴弱不能配阳也。学者慎之。"

《张氏医通·卷八·七窍门上·金针开内障论》："姑以针时手法言之。若江西流派，先用冷水洗眼，使翳凝定，以开锋针先刺一穴，续进圆针拨翳。或有开孔拨翳，俱用鸭舌针者，云虽龙树真传，但针粗穴大，每至痛极欲晕。余所用毫针，细而尖锐，取穴轻捷，全无痛楚。然必择吉日，避风雨阴晦日。酷暑严寒日。令病人先食糜粥，不可过饱。少停向明端坐，一人扶定其首，禁止傍人喧杂。医者凝神澄虑，慎勿胆怯手颤，以左手大次二指，按开眼胞，使其转睛向鼻，睁目如努出状。右手大次中三指，捻正金针镶处之上，看准穴道，从外眦一边，离黑珠约半米长许，平对瞳神，下针最便。必须手准力完，一针即进，切勿挠动，使之畏忍。所以开单瞖，须遮蔽好眼，方可进针。进针之后，以下唇略抵针柄，轻轻移手于针柄尽处，徐徐捻进。第一宜轻，稍重则痛。俟针进约可拨至瞳神时，以名指曲附大指次节，承其针柄，虚虚拈著，向上斜回针锋至瞳神内夹道中，贴翳内面往下拨之，翳即随落。若不落，再如前手法，从上往下拨之。倘三五拨不下，须定稳念头，轻轻拨去自落。惟死翳拨之不动者忌拨。有拨落而复起者当再拨，其翳随针捺于黑珠之下，略顿起针，缓缓捻出。但元气虚人，针后每多作呕，以托养神膏者属胃气也。须预备乌梅之类，勿使其呕为妙。呕则防翳复上，上则一两月后复针，翳既尽。不可贪功多拨，多拨则有伤损神膏，呕动胃气之害。凡翳嫩如

浆，不沾针首，而不能拨下，或拨下而复泛上满珠者，服补养兼消翳药自明。"

《疡医大全·卷十一·眼目部·分别大小圆翳内障论》："医者用针，自有浅深，翳大针浅，翳不能落，翳小针深，岂不损睛，误治者可不慎乎！翳障复起，宜平肝顺气，其障自落，如不能落，复针亦可。凡针后忌用川芎，恐行血作痛。"

《疡医大全·卷十一·眼目部·分别大小圆翳内障论·大圆翳》："年久宜用金针拨之。"

《疡医大全·卷十一·眼目部·分别大小圆翳内障论》："名曰小圆翳者，所禀父母胎元，瞳仁小者，脂即小故也。虽见三光，不辨人物。初起宜服冲和养胃汤、石斛夜光丸。年久宜鼠尾金针拨之。"

《目经大成·卷之二·八十一证·内障五十七》："其致病始末，前后已详言之，无容再赘。今专究其针治如后。目不赤痛，左右并无头风，瞳子不敧不侧，阳看能小，阴看能大，年未过六十，过六十而矍铄，知昼夜，见影动，皆可针拨，反此者不能。既不反此，其翳黄如橙、红如朱、清如水晶，昏暗如羊眼，绿如猫睛，皆不可针。又有外看无一毫犯禁忌，针入翳坚如石者；沉泊黄精者；韧如皮膜，碎一孔而不能者；着针睛珠病疲不胜力者；通睛沉陷针难转拨者，须罢手勿强为针。后有头痛用葱艾熨法，痛甚按穴灸，呕吐当暖胃，白睛红当清火行血，通睛急痛安神养精，佐以和肝。过此，瞳神有油气，视而眽眽，大益荣卫。如欲缩小，加辛以开。欲散大，倍酸以收。但不宜用芎、桂、姜、附香燥之物，恐助血作针口。过此，障落无光者，阴阳不交。"

"古人针用三棱、用鸭舌、用马口铁造者，虽载诸简策，未得指授，率意为之，鲜不败事。无若吾此者之圆活稳便也。有某士中年落魄，寻医生涯，师心自足，耻问前达。闻人有独得处，偏加意鄙薄。一日阅余开目，彼阴记其款式，遂出治人，瞳神一痛而破，可见金针尚不敢妄施。三棱、鸭舌而可漫然尝试者乎？好自用者，愿以此生为戒。"

"凡针，量其人年形苦乐，预为调停脏腑外，前二三日须少进清散之剂，平其气血。及时取新汲井泉水一盆，安置架上，患者对盆正坐，医家侧立，以手匀水，频频于眼内外浇淋，觉冷气沁入脑户，则脂翳越凝，拨而无血。且使肌理顿木，不知痛

怯。于以下针,运斤成风,目不黏滞矣。若冬月及老弱人,兹法不施亦得。拨眼要精八法。六法易传,惟二法巧妙,在于学者心灵手敏,久之自然有得。八法者,一曰审机。患者以冷泉洗眼毕,正襟危坐椅上,靠定头项,勿令转动。两手搦珠,心无妄想。如拨左眼,医师用左手大指、食指分开眼皮,即就二指捺住白睛。次用右手大指、食指、中指执针,令紧而直。名指略按眼眶,庶可动而察轮,静而观廓。二曰点睛。针锋就金位去风轮与锐眦相半,正中插入,毫发无偏。随用疾逆泻荣,徐顺补卫。三曰射覆。针锋深入无碍,即近黄精,慢慢斜回针柄,会须进不招愆,退而得所。四曰探骊。针泊黄精,如意运用,使不晕不悸,不妨直自内寻,横从外觅。五曰扰海。神龙即见,雾雨潜兴。闭目片刻,则风雷自息。然后重截云头,轻收虹脚。六曰卷帘。障虽拨落,开手自能上去,必加力掉下,又放上来。务期上而不高,下而到底。七曰圆镜。翳净用针干于金井中央、周遭浣涤。细看睛内,神水澄澈,颜色指动,一一映照,自尔远可识人,近能鉴物。八曰完璧。回针将障送至护睛水内尽处,迟迟出针之半,少息再出,恐障复还原位。切莫缓在半日,急于一刻。此八法之大概,其中妙处不传,深造自得者,尤在三四法之间。"

"圆翳,非谓方圆之圆,乃两重相粘,中央夹有浊水,犹包子壁钱之象。凡针拨动荡,却不能脱落者是。须针锋望巽廓空中一刺,其浊水滚滚下流,或溢出于金井之外。再竖针,向内打圆按下,则瞳子瞭然矣。"

"诀曰:无因自尔渐昏朦,偏是昏朦色界通,妄见蝇飞花乱落,或如电掣火流红。这般病业非伤性,水不清凉木有风。彼时药石差标本,邪正相持气混融,始然一眼如烟罩,次后相牵总一同,年久舆薪全弗见,爰名内障障双瞳。漫漫长夜何时旦,金针一度日当空。生成内障有多端,可能医治十来般,分明一一知形色,行针方可获全安。鸭舌古针今罕尚,三棱用亦不相干,病虚老弱兼娠妇,前后调和药饵难。咳唾眴摇仍未许,无已预服补和丸。不雨不风天气好,致斋申敬待针完。八法通神心勿怖,但是闲人只静观,有血术疏急住手,误犯黄精岂等闲,乾廓利贞巽地善,鉴人神水静无痕。三日启封虽见物,花明水动莫多言,若然使性违将息,纵不伤生翳却翻。内障金针针了时,针痕

湿着痛微微,软帛缠头金纸贴,仰眠忱以稳为期。眼外忽疼禁不住,首风牵引莫他疑,或砭或药归经窦,否则还将熨法施。欲吐盐梅含咽下,吐来端坐却由伊。三朝糜粥温温服,震动牙车事匪宜。大便小便轻叫唤,行云行雨绝相思。如此耐心三十日,徐行出入会亲知。一切有情身外事,病魔从此永分离。"

《金匮启钥(眼科)·卷一·眼科针灸要穴图像·开内障图》:"以上五翳,皆先患一目,向后俱损,初患之时,其眼痛涩,头旋额痛,虽有翳状,亦难针拨。独偃月翳、枣花翳、黑水凝翳,微有头旋额痛者,宜针轻拨之。"

(1)浮翳

《普济方·卷七十九·眼目门·内障眼》:"浮翳内障……宜用金针拨之。"

《医学纲目·卷之十三·肝胆部·目疾门·内障》:"浮翳,藏形睛之深处,细看方见,宜针深拨之。"

《秘传眼科龙木论·卷之一·六·浮翳内障》:"宜用金针拨之。然后宜决明散、坠翳丸神效丸。"

(2)沉翳

《普济方·卷七十九·眼目门·内障眼》:"沉翳内障眼……宜令金针拨之,然后服羚羊角饮子、空青丸瘥。歌曰:一般内翳又浮沉,隐隐藏形黑水深。向日细看方得见,自古相传不是今。此障拨时须远穴,劝君莫用短头针。坠翳强过五十息,只图牢固没他心。"

《明目至宝·卷二·眼科七十二证受疾之因·沉翳内障》:"宜服镇肝丸、三花五子丸、退翳散、梦灵丸,宜点黄连膏。"

《疡医大全·卷十一·眼目部·分别大小圆翳内障论》:"二三年外,凝结成翳青白色,如沉水中,若见三光,宜针拨之。"

(3)滑翳

《普济方·卷七十九·眼目门·内障眼》:"滑翳内障……宜令金针拨之,将息后,服补肝汤、石决明丸即瘥。"

《医学纲目·卷之十三·目疾门·内障》:"滑翳,翳如水银珠,宜金针拨之。"

《目经大成·卷之二·八十一证·内障五十七》:"滑翳,亦非光滑之滑。乃圆翳未结,针入能

散能聚,散之则大珠小珠上下交流,聚之,仍合而为一。所谓如水银之走者,此也。是症不多见,针亦莫能奏效,学者识之。"

《疡医大全·卷十一·眼目部·分别大小圆翳内障论》:"如年久用莲子金针拨之。"

(4)冰翳

《普济方·卷七十九·眼目门·内障眼》:"冰翳内障……初患之时,宜令针治诸穴脉。忌督脉处出血过多,恐加昏重。宜令服食还睛丸。歌曰:冰翳犹如水冻坚,阴中阳里一般般。傍观瞳仁透表白,针下分明是谎言。来往用针三五拨,志心服药必能瘥。若遇庸医强拨下,瞳仁清净不能观。"

《医学纲目·卷之十三·目疾门·内障》:"冰翳,初患时头旋额痛者,眼睑骨鼻颊骨痛,目内赤涩,先患一眼,向后翳如冰冻坚白,宜于所过经脉针其俞穴,忌出血,宜针拨动,不宜强拨。"

《医宗金鉴·眼科心法要诀·卷一·冰翳歌》:"冰翳瞳色亮如冰,阴看阳看无二形,睛中隐隐白透外,肺风肝热合邪攻,对证虽当针督脉,出血若多反伤睛。还睛参味防知细,芩桔车前元地芜。[注]宜按穴刺之,出血则愈。但督脉不宜出血过多,若出血过多,恐加昏暗也。内服之药,宜还睛丸清而补之。"

(5)横翳

《普济方·卷七十九·眼目门·内障眼》:"横翳内障……宜用金针拨之。宜服还睛丸、七宝散瘥。歌曰:虽然稀有横关翳,学者韬钤要得知。细观横心如剑脊,上头下畔薄微微。开时先向中心拨,随后还应若雾披。改往修来何所作,一生龙树愿归依。"

《医学纲目·卷之十三·目疾门·内障》:"横翳,横如剑脊,两边薄中央厚,宜针于中央厚处拨之。以上五翳,皆先患一目,向后俱损。初患之时,其眼痛涩,头旋额痛,虽有翳状,亦难针拨。独偃月翳、枣花翳、黑水凝翳,微有头旋额痛者,宜针轻拨之。"

《审视瑶函·卷五·内障·剑脊翳症》:"剑脊名横翳,其症有厚薄,精膏有所伤,此症初应恶,妙手皆坚心,也应一半落。此症色白,或如糙米色者,或带焦黄色者,但状如剑脊样,中间略高,两边薄些,横于风轮之外者,即此症也。厚薄不等,厚者虽露上下风轮,而瞳神被掩,视亦不见,薄者虽

不尽掩,视亦昏眊,较之重者稍明耳。纵然色嫩根浮,亦有疤迹。若滑色深沉者,虽有妙手坚心,即疗止可减半。若微红罩绊者,尤难为退,以上不论厚薄,非留心于岁月者,难效也。"

(6)散翳

《普济方·卷七十九·眼目门·内障眼》:"散翳内障……犹见三光,此眼宜令金针拨之,然后宜服还睛散、补肝汤治之即瘥。歌曰:散翳薄薄又何为,状形同酥点容仪。一随针了和涎散,未得分明自觉知。封里安存须善巧,莫令患者致狐疑。殷勤遣服还睛散,再睹三光百日期。忌慎一如僧戒行,不须恣意纵贪痴。深言向说何为切,记取冥冥黑暗时。"

《医学纲目·卷之十三·目疾门·内障》:"散翳,翳如酥点,乍青乍白,宜针拨之。"

《医宗金鉴·眼科心法要诀·卷一·散翳歌》:"散翳形散如鳞点,乍青乍白映瞳中,胞内粟生兼烂痛,金针一拨目光通。[注]散翳,翳从瞳仁内透出,散如鳞点之状,乍青乍白,胞内起粟而烂,瞳仁痛楚。宜用金针拨其内翳之后,先服还睛散清补,后用补肝散收功。"

《疡医大全·卷十一·眼目部·分别大小圆翳内障论》:"散翳内障,按此证皆由五脏虚劳,酒色过度,加之忧思暴怒,肝气上冲,脑中恶气流下,凝滞瞳人之前,结而成翳,或浓或淡,厚薄不一,其色黄白,散大而无收吸,虽见三光,不宜针拨,不能治也。"

(7)涩翳

《普济方·卷七十九·眼目门·内障眼》:"涩翳内障……宜令金针拨之。然后宜服还睛散、九宝丸立效。歌曰:涩翳随开随聚迟,阴阳大小亦些微。旁观瞳子凝脂色,先哲有言不用疑。此障拨时依本法,用针三五下还离。牢封七日圆疮可,将息应当莫自欺。"

《医学纲目·卷之十三·目疾门·内障》:"涩翳,翳如凝脂色,宜针拨之。"

(8)黄心白翳

《医学纲目·卷之十三·目疾门·内障》:"白翳黄心,翳四边白中心黄者,先服逐翳散,次针足经所过诸穴,后用金针轻拨。若先患一眼,向后俱损。"

《秘传眼科龙木论·卷之一·七十二证方

论·十一·白翳黄心内障》:"初觉即须急疗,先须凭服汤药丸散,将息谨护,即宜针刺诸穴脉。后更用金针轻拨,然后服坠翳散即效。"

（9）偃月翳

《普济方·卷七十九·眼目门·内障眼》:"偃月翳内障……还用金针拨之,然后宜通明散、坠翳丸立效。歌曰:眼中一种脑脂凝,何得偏称偃月名。一畔厚而一畔薄,医工不晓即疑生。欲知巧妙行医法,厚处先宜拨便明。丸散还睛应遣服,坚牢百岁得安宁。"

《医学纲目·卷之十三·目疾门·内障》:"偃月翳,初患时微微头旋额痛,先患一目,次第相牵俱损,翳一半厚一半薄,宜针,先从厚处拨之。"

（10）黑水凝翳

《医学纲目·卷之十三·目疾门·内障》:"黑水凝翳,初患时头旋眼涩,见花黄黑不定,翳凝结青色,宜针拨之。"

（11）如银内障

《普济方·卷七十九·眼目门·内障眼》:"圆翳内障……其眼须针,然后服药补治,用防风散羚羊角饮子。歌曰:翳中最好是团圆,一点犹如水上盘。阳里看时应自小,阴中见则又还宽。金针一拨蝇飞去,朗日舒光五月天。不是医人夸巧妙,谁提远地密相传。"

《证治准绳·杂病·目·内障》:"[如银内障证]非银风内障已散大而不可复收之比。年未过六十及过六十而血气未衰者,拨治之,皆有复明之理。"

3. 针灸法

《证治准绳·杂病·目·内障》:"《龙木论》所谓脑脂流下作翳者,即足太阳之邪也。所谓肝气冲上成翳者,即足厥阴之邪也。故治法以针言之,则当取三经之腧穴,如天柱、风府、太冲、通里等穴是也。其有手巧心审谛者,能用针于黑眼里拨其翳,为效尤捷也。"

4. 禁忌

《普济方·卷七十九·眼目门·内障眼》:"凡诸药须预备拟,不可临时阙也。痛久不可忍,即见损也。开眼后绵封七日,吃豉粥,仰卧,不得转动侧卧。常须人看,不可离人。勿高声叫唤,大小便缓缓扶起,勿令患人用力及不得洗面迎风。将息七日后开封,若见物犹白色,或如霜雪,盖是眼嫩故也。亦未可全除封,看物即可时时一开,若看物甚即睛疼。必有所损,二七日后方可除封。有物状如衣带,飞虫悬针之动。水轮未定,吃药渐渐自已。三七日外,眼或痒无虑也。凡开时,患人不得太饱,亦无令饥也。既开见物,或有痛处,随左右针之及掐捻左右督脉、颞颥、风府等穴。若针痕痛,二三日即自定也。一月内不用洗面,恐水入针孔,即有所损也。宜以绵渍盐汤,微微拭之。七日内不得吃饭,恐入水动牙关。应着水轮,故须吃粥及软烂之物。夫治眼不论障翳及诸杂状候之眼,皆不得当风看日及喜怒房事。五辛酒面炙爆毒物,并宜断之。惟须宽缓性情,慎护调摄,即无不瘥也。若纵恣乖违,触犯禁忌,则自贻其咎矣。"

《审视瑶函·卷五·运气原证·开内障图》:"虽不痛不痒,其翳黄色红色者,不宜针拨;翳破散者,不宜针拨;中心浓重者,不宜针拨。拨之不动者,曰死翳,忌拨。独白翳黄心,宜先服药后针之,若无翳者,名曰风赤,不宜针之。"

《张氏医通·卷八·七窍门上·金针开内障论》:"张飞畴曰:内障一证,皆由本虚邪入,肝气冲上,不得外越,凝结而成,故多患于躁急善怒之辈。初起之时,不痛不痒,视物微昏,或朦胧如轻烟薄雾。次则空中常见黑花,或如蝇飞蚁垂,睹一成二,瞳神渐渐变色,而至失明。初时一眼先患,次则相牵俱损。能睹三光者可治,若三光已绝,虽龙树复出,亦难挽回。古人虽立多名,终不越有水无水之辨。若有水而光泽莹彻者易明,无水而色不鲜明者难治。忽大忽小,收放如气蒸动者,针之立明。若久视定而不动者为死翳,纵水未枯,治之亦难全复。翳色白或带青,或如炉灰色,糙米色者易明。若真绿正黄色者不治。凡翳不拘何色,但有棱角,拨即难落。翳状破散及中心浓重者,非拨可除。若犹能视物者,其翳尚嫩,不可便针,俟翳老,然后针之。又一种翳色虽正,水纵不枯,目珠软塌者,此必不治,不可轻用金针。如一眼先暗,而三光已绝,其后眼续患,亦难针治。若夫瞳神散大,或紧小,或浑黑,或变色而无障翳,至不睹三光者,此内水亏乏,不在证治。倪仲贤所云:圆翳冰翳,滑翳涩翳,散翳浮翳,沉翳横翳,枣花翳,白翳黄心,黑水凝翳,惊振内障等证,金针拨之,俱可复明。但针后数日中,宜服磁朱消翳等药,后则常服补肾调养气血之剂,以助其光。其翳状《龙木论》

中已悉,不暇再述。"

"先与千金磁朱丸七服,次与皂荚丸、生熟地黄丸并进,否则俟凝定再针,不可限以时日。有种翳虽拨落,圆滑而捺下复滚上者,必略缩针头,穿破其翳,捺之自下,不下,亦如前用药自消。或有目珠难于转内者,针内眦亦得,此名过梁针,取穴较外眦稍远一线,针法与外眦无异,但略觉拗手。然鼻梁高者,难于转针,不可强也。若针右眼外眦,下针之后,换左手转针拨翳。手法亦须平日演熟,庶无失误。出针之后,令病者垂垂闭目,用绵纸五七重,量纸厚薄及天时寒暖封固。更以软帛裹黑豆数粒,以线系定镇眼,使目珠不能动移,动则恐翳复上。是以咳嗽之人不宜用针,亦是此意。又肝虚人时有泪出,勿用黑豆,宜以决明子代之,则无胀压珠痛之患。然觉紧则宜稍松,觉宽则宜稍收,以平适为主。封后静坐时许,然后轻扶,高枕仰卧。不须饮食,若饥则不妨少与,周时后以糜粥养之。戒食震牙之物及劳动多言。不可扳动露风,露风则疼痛,疼痛则复暗,不可不慎。过七日方可开封看物,切勿劳视。亦有针时见物,开封时反不见者,本虚故也。保元汤、六味丸。补养自明。针后微有咳嗽,难用黄芪者,以生脉散代之。若形白气虚者,大剂人参以补之。肥盛多痰湿者,六君子加归、芍以调之。"

"一月之内,宜美味调摄,毒物禁食,不得高声叫唤及洗面劳神。百日之中,禁犯房劳恼怒,周年勿食五辛酒面等物。若犯前所禁诸条,致重丧明者,不可归罪于医也。其有进针时,手法迟慢,目珠旋转,针尖划损白珠外膜之络而见血及伤酒客辈,目中红丝血缕者,虽为小过,切勿惊恐,如法针之,所谓见血莫惊休住手是也。又进针后触著黄仁,而血灌瞳神,急当出针,而服散血之药,所谓见血莫针须住手是也。法虽若此,医者能无咎乎。又年高卫气不固,针时神膏微出者,即与保元汤调补之。开卦时白睛红色,勿讶,以封固气闭,势使然也。其用针未熟者,量针穴与瞳神,相去几许,以墨点针上,庶指下无过浅过深之惑。凡初习针时,不得以人目轻试,宜针羊眼。久久成熟,方可治人。谚云:羊头初试,得其轻重之宜。正初习金针之要法,不可以其鄙而忽诸。"

《疡医大全·卷十一·眼目部·分别大小圆翳内障论》:"凡镰洗,查逐日人神所在其经,忌用刀针。"

附:造针之法

《张氏医通·卷八·七窍门上·金针开内障论》:"造金针法:用上赤不脆金,抽作金丝,粗如底针,约长三寸,敲作针形。以小光铁槌,在镔上缓缓磋之,令尖圆若绣针状。亦不可太细,细则易曲易断。如觉柔软,再磋令坚。不可锉击,恐脆则有伤,断入目中,为害不浅。缘金银之性,经火则柔,磋击则坚,务令刚柔得宜。以坚细中空慈竹三寸作柄,则轻便易转,且不滑指。柄中以蜡入满,嵌入大半,留锋寸余。针根用银镶好,无使动摇。针锋以银管护之。先用木贼草擦令圆锐,更以羊肝石磨令滑泽,穿肤不疼,则入目不痛,方可用之。造成后,亦宜先针羊眼,试其柔脆,庶几无失。"

【论用方】

1. 堕翳丸(一名浮翳坠翳丸)(《圣济总录·卷第一百一十二·内障眼针后用药》)

治内障浮翳针后及枣花翳。针后服。

石决明(刮洗) 人参 知母(焙,各一两) 细辛(去苗叶,半两) 防风(去叉) 生干地黄(焙,各二两) 五味子(一两半) 兔肝(一具,炙干)

上八味,捣研为末,炼蜜和丸如梧桐子大。每服二十丸,空心茶汤下,渐加至三十丸。

2. 决明散(《圣济总录·卷第一百一十二·内障眼针后用药》)

治内障浮翳,或如枣花,或若银钉浮浅透外。针后服。

石决明(刮洗) 细辛(去苗叶) 防风(去叉) 车前子 人参 白茯苓(去黑皮) 大黄(锉,炒) 芜蔚子(各一两) 桔梗(炒,半两)

上九味,捣罗为散。每服二钱匕,粥饮调下,食后临卧服。

3. 羚羊角汤(《圣济总录·卷第一百一十二·内障眼针后用药》)

治内障沉翳,隐隐伏藏,黑睛向日即见。针后服。

羚羊角(镑) 防风(去叉) 芜蔚子(各二两) 车前子 黄芩(去黑心) 玄参(各一两) 大黄(锉,炒,半两)

上七味,粗捣筛。每服三钱匕,水一盏,煎至六分,去滓温服,食前临卧。

4. 空青丸(《圣济总录·卷第一百一十二·内障眼针后用药》)

治内障沉翳。针后服。

空青(研如粉)　五味子　细辛(去苗叶)　石决明(刮洗,捣研)　车前子(各一两)　生干地黄(焙)　防风(去叉)　知母(焙,各二两)

上八味,捣研为末,炼蜜和丸如梧桐子大。每服二十丸,空心茶汤下。

5. 补肝汤(《圣济总录·卷第一百一十二·内障眼针后用药》)

治内障滑翳,状似水银珠子,针拨之时,闭之不牢,针后及散翳。

人参　白茯苓(去黑皮)　玄参　黄芩(去黑心,各一两)　防风(去叉)　知母　桔梗(炒)　茺蔚子(各二两)

上八味,粗捣筛。每服三钱匕,水一盏,煎至六分,去滓温服,食后临卧。

6. 还睛丸(《圣济总录·卷第一百一十二·内障眼针后用药》)

治内障冰翳,如水冻坚结睛上,拨之不下,针后及横关翳。

车前子　防风(去叉)　茺蔚子　知母(焙,各二两)　人参　桔梗(炒)　黄芩(去黑心,各一两)　五味子　细辛(去苗叶,各一两半)　生干地黄(焙)　玄参(各半两)

上一十一味,捣罗为末,炼蜜和丸如梧桐子大。空心茶清下十丸,至十五丸。

7. 七宝汤(《圣济总录·卷第一百一十二·内障眼针后用药》)

治内障横翳,横著瞳仁,中心起如剑脊。针后服。

羚羊角(镑)　犀角(镑)　丹砂(研,各一两)　胡黄连　石决明(刮洗,捣研)　车前子　甘草(炙,锉,各半两)

上七味,除丹砂决明外,粗捣筛。每服三钱匕,水一盏,煎至七分,去滓入丹砂末半钱匕,决明末一字匕,再煎两沸,温服食后。

8. 还睛汤(又名人参汤)(《圣济总录·卷第一百一十二·内障眼针后用药》)

治内障散翳,状如酥点溃烂,以针拨如涎散乱,针后及惊振内障眼。

人参　白茯苓(去黑皮)　细辛(去苗叶)　五味子　桔梗(炒,各一两)　车前子　防风(去叉,各二两)

上七味,粗捣筛。每服五钱匕,水一盏半,煎至八分,去滓夜卧温服。

9. 七宝丸(《圣济总录·卷第一百一十二·内障眼针后用药》)

治内障冰翳,如水冻坚结睛上,用针拨收之后及散翳。

石决明(捣研,二两)　人参　茺蔚子(各一两)　琥珀(捣研,三分)　真珠(捣研,半两)　龙脑(研,一分)　熊胆(半两)

上七味,捣研为末,炼蜜和丸如梧桐子大。每服十五丸,食前茶清下,加至二十丸。

10. 防风汤(《圣济总录·卷第一百一十二·内障眼针后用药》)

治内障圆翳眼,针后及涩翳。

防风(去叉)　茺蔚子　五味子　知母(焙)　桔梗(炒)　玄参　车前子　大黄(锉,焙)　细辛(去苗叶)　黄芩(去黑心,各一两)

上一十味,粗捣筛。每服三钱匕,水一盏,煎至六分,去滓温服,食后临卧,日二。

11. 决明车前散(《圣济总录·卷第一百一十二·内障眼针后用药》)

治内障白翳,病久毒气不散,中心变黄色。

石决明(刮洗)　茺蔚子　防风(去叉,各二两)　甘菊花　车前子　人参(各一两)

上六味,捣研为散,再同和匀。每服二钱匕,以粥饮调下,食后临卧服。

12. 四胆丸(《圣济总录·卷第一百一十二·内障眼针后用药》)

治内障,偃月翳如凝脂,一边厚,一边薄,状如偃月,针后及内障枣花翳。

象胆(半两)　鲤鱼胆(七枚)　熊胆(一分)　牛胆(半两)　石决明(捣研,一两)　麝香(研,一钱)

上六味,捣研为末,面糊和丸如梧桐子大。每服空心茶清下十丸。

13. 芦荟丸(《圣济总录·卷第一百一十二·内障眼针后用药》)

治内障,黑水凝结青白色成翳。针后服。

芦荟　人参(各半两)　柏子仁(捣研,一

两） 羚羊角（镑，二两） 细辛（去苗叶，一两） 甘草（炙，锉） 牛胆（干者，别研入，各一分）

上七味，除胆外，捣研为末，入研胆再和匀，炼蜜为丸，如梧桐子大。每服二十丸，空心茶清下。

14. 通明汤（《圣济总录·卷第一百一十二·内障眼针后用药》）

治内障黑水凝翳。

柏子仁（捣研，二两） 防风（去叉） 茺蔚子（各一两） 车前子 桔梗（炒，各二两） 人参 白茯苓（去黑皮） 玄参（各一两）

上八味，粗捣筛。每服三钱匕，水一盏，煎至六分，去滓温服，食后临卧。

15. 羚羊角饮方（《圣济总录·卷第一百一十二·内障眼针后用药》）

治内障圆翳，状如冰水团圆，一点不散。

羚羊角（镑，三两） 防风（去叉，二两） 车前子 细辛（去苗叶） 人参 知母（焙） 黄芩（去黑心，各一两）

上七味，粗捣筛。每服三钱匕，水一盏，煎至六分，去滓食后临卧温服。

16. 八味还睛散（《世医得效方·卷第十六·眼科·内障》）

治滑翳。

白蒺藜（炒，去尖） 防风 粉草（炙） 木贼 山栀（炒，去壳，各半两） 草决明（一两，炒） 青葙子（一分，微炒） 蝉蜕（一分）

上为末，麦门冬去心煎汤，食后调下。

17. 通肝散（《世医得效方·卷第十六·眼科·内障》）

治冰翳内障。

山栀子 蒺藜（炒，去尖） 枳壳（去白） 荆芥（各半两） 车前子 牛蒡子（各一分，炒） 甘草（五钱，炙）

上为末。每服二钱，苦竹叶汤调，食后服。

18. 凉胆丸（《世医得效方·卷第十六·眼科·内障》）

治内障圆翳。

黄连（洗，不见火） 荆芥 黄芩 草龙胆（各半两） 芦荟 防风（各一两） 黄柏（去皮） 地肤子（一分）

上为末，蜜丸梧桐子大。每服三十丸，薄荷汤下。

19. 补肝散（《世医得效方·卷第十六·眼科·内障》）

治内障圆翳。

熟地黄 白茯苓（去皮） 家菊 细辛（各半两） 芍药（三分） 柏子仁（一分） 甘草（半钱，炙） 防风（一分） 北柴胡（一两，去芦）

上锉散。每服三钱，水一盏半煎，食后服。

20. 补肾丸（《世医得效方·卷第十六·眼科·内障》）

治内障圆翳。

巴戟（去心） 山药 破故纸（炒） 茴香 牡丹皮（各半两） 肉苁蓉（一两，洗） 枸杞子（一两） 青盐（一分，后入）

上为末，炼蜜丸梧桐子大。每服三十丸，空心，盐汤下。

21. 退翳散（《普济方·卷七十九·眼目门·内障眼》）

治目内翳障，或疮疹后，余毒不散。

真蛤粉（别研细） 谷精草（生令为末，各一两）

上同一处拌匀。每服二钱，用生猪肝一片，三指大，批开掺药在上卷定，再用麻线扎之，浓米泔一盏，煮肝熟为度，取出放冷。食后临卧细嚼，却用原煮肝米泔送下。忌一切毒物。如斋素，只用白柿同煎前药，令干，去药食白柿。孙盈仲云：凡患疮疹，不可食鸡鸭子，必生翳膜。钱季华之女，年数岁，疮疹，两眼皆生翳，只服此药，各退白膜三重，瞳子了然也。

22. 芦荟丸（《普济方·卷七十九·眼目门·内障眼》）

治眼内障，针开后，宜服还睛明目。

芦荟 人参（去芦头） 细辛 干牛胆（细研，各半两） 柏子仁 茺蔚子 车前子 青葙子（各一两） 羚羊角屑（二两）

上为末，入牛胆研令匀，炼蜜和捣三五百杵，丸如梧桐子大。每于空心，以盐汤下三十丸。

23. 决明散（《普济方·卷七十九·眼目门·内障眼》引《圣惠方》）

治眼内障，针后宜服。

石决明（捣细研，水飞过） 车前子 人参（去芦头） 甘菊花 槐子 熟干地黄（各一两） 茺蔚子 防风（去芦头，各二两）

上为细散。每服食后,以粥饮调下二钱,临卧再服。

24. 人参丸(《普济方·卷七十九·眼目门·内障眼》引《圣惠方》)

治内障用针后,肝虚眼昏明目。

人参(去芦头) 决明子(各一两半) 黄芪(锉,二两) 枳壳(一两,麸炒微黄,去瓤) 覆盆子(二两) 菟丝子(二两,酒浸三日曝干,别捣为末)

上为末,炼蜜和捣二三百杵,丸如绿豆大。每于空心,以温酒下三十丸。

25. 五蜕散(《普济方·卷七十九·眼目门·内障眼》引《龙木论》)

治内障眼。

龙蜕(蛇皮) 蝉蜕 凤凰蜕(乌鸡卵壳) 佛蜕(蚕纸) 人蜕(男子蜕发)

上等分,不拘多少,一处同烧作灰,研为细末。每服一钱,和熟猪肝吃,不拘时候,日进三服。一方用羊肝吃。

26. 圆明膏(《普济方·卷七十九·眼目门·内障眼》引《试效方》)

治内障生翳及瞳子散大,皆劳心过度,因饮食失节之所致也。此方收睛圆明。

柴胡(五钱) 麻黄(去节,微捣,五钱) 当归身(三钱) 生地黄(半两) 黄连(五钱) 甘草(二钱) 诃子皮(二钱,湿纸裹煨)

上先以水二碗,熬麻黄至一碗,掠去沫,外六味各㕮咀,如豆大,筛末秤匀,入在内同熬,滴入在水中不散,去沫入蜜少许,再熬煎。如常点之。

27. 还睛散(《普济方·卷七十九·眼目门·内障眼》)

治涩翳内障,疏风清热,明目退翳。

桔梗 五味子 菥蓂子 黑参 黄芩(各一两) 防风 知母(各二两) 车前子 细辛(各二两)

上为末。以水一盏,散一钱,煎五分,食后去滓温服。

28. 坠翳散(《普济方·卷七十九·眼目门·内障眼》引《龙木论》)

治白翳黄心内障。

石决明 菥蓂子 防风(各二两) 车前子 甘菊花 人参(各三两)

上为末,食后粥饮调下一钱。

29. 坠翳丸(《普济方·卷七十九·眼目门·内障眼》引《龙木论》)

治偃月翳内障。

青羊胆 青鱼胆 鲤鱼胆(各七个) 熊胆(一分) 牛胆(半两) 麝香(少许) 石决明(一两)

上为末,面糊为丸如梧桐子大。空心茶下十丸。

30. 通明散(《普济方·卷七十九·眼目门·内障眼》引《龙木论》)

治偃月翳内障。

人参 防风 黄芩(各一两) 细辛(一两半) 茯苓(半两) 菥蓂子(二两)

上为末。以水一盏,散一钱,煎至五分,夜食后去滓温服。

31. 三味芦荟丸(《原机启微·附录·小儿五脏目疾》)

治黑水凝翳内障,不痛不痒,微有头旋胀涩者。

芦荟 甘草(各一钱) 羚羊角(蜜炙,二两)

为细末,炼蜜为丸如梧桐子大。空心茶清下十丸。

32. 五福还瞳丹(《医学纲目·卷之十三·目疾门·内障》)

治目白翳。

赤石脂 川椒(二味同炒) 辰砂 茯神 乳香

枣肉为丸,如桐子大。空心温酒下百丸,十服见效。

33. 还睛丸(《证治准绳·类方·目·内障》)

治目翳内障。

川芎 白蒺藜 木贼 白术 羌活 菟丝子 熟地黄 甘草(各等分)

上为细末,炼蜜丸如弹子大。空心熟汤嚼下。

又方:川乌 地黄 白术 茯苓 石决明 杏仁 川芎 菟丝子(各三两) 当归 防风 荆芥 蔓荆子(各半两)

上为末,猪胆汁和丸如梧子大。每服三十丸,麦门冬汤下。

34.《保命集》羚羊角散(《审视瑶函·卷六·

运气原证·附前贤治目医案补遗诸方》）

治冰翳久不去者。

羚羊角（锉细末）　升麻　北细辛（各等分）　甘草（炙，减半）

上为细末，一半炼蜜为丸，每服五六十丸；用一半为散，以清水煎滚，吞丸子，食后送下；散服二钱，空心滚汤送下。

35. 皂荚丸（《医宗金鉴·眼科心法要诀·卷一·沉翳歌》）

治内障沉翳。

蛇蜕（七条）　蝉蜕　白术　龙胆草　元精石　当归　白菊花（各两半）　川芎（半两）　人参（一两）　茯苓（一两半）　木贼（一两半）　连翘（一两半）　赤芍药（一两半）　猪爪（二十枚）　刺猬皮　穿山甲　谷精草（各一两半）

共为细末，一半入牙皂十二梃，烧存性，和匀，炼白蜜丸桐子大。每服一钱五分，空心杏仁汤下；一半入仙灵脾一两，每服三钱，用猪肝三片，批开夹药煮熟，临卧细嚼，用原汁送下。

36. 横翳还睛丸（《医宗金鉴·眼科心法要诀·卷一·横翳歌》）

治横翳。

石决明（一两）　车前子（一两）　生地黄（二两）　黄芩（一两）　防风（二两）　细辛（五钱）　五味子（半两）　黑参（一两）　人参（一两）

上为细末，炼蜜为丸如桐子大。空心茶清送下三钱。

37. 七宝散（《医宗金鉴·眼科心法要诀·卷一·横翳歌》）

治横翳。

车前子　胡黄连　丹砂　石决明　甘草（各五分）　犀角（一钱）　羚羊角（一钱）

上为粗末，以水二盏，煎至一盏，食后去渣温服。

38. 散翳补肝散（《医宗金鉴·眼科心法要诀·卷一·散翳歌》）

治散翳。

当归（二钱）　木贼（一钱）　防风（一钱）　熟地黄（二钱）　白芍药（一钱）　川芎（五分）

上为粗末，以水二盏，煎至一盏，空心去渣温服。

39. 凉胆元（《杂病源流犀烛·卷二十二　面部门·目病源流》）

治黑花翳。

防风　芦荟（各一两）　黄连　荆芥穗　龙胆草　黄芩（各五钱）　地肤子　黄柏（各二钱半）

蜜丸，薄荷汤下三十丸。

40. 石决明散〔《金匮启钥（眼科）·卷五·浮翳障论·沉翳》〕

治沉翳。

石决明（醋煅）　防风　人参　茺蔚子　细辛（减半）　知母　车前　黄芩　元参　白茯苓　五味（各等分）

上为细末。每服二钱，食前茶清调下。

41. 七宝散〔《金匮启钥（眼科）·卷五·浮翳障论·沉翳》〕

治风眼，除瘀热。

当归　芍药　黄连　铜绿（各二钱，研）　杏仁（七粒，去皮）　白矾　甘草（各一钱）

上咬咀，水煎去滓，澄清，临卧洗之。

42. 平肝丸〔《金匮启钥（眼科）·卷五·浮翳障论·沉翳》〕

治沉翳。

羖羊肝一具（新瓦盆中焙了更焙之，肝大用一半）　甘菊花　羌活　柏子仁　细辛　官桂　白术　五味（各五钱）　黄连（七钱半）

上为末，炼蜜和丸梧子大，每服三四十丸，食前空亦温汤下。

43. 还少丹〔《金匮启钥（眼科）·卷五·剑脊翳论·水晶障》〕

治剑脊翳。

熟地（二两）　山药　山茱萸　杜仲（姜汁炒）　枸杞（各二两）　牛膝（酒浸）　远志（姜汁浸炒）　肉苁蓉（酒浸）　北五味　续断　楮实子　茴香　菟丝子（制）　巴戟（各一两）

上为细末，炼蜜为丸梧子大。每服五十丸，空心盐酒下。

44. 谷精草散〔《金匮启钥（眼科）·卷五·圆翳内障论》〕

治散翳。

谷精草　猪蹄退（炒）　绿豆皮　蝉蜕

上为末。每服三钱，食后米泔水调服。

45. 镇肝丸〔《金匮启钥（眼科）·卷五·圆翳内障论·散翳》〕

治肝经不足，风热目昏，痒痛难开，多眵洒泪，羞明赤痛，生翳障。

远志（去心）　地肤子　茺蔚子　白茯苓　防风　决明子　蔓荆子　人参（各一两）　山药　青葙子　柴胡　柏子仁（炒）　地肤皮　甘草（炙）　元参　车前　菊花（各五钱）　细辛（三钱）

上为细末，炼蜜为丸梧子大。每服三十丸，食后米汤下。

46. 羚羊角饮子〔《金匮启钥（眼科）·卷五·圆翳内障论·散翳》〕

治散翳。

羚羊角（锉末，三两）　细辛　知母　人参　车前子（各三两）　防风（二两五）

上为细末。每服一钱五分，水煎，食后温服。

【医案选】

《张氏医通·卷八·七窍门上·金针开内障论》

飞畴治画师吴文玉母，年五十四，失明数年，诸治罔效。余偶见之曰：此内障眼，可以复明，何弃之也？曰：向来力能给药，治而不灵，今纵有仙术可回，力莫支也。予曰：无汝费，但右眼之翳尚嫩，迟半载可拨。遂先与针左眼，针入拨时，其翳下而珠尚不清，卦后因与磁朱丸七日，开封视物模糊，又与皂荚丸服而渐明。其后自执鄙见，谓一眼复明，已出望外，若命犯带疾而全疗之，于寿有阻，遂不欲更治右眼，虽是知足，诚亦愚矣。

又治孙捣，年七十，茹素五十余年，内障失明四载。余用金针，先针左眼，进针时外膜有血，针入微有膏出，观者骇然。余于膏血中进针，拨去翳障。次针右眼，出针两眼俱明。遂与封固，用黑豆包系镇眼。因向来肝虚多泪，是夕泪湿豆胀，不敢宽放，致右眼痛而作呕。明晨告予，令稍宽其系。先以乌梅止其呕，用六味丸调服，以补其肝，遂痛止安谷。至七日开封，其右眼因呕而翳复上，侵掩瞳神之半，视物已灼然矣。许其来春复拨，以收十全之功。但针时有神膏漏出，稠而不粘，知寿源无几为惜耳。

又治徐天锡，内障十五年。三载前曾有医针

之，其翳拨下复上，如是数次，翳不能下，委之不治。乃甥周公来，见余针吴之寰内障，两眼俱一拨而明，因详述其故。予曰：此圆翳也。遂同往与针。其翳拨下，果复滚上，即缩针穿破其翳，有白浆灌满风轮，因谓之曰。过七日其浆自澄，设不澄，当俟结定再针，则翳不复圆也。过七日开封，已能见物，但瞳神之色不清，其视未能了了。令多服补肾药，将三月而视清。

又沈倩若，年二十五，患内障年余，翳状白润而正，能辨三光。许其可疗。临时见其黑珠不定，针下觉软，遂止针不进。曰：风轮动，是肝虚有风，目珠软，是神水不固，辞以不治。病者恻然曰：予得遇龙树，许可复明，今辞不治，则终为长夜之人也。免慰之曰：汝姑服药，俟元气充足，方可用针。后闻一医不辨而与针治，翳韧不能拨下，终属无功。胡似不针之为上也。

又治楚商马化龙，患内障三月，色含淡绿，白珠红赤而头痛。究其根，是舟中露卧，脑受风邪而成。因其翳色低，不欲与针。复思本风而致，青绿有之，且证未久，犹为可治。遂先与疏风，次与清肝，头痛止目赤退，然后针之，其翳难落，稍用力始开，内泛黄绿沙于风轮，似属难愈。服补肾养正药两月，翳色变正，再拨而明。

又陈彦锡夫人内障、何宇昭内障、李能九内障、陈顺源内障，俱年远一拨即明，但服磁朱消翳药，后之调治各异。彦锡夫人多郁不舒，散结养神为主；字昭肥白多痰，理脾渗湿养神为主；能九劳心沉默，宣达补血养神为主；顺源善饮性暴，开封时风轮红紫，瞳神散阔，视物反不若针时明了，此火盛燔灼，瞳神散漫，平肝降火敛神为主。凡此不能枚举，总在临证变通，非执成见之可获全功也。

又治赵妪内障，进针一拨，浆泛风轮全白，两目皆然。服消翳药，一月后能视。此属包浆内障，与圆翳似同而别，并识以晓未经历者。

《目经大成·卷之二·八十一证·内障五十七》

此余向昔治某妇而作，其妇美而贤能，只一子种痘殇。夫因子死忧成病，寻亦不禄。妇昼夜悲泣，得圆翳内障。告神针之，双目如生，因录以为则。若夫，子无恙，文雁、青莲句勿用。或有别情，修饰增入，与某某姓名，须实填。

第二节

惊振内障

【辨病名】

惊振内障指因眼部外伤所致的以晶珠混浊变白,视力下降,甚至失明为主要表现的内障类疾病。又称惊振翳。相当于西医的外伤性白内障。

《普济方·卷七十九·眼目门·内障眼》:"惊振内障,此眼初患之时,忽因五脏虚劳受疾,亦由肝气不足,热毒冲于脑中,即或因打筑着脑,恶血流下,渐入眼内,后经三五年间,变成白翳。一如内障形状,不宜针拨先患之眼,更一只牵损之眼,却待翳成。"

《目经大成·卷之二·八十一证·内障五十七》:"此症盖目无病失明,金井之中,有翳障于神水之上,曰内障……有头脑被物打触,或跌扑倒撞,瘀血流出眼窝,渗入神水,当不及觉,后荏苒成症。轻止本目,重则左右相牵,《本经》曰惊振翳,受病固不同于他,而治法则一。"

《金匮启钥(眼科)·卷五·惊振内障论》:"惊振内障者,因病目再被撞打,变成内障也。其候夜疼痛而赤膜遮目,不能瞻视。"

《金匮启钥(眼科)·卷六·诸因·物损真睛论·触动真气》:"其有被物撞打而目珠痛,痛后视复如故,但过后渐昏,此盖触动珠中真气之症,络涩滞而郁遏,精华不得上运,损及瞳神,此症既成,即惊振内障。"

【辨病因】

本病病因主要是因外伤撞打,误著头脑,瘀热内蕴,致脑中脑脂恶血流入睛内,日久变内障,或触动珠中真气之症,气血滞涩,精华不得上运,损及瞳神。

《证治准绳·杂病·目·目为物所伤》:"[惊振内障证]因病目再被撞打,变成内障,日夜疼痛淹淹,障子赤膜绕目,不能视三光,亦如久病内障。"

《医宗金鉴·眼科心法要诀·卷一·惊振内障歌》:"惊振内障缘击振,脑脂恶血下伤睛,睛变渐昏成内障,左右相传俱损明。[注]惊振内障,或因击振误著头脑,致脑中脑脂恶血流入睛内,日久变成内障,左右相传,两目俱损。"

《金匮启钥(眼科)·卷六·诸因·物损真睛论》:"其有被物撞打而目珠痛,痛后视复如故,但过后渐昏,此盖触动珠中真气之症,络涩滞而郁遏,精华不得上运,损及瞳神,此症既成,即惊振内障。"

【辨病机】

本病病位在晶珠,与肝、肾相关。肝胆虚弱,热毒冲脑,或脑目外伤,瘀热内蕴,脑中恶血流下,渐入眼内;肾风热毒上攻,血气凝滞,发为本病。

《古今医统大全·卷之六十一·眼科·病机》:"惊振内障十四:此因五脏虚劳,肝气内促,热上充脑,毒气流下眼中,而成白翳,故成内障。"

《明目至宝·卷二·眼科七十二证受疾之因·惊振内障》:"鹧鸪天:惊振内障闪珠移,热毒冲入眼中居。牵引瞳仁为反背,致令暗昧不知时。心无静,肝胆虚,名为惊振步须迟。等闲不服灵丹药,针灸令人无所施。此是肾风热毒上攻,又且血气凝滞,有伤瞳仁也,此证难治。"

【论治法】

1. 内治法

本病治则以活血行滞,散瘀清热为主;或待翳成之后依法针之,后内服治疗。

《普济方·卷七十九·眼目门·内障眼》:"惊振内障……依法针之立效。然后服镇肝丸、还睛散即瘥。"

《古今医统大全·卷之六十一·眼科·病机》:"惊振内障十四:此因五脏虚劳,肝气内促,热上充脑,毒气流下眼中,而成白翳,故成内障,宜服镇肝丸。"

《明目至宝·卷二·眼科七十二证受疾之因·惊振内障》:"宜服三花五子丸、活血散、还睛丸。"

《证治准绳·杂病·目·目为物所伤》:"宜补肝丸、补肾丸、石决明丸及皂角丸,合生熟地黄丸。"

《张氏医通·卷八·七窍门上·目为物所伤》:"惊振内障证,因病目再被撞打,变成内障……皂荚丸合生熟地黄丸。"

《医宗金鉴·眼科心法要诀·卷一·惊振内障歌》："镇肝石决茺山药，车柏辛防参茯苓，还睛散用人参桔，防细车前茺蔚芎。[注]惊振内障，或因击振误著头脑，致脑中脑脂恶血流入睛内，日久变成内障，左右相传，两目俱损。宜服镇肝丸、还睛散。"

2. 外治法

外治主要以金针拨障术，病致初期不易针治，待翳成，方可依法针之。

《普济方·卷七十九·眼目门·内障眼》："惊振内障，此眼初患之，忽因五脏虚劳受疾，亦由肝气不足，热毒冲于脑中；即或因打筑着脑，恶血流下，渐入眼内，后经三五年间，变成白翳。一如内障形状，不宜针拨先患之眼，更一只牵损之眼，却待翳成，依法针之立效。"

《张氏医通·卷八·七窍门上·金针开内障论》："倪仲贤所云：圆翳冰翳、滑翳涩翳、散翳浮翳、沉翳横翳、枣花翳、白翳黄心、黑水凝翳、惊振内障等证，金针拨之，俱可复明。但针后数日中，宜服磁朱消翳等药，后则常服补肾调养气血之剂，以助其光。其翳状《龙木论》中已悉，不暇再述。"

3. 禁忌

《疡医大全·卷十一·眼目部·内障门主论》："惊振内障者不针，瞳人散大者不针，瞳人紧小者不针。"

【论用方】

1. 还睛汤（《圣济总录·卷第一百一十二·内障眼针后用药》）

治内障散翳，状如酥点溃烂，以针拨如涎散乱，针后及惊振内障眼，针后还睛汤方。

人参 白茯苓（去黑皮） 细辛（去苗叶） 五味子 桔梗（炒，各一两） 车前子 防风（去叉，各二两）

上七味，粗捣筛。每服五钱匕，水一盏半，煎至八分，去滓夜卧温服。

2. 镇肝丸（《圣济总录·卷第一百一十二·内障眼针后用药》）

治惊振内障眼，针后镇肝丸方。

山芋 茺蔚子（各二两） 防风（去叉，一两半） 石决明（别捣研） 车前子 细辛（去苗叶）

人参 白茯苓（去黑皮） 柏子仁（捣研，一两）

上九味，捣研为末，炼蜜和丸如梧桐子大。每服二十丸，食前茶清下。

3. 沉香天麻汤（《眼科锦囊·卷四·汤液之部》）

治惊振内障及眩晕怔忡者。

羌活 天麻 防风 半夏 独活（各大） 附子 益智 川乌头（各中） 当归 僵蚕 甘草（各小） 沉香（中）

上十二味，加生姜，水煎。

第三节
胎患内障

【辨病名】

胎患内障指孕妇因病或饮食乖戾，热积浮肿，胎元受热，以致婴儿患先天内障，双目外观似正常，但视力有不同程度的丧失。又名小儿胎元内障。相当于西医的先天性白内障。

《医宗金鉴·眼科心法要诀·卷一·胎患内障歌》："胎患小儿未出胎，热冲儿脑目生灾。[注]胎患内障，儿在母腹之时，缘食辛辣过多，致热气内冲儿脑，及至生后，眼成内障。"

《普济方·卷七十二·眼目门·胎赤眼》："胎患内障眼患之时，皆因乳母多有吃食乖违，将息失度及食热面五辛，诸毒丹药，热气在腹，从此令胎中患眼。生后五岁以来，不言笑盼视，父母始觉。歌曰：内障因何及小儿，胎中受热脑脂垂。初生不觉三岁泪，流盼还应转眼迟。四五岁时言近看，瞳仁结白始知迷。"

《疡医大全·卷十一·眼目部·分别大小圆翳内障论》："小儿胎元内障，按此证皆因母怀孕时有暴怒惊恐，兼饮食乖违，将息失度。"

《眼科锦囊·续眼科锦囊卷一·胎障眼发明之说》："胎障亦先天之一证，而生前禀受之盲瞆也。此证世上往往有之，然古今未有论及其事者。若夫小儿初生之时，以筋骨未强，精神未爽，其眼目虽抱病，呱呱而啼耳，故为父母者不省之。而经时窥其眼目，则朦胧似失鉴视之用。于是或惊或讶，延医请诊医，亦茫乎不知为胎障之证，妄投平易之剂,荏苒持久而无效,则辞以不治。病家亦信庸工之言,放弃不复疗焉。其儿至十岁前后,自少觉明暗,及十六七体质充实之顷,颇辨物景,或有全然复明者。于此父母惊喜,以为神佑佛护。医见之,呆然为奇异耳。此即胎障眼之证候也。此证原有内外二障之别,难易两治之分。其外障者,以遮翳掩膜,故易辨焉。而薄翳轻膜,随儿之长成,而有自然复明者。"

【辨病机】

多为乳母怀孕时因脾气暴怒,饮食乖戾,作息失度,以至于热气在腹,上冲于胎儿脑目,胎中受热脑脂垂,发为本病。

《古今医统大全·卷之六十一·眼科·胎患内障二十二》"此证因母怀孕之时,太过酸甘,酒色不禁,移毒于胎,致生目疾,或赤或烂,或膜或翳。"

《明目至宝·卷二·眼科七十二证受疾之因·小儿胎患内障》:"《鹧鸪天》:小儿内障甚难医,始生灯下见光稀。行步不分南共北,瞳仁洁白怎扶持。胎受热,是根基,延年真个性情恓。纵命医者空施药,将养为佳实可悲。此是肝热也,此疾难医也。"

【论治法】

1. 内治法

护肝明目,泄肝胆热毒。

《普济方·卷七十二·眼目门·胎赤眼》:"犹辨三光,然可令金针拨之。小儿内障,多有不甚疗者,宜仔细看之,方可医疗。宜服护睛丸,即不损也。"

《古今医统大全·卷之六十一·眼科·胎患内障二十二》:"此证因母怀孕之时,太过酸甘,酒色不禁,移毒于胎,致生目疾,或赤或烂,或膜或翳,宜服清凉散。"

《医宗金鉴·眼科心法要诀·卷一·胎患内障歌》:"胎患小儿未出胎,热冲儿脑目生灾。护睛木香芩细射,川大黄与黑参偕。[注]胎患内障,儿在母腹之时,缘食辛辣过多,致热气内冲儿脑,及至生后,眼成内障。宜用护睛丸。"

《济阳纲目·卷一百零一·目病中》:"《龙木论》方:护睛丸治胎翳内障,皆因乳母多有吃食乖违,将息失度,爱食湿面五辛诸毒丹药,积热在腹,后此令胎中患眼,生后五六岁以来不言不笑,都无

眄视,父母始觉。急须服药调理,不宜点诸毒药,烧灸头面,枉害形容,直至年长十五以来,方始辨眼内翳状如青白色,盖定瞳仁,尤辨三光,可令金针拨之。小儿内障,多有不堪疗者,宜仔细看之,服此药即不损眼也。木香、大黄、黄芩、黑参(各一两)、射干、细心(各半两),上为末,炼蜜丸如桐子大,空心茶下十丸。"

2. 外治法

待翳成熟后金针拨之。

《秘传眼科龙木论·卷之一·七十二证方论·胎患内障》:"枉害形容,直至年长十五以来方始辨,眼内翳状如青白色,盖定瞳人,犹辨三光。可令金针拨之。"

《疡医大全·卷十一·眼目部·分别大小圆翳内障论》:"及长成方知内障,内有翳青白色遮盖瞳人,若辨三光,有用金针可拨者。大抵小儿内障多难治疗。"

【论用方】

护睛丸(《普济方·卷七十二·眼目门·胎赤眼》引《龙木论》)

治胎患内障。

木香　大黄　黄芩　黑参(各一两)　射干
细辛(各半两)

上为末,炼蜜为丸如梧桐子大。食前茶下五丸。

第四节

云雾移睛

【辨病名】

云雾移睛指眼外观端好,唯自觉眼前似有蚊蝇或云雾样黑影飞舞飘移,甚至视物昏朦的眼病。又称目见黑花飞蝇、蝇翅黑花。相当于西医的玻璃体混浊。

《银海精微·卷上·蝇翅黑花》:"问曰:人之患眼目有黑花,芒芒如蝇翅者何也……故行动举止,则眼中神水之中,荡漾有黑影如蝇翅者。"

《证治准绳·杂病·目·内障》:"[云雾移睛证]谓人自见目外有如蝇蛇旗旆,蛱蝶绦环等状

之物,色或青黑粉白微黄者,在眼外空中飞扬撩乱,仰视则上,俯视则下也。"

《审视瑶函·卷五·运气原证·内障根源歌》:"不疼不痛渐昏蒙,薄雾轻烟渐渐浓,或见花飞蝇乱出,或如丝絮在虚空。"

《目经大成·卷之二·似因非症·妄见六》:"一抹微霞照眼明,飞蝇舞蝶趁新晴,何来旗旆开还卷,不尽丝环灭复生,把酒弓蛇先在盏,瞻天萤火乱摇星,妖氛如此因何致,水落风腾火上升。此目亦无外症,然无中生有。如游丝、结发、飞蝇、舞蝶、蛇旗、绦环等物之状,色或青黑、粉白、微黄,看在眼外空中飞扬撩乱,倏灭倏生。仰视则上,俯视则下,本科谓云雾移睛者是。"

《医述·卷十一·杂证汇参·目》:"内障者,不疼不痛、无泪无眵,细观如薄雾之形,久视如轻烟之状。飞蝇散乱,悬虫虚空,日渐月增。脑脂下结于乌轮,翳障渐生于黑水。"

【辨病因】

本病因主要为感受外邪,情志内伤,禀赋不足劳倦久病等。

1. 感受外邪

素体脏腑虚弱,感受风寒热邪,脏腑内伤,精气不能上注于目,故见昏蒙飞蝇黑花。

《圣济总录·卷第一百一十二·将变内障眼》:"论曰:眼疾始于浮浅,久而弗图,变为内障者,非一端也,《龙木论》内障,皆有其渐,盖从一眼先患,后乃相牵俱损,是肝肾气虚,风邪热毒,上攻眼目,气血衰微,久则为害,但不疼不痛,亦无眵泪,目视如轻烟,或如薄雾,或见垂丝,或见蝇翅,或见飞蚊,其初若无足虑,至其成是障,则漫不知省,今以将变内障者叙之,盖图难于易之意也。"

《普济方·卷八十五·眼目门·目》:"夫目者,肝之外府也。脏腑气虚,不能上注于目,精华衰弱,又为风邪痰饮所攻,故使瞻视不明而也,或见飞蝇黑花者,久成障翳也。"

《审视瑶函·卷五·运气原证·内障根源歌》:"不疼不痛渐昏蒙,薄雾轻烟渐渐浓,或见花飞蝇乱出,或如丝絮在虚空。此般状样因何得,肝脏停留热与风,大叫大啼惊与恐,脑脂流入黑睛中。初时一眼先昏暗,次第相牵与一同,苦口何须

陈逆耳,只缘肝气不相通。彼时服药宜销定,将息多乖即没功,日久既应全黑暗,时名内障障双瞳。"

2. 禀赋不足,劳倦久病,房劳饮食不节

恣情纵欲、房事过度、饮食不节,妇女生产后或小儿虚弱感疾等造成脏腑损伤,精气虚损,目窍失养。

《太平圣惠方·卷第三十三·治眼见黑花诸方》:"夫眼见黑花,皆起于脏腑,为阳气不实,阴气竞生故也。凡人阴阳安和,精气上注于目,故能令目明也。若肝胆劳伤,气血不足,而更注目强视,看读细书,劳动所伤,承虚致患。或有因患起早,荣卫气虚,恣食五辛,而伤正气,摄养既已失度。眼目于此患生,睹物或如飞蝇,或如乱发,因兹岁久,渐变多般。黑白象龙蛇之形,远近如烟雾看物。针药宜补于五脏,保养须在于十全。不值良医,疾状弥笃,立成内障也。"

《世医得效方·卷第十六·眼科·五轮八廓》:"泽廓病:因春不宣解,冬聚阳毒,多吃脂肥,过餐热物。致令脑脂凝聚,血泪攻潮,有如雾笼,复见飞蜂缭绕,黑花常满,难于瞻视。"

《明目至宝·卷一·太玄真人问眼病因论八廓所属八卦也》:"诗曰:膀胱属水肾为虚,冷热相刑本脏居,睛赤兼黄轮廓内,不逢妙手岂能医。兑为泽,兑属金。肺之经名养化廓,手太阴脉主之。问曰:泽廓如何得病?答曰:春不宣五脏,冬聚于阳毒,或因食炙肉,火毒之气聚于肾水,致令脑脂凝聚,血毒攻目。一似薄雾遮隔,又如飞蝇来往,结成眵泪,瞻视难开也。"

《证治准绳·杂病·目·内障》:"乃玄府有伤,络间精液耗涩,郁滞清纯之气,而为内障之证。其原皆属胆肾。黑者,胆肾自病。白者,因痰火伤肺,金之清纯不足。黄者,脾胃清纯之气有伤其络。盖瞳神乃先天元阳之所主,禀聚五脏之精华,因其内损而见其状。虚弱不足人及经产去血太多,而悲哭太过,深思积忿者,每有此病。小儿疳证、热证、疟疾、伤寒日久及目痛久闭,蒸伤精液清纯之气,亦有此患。"

《异授眼科·按五轮治疗捷法》:"冬来水旺之时,而应在肾。房劳酒色恣意,则眼生花,如飞蝇之状。视人物如堆烟,视太阳若水花,久而不治,则为青盲也。肾属北方壬癸水,在眼为水轮,贯津液廓,通膀胱经。"

3. 情志内伤

素体抑郁,悲伤愤郁,情志失调,肝失条达,气失疏泄,而至肝气郁结,肝为目之外候,而至目窍失养。

《目经大成·卷之二·似因非症·妄见六》:"乃酒色财气男儿,其亡血过多、悲泣思怨之妇女,情既留连,欲无宁止。加以被风冒日,不慎寒暑,劳筋饿肤,极力役作,真阴元阳堕败殆尽,致脏腑空虚。空生风,则邪从风走而精散。虚生火,则痰因火结而形成,故妄见物色如前。急制既济丸、还睛夜光丸,早晚兼进。或昼调全真散,夜煎全真一气汤,日月不辄所见渐小渐除。倘吝钱惜费而又近酒观花,不善颐养,则痰也、风也、火也,都归胆肾二部,胆肾受伤而津液愈竭。万不能升运精华以滋化源,则精明之窠元府不用,纵日受清纯水谷之气,未必复其天性。岁深日久,神水遂凝而为翳,隐隐障于轮内,曰内障。譬诸冰池雪涧,清则清矣,使无活流以沃之,则浑而苔生,势与理所必然。"

《杂病源流犀烛·卷二十二 面部门·目病源流》:"水轮之病,因劳役过度,嗜欲无厌,又伤七情,多餐酒曲辛热,因动肾经,逆于黑水,其候冷泪流于脸上,飞蝇趁于睛前,或涩或痒,结成翳障,常带昏暗,宜补肾药。"

【辨病机】

肝肾亏虚、气血亏虚,阴阳不和,精气不能上注于目,眼中神水之中,荡漾有黑影如蝇翅者。

1. 肝肾亏虚

《太平圣惠方·卷第三十二·眼论》:"水轮病即黑花簇簇,雾气昏昏,视一物而见两般,睹太阳如同水底。此是肾脏之疾,宜治肾也。"

《素问病机气宜保命集·卷下·眼目论第二十五》:"或有视物不明,见黑花者,此谓之肾气弱也。"

《世医得效方·卷第十六·眼科·总论》:"羞明见红花为肝冷,黑花则肾虚,青花胆有寒,五色花为肾虚兼热,不可一概为治。"

《普济方·卷八十一·眼目门·目见黑花飞蝇》:"《圣济总录》论曰:肾水也,肝木也,木得水而盛,其理明也。肾水既虚,肝无以滋养,故见于目者。始则不能视远,久则昏暗,时见黑花飞蝇。其证如此,肾肝可知也。"

《类经·十二卷·论治类·祝由》:"余笑曰:所持者非白纸扇耶?生惊曰:公亦见乎?余曰:非也。因对以刺法论人神失守五鬼外干之义,且解之曰:君以肺气不足,眼多白花,故见白鬼;若肾水不足者,眼多黑花,当见黑鬼矣。"

《金匮启钥(眼科)·卷二·目病论》:"目干无泪,闭若飞蚊集舞者,肾虚也。"

2. 气血亏虚,阴阳不和

《普济方·卷八十五·眼目门·目眈眈》:"夫目者,肝之外府也。脏腑气虚,不能上注于目,精华衰弱,又为风邪痰饮所攻,故使瞻视不明而眈也。或见飞蝇黑花者,久成障翳也。"

《秘传眼科龙木论·附·葆光道人眼科龙木集·论眼昏花捷要》:"脾虚,而见白花;气虚,而瞻视茫茫;血虚,则飞蝇散乱;黑花散乱者,乃精血虚也。"

《济阳纲目·卷一百零一·目病上·论》:"《龙木论》曰:医眼之法,最为多端,如患眼不明,非止一状。肝肾虚而近视不快,脾虚而见白花,气虚而瞻视茫茫,血虚则飞蝇散乱,血冷则瞳人开张,肾虚则瞳仁缩小。或不明者,气不和也;黑花散乱者,乃精血虚也;更迎风泪不止者,或昏,是思虑伤也,膀胱损也。"

【论治法】

1. 内治法

补益肝肾,补益气血,补虚明目。

《太平圣惠方·卷第三·治肝虚补肝诸方》:"治虚劳目暗,或见黑花,宜服此方。磁石(三两,烧令通赤,以醋淬七遍,捣碎研,水飞过),木香(一两),附子(三两,炮裂去皮脐),干姜(三两,用浆水一斗、盐花一合与附子一处以慢火煮水尽为度,切片焙干),汉椒(三两,醋浸一宿,取出用炭火半秤先烧地令通赤,将椒薄摊于地上,以盆子盖却一宿取出)。上件药,捣细罗为散,入磁石都研令匀,用羊肾二对,切去脂膜,入砂盆内细研,用酒二升,同熬成膏,入药末,和为丸如梧桐子大。每日空心及晚食前,以盐汤下三十丸。"

《博济方·卷五·丹药·灵砂丹》:"眼昏黑花,黑豆汤下。"

《本草图经·菜部卷第十七·芡实》:"其子霜

后方熟,实细而黑,主翳目黑花,肝风客热等。"

《本草图经·兽禽部卷第十三》:"獭胆,主眼翳,黑花飞蝇上下,视物不明,亦入点药中。"

《素问病机气宜保命集·卷下·眼目论第二十五》:"或有视物不明,见黑花者,此谓之肾气弱也。宜补肾水,驻景丸是也。"

《御药院方·卷十·治眼目门·白龙粉》:"白龙粉(亦名玄明粉):治肾水衰虚,肝经邪热,视物不明;或生障翳,胬肉攀睛;或迎风泪出,眼见黑花;或如蝇翳;或如油星;或睛涩肿痛;或痒不可忍,并皆治之。"

《普济方·卷八十一·眼目门·目见黑花飞蝇》:"《圣济总录》论曰:肾水也,肝木也,木得水而盛,其理明也。肾水既虚,肝无以滋养,故见于目者。始则不能视远,久则昏暗,时见黑花飞蝇。其证如此,肾肝可知也。治宜以益水去风之剂,则标本两得矣。"

《卫生易简方·卷之七·眼目》:"治眼昏常见黑花,多有冷泪用枸杞子三两,苁蓉酒浸炒二两,巴戟去心一两,甘菊花四两,为末,炼蜜丸如桐子大。每服五十丸,食后温酒、盐汤下。"

《银海精微·卷上·蝇翅黑花》:"治之须用猪苓散顺其肝肾之邪热,次用黑参汤以凉其肝,则胆经清净之廓,无邪热之所侵,后用补肾丸,黑花自消。"

《本草纲目·果部第三十二卷·果之四》:"蜀椒:眼生黑花,年久不可治者。椒目(炒)一两,苍术(炒)一两。为末,醋糊丸梧桐子大。每服二十丸,醋汤下。"(《本事方》)

《本草纲目·主治第四卷·百病主治药·眼目》:"葳蕤:眼见黑花,昏暗痛赤,每日煎服。椒目:眼生黑花,年久者,同苍术丸服。蕤核:同龙脑,点一切风热昏暗黑花。芡实:青盲目翳黑花,肝家客热。獭胆:目翳黑花,飞蝇上下,视物不明,入点药。"

《本草纲目·草部第十四卷·草之三》:"假苏:散风热,清头目,利咽喉,消疮肿,治项强,目中黑花,及生疮阴,吐血衄血,下血血痢,崩中痔漏。"

《明目至宝·卷一·太玄真人问眼病因论八廓所属八卦也》:"一似薄雾遮隔,又如飞蝇来往,结成眵泪,瞻视难开也。问曰:如何治?答曰:按本草对证,治额常眼痛,黑花多泪难开之故,宜服煮肝散。"

《本草详节·卷之七·菜部·芡实》:"主肝风客热,翳目黑花,利大小便,杀疣虫。"

《本草备要·草部·荆芥》:"治伤寒头痛,中风口噤,身强项直,口面㖞斜,目中黑花。"

《张氏医通·卷八·七窍门上·内障》:"乃络间津液耗涩,郁滞清纯之气而然。其原皆属胆肾,黑者胆肾自病,补肾磁石丸。或白或黄者,因痰火伤肺脾清纯之气也,皂荚丸。"

《济阳纲目·卷一百零一·目病上·论》:"最宜用和血壮气,切不可用针镰割点,只宜服收花平补之药也。眼中生翳,从上生下者难治,自下而上易治,若头尾生者亦可治也。"

《金匮启钥(眼科)·卷二·目病论》:"目干无泪,闭若飞蚊集舞者,肾虚也,宜六味地黄丸治之。"

《金匮启钥(眼科)·卷五·妄见·光华晕大论》:"滋阴降火汤,见云雾移睛。"

《金匮启钥(眼科)·卷五·惊振内障论·方》:"补肾丸,见云雾移睛。"

《金匮启钥(眼科)·卷五·目昏·云雾移睛论》:"凡遇此者,人多指为鬼神见像,误从祈祷之说,持久不治,实自贻伊疾也。吾为考厥治法,肝虚目暗者,以生熟地黄丸主之。若肾弱不能济肝,致肝热而胆不足者,则先以猪苓散,次进蕤仁丸。若肝肾俱虚,眼见黑花者,则以羚羊羌活汤主之。至于摩顶膏,则又通治之方,随宜用之,无不取效。"

《金匮启钥(眼科)·卷六·目泪·迎风冷泪论》:"养肝丸,见云雾移睛。"

《异授眼科·按五轮治疗捷法》:"冬来水旺之时,而应在肾。房劳酒色恣意,则眼生花,如飞蝇之状……肾属北方壬癸水,在眼为水轮,贯津液廓,通膀胱经。泻肾汤:冬时眼治肾之经,牛蒡芎归与黑参,生地荆防柴芍药,水煎温服目还明。"

2. 其他治法

《审视瑶函·卷五·目昏·云雾移睛症》:"治眼花见物法有患心疾,见物皆如狮子形,伊川教之。若见其形,即以手向前捕执之,见其无物,久久疑疾遂去,愈。"

3. 预后

气络已定,治亦不愈。

《证治准绳·杂病·目·内障》:"幼而无知,至长始晓,气络已定,治亦不愈。今人但见此证,则曰鬼神现像,反泥于禳祷而不求内治,他日病愈盛而状愈多,害成而不可救矣。"

《审视瑶函·卷五·目昏·云雾移睛症》:"小儿疳症热症及疟痰伤寒热久,致目痛久闭,蒸伤清纯之气,亦有此患,幼儿无知,至长始晓,气络已定,治亦不愈。"

【论用方】

1. 黑参汤(《银海精微·卷上·蝇翅黑花》)

清肝滋阴,祛风明目,治肝经风热攻目,眼见黑花,芒芒如蝇翅之蝇翅黑花症。

黑参　黄芩　生地黄　赤芍药　菊花　青葙子　白蒺藜

为末。每服四钱,水煎服。

2. 猪苓散(《银海精微·卷上·蝇翅黑花》)

清肝泻热,利水明目,治眼目黑花荡漾,有黑影如蝇翅,小便不利者。

木猪苓(一两)　车前子(五钱)　木通　大黄　栀子　黑狗脊　滑石　萹蓄(各一两)　苍术(原书无剂量)

为细末。每服三钱,盐汤下。

3. 决明散(《银海精微·卷下·治小儿疳伤》)

疏风清热,养肝明目,治眼见黑花不散。

决明子　甘菊花(各一两)　防风(去芦)　车前子　川芎　细辛　栀子仁　玄参　蔓荆子　白茯苓　山茱萸(各一两半)　生地黄(三两)

为末。每服二钱,食后盐汤调下。

4. 补肾丸(《银海精微·卷上·蝇翅黑花》)

治蝇翅黑花。

石菖蒲　枸杞子　白茯苓　人参　山药　泽泻　菟丝子　肉苁蓉(各一两)

上炼蜜为丸。每服五十丸,盐汤下。

5. 欲成内障方(《太平圣惠方·卷第三十三·治眼内障诸方》)

治眼远视不明,常有黑花。

青羊胆(一枚)　黄牛胆汁(一合)　熊胆(一分)　鲤鱼胆(三分)　乌鸡胆〔三分(五枚)〕　牛黄(半两,细研)

上件药,先将诸胆相和,次入牛黄,调搅令匀,入银器内,以文武火熬成膏,以瓷器内盛之。每于食后,以温酒调下半钱。

6. 羚羊角散(《太平圣惠方·卷第三十三·治眼见黑花诸方》)

治眼见黑花,或眼暗后,变为青盲。

羚羊角屑(三分)　羌活(半两)　黄芩(半两)　人参(半两,去芦头)　决明子(半两)　车前子(三分)　防风(三分,去芦头)　玄参(半两)　细辛(三分)　甘菊花(半两)　甘草(半两,炙微赤,锉)

上件药,捣筛为散。每服三钱,以水一中盏,煎至六分,去滓。每于食后温服之。

7. 熟干地黄丸(《太平圣惠方·卷第三十三·治眼见黑花诸方》)

治眼中见黑花者,从肾虚而起,诊右手尺脉,当沉而数者。

熟干地黄　石斛(去根)　菟丝子(酒浸三日,曝干,别捣为末)　防风(去芦头)　黄芪(锉)　车前子　茺蔚子　覆盆子　肉苁蓉(酒浸一宿,刮去皱皮,炙干)　磁石(烧醋淬七遍,细研,水飞过)　地肤子(以上各一两)　兔肝(一两半,炙干)

上件药,捣罗为末,炼蜜和捣三五百杵,丸如梧桐子大。每于空心,以盐酒下三十丸,晚食前再服之。

8. 眼见黑花方(《太平圣惠方·卷第三十三·治眼见黑花诸方》)

治肝肾风虚,眼生黑花。

磁石(二两,烧醋淬七遍,捣碎细研,水飞过)　神曲(四两,微炒)　朱砂(一两,细研,水飞过)

上件药,捣罗为末,研令匀,炼蜜和捣一二百杵,丸如梧桐子大。每于食后,以温酒下二十丸,粥饮下亦好。

9. 决明子散(《太平圣惠方·卷第三十三·治眼见黑花诸方》)

治肝肾风虚攻上,眼见黑花不散。

决明子(一两)　甘菊花(一两)　生干地黄(三分)　车前子　防风(去芦头)　蔓荆子　芎芎　栀子仁　细辛　白茯苓　玄参　薯蓣(以上各半两)

上件药,捣罗为末,炼蜜和捣三二百杵,丸如梧桐子大。每于食后,煎桑枝汤,下二十丸服。

10. 肉苁蓉丸（《太平圣惠方·卷第三十三·治眼见黑花诸方》）

治眼昏,翳赤涩,远视似有黑花及内障不见物。

肉苁蓉（酒浸一宿,刮去皱皮,炙干）　磁石（烧醋淬七遍,细研,水飞过）　神曲（炒微黄）　青盐（以上各一两）　雀儿（十个,去毛嘴爪翅足,存肠胃去骨,烂研）　菟丝子（二两,酒浸三日,曝干,别捣为末）

上件药,捣罗为末,以好酒二升,入少炼熟蜜,入雀肉及盐,研令极烂成膏,和诸药丸如梧桐子大。每于空心及晚食前,以温酒下二十丸服。

11. 磁石丸（《太平圣惠方·卷第三十三·治眼见黑花诸方》）

治眼见黑花,冲风泪出,远视不明。

磁石（二两,烧醋淬七遍,细研,水飞过）　柏子仁（一两）　黄芪（一两,锉）　防风（三两,去芦头）　干姜（半两,炮裂,锉）　白茯苓（一两）　远志〔二（三）分去心〕　桂心（三分）　附子（一两,炮裂,去皮脐）　地骨皮（半两）　巴戟（一两）　牛膝（一两,去苗）　熟干地黄（一两）　覆盆子（二两）　鹿茸（二两,去毛涂酥炙微黄）　肉苁蓉（一两,酒浸一宿,刮去皱皮,炙令干）

上件药,捣罗为末,入磁石研令匀,炼蜜和捣三五百杵,丸如梧桐子大。每于空心及晚食前,以温酒下三十丸服。

12. 伊祁丸（《博济方·卷三·眩晕》）

治肝肾虚,风上攻,头旋,项筋急,眼有黑花,耳内虚鸣。

伊祁（半两,点醋微炒）　穿心巴戟（糯米炒,候赤黄色,米不用）　黑附子（炮,去皮脐）　羌活　沙苑白蒺藜（慢火微炒,各一两）

上五味同为末,炼蜜为丸如梧桐子大。空心盐酒,下十五丸至二十丸,食后临卧米饮下。

13. 决明子丸（《圣济总录·卷第一百二·眼目门·肾肝虚眼黑暗》）

治肝肾虚目黑暗,或见黑花飞蝇。

决明子　蕤仁　地肤子　白茯苓（去黑皮）　黄芩（去黑心）　防风（去叉）　麦门冬（去心,焙）　泽泻　茺蔚子　杏仁（去皮尖双仁,炒黄,各一两半）　枸杞子　五味子　青葙子　桂（去粗皮）　细辛（去苗叶,各一两）　车前子　菟丝子（酒浸,别捣）　熟干地黄（焙,各二两）

上一十八味,捣罗为末,炼蜜丸如梧桐子大。每服二十丸,温浆水下,日再服。

14. 拨云散（《圣济总录·卷第一百九·目见黑花飞蝇》）

治一切风毒,眼见黑花,攀睛翳晕,瘀肉侵暗。

蔓荆实（三升,煮一遍炒一遍）　茼实（炒）　羌活（去芦头）　蒺藜子（炒去角）　青葙子　恶实（炒,各一两）　防风（去叉）　菊花　旋覆花　甘草（炙,各二两）　谷精草　石决明　地骨皮　蝉壳　木通（锉）　牡蛎（烧,各四两）　淡竹叶　乌贼鱼骨（去甲）　白花蛇（酒浸去骨,炙）　木贼　龙胆　细辛（去苗叶）　密蒙花（各三两）　苍术（去皮米泔浸一宿,切焙,半两）

上二十四味,捣罗为散,丈夫生椒汤调下二钱匕,妇人茶调下,小儿疳眼雀目生米泔调下一钱匕,肾脏风毒眼,即加胡桃仁四两。

15. 羌活散（《圣济总录·卷第一百九·目见黑花飞蝇》）

治目视茫茫,或见黑花蝇翅。

羌活（去芦头）　甘草（炙）　石决明（生研）　石膏（泥裹煅通赤,冷研）　密蒙花　苍术（去皮）　防风（去叉）　蒺藜子（炒去角）　木贼（各半两）　蔓荆子　威灵仙（去土）　干桑叶　荆芥穗　原蚕砂（炒,各一分）

上一十四味,捣罗为散。每服一钱匕,早晚食后,温熟水调下,眼赤涩,沙糖水调下,临卧再服。

16. 昨叶何草丸（《圣济总录·卷第一百九·目见黑花飞蝇》）

治眼见黑花,视物不明。

昨叶何草（去土,焙）　蒺藜子（炒去角,各一两半）　薄荷叶　羌活（去芦头）　荆芥穗　附子（黑豆一升同煮附子令软透,去皮脐,切焙,各一两）

上六味,除黑豆外,捣罗为末,将黑豆烂研和丸,如梧桐子大。每服十丸,空心温熟水下。一方加羌活半两,服此药后,更合蕤仁散间服之。

17. 蕤仁散（《圣济总录·卷第一百九·目见黑花飞蝇》）

治眼见黑花,昏暗。

蕤仁（去皮,一两半）　羌活（去芦头）　天麻　槐子　山栀子（各一两）　黄芩（去黑心）

黄连（去须）　菊花（各半两）

上八味,捣罗为散。每服一钱匕,温熟水调下,食后,日二服,有人患眼见黑花,或如大白环当目前,渐如小虫样,后又变如粉点,只见三二分物,服此药,二十余日顿愈,更不复发。一方加细辛、甘草各一两。

18. 宿鸠丸（《圣济总录·卷第一百九·目见黑花飞蝇》）

治肝肾气虚,眼生翳晕及见黑花。

宿鸠（一只,去毛羽嘴足肠胃,炙黄）　羊肝（一具,清油炼定血去筋膜,批作片子,焙）　蔓荆子（半升,淘净,生绢袋盛,饭上炊三遍焙）　蜀椒（去目及闭口者,炒出汗）　楮实　仙灵脾　木贼　羌活（去芦头）　蝉壳（去土,各一两）　甘菊花（去蒂）　荆芥穗　苍术（米泔浸去皮）　蒺藜子（炒去角,各二两）

上一十三味,捣罗为末,炼蜜和丸如梧桐子大。每服三十丸,温酒或盐汤下,不拘时候。

19. 防风汤（《圣济总录·卷第一百八·目》）

治肝虚寒,目暗,视物不明,并生黑花。

防风（去叉,一两一钱）　芎藭　甘草（炙,锉）　白茯苓（去黑皮）　独活（去芦头）　前胡（去芦头,各一两）　人参　细辛（去苗叶,各三分）

上八味,粗捣筛。每服五钱匕,水一盏半,枣二枚劈,煎至七分,去滓食后温服,日二。

20. 芎菊散（《圣济总录·卷第一百八·眼眉骨及头痛》）

治眉骨太阳穴头面俱痛,眼见黑花,目渐昏暗。

芎藭（二两）　菊花（一两）　白芷（二两）　细辛（去苗叶,半两）　石膏（水飞,半两）　防风（去叉,二两）　甘草（炙,半两）

上七味,捣罗为细散。每服一钱匕,茶调食后服。

21. 摩顶膏（《圣济总录·卷第一百九·目见黑花飞蝇》）

治肝肾虚风上攻,眼生黑花,或如水浪。

空青（研）　青盐（研,各半两）　槐子　木香　附子（各一两）　牛酥（二两）　鹅脂（四两）　龙脑（半钱）　丹砂（研,一分）　旱莲草（自然汁,一升）

上一十味,将草药捣罗为末,先以莲草汁牛酥鹅脂,银器中熬三五沸,下诸药末,煎减一半即止,盛瓷器中,临卧用旧铧铁一片,重二三两,蘸药于项上,摩三二十遍,令人发窍中,次服决明丸。忌铁器。

22. 磁石丸方（《圣济总录·卷第一百九·目见黑花飞蝇》）

治肝肾风虚,眼生黑花。

磁石（二两,烧醋淬七遍,细研,水飞）　神曲（四两,炒）　朱砂（一两,研细,水飞）

上三味,捣罗为末,炼蜜和捣一二百杵,丸如梧桐子大。食后温酒下二十丸。

23. 蜀椒方（《圣济总录·卷第一百九·目见黑花飞蝇》）

治肝肾虚风上攻,眼生黑花,头目不利,能通神延年。

川椒（一斤）

上一味,拣净去目及闭口者,于铫内炒令透,于地上铺净纸二重,用新盆合定,周回用黄土培之,半日去毒出汗,然后取之,曝干为度,只取椒于瓷合子内收。每日空心,新汲水下十粒。

24. 五倍丸（《圣济总录·卷第一百九·目见黑花飞蝇》）

治眼见黑花,去翳明目。

巴戟天（去心,一两）　枸杞子（拣净,二两）　甘菊花（拣净,三两）　旋覆花（拣净,四两）　蜀椒（去目及闭口者,拣净,五两）

上五味,将椒入银石器中,入青盐四两,醋三升,慢火煮干,如器物小,旋添醋煮,候醋尽,只将椒与前四味焙干,杵为末,炼蜜和丸如梧桐子大。每服三十丸至四十丸,空心日午夜卧,温酒或盐汤下。

25. 苁蓉散（《圣济总录·卷第一百九·目见黑花飞蝇》）

治肾脏虚风上攻,头旋脑痛眼生翳,或有黄黑花,起如飞蝇,及腰胯酸疼,脚膝冷痹。

肉苁蓉（汤浸去皱皮,焙,一两）　巴戟天（去心）　槟榔（煨,锉）　草薢　麦门冬（去心,焙）　犀角（镑）　羚羊角（镑）　陟厘（炒,各半两）　黄芩（去黑心）　茺蔚子　枸杞子　人参　玄参　木香　菟丝子（酒浸一宿）　槐子　决明子（微炒）　丹参（各三分）

上一十八味,捣罗为散。每服二钱匕,空心温酒调下,临卧又用栀子汤,调下二钱匕。

26. 甘露汤(《圣济总录·卷第一百九·目见黑花飞蝇》)

治眼见黑花,赤痛昏暗。

葳蕤(焙,四两)

上一味为粗末。每服二钱匕,水一盏,入薄荷二叶,生姜一片,蜜少许,同煎至七分,去滓食后临卧服。

27. 煮肝散(《圣济总录·卷第一百九·目见黑花飞蝇》)

治眼生黑花,渐成内障及斗睛偏视,风毒攻眼,肿痛涩痒,短视倒睫雀目。

羌活(去芦头)　独活(去芦头)　青葙子款冬花(各一两)

上四味,捣罗为散。每服三钱匕,羊子肝一叶细锉,淡竹叶数片,同裹如粽子,别用雄黑豆四十九粒,米泔一盏,银石器内同煮,黑豆烂泔干为度,取肝细嚼,温酒下,又将豆食尽,空心日午夜卧服。

28. 枸杞丸(《圣济总录·卷第一百九·目见黑花飞蝇》)

治肝肾风气上攻,眼生黑花。

枸杞子(九炊九曝,二两)　巴戟天(穿心紫色者,去心)　旋覆花(择净)　蜀椒(去目及闭口,炒出汗,各一两)

上四味,捣罗为末,炼蜜和丸如梧桐子大。每服三十丸,腊茶清下,不拘时候。

29. 神效散(《圣济总录·卷第一百九·目见黑花飞蝇》)

治一切眼时见黑花,经年不愈,羞明。

石决明　黄连(去须)　密蒙花(各一两)

上三味,捣罗为散。每服二钱匕,食后临卧,熟水调下。

30. 还睛散(《圣济总录·卷第一百九·目见黑花飞蝇》)

治眼见黑花昏暗。

独活(去芦头)　麻黄(去根节)　白茯苓(去黑皮)　厚朴(去粗皮,生姜汁炙)　五味子　蒺藜子(炒去角)　槐子　枸杞子　蕤蕤子　麦门冬(去心,焙)　人参　细辛(去细叶)　白芷　决明子　车前子　茺蔚子　覆盆子　地肤子　丹参　芎䓖　防风(去叉)　黄芩(去黑心)　升麻　黄连(去须,各一两一分)　远志(去心)　木通(锉)　柏子仁(各二两)

上二十七味,捣罗为散。以米饮调服方寸匕,食后服日再,或因饮热酒食五辛,致黑风入眼,或因重病后昏暗,或因赤眼不见物,或因虚损视物不明,但瞳子不破者,皆可愈。

31. 磁石汤(《圣济总录·卷第一百九·目见黑花飞蝇》)

治脾肾风虚,下元久冷,眼生黑花,或时昏暗,补诸不足。

磁石(五两,杵捣,生绢袋盛,用水五升煎取二升半后,去瓷石方下诸药煎之)　黄芪　人参　沉香　芎䓖　桂(去粗皮)　菖蒲　当归(焙)　补骨脂(炒)　熟干地黄(焙)　肉苁蓉(酒浸去皱皮,炙)　附子(炮裂,去皮脐)　羌活(去芦头)　五味子　干姜(炮)　覆盆子(各一两)

上十六味,除磁石外,锉如麻豆大,拌令匀,每剂一两半,用大羊肾一对,去脂膜细切,用磁石水三盏,煮羊肾令熟,次下药,煎取一盏半,去滓分作二服。

32. 兔肝丸(《圣济总录·卷第一百九·目见黑花飞蝇》)

治肝肾毒风攻冲,眼生黑花,昏暗视物不明。

兔肝(去筋膜,薄切,焙)　羌活(去芦头)　黄连(去须)　菊花(各三分)　地骨皮　龙齿　车前子　青葙子　防风(去叉)　柴胡(去苗)　葳蕤　白附子(各半两)

上一十二味,捣罗为末,炼蜜为丸梧桐子大。每服二十丸,食后竹叶熟水下。

33. 羌菊丸(《圣济总录·卷第一百九·目见黑花飞蝇》)

治肾毒风攻冲,眼生黑花,风泪不止。

羌活(去芦头)　菊花(焙,各一两)　白茯苓(去黑皮)　蒺藜子(炒,捣去角)　枳壳(去瓤,麸炒)　附子(炮裂,去皮脐)　肉苁蓉(酒浸切,焙)　黄芪(锉,各三分)　沉香(锉)　兔肝(炙)　草薢(各半两)

上一十一味,捣罗为末,炼蜜和丸梧桐子大。每服三十丸,空心食前,薄荷盐汤下。

34. 通明丸(《圣济总录·卷第一百九·目见黑花飞蝇》)

治肝肾气虚,眼目昏暗,时见黑花飞蝇。

石决明（刮洗）　芍药　桔梗（锉，炒）　车前子（各一两）　茺蔚子　熟干地黄（焙，各二两）细辛（去苗叶，一两半）

上七味，捣罗为末，炼蜜为丸如梧桐子大。每服二十丸，盐汤下，临卧，加至三十丸。

35. 黄连丸（《圣济总录·卷第一百九·目见黑花飞蝇》）

治一切眼疾，青盲黑花，赤脉热泪。

黄连（去须）　甘菊花　车前子　羚羊角（镑）　芒硝（各一两）

上五味，捣罗为末，炼蜜和丸，如梧桐子大。食后温浆水下二十丸，加至三十丸。

36. 黄柏浆方（《圣济总录·卷第一百九·目见黑花飞蝇》）

治眼看物如两般，或如蝇翅，或似游丝。

黄柏（一两）　鹅梨（三颗）　黄连（去须，一两一分）　黄芩（去黑心，三分）　竹叶（半两）

上五味，㕮咀如麻豆大，以水二升，煎至半升，去滓内新瓷瓶中，入龙脑半分调和。每夜以铜箸点眼。

37. 点眼白蜜黄连膏（《圣济总录·卷第一百九·目见黑花飞蝇》）

治风毒攻眼，黑花不见物。

白蜜（半合）　黄连（去须，一两）　大枣（五枚）　淡竹叶（一握，洗）

上四味，用水二升，先煎竹叶取一升，去滓下枣及黄连白蜜，煎取三合，去滓重汤煎如稀饧，逐夜取少许，点眼中三两滴，盖复勿令尘灰入。

38. 杏子膏（《圣济总录·卷第一百九·目见黑花飞蝇》）

治眼中赤脉痒痛，时见黑花。

上取初生杏子仁一升，古五铢钱七文，入瓶盛密封，埋门限下，经一百日，化为水。每夕点两眦头。

39. 补肾磁石丸（《圣济总录·卷一〇二》）

补肾益精，清肝明目。治眼目昏暗，远视不清，时见黑花渐成内障。

磁石（烧通赤，用醋淬七次）　肉苁蓉（酒浸，切，焙）　菟丝子（酒浸一宿，慢火焙干）　甘菊花　石决明（各一两）

捣罗为末，用雄雀十五只（去毛、嘴、足，留肠肚），以青盐二两，水二升，同煮至雄雀烂，水欲尽

未尽，取出先捣如膏，和药为丸如梧桐子大。每服二十丸，空心温酒送下。

40. 明眼生熟地黄丸（《仁斋直指方论·卷之二十·眼目·眼目证治》）

治肾气衰弱，肝受虚热，眼生黑花。

生地黄　熟地黄（各一斤半）　净石斛（炒）　枳壳（麸炒，各六两）　羌活　防风　牛膝（各四两）　甘菊（去蒂，一斤）　杏仁（去皮，焙，十两）

上末，炼蜜丸桐子大。每五十粒，空心食前盐汤下，或蒺藜煎汤下。

41. 菊晴丸（《仁斋直指方论·卷之二十·眼目·眼目证治》）

治肝肾气虚，目暗黑花。

苁蓉（酒浸，洗，焙，二两）　枸杞子（三两）甘菊（去蒂，四两，焙）　川巴戟（去心，酒浸，晒，一两）

上细末，炼蜜丸桐子大。每五七十粒，食前盐汤下。余太宰方，加熟地黄二两净，或用驻景丸对交服。

42. 遇明丸（《御药院方·卷十·治眼目门》）

治风痰，头目昏眩，视物，目见黑花飞蝇。常服清神水，行滞气，下流饮。

皂角（三斤，二斤烧成灰，几在新瓷碟内，用瓷碟罐盖口，勿令出烟，不用碟子，后用纸二张，水湿过盖罐口，纸干罐冷为度）　何首乌（去粗皮，六两）　牵牛头末（三两，黑白各半）　薄荷叶（去土，三两）

上件为细末，后用皂角一斤，热水浸软，去皮弦子，用穰酒二升，搓揉成浓汁，用新布滤去滓，入面一匙，同熬成膏子，入上四味和丸如小豆大。每服二十丸，煎生姜汤下，日进一服，食后渐加至三十丸。

43. 还晴丹（《御药院方·卷十·治眼目门》）

治肾虚眼见黑花飞蝇，见花或黑或白或红，久不已将变内障。

苁蓉（酒浸一伏时，切，焙干）　威灵仙（拣去土）　青葙子（拣净，去土）　巴戟（去心）　蝉壳（去土）　甘菊花（拣净）　密蒙花　旋覆花　防风（去芦头并叉）　枸杞子　天麻（酒浸一宿，焙干）　地骨皮（各二两）　蛇蜕皮（一两半，酒浸一宿，炒黄）　香白芷（一两半）　桑花　麻子（水淘

去浮者,炒香,各一两)

上件为细末,炼蜜为丸如豌豆大。每服五十丸,空心食前,温酒、白汤、粥饮任意下。

44. 增明丸(《御药院方·卷十·治眼目门》)

治一切眼目昏暗,翳膜遮睛,或眼见黑花,热泪时出,视物不明,并皆治之。

当归 芍药 川芎 熟干地黄 木香 连翘 甘草 槟榔(各一两) 山栀子 薄荷叶 黄芩(各半两) 大黄(二两) 芒硝(七钱半) 牵牛(轻炒,取头末,一两半)

上件同为细末,烧饭为丸如梧桐子大。每服三四十丸,不拘时候,茶清下,或荆芥汤下,诸饮亦得,日进一二服,服经月余,自觉功效。

45. 羚羊角丸(《御药院方·卷十·治眼目门》)

治肺肝风热凝滞,见红白黑花,头额偏疼,渐渐昏暗不见物,宜服羚羊角丸。

羚羊角屑(一两) 石决明(捣细研,水飞过) 决明子 车前子 犀角屑(各三分) 独活 防风(去芦头) 蔓荆子 甘菊花 吴蓝子 栀子仁 甘草(炙微赤,锉,各半两)

上为细末,炼蜜和捣三二百丸,如梧桐子大。每服二十丸,食后温浆水下,日用二服。

46. 七仙丸(《御药院方·卷十·治眼目门》)

治肝肾俱虚,眼常昏暗,多见黑花;或生翳障,视物不明,迎风有泪。久服补肝肾,增目力。

菟丝子(酒浸,另研为末,五两) 苁蓉(酒浸,去皮,炒,切,焙干,一两) 巴戟(去心,一两) 车前子 熟干地黄 枸杞子(各三两) 甘菊花(拣净,四两)

上为细末,炼蜜为丸,如梧桐子大。每服三十丸至五十丸,温酒送下,盐汤亦得,空心食前。

47. 地黄丸(《御药院方·卷十·治眼目门》)

补肾气,治眼。昔李揆相公患眼,时生翳膜,或即疼痛,或见黑花如虫形翅羽之状。僧智深请谒云:此乃肾毒风也。凡虚则补其母,实则泻其子。缘肾是肝之母,今肾积风毒,故令肝虚……此药微寒,量人性服之。

地黄(二斤,一斤生晒干,一斤于甑中蒸一顿饭间,取出晒干) 杏仁(半斤,去皮尖,炒黄色,捣为末,用纸三两重裹,压去油,又换纸压四五度) 金钗石斛 牛膝 防风 枳壳(各四两)

上件于石臼中木杵捣为末,炼蜜为丸如梧桐子大。每日空心,用无灰豆淋酒下三十丸。

48. 四宝圆(《活人事证方后集·卷之十六·头目门》)

治眼疾,时见黑花,视物不真,及一切目疾。

枸杞子(八两) 青盐(四两) 川椒(去目并闭口,六两) 菊花英(六两)

上四件,一处用水煮,候水涸出,焙为末,煮薄面糊为丸,如桐子大。每服三五十丸,空心食前,盐汤、熟水送下。

49. 驻景丸(《太平惠民和剂局方·卷之七·治眼目疾》)

治肝肾俱虚,眼常昏暗,多见黑花,或生障翳,视物不明,迎风有泪。久服补肝肾,增目力。

车前子 熟干地黄(净洗,酒蒸,焙,各三两) 菟丝子(酒浸,别研为末,五两)

上为末,炼蜜为丸如梧桐子大。每服三十丸,温酒下,空心、晚食前,日二服。

50. 菊睛丸(《太平惠民和剂局方·卷之七·治眼目疾》)

治肝肾不足,眼目昏暗,瞻视不明,茫茫漠漠,常见黑花,多有冷泪。久服补不足,强目力。

枸杞子(三两) 巴戟(去心,一两) 甘菊花(拣,四两) 苁蓉(酒浸,去皮,炒,切,焙,二两)

上为细末,炼蜜丸如梧桐子大。每服三十丸至五十丸,温酒或盐汤下,空心,食前服。

51. 柏子仁丸(《太平惠民和剂局方·卷之七·治眼目疾》)

治肝气久虚,四肢筋脉怠惰,三焦气不顺上攻,眼生黑花。

柏子仁(一分) 防风(去叉) 黑豆(煮令烂,研作膏用) 白蒺藜(炒,各半两) 车前子(一两) 甘菊花(半两) 附子(炮裂,去皮脐) 羌活(去芦头) 黄芪(蜜涂炙,细锉,各半两)

上九味,除黑豆外,捣罗为细末,炼蜜同黑豆膏,拌和为丸,如梧桐子大。每服十五丸,空心食前,盐汤下。

52. 锦鸠圆(《太平惠民和剂局方·卷之七·治眼目疾》)

肝经不足,风邪内乘上攻,眼暗泪出,怕日羞明,时时痒痛,谵视茫茫,多见黑花,或生翳膜,并治之。

草决明子（二两）　牡蛎（煅,取粉）　黄连（去须）　杜蒺藜（炒,去尖）　防风（去芦）　甘菊花（拣净）　肉桂（去皮,各五两）　蕤仁　羌活（去芦）　瞿麦（各三两）　蔓荆子（二升,淘洗,绢袋盛饭上蒸一伏时,取出晒干）　白茯苓（去皮,四两）　细辛（去苗,五两）　羯羊肝（一具,炙令焦）　斑鸠（一双,去皮毛肠嘴爪,文武火连骨炙干）

上为末,炼蜜和杵五百下,丸如梧桐子大。每服十五至二十丸,空心,温酒或温水下,早午临卧日三服。

53. 松香散（《普济方·卷四十七·头门·风头旋》引《圣济总录》）

治风头旋,肩背拘急,肢节疼痛,鼻塞耳鸣,面赤咽干,心忪痰逆,眼见黑花,当风泪出。

松实（去壳）　白芷　当归（研,焙,切）　芎藭　甘草（炙,各三两）　甜瓜子（洗,一升）

上为细散。每服二钱,食后,以荆芥薄荷茶清调下。

54. 白龙粉（《普济方·卷八十一·眼目门·目见黑花飞蝇》引《御药院方》）

治肾水衰虚,肝经邪热,视物不明,或生翳障,胬肉攀睛,或迎风泪出,眼见黑花,或如蝇飞,或如油星,或睛涩肿痛,或痒不可忍。

用硝三斗,于二九月造一大罐,热水浸开,以绵滤过,入银石器内,煎至一半以上,就锅内放温,倾银盆内,于露地放一宿。次日结成块子,于别水内净洗,再用小罐熟水化开,熬水萝卜二个,切作片子同煮,以萝卜熟为度,倾在瓷器内,捞去萝卜不用,仍放露地露一宿。次日结成块子,去水日中晒一日,去尽水色,入好纸袋盛,于透风日处挂晒,至风化开盛用,逐旋于乳钵内,研极细。点眼如常法。亦名玄明粉。

55. 朱砂散（《普济方·卷八十一·眼目门·目见黑花飞蝇》）

治眼中有黑白花,逐眼上下。

光明朱砂（研）　龙脑香（各六分）　车前子（三分）　地骨皮（白者）　决明子（各五分）

上细研如粉,少少敷之。

56. 椒目丸（《普济方·卷八十一·眼目门·目见黑花飞蝇》引《本事方》）

治年久眼生黑花不愈者。

椒目（一两,炒）　苍术〔一（二）两,炒〕

上为末,醋糊丸如梧桐子大。每服二十丸,醋茶送下。

57. 蓝实丸（《普济方·卷八十五·眼目门·目》引《圣惠方》）

治肝脏风热,两目眈眈,视物不明。

蓝实　决明子　青葙子　枳壳　川大黄（锉细,微炒）　黄连（去须）　地肤子　甘菊花　甘草（炙微赤,锉）　蕤仁（汤浸去赤皮）　茺蔚子　车前子　羚羊角屑　防风（去芦头）　生干地黄　细辛　赤茯苓（各半两）　兔肝（一具）　鲤鱼胆（七枚）

上为末,炼蜜和捣二三百杵,丸如梧桐子大。每于食后,以清粥饮二十丸。

58. 无比地黄丸（《普济方·卷七十二·眼目门·肾肝虚眼黑暗》引《经验良方》）

治肝肾两虚,眼生黑花,乍结内障,目力亏损,逢风有泪。

肉苁蓉（四两,酒浸）　枸杞子（四两）　当归　川芎　防风（去芦,各二两）　菊花　楮实（拣,焙）　巴戟（去心）　荆芥穗　白蒺藜（各一两半）　决明子（炒,一两）　生干地黄（四两）

为末,炼蜜和丸如梧桐子大。每服三十丸,空心盐汤下,或温无灰酒下亦可。

59. 蕤仁丸（《奇效良方·卷之五十七·眼目门·眼目通用方》）

治眼见黑花飞蝇,涩痛昏晴,渐变青盲。

蕤仁（去皮）　地肤子　细辛（去苗）　石决明（洗净,别捣罗）　人参　地骨皮（去土）　白茯苓（去皮）　白术（以上各二两）　熟地黄（焙）　楮实（各三两）　空青（别研）　防风（去叉,各一两半）　石胆（研如粉,半两）　鲤鱼胆（五枚）　青羊胆（一枚）

上为细末,研匀,以胆汁同炼蜜搜和丸如梧桐子大。每服二十丸,食后米饮送下。

60. 明目壮水丸（《古今医鉴·卷九·眼目》）

补肾滋肝,养血明目。治肝肾不足,眼目昏暗,常见黑花,多有冷泪。

拣人参（一两）　当归（酒洗,一两）　熟地黄（酒蒸,二两）　生地黄（酒洗,二两）　天门冬（去心,二两）　麦门冬（去心,二两）　石枣（酒蒸,去核,二两）　枸杞子（酒洗,一两六钱）　五味子

（一两）　菟丝子（酒制，一两）　白茯神（去皮、木二两）　干山药（一两）　川牛膝（去芦，酒洗，一两三钱）　柏子仁（去壳，一两，炒）　泽泻（一两）　牡丹皮（酒洗，一两）　家菊花（去梗，三两）　黄柏（一两半，乳汁拌匀炒）　知母（二两半，乳汁拌匀晒干炒）　白豆蔻（去壳净，三钱）

为末，炼蜜为丸如梧桐子大。每服百丸，空心淡盐汤送下。

61. 春雪膏（《本草纲目·木部第三十六卷·木之三·蕤核》引《和剂局方》）

治肝虚，风热上攻，眼目昏暗，痒痛隐涩，赤肿羞明，不能远视，迎风有泪，多见黑花。

用蕤仁（去皮，压去油）二两，脑子二钱半，研匀，生蜜六钱和收，点眼。

62. 羚羊羌活汤（《审视瑶函·卷五·目昏·云雾移睛症》）

治肝肾俱虚，眼见黑花，或作蝇翅。

黄芪（二两）　炙甘草（一两）　羚羊角（锉末）　羌活　黄芩（去黑心）　山萸肉　车前子　附子（去皮脐，炮）　人参　青葙子　决明子（微炒）　泽泻　秦艽（去苗）　柴胡（去苗，各一两半）

上为末。每服五钱，水二钟，煎至八分，去滓，不拘时温服。

63. 还睛丸（《鸡峰普济方·卷第十七·眼目》）

治虚劳目暗有黑花。

菟丝子　石斛　白茯苓　熟干地黄　牛膝（各一两）　真珠　覆盆子（各三分）　远志　防风　蔓荆子　车前子　玄参　人参　木香　决明子　地肤子　蕤仁　芎䓖　羌活　羚羊角屑　枸杞子　薯蓣　甘菊花　黄芪　地骨皮（各半两）　兔肝（二两）

上为细末，炼蜜和杵三五百下，丸梧桐子大。每服三十丸，温酒下，粥饮亦得。忌热面荤辛生冷等。

64. 椒红圆眼药（《传信适用方·卷上·治眼目耳鼻》）

王医师方，服药旬日，黑花并除（罗孟弼传）。

地黄（二斤，洗净，焙干）　川椒（一斤，去合口并目，焙干）　苍术（三斤，米泔浸三日，焙干）

上药拣净，捣为细末，面糊为圆梧桐子大。每服三十圆，食前温酒或盐汤下，日二服。

【医案选】

《普济方·卷七十一·眼目门·总论》

唐相李恭，扈从在蜀，患眼。或涩，或痛，或生翳膜，或见黑花如豆大，累累数十不断，或如飞虫翅羽，百方不效。僧智深云：相公此病，缘受风毒。盖五脏实则泻其子，虚则补其母，母能令子实，子能令母虚，肾是肝母，今肾受风毒，故令肝虚，则目视眈眈。用药与此地黄丸同，但为末，不犯铁器，空心，豆淋酒下五十丸。豆淋酒法，用黑豆半升，炒令烟出，以酒三升沃之，去豆用酒。以此酒煮独活，即是紫汤也。一方无防风。

第五节

血灌瞳神

【辨病名】

血灌瞳神指因目内之血不循经，溢于瞳神前后所致。以视力骤降，眼前阴影飘荡，窥不进眼底为主要表现的内障类疾病。又称血灌瞳仁、血灌瞳人。相当于西医的前房积血或玻璃体积血。

《银海精微·卷上·血灌瞳人》："血灌瞳仁者，因毒血灌入金井瞳仁水内也。犹如水流入井中之状，清浊相混，时痛涩，红光满目，视物蒙蒙，如隔绢看物，若烟雾中然，先患一只，后乃相牵俱损。"

《圣济总录·卷第一百五·目血灌瞳仁》："论曰：目属肝，肝受血而能视，则目之瞻视，必资血。苟因物损伤，致血脉散乱，则败血侵睛，灌注瞳仁，害于瞻视，不早治或致丧明，故谓之血灌瞳仁。"

《证治准绳·杂病·目·目赤》："［血灌瞳神证］谓视瞳神不见其黑莹，但见一点鲜红，甚则紫浊色也。病至此，亦甚危，且急矣。初起一二日尚可救，迟则救亦不愈。不但不愈，恐其人亦不久。"

《审视瑶函·卷三·目·赤血灌瞳神症》："血灌瞳神病最奇，世之患者亦云稀，神膏胆汁俱伤损，急急医时亦是迟。此症谓视瞳神不见黑莹，但见一点鲜红，甚则紫浊，病为甚危，一二日尚可救。"

《医宗金鉴·眼科心法要诀·卷二·血灌瞳仁歌》:"血灌瞳仁目睛痛,犹如血灌色相同。〔注〕血灌瞳仁,目睛疼痛,瞳仁如血灌红色。"

《医宗金鉴·杂病心法要诀·卷五·外障病证》:"两眼混赤如朱,痛如针刺,谓之血灌瞳人。"

【辨病因】

1. 血脉损伤

由于外伤、手术、针灸、积日呕吐、咳嗽、生产用力等,损伤脉络,恶血不消,瘀血灌入眼内,发为本病。

《太平圣惠方·卷第三十三·治眼血灌瞳仁诸方》:"夫眼血灌瞳仁者,由肝心久积热毒所致也。心主血,人卧,血归于肝。若为风热伏留,胸膈壅滞,则血上行,灌注于目也。亦有因用针失度,恶血不消,流渍于眼,则疼痛难忍。宜早疗之,免有所损故也。"

《普济方·卷七十七·眼目门·目血灌瞳仁》:"《龙木论》云:又血灌瞳仁外障,此眼初患之时,忽因物误刺着,或即针之失度,致令一眼先患,后乃相牵俱损。盖为疼痛难忍,卧时好眼安着枕上,使流毒血,在好眼先患之,以致俱损也。"

《古今医统大全·卷之六十一·眼科·病机》:"血灌瞳人五十三:此因触伤外物,不曾散行败血,以致血灌瞳人,或肿或胀,疼痛难开,不治则失明。"

"打伤撞损风牵睑,血灌瞳人昧目尘。"

《张氏医通·卷八·七窍门上·目赤》:"此证有三者:肝肾血热灌入瞳神者,多一眼先患,后相牵俱损,最难得退;有撞损血灌入者,虽甚而退速;有针内障,失手拨著黄仁,瘀血灌入者。"

《眼科锦囊·卷三·内障篇·血眼》:"此证汉名血灌瞳人,而非俗医所称之血眼也。因头脑损伤,或积日呕吐及咳嗽,或庸工谩行内医术之后,或妇人临产,其强用力等。使角膜之细血络为破绽伤损,竟致血液灌入于水样液中,而涩痛多泪,赤光满目。若灌血多则不可忽之,惟恐至盲瞽。倘或潴滞经久,则变成脓眼者,往往有之。"

2. 女子逆经

女人血气逆流,经血不通,气血逆行,而上攻于目。

《古今医统大全·卷之六十一·眼科·病机》:"女人血气逆流七十:此证因经血不通,气血逆行,而上攻于目,故目每害之,满眼红筋,或如血翳包睛之状,甚者血灌瞳人。"

《张氏医通·卷八·七窍门上·经逆赤肿》:"女人逆经,血灌瞳神,满眼赤涩者,乃血热经闭,过期不行,则血逆行于上。"

3. 风热伏留

素有肝气郁闭,外有风热伏留或胸膈壅滞,则血上行而注于目。

《普济方·卷七十七·眼目门·目血灌瞳仁》:"目属肝,肝受血而能视,则目之瞻视必资血。苟因物损伤,致血脉散乱,则败血侵睛,灌注瞳仁。其痛如针刺,然无翳膜。亦或由肝气闭塞,血无所归而得,宜引血归肝。若为风热伏留,胸膈壅滞,则血上行而注于目也。亦有因用针失度,恶血不消,流渍于眼,则疼痛难忍,宜早疗之,免有所损也。"

4. 情志内伤

大惊伤心,大怒伤肝,心神散乱,以致火性妄动,载血错经,妄行灌注于目。

《疡医大全·卷十一·眼目部·外障门主论》:"血灌瞳人外障,按此证皆因肝心火盛,载血上贯目中。心者君主之官,神之舍也,属火宜静,或因大惊伤心,大怒伤肝,心神散乱,以致火性妄动,载血错经,妄行灌注于目,遮蔽瞳人,红色不分黑白,疼痛难睁,惊狂骂詈,如见鬼神。目乃五脏六腑之精华,荣卫魂魄之所常营也,亦神气之所主也,神乱则魂魄散,故言语狂乱见矣。"

【辨病机】

本病病机主要为肝胆热盛,肝气郁闭,心经热盛,元阳虚耗,气血逆行。

1. 肝胆热盛

《银海精微·卷上·血灌瞳人》:"此症有三:肝症血热,日积月累,灌入瞳仁,血凝入水,此关乎肝肾二经病也,此血难退;撞破之血鲜而热,灌虽甚,退之速;又有开金针失手,拨着白仁,亦有瘀血灌入瞳仁。"

《医方集宜·卷之六·眼目门·治法》:"血灌瞳仁因肝胆二经多有积热。"

《张氏医通·卷八·七窍门上·目赤》:"血灌瞳神证……肝肾血热灌入瞳神者,多一眼先患,后相牵俱损,最难得退。"

《医宗金鉴·眼科心法要诀·卷二·血灌瞳仁歌》:"血灌瞳仁目睛痛,犹如血灌色相同,胆汁肝血因热耗,血为火迫灌睛瞳。[注]血灌瞳仁,目睛疼痛,瞳仁如血灌红色。缘肝血热耗,胆汁皆亏,血因火迫,灌入瞳中。"

《成方便读·卷四·治目之剂》:"夫肝为藏血之地,一受热邪,即逼血上行,于是血灌瞳神、赤肿涩痛等证有自来矣。"

2. 肝气郁闭

《世医得效方·卷第十六·眼科·外障》:"瞳仁为血灌注,其痛如锥刺,皆无翳膜,睹物不明者。或因有损,或由肝气闭,血无所归而得,宜引血归肝。"

《明目至宝·卷二·眼科七十二证受疾之因·血灌瞳仁》:"《鹧鸪天》:瞳仁被血灌其中,皆为劳神气血攻。全无翳膜难分别,痛如针刺血难通。肝气闭,病来凶,紫则皮使酒煎浓。木通丸药须吞服,四灵活血妙无穷。"

3. 心经热盛,肾水不济

《世医得效方·卷第十六·眼科·总论》:"血灌瞳仁及赤色,俱是心家有热。"

《世医得效方·卷第十六·眼科·五轮八廓》:"火廓病:因心神恐怖,赤脉侵眦,血灌瞳仁,热泪如倾。其症睑头红肿,睛内偏疼,热泪难开。"

《古今医统大全·卷之六十一·眼科·五轮病证》:"[血轮病]因心经火热,惊恐所生,宜泻心凉肝,所病大小眦赤烂,多生浮翳,血灌瞳人,大眦先赤,小眦左眼先病,传右眼,皆属心。"

《明目至宝·卷一·四季五行发挥妙诀》:"血灌瞳人,心经壅热。"

《证治准绳·杂病·目·目赤》:"盖肾之真一有伤,胆中精汁皆损,故一点元阳神气灵光,见其血之英色,而显于肾部,十患九不治者。今人但见瘀血灌睛,便呼为血灌瞳神谬矣。"

《疡医大全·卷十一·眼目部·内障门主论》:"血灌瞳仁防目盲,诸般证候因何起,手少阴心经所成。"

《目经大成·卷首·太极阴阳动静致病图》:"心气不和,昏热肿痛,肉眦赤烂,生浮翳,血灌瞳神。"

《大方脉·杂病心法集解·卷四·眼目门·外障》:"眼赤如朱,痛如锥刺,名血灌瞳仁,皆心肝二经积热为病也。"

【论治法】

1. 内外同治法

(1) 内清热凉血止血,活血化瘀;外治消肿止痛,活血祛瘀

《太平圣惠方·卷第三十三·治眼血灌瞳仁诸方》:"生地黄(五两,细研),川大黄(一两,捣罗为末)。上件药相和。以帛子剪作片子,如两三指长阔,匀摊药于上,以铜器中盛。仰卧齘眼,觉热,即更换冷者。"

"上以生地黄汁,每温服一小盏,顿服,以瘥为度之。"

《眼科秘诀·卷之一·孙真人眼科总理七十二症秘诀》:"揭障丹:一血灌瞳人,加白石膏(煅)三钱,炒黑栀仁二钱,大黄(炒)二钱,归尾三钱。"

《类证普济本事方续集·卷四·治诸眼目等患》:"治男子妇人血灌瞳人及睛疾:生干地黄、大黄(各一两),朴硝(一两),没药(半两)。上为细末,每服一钱,熟水调下。"

《世医得效方·卷第十六·眼科·七十二症方热证》:"地黄膏:治血灌瞳仁,生障膜。上用生地黄研细,和大黄末成膏,以帛铺二寸,掩在眼上,可再易之。"

《明目至宝·卷一·明目赋》:"大通散、四灵散,偏医血灌瞳人。"

《证治准绳·类方·目·目赤》:"[血灌瞳神]四物汤(地黄用生,芍药用赤)、益阴肾气丸。单方,用生地黄汁,温服一盏,频服以瘥为度。"

《医方集宜·卷之六·眼目门·治方》:"白龙散,治血灌瞳仁。"

《良朋汇集经验神方·卷之五·急救门》:"大通丸 治血灌瞳仁。"

《类证治裁·卷之六·目症论治》:"其或血灌瞳神,大黄当归散。"

《金匮启钥(眼科)·卷三·赤痛·血灌瞳神论》:"治法宜服四物汤,用赤芍、生地,或益阴肾气丸。一方用生地汁,温服一盏。其余坠血凝目饮、摩沙石散及落红散之类,不惟无济,恐反滋伐削。"

用者慎之。"

《不知医必要·卷二·眼目列方》:"菊花饮微凉,治目赤肿疼痛。眼科药多系寒凉,看病加之。白菊花(二钱)水煎。血灌瞳仁,两目通红者,加石膏、大黄各二钱。"

(2) 外击伤目,止痛消肿,活血化瘀

《银海精微·卷上·血灌瞳人》:"问曰:人患眼目无内患,忽因物刺着胞睑睛珠,血积不散,或瘀血灌入瞳仁,用针误损恶肿痛难忍,或因恶拳打着睛珠脱出一二分者,将何治法?答曰:打伤之时,捣烂生地黄敷之以散其血,先服止痛末药散,后服坠翳明丸。若因伤风服除风汤。若打着睛珠流出者,以手掌心搽进珠,亦以生地黄敷之,若无生地黄,用干地黄酒浸湿捣烂亦可,服止痛没药散。"

《普济方·卷七十七·眼目门·目血灌瞳仁》:"《龙木论》云:又血灌瞳仁外障。此眼初患之时,忽因物误刺着,或即针之失度,致令一眼先患,后乃相牵俱损。盖为疼痛难忍,卧时好眼安着枕上,使流毒血,在好眼先患之,以致俱损也。先宜服止疼痛没药散,后服坠血明目丸,点摩挲石散立效。歌曰:眼因射刺五轮亏,疼痛眶中若受锥。好眼卧时安着枕,使流恶血隔光辉。可怜清净无瑕翳,沉没明珠甚可危。须用婆娑为药点,却交恶血本乡归。"

《古今医统大全·卷之六十一·眼科·病机》:"血灌瞳人五十三:此因触伤外物,不曾散行败血,以致血灌瞳人,或肿或胀,疼痛难开,不治则失明。宜服止痛没药散,复用活血散,点以七宝膏。"

《医学入门·外集·卷四·杂病分类》:"或血灌瞳人,无翳,其痛如刺,乃肝血无归,宜通血丸。又瞳人被物撞打,惊痛昏暗,眼眶停留瘀血,宜贴地黄膏,次服决明散。"

《明目至宝·卷三·治眼方·贴眼药》:"治眼被打伤,血灌瞳人。大黄、姜黄、五倍子、黄连、黄柏、当归、荆芥、朴硝、薄荷。上各等分为末,用生地黄汁调药,以纸隔贴药在太阳穴即效。"

(3) 肝胆热盛,肝气闭塞血瘀,清肝利胆,行气消滞,活血化瘀

《银海精微·卷上·血灌瞳人》:"此症有三:肝症血热,日积月累,灌入瞳仁,血凝入水,此关乎肝肾二经病也,此血难退;撞破之血鲜而热,灌虽甚,退之速;又有开金针失手,拨着白仁,亦有瘀血灌入瞳仁。举此三症,治法颇同。亦用大黄当归散、没药散、坠翳明目丸。前被物刺破及撞刺生翳,并血灌瞳仁,皆可服前药三料,其效甚大,或生地黄芙蓉根捣烂每贴三症,通呼用之,或葱艾熨亦可,或可方而或可圆,活法而行,不可拘执其方焉,而获功哉!"

《明目至宝·卷二·眼科七十二证受疾之因·血灌瞳仁》:"肝气闭,病来凶,紫则皮使酒煎浓。木通丸药须吞服,四灵活血妙无穷。""此是肝经病也,虚热又肾虚热也。宜服铁柱散、逐血散、活血散,太阳宜贴药。"

《医方集宜·卷之六·眼目门·治法》:"血灌瞳仁因肝胆二经多有积热,其症血丝侵睛,上灌瞳仁,矇眬肿赤。宜用车前子散、泻肝散、退血散、加味四物汤、汤泡散、白龙散。"

《医宗金鉴·眼科心法要诀·卷二·血灌瞳仁歌》:"血灌瞳仁目睛痛,犹如血灌色相同,胆汁肝血因热耗,血为火迫灌睛瞳。急用止痛没药散,硝黄血竭引茶清,痛止大黄当归散,贼芩栀子菊苏红。[注]血灌瞳仁,目睛疼痛,瞳仁如血灌红色。缘肝血热耗,胆汁皆亏,血因火迫,灌入瞳中。宜服止痛没药散,止疼后,服大黄当归散。"

《病源流犀烛·卷二十二·面部门·目病源流》:"十二曰血灌瞳人,由肝气闭塞,血无所归,致灌于瞳人,痛如针刺,视物不明,却无翳膜(宜通血丸、车前散)。"

《济阳纲目·卷一百零一·目病上·论》:"又黑水上横深瑕盘青色,沉沉深入,痛甚乃分,脏风热也,或血灌瞳仁,无翳其痛如刺,乃肝血无归,宜通血丸。"

《金匮启钥(眼科)·卷四·小儿目病·疳伤论》:"又有肝经积热,上攻眼中,形为逆顺生翳,血灌瞳神,羞明多眵者,治宜车前子散。"

《本草便读·草部·隰草类·益母草》:"益母草:其子名茺蔚子。《本经》首言能明目,虽云行中有补,只可用于肝血瘀滞及血灌瞳神之证。若无瘀滞而欲其补益,则未必耳。祛风者,亦血行风自灭之意也。"

(4) 心经热盛,清心滋肾,凉血止血

《明目至宝·卷一·论五行所属金木水火土

位》:"血轮属心,南方丙丁火位。理心经热毒暴赤,血丝侵睛,血灌瞳人,昏涩难开,宜服洗心散。"

《明目至宝·卷四·治眼方》:"治心间有热,眼有赤脉,血灌瞳人方:玄参不拘多少,为末,米泔水煮猪肝,入药末在肝内,细嚼,用干姜汤送下。"

《审视瑶函·卷三·运气原证·目·赤血灌瞳神症》:"盖肾之真一有伤,胆中精汁皆损,元阳正气皆耗。故此一点之神光不见,而血之英色,来乘肾部,十患九不治者。今人但见瘀血灌时,便为血灌瞳神,不知血灌瞳神,乃清阳纯和之气已损,其英华血色,乘于肾部,命亦不久,岂比火入血分,瘀凝有形之急者比乎。宜服坠血明目饮。"

(5)女子逆经,下气破血通经,去火存阴

《银海精微·卷下·室女逆经》:"问曰:人之患眼,女子逆经,血灌瞳仁,满眼赤涩者何也?答曰:此乃室女或肥壮妇女血热经闭,过期不行,则血逆行于上,注于目,灌于睛外,皆红色,或乌睛上起如胬肉。治之切不可钩割,只用下气破血通经之药,其血瘀自退。宜服调经散、破血红花散、顺经汤、导赤散。"

《古今医统大全·卷之六十一·眼科·病机》:"女人血气逆流七十:此证因经血不通,气血逆行,而上攻于目,故目每害之,满眼红筋,或如血瘀包睛之状,甚者血灌瞳人。治此者,但只通经而目随愈,宜服破血通经之药。"

《张氏医通·卷八·七窍门上·经逆赤肿》:"女人逆经,血灌瞳神,满眼赤涩者。乃血热经闭,过期不行,则血逆行于上。势甚,必加酒大黄下夺其势,去火所以存阴。正为肝虚血少,不得不以退火为急务。火不下夺,凌烁真阴,阳愈亢而阴愈竭矣。人但如四物之补血,孰知大黄为补血哉。若因其虚而用补药,非徒无益,真是抱薪救焚矣。"

2. 针灸法

《疡医大全·卷十一·眼目部·外障门主论》:"治法宜急砭迎香穴(在鼻孔内两旁)即愈。初病一二日,红色即可砭;若日久如圆眼核紫黄色,则不治矣。""砭法:取粗茶叶篓上箬叶二片,以中间硬梗为脊,剪针长一寸四五分,如剑形,头尖身阔,取其至鼻内小孔穴处即止,不能往上也。用时将针安放鼻内,向穴处余八九分,在外用手突然往上一送,出血数匙,便勿再砭。即令卧暖处不可惊动,久睡自醒,其妙如神。后服川芎行经散加五灵脂数剂,行其积血自愈。"

【论用方】

1. 止痛没药散(《银海精微·卷上·血灌瞳人》)

治因恶拳打着晴珠脱出,瘀血灌入瞳仁,肿痛。

没药 血竭 大黄 朴硝

上为末。每服二钱,酒调下,茶下亦可。

2. 坠翳明目丸(《银海精微·卷上·血灌瞳人》)

治因损伤瘀血灌入瞳仁。

石决明 川芎 五味子 知母 山药各两 人参 细辛

上为末,炼蜜为丸。清茶送下。

3. 除风汤(《银海精微·卷上·血灌瞳人》)

治因伤风血灌入瞳仁。

防风 车前子 本 五味子 细辛 川芎桔梗

上每服三钱,白汤送下,或水煎服。

4. 调经散(《银海精微·卷下·室女逆经》)

治女子逆经,血灌瞳仁。

香附米 当归尾(各一两) 大黄(蒸,五钱) 黄芩(二两) 黄连 生地黄 赤芍药 川芎 羌活 栀子 薄荷 木贼 苏木 红花 甘草(以上各一两)

5. 顺经汤(《银海精微·卷下·室女逆经》)

通经,行血止痛。治女子逆经,血灌瞳仁。

当归尾 川芎 枳壳 小茴香 柴胡 陈皮 玄胡索 白芍药 青皮 香附子 桃仁 红花 肉桂 热甚加黄连、黄芩

上各等分,水煎食后温服。

6. 车前饮(《银海精微卷下·治小儿疳伤》)

治肝经积热,上攻眼目,逆顺生翳,血灌瞳仁,羞明怕日,多泪。

车前子(炒) 蒙花(去枝) 草决明 羌活 白蒺藜(炒去角) 龙胆草 菊花 粉草

7. 麦门冬散(《银海精微·卷下·治小儿疳伤》)

治血灌瞳仁,昏涩疼痛,及辘轳门,外障。

麦门冬 大黄 黄芩 桔梗 玄参 细辛芒硝(各五钱)

上,每服水一钟煎至七分,去渣下芒硝少许,食后温服。

8. 小拨云散(《银海精微卷下·治小儿疳伤》)

治男妇目涩痛烂,泪出羞明怕日,血灌瞳仁。

黄芩 甘草 栀子 大黄 芍药 郁金 龙胆草 羌活 蝉蜕 木贼 当归 蒙花 蒺藜

9. 生干地黄散(《太平圣惠方·卷第三十三·治眼血灌瞳仁诸方》)

治肝心积热,血灌瞳仁肿痛。

生干地黄(一两) 蒲黄(三分) 犀角屑(三分) 黄连(三分,去须) 黄芩(一两) 玄参(一两) 川升麻(一两) 川大黄(一两,锉碎,微炒) 甘草(半两,炙微赤,锉)

上件药,捣粗罗为散。每服三钱,以水一中盏,煎至六分,去滓,每于食后温服。忌炙爆热面。

10. 真珠散(《太平圣惠方·卷第三十三·治眼血灌瞳仁诸方》)

治血灌瞳仁,生障膜,宜点。

真珠末(半两) 水精(半两) 琥珀末(半两) 朱砂(一两) 马牙硝(半两) 龙脑(一分)

上件药,同研如粉。每以铜箸,取如半小豆大。点之。

11. 人参汤(《圣济总录·卷第一百五·目血灌瞳仁》)

治血灌瞳仁涩痛。

人参 赤茯苓(去黑皮) 细辛(去苗叶) 桔梗(炒) 车前子(各一两) 五味子 防风(去叉,各半两)

上七味,粗捣筛。每服五钱匕,水一盏半,煎取七分,去滓温服,食后临卧。

12. 地黄散(《圣济总录·卷第一百五·目血灌瞳仁》)

治血灌瞳仁,疼痛不可忍。

生干地黄(焙) 大黄(锉,炒) 朴硝(研,各二两) 没药(研,半两)

上四味,捣罗为散。每服一钱匕,温水调下,食后临卧。

13. 车前散(《仁斋直指方论·卷之二十·眼目》)

治肝经积热,上攻眼目,逆顺生翳,血灌瞳仁,羞明多泪(曾氏家传)。

密蒙花(去枝) 甘菊花(去枝叶) 白蒺藜(炒,去刺) 羌活 粉草 草决明 车前子(各炒) 黄芩 龙胆草(洗,各等分)

上为末。每服二钱,食后饭汤调下。

14. 摩翳膏(《普济方·卷七十七·眼目门·赤脉冲贯黑睛》引《龙木论》)

治眼小眦赤脉外障,兼治血灌瞳仁,渐生翳障。

石决明(一分) 真珠末(一分) 水晶(一分) 朱砂(一分) 龙脑(一分) 琥珀(二分)

上为末如粉面,后入酥为膏。每至夜后点眼,立效。一方不用酥。

15. 通血丸(《普济方·卷七十七·眼目门·目血灌瞳仁》引《危氏方》)

治血灌瞳仁。

生地黄(焙) 赤芍药 甘草(五钱) 川芎 防风 荆芥 当归尾(各一两)

上为末,炼蜜丸如弹子大。食后,荆芥薄荷茶嚼下。血既散而归肝,又恐眼目生花,须再用还睛散。

16. 决明汤(《普济方·卷七十七·眼目门·目血灌瞳仁》引《圣济总录》)

治血灌瞳仁。

石决明 人参 芎䓖 细辛(去苗叶) 五味子(各一两) 赤茯苓〔去黑皮,一(二)两〕

上为粗捣筛。每服五钱,以水一盏半,煎七分,去滓,食后临卧温服。

17. 槐花当归散(《普济方·卷七十七·眼目门·目血灌瞳仁》)

治眼目血灌瞳仁,眼睛胀痛。

槐花(炒赤,四两) 何首乌 川芎 当归(各一两) 甘草(少许)

上为细末。每服二钱,食后米泔水调下。

18. 婆娑石散(《普济方·卷七十七·眼目门·目血灌瞳仁》引《龙木论》)

治血灌瞳仁外障。

婆娑石(少许) 曾青(半两) 龙脑 石胆(各一分)

上为末令细,早晨夜后点眼。

19. 芎黄散(《普济方·卷七十七·眼目门·目血灌瞳仁》引《卫生家宝方》)

治血灌瞳仁及睛疼。

白牵牛(炒)　大黄(煨)　川芎(各等分)

上为细末。每服三钱,临卧用砂糖水调下,睛疼温酒调下。

20. 桔梗丸(《普济方·卷七十七·眼目门·目血灌瞳仁》引《保命集方》)

治太阳经卫虚,血灌瞳仁,睑肿,头中湿,淫肤脉,睛痛,肝风盛,眼黑肾虚。

桔梗(一斤)　牵牛(头末,三两)

上为末,炼蜜为丸如梧桐子大。每服四十丸,加至百丸,食前温水下,日再服。

21. 千金不易万明膏(《万病回春·卷之五·眼目》)

治诸眼病。

黄连(泻心火)　当归(活血明目)　木贼(治拳毛倒睫)　羌活(治攀睛而发散)　防风(去风气)　天麻(治羞明怕日)　白蒺藜(治隐涩难开)　甘菊花(治内障风明目)　青葙子(治内障气)　荆芥(治血注瞳人)　楮实子(治攀睛补虚)　赤芍药(养血止痛)　龙胆草(泻肝火)　大黄(泻胃火)　蝉蜕(除风去翳)　枸杞子(去风明目)　草决明(治云翳)　密蒙花(退翳除昏)　知母(滋肾水而明目)　防己(治风邪而去热)　白芍药(生血退热而理肝经)　茯苓(和中养心血)　桑白皮(泻肺火)　牛蒡子(明目去翳)　麦门冬(去翳而除心肺之热)　贝母(理肺经而消痰)　苦葶苈(通肺经消肿痛明目)　青盐(滋肾水而明目)　旋覆花(治膀胱之水,亦能除风)、蕤仁(除赤热)　槐花(消肿毒而去热)　五味子(滋肾补虚,生津明目)　连翘(除心火、泻诸经热、消肿)　艾叶(去风)　石菖蒲(开心窍而明目)　白芷(去面风)　夜明砂(去昏花而明目)　赤石脂(有理胃之功,亦能止痛)　车前子(明目退翳,以上各一两)　黄芩(除湿热,枯则泻肝火)　黄柏(降火滋阴)　栀子(三味去目膜消热)　独活(治眼黑花)　川芎(治障风头痛)　白附子(治迎风冷泪)　生地黄(清血)　熟地黄(养血)　藁本(去湿治目中生疮)　远志(明目退昏)　薄荷(去邪、清风、消毒)　细辛(去风、明目)　柴胡(发散而治目内诸疾)　桔梗(下气,亦理肺经)　胡黄连(降火去热)　谷精草(去云翳,益目)　苍术(平胃而去风湿)　天门冬(止血而补虚)　石膏(去风热,清胃火)　百部(去肺火)　杏仁(通肠,润

肺)　枳壳(消滞气而理肠胃)　朴硝(降火而开郁)　玄参(去胃火)　黄芪(益元气而理肺经)　青藤(去热)　大枫子(去诸风,以上各五钱,净)　槟榔(杀虫去翳)　蔓荆子(治弦烂赤红)　石决明(泻肝火,亦去肺经风)　苦参(去大肠风,以上各七钱)　木通(泻小肠之邪火,六钱)　甘草(解诸药之毒,调和众味,一两)

上七十二味,俱切为细片,用童便一桶将水澄,盛瓷盆中;入炉甘石三斤,浸之一日夜,澄清再浸,澄出;将炉甘石入混元球内煅红,入药水浸。如此十数次,冷定,取出炉甘石,入阳城罐内封固打火,每罐打三炷香升盏。轻清者,合后药可治瞎目;坠底者,可治火眼。诸药加减于后。如不入罐打火,将甘石研细用水飞过,分清浊两用亦可。如制甘石十两,加琥珀五钱、珍珠八钱,俱各用混元球煅过,为极细;冰片三钱,官硼三两,铜器上飞过;海螵蛸六钱生用,胆矾二两,用铜瓦片煅过;白翠二两,煅红入童便内,不拘遍数,以成腻粉为止;鹰粪三钱,用竹叶上焙过、研细;熊胆三钱,用缸瓦上煅过存性为末;真正者人退一两,洗净,炒黄色存性为细末;木贼一两,焙过为细末;枯矾五钱,轻粉三钱,神砂三钱,皮硝三钱。此乃全料分两,亦当随其目疾而治之,无不取效矣。

血灌瞳人加官硼、曾青(即胆矾是也)、琥珀、朴硝少许研细入。

22. 补血当归汤(《眼科阐微·卷之三·利集·妇人行经眼症》)

妇人室女,经逆上行,血灌瞳人,此血热也;或患久,血死在目珠,而生胬肉。以通经为主。

当归　菊花(各五钱)　川芎　白术　细辛　茺蔚子　白芍　羌活　薄荷　大黄(各二钱)　甘草(三钱)　车前(三钱)　防风(二钱半)　白蒺藜(三钱)

上为末,灯心汤下(一钱五分)。

23. 锦鸠丸(《明目至宝·卷四·治眼方》)

治男妇老幼诸般翳障,血灌瞳仁,泪出不止,赤筋侵睛。

石决明　白术　防风　石膏(煅)　蒺藜(炒)　青皮　甘草　蝉蜕　青葙子　旋覆花　白僵蚕　蛇蜕　川芎　车前子　羌活　木贼(各二两)　人参(五钱)

上为末,蜜丸如弹子大。细嚼,青皮煎汤下。

如烂眩，诃子汤下。

24. 分珠散（《证治准绳·类方·卷七》）

疏风清热，凉血散瘀。治血灌瞳仁，恶血不散。

槐花 白芷 地黄 栀子 荆芥 甘草 黄芩 龙胆草 赤芍药 当归（各一两）

水煎服。

春加大黄泻肝；夏加黄连泻心；秋加桑白泻肺。

25. 阴丹（《证治准绳·类方·目·外治》）

治翳膜遮睛，血灌瞳人，拳毛胬肉，烂弦风眼，诸般眼疾，大效如神。

炉甘石（一两） 铜青（一钱九分半） 硇砂（六分二钱半） 没药（二分） 青盐（三分七厘半） 乳香（三分七厘半） 熊胆（一分二厘半） 密陀僧（二分半）

以上八味，用黄连五钱，龙胆草二钱半，煎汁滤净，将前药和一处入汁，碾细嫩晒干，再碾极细用之。

白丁香 海螵蛸 白矾(生) 轻粉（各一分七厘半） 硼砂（二分半） 雄黄 牙硝 黄丹 血竭 朱砂（各一分二厘半） 铅白霜 粉霜 鹰条 胆矾（各七厘半）

一方，有黄连六分二厘，胡连、脑荷、细辛、姜粉、草乌各一分二厘半。

［按］以上六味，并无去翳之功，不用更妙，恐有碍眼作痛害眼之祸也。

一方，有石蟹、贝齿、玄明粉、真珠、琥珀各二分。

［按］以上五味，或多或少，皆可增入，以有磨翳消膜之功，不可缺也。

上各另制细末，依方秤合和匀，碾令无声，至千万余下，瓷器收贮听用。如有翳膜，配合阳丹、一九、二八、三七、四六等丹点眼，大效如神。

一九丹：阴（一分） 阳（九分） 硼（九厘） 矾（生五厘）

二八丹：阴（二分） 阳（八分） 硼（八厘） 矾（生四厘）

三七丹：阴（三分） 阳（七分） 硼（七厘） 矾（生三厘）

四六丹：阴（四分） 阳（六分） 硼（六厘） 矾（生二厘）

阴阳丹：阴（五分） 阳（五分） 硼（五厘） 矾（生一厘）

清凉丹：阳（一钱） 硼（一分） 矾（生一厘）

以上六丹，俱用麝香三厘，片脑一分，研匀点眼。

26. 宣明丸（《证治准绳·类方·目·目赤》）

治眼内血灌瞳神，赤肿涩痛，大热上壅。

赤芍药 当归 黄连 生地黄 大黄 川芎 薄荷 黄芩（各等分）

上为末，炼蜜丸梧子大。每服三十九，食后米饮下。

27. 胆归糖煎散（《证治准绳·类方·目·目赤》）

治血灌瞳神，及暴赤目疼痛，或生翳膜。

龙胆草 细辛 当归 防风（各二两）

上用砂糖一小块，同煎服。

28. 落红散（《审视瑶函·卷三·目·赤血灌瞳神症》）

治血贯瞳神，致成红障。

穿山甲（炒） 桔梗（炒） 硇砂（研细，另入） 人蜕（焙，各三钱） 谷精草（纸焙） 蝉蜕（去头足） 蛇蜕 蝉蛇（二蜕洗净，入甘草水焙干） 鹅不食草（纸烘干，为末，各一钱）

上为细末。吹入鼻中，次日以筒吸目，渐次为之，自然障落。

造吸筒法：或用好铜打成漏斗相似，筒上留一窍，用猪脂薄皮扎筒窍上，如临用时，以筒口安病目上，医者吸气一口，次看其翳轻重，渐吸则渐除矣。

29. 泻肝散（《医方集宜·卷之六·眼目门·治方》）

治血灌瞳仁目赤肿痛。

当归 大黄 赤芍药 黄芩 桔梗 麻黄 朴硝 山栀子

水二钟，煎八分，食远服。

30. 退血散（《医方集宜·卷之六·眼目门·治方》）

治血灌瞳仁。

芍药 当归 木贼草 防风 细辛 龙胆草

白水煎，食远服。

31. 汤泡散（《医方集宜·卷之六·眼目门·

治方》)

治血灌瞳仁,一切眼疾。

当归尾　芍药　黄连

沸汤泡,洗眼。

32. 沙糖煎(《医方集宜·卷之六·眼目门·治方》)

治血灌瞳仁,羞明涩痛。

龙胆草　细辛　防风　荆芥　川芎　赤芍药　防己　大黄

大黄先用,细辛后用,水二钟入沙糖一小块,煎八分,不拘时服。

33. 通肝散(《良朋汇集经验神方·卷之五·急救门》)

治冰翳枣花,血灌瞳仁,旋罗突起,脸破痛,赤膜下垂。

栀子(五钱)　车前(三钱)　牛蒡子(二钱)　蒺藜(三钱)　甘草(二钱)　荆芥(三钱)　枳壳(二钱)

上为末,白汤调下。

34. 大黄当归散(《医宗金鉴·眼科心法要诀·卷二·血灌瞳仁歌》)

治血灌瞳仁。

大黄(一两)　当归(二钱)　木贼(一两)　黄芩(一两)　栀子(五钱)　菊花(三钱)　苏木(五钱)　红花(八钱)

上为细末令匀。每服二钱,食远茶清调下。

35. 三光饮(《吴氏医方汇编·第一册·目症》)

治血灌瞳仁。

当归(钱半)　川芎(钱半)　生地(钱半)　赤芍(钱半,酒洗)　甘草(二钱)　谷精(二钱)　木贼(二钱)　蒺藜(炒,去刺,二钱)

加石膏煅二钱,黑栀仁二钱,熟军二钱,归尾二钱。

36. 槐花当归散(《济阳纲目·卷一百零一·目病上·治目久赤肿痛方》)

治眼目血灌瞳仁,如犬眼睛胀肿。

槐花(炒,四两)　当归　川芎　何首乌(各二两)　甘草(少许)

上为末。每服二钱,米泔调下,食后临卧服。

37. 密蒙花散(《眼科阐微·卷之四·贞集·小儿眼症》)

小儿积热上攻,血灌瞳神。

蒙花(一钱)　青葙子　决明子　车前子(各五分)

为末,用羊肝一个,批开,掺药在内,线扎纸包,水湿入炭火中煨。肝熟,空心吃。点扫雾丹。

第六节

神光自见

【辨病名】

神光自见指眼外观如常,患者自觉眼前一片白光闪掣,如电光火焰,时发时止,倏然而过的病症。又称电光夜照、神光自现证。可见于高度近视、玻璃体混浊引起玻璃体不完全后脱离时,亦可见于视网膜脱离前。

《证治准绳·杂病·目·目妄见》:"[神光自见证]谓目外自见神光出现,每如电闪掣,甚则如火焰霞明,时发时止。"

《张氏医通·卷八·七窍门上·目妄见》:"如神光自见,则每如电闪,黑夜精明,则晦冥之中,倏忽见物。"

《目经大成·卷之二·似因非症·电光夜照七》:"黑夜无风雨,电光何自得,骄阳越命门,神珠显灵魄。摊书章句分,隔座人面识,莫快目重离,青盲犯在即。此目于夜间无灯无月,若电光闪焰,倏然见物。交睫则一片白光横于眼外,通宵不辄。甚而白光中恍惚能见指动,先辈谓之神光自现。"

《目经大成·卷之三·补阵·加减八味丸十二》:"神光自现,《本经》曰:电光夜照,盖龙雷之火上游故耳。"

《金匮启钥(眼科)·卷五·妄见·神光自见论》:"证治歌:神光自见如电闪,甚而火焰与明霞。元府有伤阴精损,孤阳飞越实堪嗟。"

【辨病机】

本病因为先天禀赋不足,劳欲过度,精血亏损,元府大伤,孤阳飞越,神光欲散所到致。

《证治准绳·杂病·目·目妄见》:"[神光自见证]乃阴精亏损,清气怫郁,玄府太伤,孤阳飞越,神光欲散,内障之重者。非若萤星,痰火之轻也。"

《张氏医通·卷八·七窍门上·目妄见》:"《素问》云:夫精明者,所以视万物,别黑白,审长短。以长为短,以白为黑,如是则精衰矣。人之目者,心之使也;心者,神之舍也。故精神乱而不转,卒然见非常处,精神魂魄,散不相得,故曰惑也,如神光自见。"

《目经大成·卷之二·似因非症·电光夜照七》:"盖人禀赋素弱,好动而有内癖,极劳饱欲,精血大损,一缕不绝真阳,未能摄养阴水,反随邪上走,故得是病。"

《金匮启钥(眼科)·卷五·妄见·神光自见论》:"证治歌:神光自见如电闪,甚而火焰与明霞。元府有伤阴精损,孤阳飞越实堪嗟。"

【论治法】

治则主要为急宜补益精血,辅以引火归元,降而归经,宁心安神。

《目经大成·卷之二·似因非症·电光夜照七》:"急宜大补元煎送加减八味丸或驻景丸。烦躁不宁,暂投养心丹一二服,使无根之火降而归经,自然神光内蕴,英华不致飞越,庶免青盲、风变之祸。"

《目经大成·卷之三·补阵·加减八味丸十二》:"六味丸加五味子三两、肉桂二两,黑夜神光自现,此方主之。神光自现,《本经》曰电光夜照,盖龙雷之火上游故耳。急用前方加五味、肉桂。夫五味虽各脏皆滋,究其功多专于肺,肺清则肾水随足。得桂内助,亦能引无根之火,降而归经,所谓热因热用,从法之妙法。或者畏其辛酸,改用黄

柏、知母,恐霹雳震裂,无物不坏。且人身,小天地也。阴阳昼明夜晦,自然之理,今瞑黑远近见物,其背于天地何疑。有某患此,以为精华焕发,喜而不寐。余语以病因,兼授治法。阳德之,阴晒为无用。比及日间不见,央人按方赎药,果无用矣。若心肾不交而得斯症,须归、芍、生熟地黄、麦冬、五味、参、苓,滋阴养血,清火安神。所谓补水宁神汤也。大剂服五六日,觉夜光稍熄,然后按脉而消息之。虽变昏惑妄见,可使收之桑榆。诗曰:补水全凭生熟地,宁神当简麦门冬,参苓白芍虽平淡,亦在酸咸五味中。"

《金匮启钥(眼科)·卷五·妄见·神光自见论》:"治宜急进补水宁神汤。"

【论用方】

1. 补水宁神汤〔《金匮启钥(眼科)·卷五·妄见·神光自见论》〕

治心肾不交,神光自见。

熟地 生地(各二钱) 白芍 当归 麦冬(去心) 茯神(各钱半) 五味(三十粒) 生甘草(六分)

上水煎,空心温服。

2. 加减八味丸〔《金匮启钥(眼科)·卷五·妄见·神光自见论》〕

补益精血,宁心安神。治神光自见。

熟地(八两,另捣) 山药(烘干) 山茱萸(酒洗,焙,各四两) 白茯苓(乳拌蒸,晒干) 泽泻(酒洗,焙) 丹皮(酒洗,焙,各三两) 五味子(烘,一两五钱) 肉桂(去皮,一两)

上为细末,与熟地膏炼蜜和丸梧子大。每服三钱,空心盐汤下。

第七章

视衣疾病

第一节

暴盲

【辨病名】

暴盲指眼外观正常,一眼或双眼视力骤然急剧下降,甚至盲而不见的内障眼病。相当于西医的视网膜动脉阻塞、视网膜静脉阻塞、视网膜血管炎、缺血性视神经病变、视神经炎等。

《证治准绳·杂病·七窍门上·目·暴盲》:"平日素无他病,外不伤轮廓,内不损瞳神,倏然盲而不见也。"

《审视瑶函·卷五·运气原证·内障·暴盲症》:"暴盲似祟最跷蹊,蓦地无光总不知,莫道鬼神来作孽,阴阳关格与神离。此症谓目平素别无他症,外不伤于轮廓,内不损乎瞳神,倏然盲而不见也。"

《张氏医通·卷八·七窍门上·暴盲》:"暴盲者,倏然盲而不见也。"

《眼科锦囊·卷三·内障篇·病系网膜之证·暴盲》:"此证外不伤眼珠,内不损诸液,忽然盲昧不见物,而无疼痛赤脉,又无昏花苦烦。"

【辨病因】

本病因为阳寡、阴孤、神离。病于阳者,因暴怒、恣酒嗜辣,伤及胃气,痰湿内生,湿热蕴结,阻滞气机;病于阴者,多情志悲伤、多嗜色欲,肝肾不足,气血逆乱,瘀滞脉络;病于神者,思虑太过,心气耗伤,推动乏力,血腥缓滞,血脉瘀塞。

《脉因证治·卷四·六十七、七情证》:"怒为呕血,飧泄,煎厥,薄厥,胸满胁痛,食则气逆而不下;为喘渴烦心;为消脾肥气,目暴盲,耳暴闭,筋缓。怒伤肝,为气逆,悲治怒。"

《证治准绳·杂病·目·暴盲》:"病致有三:

曰阳寡,曰阴孤,曰神离。乃痞塞关格之病,病于阳伤者,缘忿怒暴悖,恣酒嗜辣,好燥腻,及久患热病痰火人得之,则烦躁秘渴。病于阴伤者,多色欲悲伤,思竭哭泣太频之故,患则类中风、中寒之起。伤于神者,因思虑太过,用心罔极,忧伤至甚,惊恐无措者得之,患则其人如痴呆病发之状,屡有因头风痰火,元虚水少之人,眩晕发而醒则不见。"

《审视瑶函·卷一·识病辨症详明金玉赋》:"暴盲似祟,痰火思虑并头风。"

《目经大成·卷之一·证治语略》:"凡病有证,审视务须精详。各症有因,问切益宜端的。上医体天运,治将来;中工合时宜,验现在……已蚌合,头更痛,则土木相持;未杯覆,睛先损,乃风火交并。此数者,皆难治之症也。且尤有甚焉者:青盲、暴盲,百少三痊。"

《目经大成·卷之二·八十一证·暴盲七十》:"伤阳者,多六欲;伤阴者,多七情;伤神者,兼情欲而有之。有少年知识未开,老来世事已休,忽得此症,不在三者之列,盖关格之病也。关格者何?乃阳脉不和,气留在府,则阳气太盛,阴气不得相荣于上,故曰关。凡外感,是气动,邪从气入,而上窍不利者,皆关之类也。阴脉不和,血留在脏,则阴气太盛,阳气不得相卫于下,故曰格。凡杂病由血生,邪从血出,而下窍不利者,皆格之类也。阴阳两盛,阴中无阳,阳中无阴,阴阳相离,则荣卫否塞,气血不相营运,此脏腑交受邪也,故曰关格。总而言之,非头风痰火、元虚水少之人不患此。"

《眼科锦囊·卷三·内障篇·暴盲》:"原因酒色无度之人,或发泄蒸气之人,顿值泠气;或患胃病之人,夏月冒暑步走等之事。故而网膜衰惫;或瞳神经为闭塞者,每每患之。若经日则不痊,瞳孔带青色,全似青盲之证者,为不治之证。"

《外科证治全书·卷一·眼部证治·暴盲》:

"有平素好饮热酒，胃气受伤，污浊之血，积其中而然者，必其形实脉涩。"

【辨病机】

1. 肝阳上亢

肝阳上亢，肝经风热，气机逆乱，气血上壅，血络瘀阻。

《诸病源候论·目病诸候》："肝经风热，湿火升扰，每致眼目生翳、生星，或发生暴盲等。"

《奇效良方·卷之十五·气门》："又曰：神意魂魄志精所主之病，然无寒暑惊劳四证，余以是推广之。怒气所至为呕血，为飧泄，为煎厥，为薄厥，为阳厥，为胸满胁痛，食则气逆而不下，为喘渴烦心，为消瘅，为肥气，为目暴盲，为耳暴闭，筋纵发于外，为疽痈。"

《医述·目》："若肝阳上亢，肝火上冲，可伤及营血，迫血妄行，导致暴盲。"

2. 气脱血虚

血随气脱，行血无力，血行滞缓，血脉瘀阻。

《审视瑶函·卷五·内障·暴盲症》："暴盲似祟最跷蹊，蓦地无光总不知，莫道鬼神来作孽，阴阳关格与神离……血者气之守，气者血之卫，相偶而不相离者也。一或失血过多，则气为孤阳，亦几于飞越矣。故令脉微欲绝，斯时也，有形之血，不能速生，几微之气，所宜急固。"

《外科证治全书·卷一·眼部证治·暴盲》："平日目无他病，外不伤轮廓，内不损瞳人，倏然盲而不见，此气脱大虚之候。"

《类证治裁·卷之六·目症论治》："暴盲，《经》云：气脱者，目不明。"

【辨病证】

辨吉凶

本病急需治疗，保养得当者可不治而愈，否则遗留成痼疾，难以治愈。

《证治准绳·杂病·目·暴盲》："能保养者，亦有不治自愈。病复不能保养，乃成痼疾，其证最速。而异人以为魔魅方犯，鬼神为祟之类，泥于禳祷，殊不知急治可复，缓则气定而无用矣。"

【论治法】

分为内治与针灸治疗。内治以活血化瘀，通窍明目为主，治宜结合全身情况辨证论治。

1. 内治法

（1）大补元气，气血双补

《审视瑶函·卷五·内障·暴盲症》："故令脉微欲绝，斯时也，有形之血，不能速生，几微之气，所宜急固，故用甘温之参，以固元气。所以权轻重于缓急之际也。故曰：血脱益气，此阳生阴长之理也。"

《张氏医通·卷八·七窍门上·暴盲》："气大虚者，急服大剂人参膏。血虚者，大剂黄芪、当归煎汤，调服人参膏。患湿者，白术为君，黄芪、茯苓、陈皮为臣，附子为佐。三者治目暴盲，皆为气病，故用参、术；即血虚者，亦须人参。方有阳生阴长之功，《经》谓气脱者目不明，即其证也。是忌金石镇坠之药，以其神气浮散于上，犯之必死。"

《目经大成·卷之二·八十一证·暴盲七十》："斯时有形之血不能速生，几微之气所宜急顾。是用甘温之参以固元气，所以权轻重于缓急。《经》曰：血脱益气，阳生阴长，此之谓也。敢问其次，曰归芪六一汤，家贫无措，将以塞责可矣。若夫发矢中的，微参功谁与归。"

《目经大成·卷之三·热阵·温经益元散十八》："人参、黄芪、白术、枸杞、当归、鹿茸、枣仁、肉桂（各等分），附子、丁香减半，姜酒调。损虚成瘵，阴凑为寒，眩惕暴盲，此方主之。"

《外科证治全书·卷一·眼部证治·暴盲》："有因受阴湿之气，胃阳受困，忽然视物不见，或有时略见而不明，其人必食减神倦，脉缓大无力，用白术为君，黄芪、茯苓为臣，附子为使，服十余剂愈。""平日目无他病，外不伤轮廓，内不损瞳人，倏然盲而不见，此气脱大虚之候，急煎人参膏或保元汤大剂熬膏服之。血脱者亦照此治。《经》云：血脱益气是也。"

《金匮启钥(眼科)(眼科)·卷五·暴盲论·证治歌》："如询治法须详辨，血少或兼虚在脾。怒气伤肝何药妙，加味逍遥散最宜。（元）阴（元）阳俱被怒伤损，柴胡参术汤可施。翳膜忽然成障蔽，熊胆丸进莫迟迟。元气联脱目无见，独参汤可救垂危。嗜酒暴盲兼脉涩，苏木（汤）调参（膏）饮一卮。继投四物（汤）加苏木，桃仁红花及陈皮。和调（人）参末频煎服，定复光明效奏奇。或因受湿暴盲瞀，饮食少思神气疲。白术为君附子佐，更合陈皮茯苓（黄）芪。治贵寻源毋孟浪，古人治法可详披。"

《类证治裁·卷之六·目症论治》："暴盲，《经》云：气脱者，目不明。急用大剂独参膏。"

（2）凉血止血，佐以散瘀

《外科证治全书·卷一·眼部证治·暴盲》："有每睡起，则视物不明或赤肿，良久却愈者，此血热也。用生地汁浸粳米半升，曝令透骨干，再浸再曝三次，用瓷瓶煎汤令沸，下地黄米四五匙，煮成薄粥汤，待温，食半饱后，饮三盏即睡，数日愈。或用四物汤去川芎，倍生地，加丹皮、黄芩酒炒各一钱，水煎临卧服，数剂愈。""有平素好饮热酒，胃气受伤，污浊之血，积其中而然者，必其形实脉涩，用四物汤加苏木、桃仁、红花、陈皮煎调人参服之。如二三服后，鼻面见紫黑色者，此滞血行也，再服数剂愈。"

（3）平肝理气祛瘀

《眼科锦囊·卷三·内障篇·暴盲》："内服车前子丸，每日白汤送下一百粒。至其重者，非用水银剂，不能取效。外用薄荷露加冰片点之，必功。"

《金匮启钥（眼科）·卷五·暴盲论》："治法系怒气伤肝，脾虚血少者宜服加味逍遥散；系怒伤元阴元阳者，宜服柴胡参术汤。若忽然失明，翳膜障蔽者，宜服熊胆丸；若元气联脱致目无见者，宜独参汤。"

《本草简要方·卷之二·草部一·柴胡》："柴胡参术汤：柴胡二分，人参、白术（土炒）、熟地、白芍各一钱五分，甘草八分，川芎七分，归身二钱，青皮四分。水二杯，煎至八分，食远服。治暴盲。"

《本草简要方·卷之八·兽部·熊》："又方：熊胆、黄连、密蒙花、羌活各一两五钱，蛇蜕（炙）、地骨皮、仙灵脾、木贼、龙胆草各一两，旋覆花、甘菊花、瞿麦各五钱，蕤仁（去壳皮取霜）三钱，麒麟竭、蔓荆子各二钱。研末，以羖羊肝一具，煮半焙干，入药共研；生肝去膜捣烂，杵药末为丸梧子大。每服三十丸，食后米饮下。治暴盲生翳。"

2. 针灸法

《儒门事亲·卷六·火形·目盲三十二》："女僮至西华，目忽暴盲不见物。戴人曰：此相火也。太阳阳明，气血俱盛。乃刺其鼻中攒竺穴与顶前五穴，大出血，目立明。"

《针灸集成·卷二·眼》："暴盲不见物，针攒竹及顶前五穴，又刺鼻中大出血，立明（子和）。"

【论用方】

1. 加味逍遥饮（《审视瑶函·卷五·内障·暴盲症》）

治怒气伤肝，并脾虚血少，致目暗不明，头目涩痛，妇女经水不调等症。

当归身（酒炒）　白术（土炒）　白茯神　甘草（梢，生用）　白芍药（酒炒）　柴胡（各一钱）　炒栀子　丹皮（各七分）

上锉剂。白水二钟，煎至八分，去滓，食远服。

2. 柴胡参术汤（《审视瑶函·卷五·内障·暴盲症》）

治怒伤元阴元阳暴盲，此方主之。

人参（去芦）　白术（土炒）　熟地黄　白芍（各一钱五分）　甘草（蜜制，八分）　川芎（七分）　当归身（二钱）　青皮（四分）　柴胡（三分）

上锉剂。白水二钟煎至八分，去滓，食远服。

肝主怒，怒伤肝，肝伤故令人眼目昏花，视物不明。怒伤元阴，血虚必矣。故用芎、归、白芍、熟地以养荣。怒伤元阳，气虚必矣，故用人参、白术、甘草以益卫，青皮平肝，柴胡泻肝。

3. 熊胆丸（《审视瑶函·卷五·内障·暴盲症》）

治目忽然失光，翳膜障蔽。

熊胆　川黄连　密蒙花　羌活（各两半）　蛇蜕　地骨皮　仙灵脾　木贼　胆草（各一两）　旋覆花　甘菊花　瞿麦（各五钱）　蕤蕤（三钱）　麒麟竭　蔓菁子（各二钱）

上十五味，而熊胆为主，余同为细末，以羖羊肝一具，煮其一半，焙干，杂于药中，取其一半生者，去膜捣烂入上药，杵而为丸，如梧桐子大。饭后用米饮送下三十丸。诸药修治无别法，惟木贼去节，蕤蕤去壳皮、取霜，蔓菁子井水淘，蛇皮炙之。

4. 独参汤（《审视瑶函·卷五·内障·暴盲症》）

治元气离脱，致目无所见。

人参（数两清河者佳，用铜刀切片）

银锅、砂锅煎汤频服。

5. 白通汤（《目经大成·卷之三·热阵》）

少阴下利,目暴盲,两手脉俱沉濡,此方主之。

干姜　附子　葱白(去葱入甘草,即四逆汤)

少阴肾,冬令也,主天地闭藏。寒邪客之,则阴道不固而下利,利下阳气暗泄,故脉沉濡,目盲。乃用葱白以通阳气,干姜、附子以散阴寒。寒散阳复,通者塞而塞者通矣。可即葱而名白通。

按:姜,辛温无毒,不特散寒,兼能通神明,去秽恶。故圣人日食不彻。甘草,固敦厚和平,寒热皆理,药师目为国老。四逆汤除此,只附子一味。附性虽较姜加烈,如阴症、厥逆、自利、脉不至,再甚热品补剂,煎成急进无害,何必凉服。鹤皋曾注《内经》,顾如是饶舌,市医几人明达。果见面红七窍流血,决谓此属假寒,误投姜附而致。定改用知柏四物,或六味地黄,下咽随毙。学者讲论至此,当起立敬听。

诗曰:少阴利后脉沉濡,两目随盲白通治。白通姜附加葱白,去葱入草四逆为。四逆不谐病或变,温经九转可平施。

6. 温经益元散(《目经大成·卷之三·热阵·温经益元散十八》)

损虚成瘵,阴凑为寒,眩惕暴盲,此方主之。

人参　黄芪　白术　枸杞　当归　鹿茸　枣仁　肉桂(各等分)　附子　丁香(减半)　姜酒调。

寒,阴气也。寒中阳经,犹能抗阴,其病易愈。寒中阴经,两阴相遇,如胶投漆。故病太阴、少阴,必重且危,病厥阴者死。今曰损虚曰阴凑,则非外因而作。盖工贾之人,曰既劳役,汗尽津亡,夜复花酒,髓枯血竭,恔恔哑病,瘦减腰围。尤自风餐水宿,冻馁交并,致脏气萧索,阴寒骤起。血得寒而凝结,寒遇凝而深入,似疟非厥,眩惕失明。不用桂、附、归、杞、枣仁、姜汁温其经,参、芪、术、茸、丁香、醇酒益其元,身虽健在,瞳子其不兴欤。

【医案选】

《儒门事亲·卷六·火形·目赤三十五》

李民范,目常赤。至戊子年火运,君火司天。其年病目者,往往暴盲,运火炎烈故也。民范是年目大发,遂遇戴人,以瓜蒂散涌之,赤立消。不数日,又大发。其病之来也,先以左目内眦,赤发牵睛,状如铺麻,左之右。次锐眦发,亦左之右。赤贯瞳子,再涌之又退。凡五次,交亦五次,皆涌。

又刺其手中出血及头上鼻中皆出血,上下中外皆夺,方能战退。然不敢观书及见日。张云:当候秋凉再攻则愈。火方旺而在皮肤,虽攻其里无益也。秋凉则热渐入里,方可擒也。惟宜暗处闭目,以养其神水。暗与静属水,明与动属火,所以不宜见日也。盖民范因初愈后,曾冒暑出门,故痛连发不愈。如此涌泄之后,不可常攻。使服黍粘子以退翳,方在别集中矣。

《证治准绳·杂病·目·暴盲》

丹溪治一老人病目暴不见物,他无所苦,起坐饮食如故,此大虚证也。急煎人参膏二斤,服二日,目方见。一医与青礞石药。朱曰:今夜死矣。不悟此病得之气大虚,不救其虚,而反用礞石,不出此夜必死,果至夜半死。一男子四十余岁,形实,平生好饮热酒,忽目盲脉涩,此因热酒所伤胃气,污浊之血,死在其中而然也。遂以苏木作汤,调人参膏饮之。服二日,鼻内两手掌皆紫黑。曰此病退矣,滞血行矣。以四物加苏木、红花、桃仁、陈皮煎,调人参末服,数日而愈。

一男子五十五岁,九月间早起,忽开眼无光,视物不见,急就睡片时,却能见人物,竟不能辨其何人何物,饮食减平时之半,神思极倦,脉之缓大四至之上,重按则散而无力。朱作受湿治,询之果因卧湿地半个月得此证。遂以白术为君,黄芪、茯苓、陈皮为臣,附子为佐,十余帖而安。上三方,治目暴盲,皆为气脱而用参、术追回者也。《经》云:上焦开发,宣五谷味,熏肤充身泽毛,若雾露之溉,是谓气。气脱者目不明,即其证也。

《审视瑶函·卷五·内障·暴盲症》

一人形实,好饮热酒,忽目盲,脉涩,此热酒所伤胃气,污浊之死血使然。以苏木作汤,调人参末,服二日,鼻及两掌皆紫黑。予曰涩血行矣。以四物汤加苏木、桃仁、红花、陈皮,煎调人参,连服数日而愈。

饶州郭端友,偶染时病,忽患两目失光,翳膜障蔽,忽梦皂衣人告曰:汝要眼明,可服熊胆丸。既觉。其甥至云:昨得治眼熊胆丸,偶与梦相符。即依方市药,旬日乃成,服之二十余日,药尽复明。他人病目者,服其药多愈。郭生自记其本末云。

《续名医类案·卷十七·目》

张子和治女僮,目忽暴盲不见物,此相火也。太阳、阳明血气俱盛,乃刺其鼻中、攒竹穴与顶前五穴,大出血,目立明。

李民范目常赤,至戊子年火运,君火司天,其年病目者,往往暴盲,火运灾烈故也。李是年目大发,张以瓜蒂散涌之,赤立消。不数日又大发,其病之来也,先以左目内眦赤发牵睛,状如铺麻,左之右次锐眦发赤,左之右赤贯瞳子,再涌之,又退。凡五次,亦五次皆涌之,又刺其手中出血及头上鼻中皆出血,上下中外皆夺,方能战退,然不敢观书及见日。张云:当候秋凉再攻则愈,火方旺而在皮肤,虽攻其里无益也。秋凉则热渐入里,方可擒也。惟宜暗处闭目,以养其神水。暗与静属水,明与动属火,所以不宜见日也。盖李因初愈后,曾冒暑出门,故痛连发不愈如此。涌泄之后,不可常攻,使服鼠粘子以退翳。方在别集中。

赵君玉目暴赤肿,点洗不退。偶思张语曰:凡病在上者,皆宜吐。乃以茶调散涌之,一涌赤肿消散。君玉叹曰:法之妙,其迅如此,乃知法不远人,人自远法耳。

《眼科锦囊·续眼科锦囊卷一·冒寒暴盲证》

北越喜多生,一日冒寒风,步走归家,浴温汤,卒然不见物。予时寓在其家,生与予商议治法。予曰:此被凝寒闭塞,遽得温暖,而血行扰乱,以致此证也。速须灌水,涣泄郁热,生颇有难色,然无奈之何,从予托治。急命盛冷水于一大桶中,令患者灌浴,霎时许,寒战咬牙,如不可堪者,即出而掩覆被褥温蒸之。又少时强,则热汗如流,衣衾淋漓,于是血行快畅,身体爽利,眼目顿明。生以手加额谢云:君若不寓弊庐,则无复见天日,此实微躯之福也,遂折节入于予门。

《眼科锦囊·续眼科锦囊卷一·大怒暴盲证》

江都一士人,固患近视眼。因夏天奔走炎尘中,而觉视力困倦,归来渴甚,急命媛婢取冷水。婢乃盛水于磁盏,失坠碎之,士人禀资躁暴,见之赫怒,厉声骂詈,俄而两目昏昧,不辨咫尺。家人惊愕,慌忙接予诊察。头旋项强,心下痞濡,而有悸动。予曰:终日步走热地,以疲弊视力,加之大怒逆上,致此暴盲也。原是系支饮之人,宜用吐下之剂。急与一物瓜蒂散,涌吐黏痰如煤者一升许,而眼目稍知明暗。再投三黄加辰砂,来日退病大半。犹用前剂,五六日而平复如故。予恳告患者云:次后宜务抑压躁暴,省虑静养,若容不谨,则恐有再发之变矣。士人甘服云:不敢背教谕焉。后

岁余,再至其家,其妻为予供酒肴。谢曰:师之妙术,非徒开瞽盲,并能治其噪疾,尔后慎谨不懈,无复昔日之狂态,非国手何能如此乎。予曰:此乃家君之幸福,而非鄙术所能为也。

《眼科锦囊·续眼科锦囊卷一·醉中暴盲证》

信州一富翁,年龄五旬,天资肥胖,性酷嗜酒。一日登楼,留宿三日,昼夜沉湎,拥妓醉卧,至晓开眼,则物景模糊,惟见黄色耳。翁愕然无知所措,遽乘肩舆而归。予偶淹滞其地,急邀予诊察。眼目无异状,而瞳孔为少放开耳。按腹部心下,膨满作蛙鸣,右腹凝硬,颇觉疼痛,知是支饮之证,而大便秘结。故叩问其因。翁云:平常甚苦便秘,自游妓馆,至今日未上厕,每每沉醉,则口吐黄水,常患背项拘急。予乃眼中点麝香单味之水剂,而与吐剂,令吐宿水。一吐之后,所见黄色,变作白色。再制调胃承气汤与之,下黑硬之燥屎几块,寻暴泻四五行,而白色渐退,得稍辨明物景。乃令患者坐暗室,禁见烁光,省思虑,断酒肉,静养调和,约十余日而报快。

《金匮启钥(眼科)·卷五·暴盲论》

治一男子四十余岁,好饮热酒,忽目盲脉涩,此因热酒所伤,胃气污浊之血,死在其中,遂以苏木作汤,调人参膏饮之,服二日,鼻内两手掌皆紫黑色,自此病退矣。以四物汤加苏木,红花,桃仁,陈皮,煎调人参末,数日而愈。

第二节

青盲

【辨病名】

青盲指眼外观正常,以眼底视盘色淡,视力渐降,甚至盲无所见的内障眼病。相当于西医的视神经萎缩。

《诸病源候论·目病诸候·目青盲候》:"青盲者,谓眼本无异,瞳子黑白分明,直不见物耳。"

《诸病源候论·目病诸候·目青盲有翳候》:"白黑二晴无有损伤,瞳子分明,但不见物,名为青盲,更加以风热乘之,气不外泄,蕴积于晴间,而生翳似蝇翅者,覆瞳子上,故为清盲翳也。"

《诸病源候论·小儿杂病诸候·目青盲候》:

"眼无障翳,而不见物,谓之青盲。"

《古今医统大全·卷之六十一·眼科·原机启微论》:"又一证为物所击,神水散,如暴怒之证,亦不复治,俗名为青盲者是也。"

《秘传眼科龙木论·卷之二·肝风目暗内障》:"此眼初患之时,眼朦昏暗,并无赤痛,内无翳膜。此是肾脏虚劳,肝气不足。眼前多生花,数般形状,或黑或白,或黄或青。如此患者,切忌房室。如夜看细书,亦恐失明也。见一物面形难辨,后亦变为青盲。"

《冯氏锦囊秘录·杂症大小合参卷六·儿科目病》:"若外无翳膜内障如云,视物不见,俗名青盲者,若非肾水枯涸,则必久病成痼。"

《张氏医通·卷八·七窍门上·目昏》:"足厥阴肝主目,在志为怒,怒甚伤肝,伤脾胃,则气不聚。伤肝则神水散,神水亦气聚也。其证无眵泪,痛痒羞明紧涩。初但昏如云雾中行,渐觉空中有黑花,又渐则睹物成二体。久则光不收,遂为废疾……若久病光不收者,不可治也。一证因为暴怒,神水随散,光遂不收,永不复治。又一证为物所击,神水散,如暴怒之证,亦不复治。俗名为青盲者也。"

《银海指南·卷二·肾经主病》:"瞳神不大不小,其色不白不红,三光俱灭,真青盲也。"

【辨病因】

1. 水饮停于肝

病在小儿,多因胎中受风或惊邪之气,脏腑不和,水饮内停,阻碍肝气上通于目,精华不能荣养眼目。

《诸病源候论·小儿杂病诸候·目青盲候》:"此由小儿脏内有停饮而无热,但有饮水积渍于肝也。目是五脏之精华,肝之外候也。肝气通于目,为停饮所渍,脏气不宣和,精华不明审,故不赤痛,亦无障翳,而不见物,故名青盲也。"

《幼幼新书·卷第三十三·青盲第七》:"《婴童宝鉴》小儿雀目青盲眼歌:小儿饮水久停肝,翳障全无辨物难;夜里不明为雀目,青盲昼夕一般看。"《龙木论》治小儿青盲外障候,此眼初患时,于母胎中或受惊邪之气,致令生后五七岁以来,便乃患眼。其初患之时,夜卧多惊,呕吐痰涎黄汁,渐渐失明。还从一眼先患,后乃相牵俱损,致使

然也。"

《世医得效方·卷第十六·眼科·外障》:"小儿青盲七十二:胎中受风,五脏不和,呕吐黄汁,两眼一同视物不明,无药可治。"

《普济方·卷三百五十九·婴孩门·审小儿得病之源》:"当风饮水,成雀目青盲。《素问》云:风气通于肝,当风饮水,则水停于肝。肝气通于目,故成青盲雀目也。"

《普济方·卷三百六十四·婴孩头眼耳鼻门·青盲外障》:"小儿青盲外障,此眼初患之时,于母胎中忽受惊邪之气,令生后五七岁以来,便乃患眼。其初患之时,夜卧多惊,呕吐痰涎黄汁,渐渐失明。还从一眼先患,后乃相牵俱损,致使然也。初觉便宜将息急疗,服牛黄丸、犀角饮子立效。歌曰:胎中受得风邪气,五脏相连各有名。天吊只因心领得,目盲肝细是前成。痰涎呕吐黄汁甚,神彩时时忘与惊。两眼若能救见物,服药良医始见能。"

《秘传眼科龙木论·葆光道人眼科龙木集·七十二问》:"第五十九问:小儿目患青盲者何也?答曰:脏腑虚弱也。因伤冷物至极,气不能宣通,赤而不痛,全无障翳。致使白日视物不见也。宜用蟹黄散、菊花散、犀角消毒饮。"

《明目至宝·卷二·眼科七十二证受疾之因·小儿青盲》:"《西江月》:提起自伤悲叹,那怀孕时堪赞。五辛口味不能停,产后令儿难盼。或时呕吐黄酸,两目瞳仁盲贯。致令肝热受其殃,作定青盲难散。此是肝经风热也,或因病后亦变此青盲,反背瞳仁也。此证多嗜五辛,难治,宜服三花五子丸、镇肝散。"

《目经大成·卷之二·八十一证·轳轳自转七》:"倘惊搐不止,不为暴盲,则为青盲矣。"

《济阳纲目·卷一百零一·目病上·论》:"胎中受风,五脏不和,呕吐黄汁,两眼青盲不明,及初生视物近看,转睛不快,至四五岁瞳仁结白,昏蒙不见。"

2. 他病变生青盲

高风内障、绿风内障等若保养不当,治疗不及时,病久变生青盲或其他眼病,误投寒凉药物,伤及胃气,精微不能上输于目。

《普济方·卷七十二·眼目门·肾肝虚眼黑暗》:"《龙木论》云:眼坐起生花外障。此眼初患

之时,眼中别无所患,唯久坐多时,忽然起后,头旋,眼中黑花发昏,良久乃定。皆因肝肾虚劳受风,心脏热毒上攻,致有此疾。如或治疗稍迟,以后变为青盲。"

《普济方·卷八十三·眼目门·雀目》:"高风雀目内障,此眼初患之时,肝有积热冲上,胃脏虚劳,亦兼患风冲,肝气不足,致患此疾。与前疾不同,见物有别,惟见直上之物,然后为青盲。切宜服补肝散、还睛丸,即得效痊。"

《审视瑶函·卷五·内障·高风障症》:"此症俗呼为鸡盲,本科曰高风障,至晚不明,至晓复明也。若人调养得宜,神气融和,精血充足,而阳光盛,不治自愈。若不能保养,反致丧真,则有变为青盲内障,甚则有阴阳乖乱,而痞塞关格。"

《审视瑶函·卷六·目泪·无时冷泪症》:"无时冷泪,肾水不足,幽阴已甚,久而失治,则有内障青盲之患。"

《疡医大全·卷十一·眼目部·雀目眼门主论》:"高风内障,此证皆因脏腑热极,气血两亏,肝肾虚劳,致使日夜不能见物,先因肝虚,雀目久则不睹三光,谓之青盲,不治之证也。"

《杂病源流犀烛·卷十二·六淫门·风病源流》:"[诸风病名]绿风瞳人开大,青风吐极青盲。虎风发吼羊叫,大风成片烂疮。"

《眼科锦囊·卷三·内障篇·雀目》:"雀目之为证也,白日见物,无异于常人,至黄昏,全阙鉴视之用,而眼容睛光,未尝异于常也。此虽似轻证,放弃而不加治疗,则黏液混入硝子液中,而变成青盲者,往往有之。此证亦有天禀与旁发之别,予累年苦志,仅发明其实征,其为天禀雀目也。"

《金匮启钥(眼科)·卷五·绿映瞳神论》:"绿映瞳神,谓瞳神乍看无异,熟视乃见深处隐隐绿色,自视亦渐觉昏眇,盖由痰火湿热害及清纯太和之元气,延久不治,或有触犯者则如金青盲等证成矣,其日中及日映红光处,看瞳神有绿色。"

《眼科阐微·卷之一·元集·辨眼症虚实论》:"每见世之治目者,不审虚实,不究来历,不按经络,凡遇眼目昏花,直曰热邪熏蒸,误以凉药投之,不知寒凉伤胃,生意不能上升,变成青盲等内障矣。"

3. 脏腑虚弱,感受外邪

脏腑虚弱,有风邪痰饮热度乘袭,血气不荣于睛。

《太平圣惠方·卷第三十三·治眼青盲诸方》:"夫眼者,轻膜裹水也。其性静,其鉴明,瞻视分别,物无不瞩也。至如气清神爽,藏乃安和。稍有一脏气伤,风邪竟作,目无痛痒,卒然而失明。为肝胆风邪毒气所伤,毒气不散,上注于目,故令目青盲也。"

《外台秘要·卷第二十一·青盲及盲方六首》:"病源青盲者,谓眼本无异,瞳子黑白分明,直不见物耳,但五脏六腑之精气,皆上注于目。若脏虚有风邪痰饮乘之,有热则赤痛,无热但内生障,是腑脏血气不荣于睛,故外状不异,只不见物而已,是谓之青盲。养生方云:勿塞故井水渍,令人耳聋目盲。又云:正月八日沐浴,除目盲。"

4. 头眼外伤

头眼外伤,目系受损,又因暴怒损伤脉络,目窍闭塞。

《原机启微·卷之上·气为怒伤散而不聚之病》:"又一证为物所击,神水散,如暴怒之证,亦不复治。俗名为青盲者是也。"

【辨病机】

1. 气血亏虚

气血不足,目失濡养,神光泯灭。

《审视瑶函·卷五·内障·青盲症》:"青盲两样并难医,争忍愚人尽不知,最怕老年神气弱,又嫌疲病血精亏,本是失神并胆涩,内膜外障别无些,虽然服药扶根本,不若清修作主持,若是神圆精气足,自然无恙旧光回。"

2. 肝血亏虚

目得血而能视,肝血亏虚,无以养气,肝气阻滞,目窍失养不见神光。

《银海精微·卷上·坐起生花》:"坐起生花者,此是内障。此症肝血衰,肝、肾二经虚也。六阳不举,故久坐伤血,起则头晕眼花,或前常见花发数般,或赤或黑或白,缭乱昏暗不明,良久乃定,瞳仁开大不清。此症宜补肝肾,或明目固本丸。不治,患久变为青盲内障,变为五风,难治之症也。"

《太平圣惠方·卷第二十六·治肝劳诸方》:"所以肝怒不止则伤精,伤精则面黧色,青盲而无所见。毛瘁色夭者,死于秋也。"

《神农本草经疏·卷十三·木部中品·密蒙花》："观《本经》所主，无非肝虚有热所致。盖肝开窍于目，目得血而能视。肝血虚则为青盲、浮翳。肝热甚则为赤肿眵泪赤脉，及小儿豆疮余毒，疳气攻眼。此药甘以补血，寒以除热，肝血足而诸证无不愈矣。"

《审视瑶函·卷一·识病辨症详明金玉赋》："小儿青盲肝血虚，小儿白膜肺实热，小儿雀目肝不足，小儿目疮胎污秽。青盲内障，肝风热。"

《要药分剂·卷二·宣剂下·密蒙花》："盖目者。肝之窍也。目得血而能视。肝血虚。则为青盲肤翳。"

《目经大成·卷之二·八十一证·无时泪下四十九》："肝气者，所以统神、会空窍者也，泄尽则神不赴。不通、不赴，窍门乃闭，而目失所天，安得无干涩、视渺、青盲、内障之变。"

《眼科阐微·卷之一·元集·辨眼无云翳视物昏暗风轮枯黄肝血少论》："按：此症肝血少也。风轮属肝，如乌睛黑色，微带淡黄，影影耀耀，光彩可观，是肝血足也，若枯黄绕睛，内里澄清，看见黑毛或蜓蚰，如线圈在瞳人，是肝血枯也。肝血既枯，胆汁亦亏，瞳人或散大，或焦小，自然昏花。宜先用四物汤加肾之药；次用地黄丸等剂。肝血足，胆、肾两经亦足，视物自明矣。若误服寒凉，便成青盲之病，慎之慎之！不宜点。"

3. 肾精亏损

肾水不足，相火妄动，水火不济，心肾不交，阴阳两销，无以养目。

《古今医统大全·卷之六十一·眼科·病机》："[水轮病] 因肾经虚弱，酒色太过，相火所成，病则眼目青暗，头痛冷泪，观人物若烟，视太阳若水。久而失治，青盲内障，宜补肾补肝。"

"青盲内障十九：此证多因酒色太过，内伤肾气，不痛不痒，渐失其明，眼目俱不伤损，有似常人。只因一点肾气不充，故无所见。有谓瞳人反背，有谓翳膜遮朦，皆非也。宜服还睛滋肾之药。"

《医方集宜·卷之六·眼目门·五轮见证》："瞳仁属肾为水轮，病则眼目昏暗，瞳青仁绿，头痛冷泪，观人物若堆烟，视太阳如水花，久成青盲内障，其病在肾。"

《一草亭目科全书·目议》："瞳人属肾，肾为水也。又通胆窍，此水木有相生之义，肝肾有同治之方。肾胆同源精自华，阴虚火旺便生花，上冲神水还成绿，急养化源不用嗟。其症因嗜欲无厌，房劳过度，大惊伤神，大恐伤志。水火既亏，阴阳渐损，冷泪流于脸上，飞花越于目前，绿水灌瞳，青盲内障等症。"

《目经大成·卷之二·八十一证·阴风障五十六》："再汇升阳益阴上品好药，昼煎一剂，则精气冲和，自然而愈。不则，变内障者有之，变青盲者有之。"

《目经大成·卷之二·八十一证·青盲八十》："其因有二：一曰心肾不交。盖心者，神所舍也，宜静而安。肾者精所藏也，宜固而秘。不安不秘，是为不交。不交则精神潜散，精散则销阴而视斜，视斜者，犹下弦之月向晦也。神散则销阳而视短，视短者，犹着花之灯未剔也。精神俱散，阴阳两销，则营卫关格，目淹淹如长夜矣。"

《望诊遵经·卷下·眼目气色条目》："眼目青盲者，精不灌目也。"

《眼科阐微·卷之二·亨集·老年眼症》："是肾水不足，不能养心火，亦征气血之精粹不能上注于目，而成青盲昏暗内障矣。治法宜补肝滋肾，引神通窍为主。"

4. 元气衰微，胆精耗竭，玄府之源郁遏，目失神续

《明目至宝·卷一·明堂问答七十二证之因》："六十一问曰：小儿青盲者，何也？答曰：此脏腑虚弱，或因饮食所伤，脏腑不宜，元气衰微，故目不赤、不痛、无翳、无膜，而昏暗不见物也。"

《证治准绳·杂病·目·青盲》："目内外并无障翳气色等病，只自不见者，是乃玄府幽邃之源郁遏，不得发此灵明耳。其因有二：一曰神失，二曰胆涩。须讯其为病之始，若伤于七情则伤于神，若伤于精血则损于胆，皆不易治，而失神者尤难。有能保真致虚，抱元守一者，屡有不治而愈。"

《目经大成·卷之二·八十一证·青盲八十》："其因有二……一曰甲己不合。盖甲为胆，胆乃金相水质，澄之不清，挠之不浊，己为脾，脾为后天黄庭，诸阴之首，万物之母。土木合德，生生不已。甲己不合，乙戊先伤……则元府出入之路被邪遏抑，不得发此灵明，目虽有，若无矣。此二因者，究竟皆得于七情六欲，最不能治。有抱元守真，药饵无时无选，或稍痊可。如年形衰迈性气浮

燥,治亦无济。关格者,百病之关键,解见暴盲。元府者,河间谓十二经皆有之,乃神气出入升降之道路门户也。元府热郁,则闭塞不通,五官四末,有时不用。由是言之,青盲即暴盲,经脉即元府,关格即闭塞,悬而似近,异而实同矣。经脉即元府,说的是。然余更有妙解。盖经系手足三阴三阳之经,脉乃通五官四末之脉,元府则脉中流行,不舍昼夜之气血。"

《金匮启钥(眼科)·卷六·目泪·无时冷泪》:"何来冷泪出无时,久而瞻视亦昏迷。精液伤耗肝胆弱,精膏枯涩肾水虚。内障青盲从此起,或将治法逐详披。"

《金匮启钥(眼科)·卷五·青盲论·雀盲》:"证治歌:人生何忽病青盲,神失胆涩两证详。七情伤害成神失,胆涩原由精血伤。内外并无诸气色,目中自觉视茫茫。若为神失尤难治,苟能保养亦无妨。年高疲病心肾损,纵有良医莫下方。"

【辨病证】

辨吉凶

本病眼外观无异常,瞳神不大不小、无缺无损,视力渐降,视物昏朦,最终眼盲,为内障疾病,药物难以治疗。

《证治准绳·杂病·七窍门上·目·青盲》:"若年高及疲病,或心肾不清足者,虽治不愈。世人但见目盲,便呼为青盲者,谬甚。夫青盲者,瞳神不大不小,无缺无损,仔细视之,瞳神内并无些少别样气色,俨然与好人一般,只是自看不见,方为此证。若有何气色,即是内障,非青盲也。"

《目经大成·卷之二·八十一证·青盲八十》:"青盲不似暴盲奇,暴盲来速青盲迟。最怕龙钟神气夺,又嫌清瘦精血脱。与夫脾痿胆不充,青囊妙术医无功。吁嗟乎!青盲斯人有疾谁知觉,孔子见之未必作。""此症目内外并无翳障,金井不大不小,俨与常人一般,只自不见。初起视斜视短,间有神膏绿与水轮黄色者。"

《眼科锦囊·卷三·内障篇·青盲》:"绿眼所谓青盲者,硝子液失明亮之质,作昙暗浓浊者。而其初起全无疼痛,空中见花,渐渐昏朦,久久瞳孔散大,而带青色。竟盲废,至不可救焉。此证关系剧头痛,或惊动悲忧,或血行不利,或强饮多房之人。当其初起稍觉昏花之时施治,则犹可以救其

什之一二矣。至于眼光暗没,则此非草根木皮之所能及也。"

【论治法】

治疗分为内治与外治、针灸治疗。内治治则以补益肝肾、疏肝理气、益气养血为主。外治点眼为主。

1. 内治法

(1) 开窍滋肝,补肾引神

《普济方·卷二百五十八·食治门·食治眼痛》:"兔肝粥方出《圣惠方》,治目暗青盲。明目。用兔肝一具,细切,以豉汁中作粥,空腹食之,以效为度。"

《卫生易简方·卷之七·眼目》:"若青盲内障,肝肺风热,宜服七孔、九孔者良。"

"治眼目昏暗,泪出羞明,怕日瘾涩难开,或痒、或痛,及远年近日内外障,攀睛淤肉,翳膜青盲并皆治之,最宜常服。用白羊肝一个洗净去膜,黄连捣为细末,将羊肝入砂盆内杵烂,旋入黄连末拌研,丸如桐子大。每服四十丸,食后温浆水下。忌食猪肉、蒜、生莴苣、冷水等物。"

《世医得效方·卷第十六·眼科·翳障》:"羊肝丸治医障青盲,服之眼可复明。"

《普济方·卷八十三·眼目门·目青盲》:"绵鸠丸,一名羊肝丸,治内外障青盲雀目,眼生黑花,十年翳白以上,不见光明。一日有效。""补肝丸,一名地肤子丸,出《圣惠方》,治眼青盲,无所见物。""苁蓉丸,一名还睛丸,治眼青盲,并无赤痛,阻不见物翳障。"

《秘传眼科龙木论·卷之十·木部》:"桑叶,主除寒热。《日华子》:暖,无毒,除风痛。春叶未开时,可作煎服。治一切风。《经验方》:治青盲。此一法当依而用之。视物如膺鹘者有此效。正月八,二月八,三月六,四月四,五月五,六月六,七月七,八月二十,九月十二、十七,十月二十二,月晦,每遇上件神日,用桑柴灰合以煎汤,沃之于瓷器中,澄令极清,以药稍热洗之。如觉冷,即重汤煮令得所,不住手洗。遇上件日不得不洗,缘此神日本法也。"

《秘传眼科龙木论·葆光道人眼科龙木集·七十二问》:"第五十九问:小儿目患青盲者何也?答曰:脏腑虚弱也。因伤冷物至极,气不能宣通,

赤而不痛,全无障翳,致使白日视物不见也。宜用蟹黄散、菊花散、犀角消毒饮。"

《本草纲目·主治第四卷·百病主治药·眼目》:"青盲雀目,同猪肝或羊肝,粟米汤煮食。""淫羊藿,病后青盲,同淡豉煎服。""蔓荆子,明目益气,使人洞视,水煮三遍,去苦味,晒干为末,水服。一用醋煮,或醋蒸三遍,末服,治青盲,十得九愈。""荆茎,青盲同乌鸡丸服。"

《本草纲目·草部第十二卷·草之一·术》:"青盲雀目:《圣惠方》用苍术四两,泔浸一夜,切焙研末。每服三钱,猪肝三两,劈开掺药在内,扎定,入粟米一合,水一碗,砂锅煮熟,熏眼,临卧食肝饮汁,不拘大人、小儿皆治。又方:不计时月久近。用苍术二两,泔浸,焙捣为末。每服一钱,以好羊子肝一斤,竹刀切破,掺药在内,麻扎,以粟米泔煮熟,待冷食之,以愈为度。"

《审视瑶函·卷五·内障·青盲症》:"治肝肾两虚,或因他病而弱,青盲初起者,服之如神。菟丝子(洗,酒煮,炒),补骨脂,巴戟,枸杞,川牛膝(酒洗,炒),肉苁蓉(竹刀切片,酒浸焙干,各一两),青盐(二钱,另研)。上为细末,用猪腰子一个,竹刀切开半边,去内筋膜,入药末一钱,将线缚紧,用上好数年陈酒蘸湿炙熟,冷定火性,食之即愈。"

《本草单方·卷十·眼目》:"春初取黄荆嫩头,九蒸九暴半斤,用乌骨鸡一只,以米饲五日,安净板上,饲以大麻子二三日,收粪干,入瓶内熬黄,和荆头为末,炼蜜丸梧子大。每服十五丸至二十丸,陈米饮下,日二服。(《圣济》)"

《秘方集验·诸虫兽伤·余方补遗》:"明目补肾,兼治筋骨疼痛:小红枣十二枚,冷水洗净、去蒂,甘州枸杞子三钱,小马料豆四钱。水二碗,煎一碗,早晨空心连汤共食之。明目,枸杞子三钱,菊花七朵(去蒂),每早白汤下,久服青盲可复明。"

《临证指南医案·卷八·目》:"凡久痛昏暗,青盲雀目,内障昏蒙,五色花翳,迎风泪出,皆虚候也,治宜壮水益火。"

《文堂集验方·卷三·目疾》:"青盲不见:小青草晒干为末,每日以不落水猪肝一块,入草末五钱,用无灰酒同煮。单食猪肝,饱时服半月,即效。诸葛菜子六升,蒸之气遍取下,以釜中热汤淋之,乃晒干再淋,再晒三次,杵为末。饱时清酒服二三

钱,日两服。并治虚劳目暗冷泪眼障,十得九愈。"

《回生集·卷上·内症门·小儿青盲眼》:"木贼草、白蒺藜,各等分末,炒猪肝食。"

《调疾饮食辩·卷之五·鳡鱼·乌鲫鱼》:"凡羞明,视物无力,迎风冷泪,青盲、雀目及内障、外障,皆系肝虚。《杨氏家藏方》:海螵蛸半斤研末,黄蜡三两和作饼,每用七八钱,同猪肝二两,批开掺药札定,煮食之,饮汁尽,勿食蜡渣,治青盲、雀目。"

《金匮启钥(眼科)·卷五·青盲论·雀盲》:"证治歌:人生何忽病青盲,神失胆涩两证详。七情伤害成神失,胆涩原由精血伤。内外并无诸气色,目中自觉视茫茫。若为神失尤难治,苟能保养亦无妨。年高疲病心肾损,纵有良医莫下方。(镇肝)明目羊肝(丸)治伤胆,伤神宜取复明(丸)将。倘逢肝肾俱虚证,宜用水木两培汤。证若青盲兼内障,本事方投罔不藏。此外更有雀盲证,晚则昏兮昼则光。阴浊上升元阳损,人参补胃汤可尝。补中益气汤能效,决明夜灵散莫忘。肝虚转光丸最妙,还明散冶小儿良。肾虚三因蛤蚧(丸)进,自然昼夜总如常。""治法伤于胆者,宜镇肝明目羊肝丸;伤于神者,宜复明丸;肝肾两虚者,宜水木两培汤;青盲兼内障者,宜《本事方》。"

《本草纲目拾遗·卷七·花部·建兰花》:"建兰有长叶、短叶、阔叶诸种,其花备五色,黑色者名墨兰,不易得,干之可治瞖目,能生瞳神,治青盲,最效。"

《本草易读·治老人眼疾》:"日久成外障厚翳蟹睛等症,内障青盲等症,宜用开窍滋肝、补肾引神为主。"

《鲙残篇·秘授药方须番察论·黄芩天花粉传》:"附治青盲方,但瞳子不坏者,十可疗九。用蔓菁子六升,蒸之气遍合甑掇下,以釜中热汤淋之,乃曝乾,如是三蒸三淋三晒,杵为末。食后清酒服方寸七。"

(2)清肝明目,泻热除邪

《华佗神方·卷九·治青盲神方》:"以猪胆一枚,微火煎之,丸如黍米,纳眼中,食顷。内服用:黄牛肝一具,土瓜根三两,羚羊角屑三升,蕤仁三两,细辛六两,车前子一升。上六味药合肝于瓶中,春夏之月封之十五日,冬月封之二十日,出曝干,捣下筛,酒服方寸匙。"

《神农本草经·卷一·上经·苋实》:"味甘,寒。主青盲,明目,除邪,利大小便,去寒热。"

《名医别录·中品·卷第二·青羊胆》:"治青盲,明目。"

《新修本草·卷第十六·虫鱼下·虾蟆》:"[谨案]《别录》云:脑,主明目,疗青盲也。"

《太平圣惠方·卷第三十三·治眼青盲诸方》:"治眼青盲不见物者,宜服此方。天灵盖(二两,多年烂者,净洗了,涂酥炙令黄),龙胆(二两,去芦头),白龙脑(一钱,细研)。上件药,捣罗为末,入龙脑研匀。取黑豆升净,以水煮令豆烂,滤取汁,却炼成煎拌药,丸如梧桐子大。每服,以温水下二十丸,日三服,频用新汲水洗头面。凡欲服药时,先令患人净沐浴及剃却顶心发。静一室,泥饰不可通明,令安止。自在供食,慎护将息。不计昼夜,不得见明。若供汤药及食,恐室内黑,看治人不见时,先以帛子系患人眼,可点烛,候供食及药毕,便出房外。兼不得在房内吹灯烛,忌闻灯油烟气,如此忌慎一百日。若至五十日七十日便开一明窍,试令患人看,当便见明,却闭明处,令满百日渐看,明已见物也。缘眼气力弱,不得全似寻常看物,更能且于室内将息,直待好安甚妙。切忌羊血杂肉及动风壅滞热物、喜怒、房室等。"

《本草图经·草部上品之下卷第五·黄连》:"羊肝丸尤奇异,取黄连末一大两,白羊子肝一具,去膜,同于砂盆内研令极细,众手捻为丸如梧子。每食心暖浆水吞二七枚,连作五剂,瘥。但是诸眼目疾及障翳青盲,皆主之。"

《本草图经·菜部卷第十七·芜菁》:"三蜀江陵之人,今呼蔓菁为诸葛菜是也。其实夏秋熟时采之,仙方亦单服。用水煮三过,令苦味尽,曝干,捣筛,水服二钱匕,日三。久增服,可以辟谷。又治发黄,下小肠药用之。又主青盲。"

《证类本草·卷第五·井泉石》:"大寒,无毒。主诸热,治眼肿痛,解心脏热结,消去肿毒及疗小儿热疳,雀目,青盲。"

《证类本草·卷第十·青葙子》:"《药性论》云:青葙子,一名草蒿,味苦,平,无毒。能治肝脏热毒冲眼,赤障青盲翳肿,主恶疮疥瘙,治下部虫。"

《证类本草·卷第十三·密蒙花》:"味甘,平、微寒,无毒。主青盲肤翳,赤涩多眵泪,消目中赤

脉,小儿麸豆及疳气攻眼。生益州川谷,树高丈余,叶似冬青叶而厚,背色白有细毛。二月、三月采花。"

《证类本草·卷第二十二·萤火》:"《药性论》云:萤火,亦可单用,治青盲。"

《证类本草·卷第二十九·马齿苋》:"(《外台秘要》)又方:主青盲、白翳,除邪气,利大小肠,去寒热。马齿苋实一大升,捣为末。每一匙煮葱豉粥,和搅食之。煮粥及著米糁、五味作羹,亦得。"

《幼幼新书·卷第三十三·青盲第七》:"《千金翼》治青盲方:黄牛胆、钩藤(各半两),人参、羚羊角、藿香、广香(各一两),琥珀(少许)。上为末,炼蜜为丸如梧桐子大。每服五丸,薄荷汤化下。"

"《龙木论》治小儿青盲外障候,此眼初患时,于母胎中或受惊邪之气,致令生后五、七岁以来,便乃患眼。其初患之时,夜卧多惊,呕吐痰涎黄汁,渐渐失明。还从一眼先患,后乃相牵俱损,致使然也。宜服牛胆丸、犀角饮方立效。"

《本草衍义·卷十一·青葙子》:"《经》中并不言治眼,《药性论》始言之。能治肝藏热毒冲眼、赤障、青盲。萧炳可云:理眼。《日华子》云:益脑髓,明耳目,镇肝。今人多用之治眼,殊不与经意相当。"

《普济方·卷八十五·眼目门·一切眼疾杂治》:"秦皮煎汤调下,疗眼中一切诸疾,青盲翳者,天行风赤,无端忽不见物,悉主之。此方兵部侍郎卢英所传,价重千金。石胆(研)、波斯盐绿(研)、石决明、乌贼鱼骨(去甲)、铅丹、细辛、龙脑(各三分)、蕤仁(研)、防风(末,各三分),马蹄决明(净拣)、秦皮(末各二两)。上捣散及研。避风煮,以白蜜炼,滤净和讫,更捣五七千杵,以油蜡纸重裹之,重盒盛,勿令见风。可致百年不败。合时不欲见虫犬与鸟雀妇女及孝子秽恶之类。须于腊月合之。有患取米粒许,如稀饧,夜卧点之,以瘥即止。"

《滇南本草·第一卷·五味草》:"治眼目生玉翳,或生雾翳,青盲。五味草(二钱),谷精草(一钱),木贼草(五分),青葙子(五分),共和一处,煎汤服。"

《滇南本草·第一卷·花红果》:"采叶煎服,

治一切眼目青盲,或火眼膜翳最效。"

《滇南本草·第一卷·绣球防风》:"破肝血,通经闭,祛风热,明目,退翳膜遮睛。治小儿雀眼、白翳、青盲杀肝虫。但肝气实有郁结者可用,若肝虚者忌之。(奇方)小儿疳疾攻眼,雀眼、青盲(雀眼者,不有翳膜,只晚不见物),白翳遮睛。绣球防风(一两),蛤粉(六钱,煅)。共为末,每服五分,白羊肝(三钱),竹刀破开羊肝,将药入肝内,苎麻绑好,入瓦罐内煎吃,五服痊愈。忌盐。"

《本草蒙筌·卷之六·菜部·莱菔根》:"子,主黄疸利水,又治霍乱除膨,去目睛青盲,消癥瘕积聚。"

《医学入门·内集·卷二·本草分类·治湿门》:"苍术:苍术辛烈苦甘温,主风寒湿痹疸屯,肿满痰积疟皆散,止呕泻治头目昏。苍,以色言,无毒。浮而升,阳也。入足阳明太阴经。主风寒湿痹,死肌痉疸,逐皮间风水结肿,心下满闷,腹中胀痛窄狭,消痰饮、痃癖、气块,祛疟,除瘟疫、山岚瘴气,止霍乱吐泻不止。治大风在身面,风眩头痛,目泪出、青盲雀目、内外翳障。"

《秘传眼科龙木论·附·葆光道人眼科龙木集·七十二问》:"第六十二问:目患青盲翳者何也?答曰:肝乃木之原,津液之道路。五脏风热甚,发于目睑如粟米之状,是以如此也。宜用省风汤。"

《明目至宝·卷二·眼科七十二证受疾之因·小儿青盲》:"西江月:提起自伤悲叹,那怀孕时堪赞。五辛口味不能停,产后令儿难盼。或时呕吐黄酸,两目瞳仁盲贯。致令肝热受其殃,作定青盲难散。此是肝经风热也,或因病后亦变此青盲,反背瞳仁也。此证多嗜五辛,难治,宜服三花五子丸、镇肝散。"

《本草纲目·草部第十六卷·草之五·生地黄》:"内障青盲,风赤生翳及坠睛日久,瞳损失明:地黄花(晒)、黑豆花(晒)、槐花(晒)各一两,为末。猪肝一具,同以水二斗,煮至上有凝脂,掠尽瓶收。每点少许,日三次。(《圣惠方》)"

《本草纲目·禽部第四十八卷·禽之二·伏翼》:"青盲不见:夜明砂(糯米炒黄)一两,柏叶(微炙)一两。为末,牛胆汁和,丸梧桐子大。每夜卧时,竹叶汤下二十丸;至五更,米饮下二十丸,瘥乃止。(《圣惠》)"

《本草纲目·兽部第五十卷·兽之一·羊》:"青盲内障:白羊子肝一具,黄连一两,熟地黄二两,同捣,丸梧桐子大。食远茶服七十丸,日三服。崔承元病内障丧明,有人惠此方报德,服之遂明(《传信方》)。"

《神农本草经疏·卷十九·禽部三品·天鼠屎》:"(《圣惠方》):青盲障翳:夜明沙一两,柏叶炙一两,为末,牛胆汁和丸梧子大。每夜卧时,竹叶汤下二十丸。"

《医方集宜·卷之六·眼目门·治法》:"青盲因胎中肝受风热,其症至晚朦眬昏暗,视物不见,日久睛蓝者不治,宜用泻肝散、聚实散。"

《本草汇言·卷之十九·介部 甲虫类·石决明》:"《方脉正宗》治风热伤血成翳障青盲:用石决明(火烧通赤,研极细,水飞过)三钱、羚羊角、人指甲(切碎,微炒)各二钱,甘菊花、生地黄、木贼草、谷精草、蝉蜕、密蒙花、决明子(俱微炒)各一两。研为细末,共十味总和匀,用生羊肝七个捣烂成膏,和为丸梧子大。每早晚食后各服三钱,白汤下。"

《本草详节·卷之六·木部》:"(秦皮)主两目赤肿,风泪不止及青盲白膜,男精衰,妇崩带,儿痫身热,又除热痢下重,风寒湿痹。"

《春脚集·卷之一·目部》:"治小儿青盲眼:木贼草、白蒺藜各等分,为末,炒猪肝食。又治疳疾眼症,并治痘后斑疹,余毒攻目奇效。谷精草、石决、明牡蛎、蛤粉、夜明砂、木鳖子(去油)。各等分为末,每用一钱,取猪肝一块,竹刀剖开,入药在内,麻扎煨熟,连汁与食,不过十付,不止眼好,疳亦全愈。是方亦可治大人青盲。"

《潜斋简效方·耳目病》:"青盲,用二蚕砂三斗,晒燥,每晨服三四钱,淡盐汤下。"

《四科简效方·甲集·上部诸证·内障青盲》:"夜明砂、糯米(炒黄)、柏叶(炙)各一两。为末,羊胆汁丸,梧子大。每夜卧时,竹叶汤下二十丸。至五更,米饮下二十丸,瘥乃止。"

《本草纲目拾遗·卷一·水部·古剌水》:"性凉,泽肌肤,明目,疗青盲,开瞽,功同空青,治热症有效。"

《本草害利·肝部药队·芦荟》:"甘微寒,润肝燥,治目中赤脉,青盲云翳(音义,眼疾也),赤肿眵眼,小儿疳气攻眼。善疗眼疾,外无他用也。"

《异授眼科·按五轮治疗捷法》："泻肺汤秋时眼病肺宜清，枳桔桑葶地骨芩，旋覆麻黄防共草，佐加归芍地黄寻，煎尝酌量分深浅，三帖麻黄不必增。"

（3）益气养血，补五脏不足

《神农本草经·卷一·上经·决明子》："味咸，平。主青盲、目淫、肤赤、白膜、眼赤痛、泪出。久服，益精光（《太平御览》引作理目珠精，理，即治字），轻身。生川泽。"

《神农本草经·卷二·中经·羚羊角》："味咸，温。主青盲，明目，杀疥虫，止寒泄，辟恶鬼虎狼，止惊悸。久服，安心、益气、轻身。生川谷。"

《名医别录·上品·卷第一·空青》："《本经》原文：空青，味甘，寒。主青盲耳聋，明目，利久窍，通血脉，养精神。久服轻身延年不老。能化铜铁铅锡作金。生山谷。"

《名医别录·中品·卷第二·羊屎》："《本经》原文：殺羊角，味咸，温。主青盲明目，杀疥虫，止寒泄，辟恶鬼虎狼，止惊悸。久服，安心益气轻身。生川谷。"

《证类本草·卷第二十七·荠》："臣禹锡等谨按《药性论》云：荠子，味甘，平。患气人食之，动冷疾，主青盲病不见物，补五脏不足。"

《普济方·卷八十一·眼目门·目昏暗》："眼睛青盲，当归汤下。"

《医学入门·内集·卷二·本草分类》："覆盆子甘性微热，阴痿肾虚精气竭，补肝明目治肺虚，妇人宜子须频啜。《衍义》云：益肾脏，服之小便当复溺盆。无毒。主男子肾虚精竭，阴痿能令坚长；治肝经风虚，明目去翳；治肺气虚寒少力。取汁入蜜作煎点眼，妇人食之有子，久服轻身发不白，悦颜色，和脏腑。入药水洗去皮蒂，酒蒸日干。苗，名蓬蔂，味酸、咸，平。功力同子。疗中风身热大惊，又烂弦血风，冷泪侵淫，青盲目暗，或有虫等症。取苗日干为末，薄绵裹之，以男乳汁浸如人行七八里久，用注目中，仰卧，不过三四日，视物如少年。忌酒面。"

《万氏家抄济世良方·卷八·药性兽部》："青羊肝胆：主青盲明目，胆点眼中主赤障白膜，风泪，解蛊毒。羊肉味苦甘，气热。主暖中及大风汗出，虚劳寒冷，补中益气。时疾初愈人不可食，能发病。"

《本草单方·卷十·眼目》："青盲眼障，但瞳子不坏者，十得九愈。用蔓菁子六升，蒸之气遍，合甑取下，以釜中热汤淋之，曝干还淋，如是三遍即收，为末。食后清酒服方寸匕，日再服。亦治虚劳目暗。（崔元亮《海上方》）

病后青盲，日近者可治。仙灵脾（一两），淡豆豉（一百粒），水一碗半，煎一碗，顿服，即瘳。（《百一选方》）"

《保幼新编·眼病》："如青盲，加人参五分，决明子、青葙子各七分，蝉蜕、升麻各三分。"

《本经逢原·卷三·菜部·荠蓂子》："荠蓂子，甄权以荠治青盲不见物，补五脏不足，二荠之性总不出《本经》主治也。"

《张氏医通·卷八·七窍门上·青盲》："青盲有二，须询其为病之源。若伤于七情，则伤于神，独参汤，或保元汤加神、砂、麝香、门冬、归身。若伤于精血，则损于胆，六味丸加枣仁、柴胡。皆不易治，而失神者，尤难取效。能保其真者，屡有不治而愈。"

《罗氏会约医镜·卷之六·杂证·论眼目》："病后青盲：用淫羊藿一两，淡豆豉一百粒，煎服。"

《是斋百一选方·卷之九·第十二门·伤寒后青盲日近者可治》："仙灵脾（一两），淡豆豉（四十九粒）。上二味水一碗半煎至一碗，露冷，令病人顿饮之，即瘳。"

《银海指南·卷四·治验存参》："肝肾精血两亏，厥阴头痛，左目失光已废，右目白星缭乱，此青盲之症。熟地、山药、萸肉、丹皮、茯苓、泽泻、五味子、归身、菟丝子、活磁石（醋煅）。精血素亏，兼之怀妊中满，气郁肝胆，两目视物昏花，防变青盲，宜滋阴疏利。生地、熟地、山药、云苓、泽泻、制香附、归身、黄芩、苏梗、焦枳壳、荷叶。"

《眼科锦囊·卷三·内障篇·青盲》："治法，内服用沉香降气汤、沉香天麻汤之类及如磁朱丸、刚铁丸。温暖强壮之药剂，兼投如浮石丸、蜊蛄散等。驱逐留饮之剂，又用吐药，见效不少。但患者务省负薪之劳，谨骂怒惊惧，畅气宽心，宜为摄生。不然，则虽有起废之神方，又无奈之何。"

（4）汗法、吐法，攻邪外出

《眼科锦囊·卷一·吐剂》："汗吐下之为方也，导出诸毒之要术。而僻村寒乡之草医，亦能知之。然世医驯于汗下，而不熟于吐方。盖吐方者，有功于留饮宿水及结滞于胸膈之诸证矣。比于汗下，实捷径之一术也。予顷年熟察患家，发起胃中之污液者，十居于七八，水饮之为祸，岂可不惧哉。而胃中酿生污液，则其毒混流于血中，遂致上攻于眼目。故可用吐方之证甚多矣，如昏花雷头风、黑障青盲、风眼疫眼、胬肉羞明等。审其腹候，察其病因，皆邪毒郁结于胸中而所致也。宜吐之，慎勿轻忽。"

2. 外治法

《肘后备急方·卷六·治目赤痛暗昧刺诸病方第四十三》："崔元亮《海上方》，著此三名，一名西国草，一名毕楞伽，一名覆盆子，治眼暗不见物，冷泪浸淫不止及青盲，天行目暗等。取西国草，日曝干，捣令极烂，薄绵裹之。以饮男乳汁中浸。如人行八九里久，用点目中，即仰卧，不过三四日，视物如少年，禁酒油面。"

《肘后备急方·卷八·治百病备急丸散膏诸要方第七十二》："神明白膏，疗百病、中风恶气、头面诸病，青盲，风烂眦鼻，耳聋，寒齿痛，痈肿，疽痔，金疮，癣疥，悉主之。"

《海药本草·玉石部卷第一·石蟹》："生南海，又云是寻常蟹尔，年月深久，水沫相著，因化成石，每遇海潮即飘出。咸，寒，无毒。主青盲目淫肤翳及丁翳、漆疮，皆细研水飞过，入诸药相佐，用之点目良。"

《太平圣惠方·卷第三十三·治眼青盲诸方》："治眼青盲，不见物，多泪，宜点此方。雄黄〔二（一）两，细研〕，细辛（一两），干姜（一分，炮裂，锉），黄连（一两，去须），蕤仁（三十枚，汤浸去赤皮）。上件药，捣筛为散，入雄黄，拌令匀。以蜜二两和内，于瓷瓶中油单密盖，于饭甑内蒸一炊久。新绵滤过，以瓷盒子内盛。每夜卧时，取如麻子大点之。""治眼青盲方：上取猪胆五枚，取汁，于铜器中，慢火煎令可丸，即丸如黍米大。纳眼中为验。"

《太平圣惠方·卷第八十九·治小儿青盲诸方》："治小儿青盲不见物方：鼠胆、鲤鱼胆（各二枚取汁）。上件二味相和，点服用之，立效。""治小儿青盲脑痛方：鲤鱼脑、鲤鱼胆（各等分）。上件药，相和令匀，点眦中，日三四度。神效。""治小儿青盲，不见物方：真珠（半两，研如粉），白蜜（一

合），鲤鱼胆（一枚）。上件药，相和，煎一两沸，候冷，点眼中。当泪出，药歇即效。"

《证类本草·卷第十七·牡狗阴茎》："乳汁，主青盲。取白犬生子目未开时乳汁，注目中，疗十年盲，狗子目开即瘥。"

《珍珠囊补遗药性赋·卷四·虫鱼部》："鲤鱼宽胎胀，骨止赤白之崩，胆抹青盲赤目。"

《普济方·卷八十三·眼目门·目青盲》："治眼忽不见物，如青盲状，出《圣济总录》。令人烂嚼姜母，以舌舐眼六七度，即瘥。"

《卫生易简方·卷之七·眼目》："用雀屎小直者，以人乳和敷目上，消烂尽胬肉。白膜若赤，脉贯瞳仁及青盲，点之极效。"

《医学入门·内集·卷二·本草分类》："蟾脑，明目，疗青盲。"

《医学入门·外集·卷六·杂病用药赋》："取虫法：用覆子叶洗净，捣自然汁，以皂纱蒙眼上，将笔蘸药汁，画两眸于纱上，然后以汁滴眼中，当有虫细如丝，赤色，出于纱上，或着药于纱上亦可。治烂弦风痒及眼暗不见，冷泪侵淫不止。如青盲眼，取汁阴干，入人乳汁化开点目，即仰卧，更入片脑少许尤为妙，三四日间视物如少年。"

《千金翼方·卷第十一·小儿·眼病第三》："（补肝汤）治青盲方：长尾蛆，净洗曝干作末，纳眼中瘥。"

《本草单方·卷十·眼目》："一法：以桑灰、童子小便和，作丸。每用一丸泡汤，澄洗。（《龙木论》）""一切目疾，雀目，赤目，青盲，内外障，翳风眼，用此觉目中凉冷为验。杨梅青即空青洗净，胡黄连洗净各二钱半，槐芽日未出时勿语采之，入青竹筒内，垂于天月二德方，候干，勿见鸡犬，为末一钱半，共和匀，入龙脑一字，密收。每卧时漱口，仰头吹一字入两鼻内，便睡，隔夜更用。"

《文堂集验方·卷三·目疾》："鹅不食草研塞鼻中，频频更换，时时自搐其鼻，五日可以复明。亦大治赤眼。雀粪（小直者），以人乳和敷目上。并治赤脉贯瞳仁及胬肉青盲眼，点之极效。猪胆皮曝干，作两股绳如箸大，烧灰出火毒，点之亦效。"

《罗氏会约医镜·卷十八·本草（下）·石决明》："细研水飞点目，消外障（目者肝之窍，肝火清则目病悉平）、痘后目翳（同谷精草等分研细，猪肝

蘸食即退），亦疗劳热、并泄精，（同龙骨服），解酒酸（为末投热酒中即解）。得水中之阴气以生，如蚌而扁，惟一片无对，七孔、九孔者佳。"

《本草正义·卷之五·草部·建兰》："引《闽小记》：谓建宁人家以蜜渍兰花冬月点茶，芳香如初摘。又谓色黑者名墨兰，干之可治瞖目，能生瞳神，治青盲最效。"

《本草述钩元·卷三十一·兽部·羊》："胆去势，青羯羊者良。气味苦寒，主治青盲明目，点赤障白瞖风泪眼。胆汁减则目暗，故诸胆皆治目病。大便闭塞，羊胆汁灌入，即通。"

《本草纲目拾遗·卷九·禽部·乌鸦胆》："明目开瞖，功胜空青，点青盲最验，解藤黄毒。"

《巢氏病源补养宣导法·卷下·目病诸候·目青盲候》："《养生方》云：勿塞故井及水渎，令人耳聋目盲。"

"正月八日沐浴，除目盲。"

3. 针灸法

《针灸甲乙经·卷十二·足太阳阳明手少阳脉动发目病第四》："青盲，目恶风寒，上关主之。青盲，商阳主之。"

《备急千金要方·卷六上·七窍病上·目病第一》："青盲无所见，远视，目中淫肤，白幕覆瞳子，巨髎主之。"

《备急千金要方·卷三十·针灸下·目病》："商阳、巨髎、上关、承光、瞳子髎、络却，主青盲无所见。"

《圣济总录·卷第一百九十一·针灸门·足少阳胆经》："瞳子髎二穴，在目外眦五分，手太阳手足少阳之会，治青盲日无所见，远视，目中肤瞖白膜，头痛，目外眦赤痛，可灸三壮，针入三分。"

《圣济总录·卷第一百九十三·治目疾灸刺法》："青盲远视不明，承先主之。"

《世医得效方·卷第十六·眼科·通治》："次灸风池，其穴在颞颥发际陷中与风府正相当，即是侧相去各二寸。青盲无所见。"

《普济方·针灸·卷十一·青盲》："治目青，穴涌泉、期门。"

《扁鹊神应针灸玉龙经·磐石金直刺秘传》："青盲，雀目，视物不明：丘墟（灸，针泻）、足三里、委中（出血）。"

《普济方·针灸·卷五·针灸门·十二经流

注五脏六腑明堂·膀胱》："承光在五处后二寸，足太阳脉气所发，不可灸。主热病汗不出，而苦呕烦心，青盲远视不明。络却一名强阳，一名脑盖，反行在通天后一寸，半足太阳脉气所发，灸三壮。主青盲无所见，癫疾僵仆，目妄见恍惚，不乐，狂走瘛疭。"

《神应经·耳目部》："青盲无所见：肝俞、商阳，左取右，右取左。"

《针灸聚英·卷一上·足太阳膀胱经》："络却（一名强阳，一名脑盖），通天后一寸五分。《素》注：刺三分，留五呼。《铜人》：灸三壮。主头旋耳鸣，狂走瘛疭，恍惚不乐，腹胀，青盲内障，目无所见。"

《古今医统大全·卷之六·经穴发明·手阳明大肠经穴图》："[主治]胸中满，气喘，肢肿痛，热病汗不出，耳鸣耳聋，寒热疠疟，口干颐肿齿痛，恶寒肩背急相引，缺盆中痛，目青盲。灸三壮，右取左，左取右，如食顷立已。"

《明目至宝·卷三·治眼，五脏补泻用药·灸眼法》："治青盲无所见远，目中淫肤白膜覆瞳人。灸巨窌穴，其穴在鼻孔下夹水沟傍是也。"

《类经图翼·卷七·经络·足太阳膀胱经穴》："通天（一名天臼），在承光后一寸五分，一曰横直百会旁一寸五分。刺三分，留七呼，灸三壮。主治头旋项痛，不能转侧，鼻塞，偏风口㖞，衄血头重耳鸣，狂走瘛疭恍惚，青盲内瞕。"

《类经图翼·卷十一·针灸要览·诸证灸法要穴》："青盲眼：肝俞、胆俞、肾俞、养老（七壮）、商阳（五壮）、光明。"

《动功按摩秘诀·眼目症》："凡患青盲，端坐，内叉两手在脐上，大指掐中指第一节纹，自看左右四十九遍，叩齿一通，调津咽一口，复叩齿一通，日行三五次。轻者三七愈，重者七七愈。忌食葱、蒜、韭、薤、鱼、腥、面食，气恼。"

《眼科锦囊·卷四·点眼剂之部》："青盲、黑障及昏花不真等诸眼疾者，灸丝竹空，每朝一壮；积年者，二三壮，必用小炷。"

《金匮启钥（眼科）·卷一·眼科针灸要穴图像·红肿疼痛眼》："大骨空，在手大指前二节前尖上，屈指当骨节中，灸二七壮，禁针。"

《针灸问答·卷上·足太阳膀胱经穴歌注》："问：络郄穴呢？答：络郄通天后寸五，三分三壮何病主,头旋耳鸣瘛疭狂,腹胀青盲目无睹。[注]络郄穴,在通天后寸半。三壮,三分。主治头旋,耳鸣,狂走,瘛疭,恍惚不乐,腹胀,青盲内障等症。"

《针灸问答·卷上·足少阳胆经穴歌注》:"问:足少阳胆经左右共八十八穴,系何名,在何处,主治何病?答:少阳瞳髎起目外,去眦半寸分壮三,主治目翳青盲眼,头痛喉痹此穴探。(注:瞳子髎穴,去目外去眦五分。三壮,三分。主治目痒翳膜,青盲无见,远视,赤痛泪出,内眦痒,头痛,喉痹等症)问:上关穴呢?答:上关耳前开有空,七壮一分主治同,唇吻口眼偏㖞病,耳聋牙齺瘛疭寻。(注:上关穴,一名客主人,在耳前骨上,开口有空,张口取之。七壮,一分。)"

4. 禁忌

《眼科秘诀·卷之二·注孙真人眼科秘诀后·滋肾明目丸》:"如虚弱人,把内障勉强去净,恐伤肾经,有青盲之患,慎之慎之!"

《眼科秘诀·卷之二·注孙真人眼科秘诀后·论退翳之法》:"脉理秘诀,当照《审视瑶函》中脉看,《瑶函》与《秘诀》,相为表里也。眼症根生于肝、肺二经,极重者非《秘诀》不可;若症之轻者,《瑶函》中方极妙。不是个个俱用吹法。欲精《秘诀》,先习《瑶函》,此由浅入深之理。其中五轮八廓、十二经络、相生相克道理,或虚或实景象,外障、内障门类,详细俱备,可为后学阶级,如所载气为怒伤散而不聚之病,阴弱不能配阳之病,阳衰不能抗阴之病,气血不分混而遂结之病,血为邪盛凝而不行之病,伤寒愈后之病,为物所伤之病,斑疹余毒之病,深疳为害之病,内急外弛等症,俱是吹冲不得的。如瞳人散大、瞳人焦小、瞳人下陷、瞳人倒侧、瞳人青盲、瞳人血贯等症,更是吹冲不得的。"

《饮食须知·卷八·兽类》:"羊肝味苦性寒。同猪肉及梅子、小豆食,伤人心同生椒食,伤人五脏,最损小儿。同苦笋食,病青盲。"

《三元参赞延寿书·卷之三·人元之寿》:"麋脂及梅、李子,若妊娠妇人食之,令子青盲,男子伤精。"

《订正仲景全书金匮要略注·卷七·禽兽鱼虫禁忌并治第二十四》:"[注]鹿肉性温,九月至正月堪食,他月食之,则冷痛。如和蒲作羹食之,发恶疮,此义未详。麋脂及梅李子,若孕妇食之,令子青盲,男子伤精。【集注】李彣曰:人目以阴为体,以阳为用。麋,阴兽也。梅及李味酸苦,亦属阴类。孕妇三物合食,则阴气太盛,阳气绝少,故令子青盲也。男子精气宜温暖,阴盛则精寒。《本草》云:麋脂令阴痿。[按]麋蹄下有二窍,为夜目。《淮南子》云:孕妇见麋而生子四目。今三物合食,令子青盲,皆物类相感,胎教慎之。"

《先哲医话·卷上·和田东郭》:"因结毒成聋者,成青盲者,成声哑者,皆不治。"

【论用方】

1. 神明白膏(《备急千金要方·卷七·风毒脚气方·诸膏第五》)

治百病中风恶气及头面诸病,青盲风目烂眦管翳,耳聋鼻塞,䶙齿齿根挺痛及痈痔疮癣疥等方。

吴茱萸 川椒 川芎 白术 前胡(崔氏作白前) 白芷(各一升) 附子(三十铢) 桂心 当归 细辛(各二两)

上十味㕮咀,淳苦酒于铜器中,淹浸诸药,一宿以成。煎猪膏十斤,炭火上煎三沸,三上三下,白芷色黄为候。病在腹内,温酒服,如弹丸,一枚,日三。目痛取如黍米纳两眦中,以目向风,无风可以扇扇之。(《肘后》九味无桂心)

2. 羊肝丸(《银海精微·卷下·治小儿疳伤》)

治肝经有热,目赤睛痛,视物昏涩,及治障翳,青盲之眼。

羖羊肝(五两,切片生用) 黄连(研为末)

上先将羊肝去筋膜,于砂盆内擂入黄连末杵和为丸。每服五十丸,不拘时,热水送下。忌猪肉及冷水,一连作五剂瘥。昔唐崔承元内障丧明……授此方。依方修合,服之眼复明朗。

3. 必效蔓荆子散(《外台秘要·卷二十一·青盲及盲方六首》)

治青盲,瞳子不坏者,治十得九方。

蔓荆子(六升)蒸之,看气遍合甑下,以釜中热汤淋之,即曝干。如是二度讫,捣筛,清酒服二方寸匕,渐至加三匕,阴雨日勿合,散坏,百日克愈神效,甚良。

4. 葳蕤散(《太平圣惠方·卷第三十三·治

眼内障诸方》）

治青风内障瞳仁，虽在昏暗，渐不见物，状如青盲。

蕤蕤〔一（三）分〕 羚羊角屑（一两） 蕤仁（半两，汤浸去赤皮） 蔓荆子（三分） 甘菊花（半两） 羌活（三分） 玄参〔三（二）分〕 芎䓖（三分） 甘草（半两，炙微赤，锉） 枳壳（三分，麸炒微黄，去瓤）

上件药，捣罗为散。每服四钱，以水一中盏，入竹叶二七片，煎至六分，去滓，每于食后温服。

5. 曾青膏（《太平圣惠方·卷第三十三·治眼内障诸方》）

治风内障，消翳明目及除青盲，胎风赤烂。

曾青（一两，细研） 决明子（一两） 蕤仁（一两，汤浸去赤皮） 干姜（一两，炮裂，锉） 黄芩（三分） 车前子（半两） 黄连（一两，去须） 黄柏（三分，锉） 蜜

上件药，捣碎，入蜜拌和，于铜器中盛，以油单密封，勿漏气，于五斗饭中蒸，米熟为度，以新绵绞取汁。如此二度，每度换棉，入铜瓶中盛，入曾青搅令匀，以腊纸封。七日方用，每点，以铜箸取药纳眦中，每日不限早晚点之。

6. 调肝细辛散（《太平圣惠方·卷第三十三·治眼诸方》）

治肝气虚乏，视物欲成青盲，面目青，眼中炙泪。

细辛（一两） 蕤仁（二两，汤浸去赤皮） 柏子仁（二两，微炒） 甘草（一两，炙微赤，锉） 羊子肝（二具，细切，炙干）

上件药，捣细罗为散。每服，空心以温酒调下二钱，晚食前再服。

7. 羚羊角散（《太平圣惠方·卷第三十三·治眼见黑花诸方》）

治眼见黑花，或眼暗后，变为青盲。

羚羊角屑（三分） 羌活（半两） 黄芩（半两） 人参（半两，去芦头） 决明子（半两） 车前子（三分） 防风（三分，去芦头） 玄参（半两） 细辛（三分） 甘菊花（半两） 甘草（半两，炙微赤，锉）

上件药，捣筛为散。每服三钱，以水一中盏，煎至六分，去滓，每于食后温服之。

8. 马齿实拌葱豉粥方（《太平圣惠方·卷第九十七·食治眼痛诸方》）

治青盲白翳。明目除邪气，利大肠，去寒热。

马齿实（一升）

上捣为末。每服一匙，煮葱豉粥和搅食之。马齿菜作羹粥吃，并明目极佳。

9. 明目兔肝粥方（《太平圣惠方·卷第九十七·食治眼痛诸方》）

治目暗青盲。

兔肝（一具，细切）

上以豉汁中作粥，空心食之，以效为度。

10. 明目地肤子散（《太平圣惠方·卷第三十三·治眼青盲诸方》）

治眼青盲。

地肤子（一两） 石决明（一两半，捣细研，水飞过） 羚羊角屑（一两半） 芎䓖 车前子 酸枣仁（微炒，各一两）

上件药，捣细罗为散。每服一钱，以黑豆汤调下，不计时候服。

11. 真珠散（《太平圣惠方·卷第三十三·治眼青盲诸方》）

治眼青盲。

真珠末（三分） 胡黄连（三分） 石决明（二两，捣细研，水飞过） 地肤子（一两） 琥珀（三分） 天灵盖（三分，烧灰） 母猪肝（半两，炙干）

上件药，捣细罗为散。每服，空心，以温水调下二钱，夜临卧再服。

12. 牛肝散（《太平圣惠方·卷第三十三·治眼青盲诸方》）

治眼青盲，积年不瘥。

黄牛肝（一具，细切，曝干） 土瓜根（三两） 羚羊角屑〔一（二）两〕 蕤仁（一两，汤浸去赤皮） 细辛（一两） 车前子（二两）

上件药，捣细罗为散。每于空心，以温酒调下二钱。

13. 地肤子丸（《太平圣惠方·卷第三十三·治眼青盲诸方》）

治眼青盲，无所见物。

地肤子（半两） 蓝子（半两，微炒） 白蒺藜（半两，微炒，去刺） 细辛（一两） 桂心（一两） 车前子（二两） 冬瓜子（二两，微炒） 黄连（一两，去须） 青葙子（一两） 川大黄（一两，锉碎，微炒） 决明子（一两） 芜蔚子〔二（一）

两〕 萤火虫（一两，微炒，去翅足） 菟丝子（二两，酒浸三日，曝干，别捣为末）

上件药，捣罗为末，炼蜜和捣三五百杵，丸如梧桐子大。每于食后，以温水下二十丸。

14. 明目柏叶丸（《太平圣惠方·卷第三十三·治眼青盲诸方》）

治青盲。

柏叶（一两，微炙） 夜明砂（一两，以糯米炒令黄）

上件药，捣罗为末，用牛胆汁拌和，丸如梧桐子大。每夜临卧时，以竹叶汤下二十丸，至五更初，以粥饮下二十丸。

15. 真珠煎方（《太平圣惠方·卷第三十三·治眼青盲诸方》）

治眼青盲，不见物，宜点真珠煎方。

真珠末（一两） 白蜜（二合）

上件药，合和，微火煎两沸，绵滤取汁，日三四度点之。

16. 鱼脑点眼方（《太平圣惠方·卷第三十三·治眼青盲诸方》）

治眼青盲。

鲤鱼脑（一枚） 鲤鱼胆（一枚）

上件药，相和调匀，日三四度点之。

17. 神效决明散（《太平圣惠方·卷第三十三·治眼青盲诸方》）

治积年失明，成青盲。

决明子（三两） 蔓荆子（三两，蒸三炊久每度，晒干）

上件药，捣细罗为散。每于食后，以温水调下二钱。

18. 羊子肝散（《太平圣惠方·卷第八十九·治小儿青盲诸方》）

治小儿青盲不见物。

蕤仁（一分，汤浸去皮） 防风（一分，去芦头） 香豉（一分，炒黄） 井泉石（半两，细研）

上件药，捣细罗为散，用羊子肝一片，并药同煮，肝令烂。四五岁儿，分作二服，以新汲水下，甚者不过三四服。随儿大小。以意加减。

19. 菊花散（《太平圣惠方·卷第八十九·治小儿青盲诸方》）

治小儿青盲及雀目。

甘菊花（一分） 牯牛胆（一枚，阴干） 寒水石（一分） 雌鸡肝（一枚，阴干）

上件药，捣细罗为散，取猪肝血，调下半钱，不至三五服验。兼退翳，自然见物。更量儿大小，以意加减。

20. 决明散（《博济方·卷三·目疾》）

治青盲眼，夫五脏六腑之精气，皆上注于目若脏虚，有风邪痰饮乘之，有热则赤痛，无热则内生障，盖脏腑血气不营盛于目。故外状不异，而只不见物，或加有痰热，则生翳如蝇翅状，覆在睛上。此方乃至人传授大效。

石决明 草决明 青葙子 井泉石 蛇蜕 细辛 甘草（以上各等分）

上七味，修事皆不得犯铁器，仍须用木臼中，杵细，杵罗，然后用獖猪肝一具，去胆膜，净洗，沥干后，用竹刀子，随肝竖切，作缝子。将上件药末，平秤一两，逐缝子掺入药末，毕后将麻线子细意扎缚了，却入生绢袋内牢缚定，用上锅子，或瓦石锅，亦得入，淘米浓米泔煮之，更入青竹叶一握，枸杞根一握，黑豆三合同煮，肝熟为度，取出候冷。仍先饱吃，食后，方用竹刀子逐片切吃，旋呷元汁，送下。吃尽后，更吃豆无妨，久患者不过三两具，见效。切记合药时，须洁净敬信，不得犯铁器服，未有不验也。

21. 狸鸠丸（《苏沈良方·卷第七》）

治内瘴、青盲、翳晕及时暂昏暗，一切眼疾。

花鸠（一只，去毛肠嘴足，炙熟） 羊肝（一具，炒） 细辛 防风 肉桂 黄连 牡蛎 甘菊花 白蒺藜（各五两） 白茯苓 瞿麦（各四两） 羌活（三两） 蔓荆子（二升，蒸三炊） 蕤仁（半升） 决明（二合）

上炼蜜丸如梧桐子大。每服二十至三十丸，空心，日午临卧，茶酒下，半月见效。忌房事、五辛蒜、鸡鱼猪。楚医陈中立，双盲数年，服此视物依旧。

22. 填睛育婴丸（《圣济总录·卷第一百二·眼目门·肾肝虚眼黑暗》）

治肝肾气虚，风毒上攻，两眼赤痒肿痛昏涩，迎风多泪及有胬肉，或头风内外障，青盲攀睛翳膜悉治。

石决明（一枚，洗刷） 阳起石（饭上炊五度） 白芷 白茯苓（去黑皮） 桂（去粗皮） 防风（去叉） 杏仁（去皮尖、双仁，炒） 陈橘皮（浸去白,焙) 栀子花 肉苁蓉(酒浸,去皱皮,焙) 生姜(切焙) 甘草(炙,锉) 厚朴(去粗皮,拌生姜炒令烟尽) 磁石毛(饭上炊五度) 人参(各二两) 青葙子 蕤仁(水浸,各三两) 升麻(锉) 熟干地黄(焙,各八两) 龙脑(一分) 车前子 黄柏(去黑皮) 槐子 麦门冬(去心,焙) 黄连(去须) 乳香(各四两) 乌贼鱼骨(去甲) 黄芩(去黑心) 苦参(各一两)

上二十九味,捣罗为末,炼蜜为丸,如梧桐子大。每服六丸,空心白汤下,食后更服十丸,渐加二十丸。

23. 防风汤(《圣济总录·卷第一百九·目见黑花飞蝇》)

治眼见黑花,或眼暗渐变青盲。

防风(去叉) 羚羊角(镑) 车前子 细辛(去苗叶,各三分) 羌活(去芦头) 黄芩(去黑心) 人参 决明子 玄参 甘草(炙) 甘菊花(各半两)

上一十一味,粗捣筛。每服三钱匕,水一盏,煎至七分,去滓食后温服。

24. 空青散(《圣济总录·卷第一百一十·雀目》)

治雀目及内外障眼,风毒青盲,暴赤眼等。

羊梅青(好者,水浴过控干,研) 胡黄连(水浴过,为细末,各一分) 槐牙(初出如雀舌时,于日未出勿食不语摘之,不计多少入一青竹筒内,不令鸡犬等见,垂于天月德上候干,为末,一钱半)

上三味,同研匀细如粉,入龙脑一字许,更研匀密收。每夜卧时,先温水净漱口,仰面卧,用苇筒子吹药一字,入两鼻中,但令如常喘息,便自睡着,眼中觉凉冷为妙。隔夜一次用之,极效。

25. 车前散(《圣济总录·卷第一百一十二·将变内障眼》)

治眼生翳膜,遮障睛瞳及内障青盲。

车前子 菊花 蛇蜕(烧灰) 甘草(炙,锉) 京三棱(炮,锉) 石决明(研) 草决明(炒,各一两) 井泉石(研,二两) 枳实(麸炒,一分)

上九味,并捣罗为散。每服一钱半匕,食后用熟水调下,不拘时候。

26. 还睛散(《圣济总录·卷第一百一十二·目青盲》)

治青盲障翳积热,但瞳仁未损,即无不治。

人参 细辛(去苗叶) 决明子(炒) 车前子 防风(去叉) 芎䓖 丹参 升麻 覆盆子 地肤子 黄连(去须) 远志(去心) 茺蔚子 桂(去粗皮) 蒺藜子(炒) 厚朴(去粗皮,生姜汁炙,锉) 槐实 麦门冬(去心,焙) 柏子仁 白芷 蜀漆 白茯苓(去黑皮) 麻黄(去根节,汤煮掠去沫) 木通(锉) 黄芩(去黑心) 五味子 附子(炮裂,去皮脐) 蕲荬子 枸杞子 禹余粮(煅醋淬,各一两)

上三十味,捣罗为散。每服二钱匕,食前白米饮调下、日再,渐加至三钱匕。

27. 抵圣丸(《圣济总录·卷第一百一十二·目青盲》)

治一切眼昏障翳,将至青盲,不问新久,皆可治。

家菊花(去梗蒂,取蕊焙,四两) 附子(炮裂,去皮脐,切如指面大,一两) 蒺藜子(炒去角,二两) 肉苁蓉(净洗,酒浸一宿,切焙) 大黄(锉,纸裹煨,各一两)

上五味,以无灰酒二升半,同拌和,入银石器内盛贮盖了,于饭甑中蒸,自早及晡,取出焙干,捣罗为末,如有浸药剩酒,煮黄粟米为糊,丸如梧桐子大,如酒少即添酒为糊。日午夜卧,浓煎槐枝汤,下三十丸。

28. 羊肝丸(《圣济总录·卷第一百一十二·目青盲》)

治内外障青盲雀目,眼生黑花白翳,十年以上不见光明者,一月有效。

羖羊肝(一具,切薄片,文武火炙为末) 蕤仁(一两) 锦文斑鸠(一只,去头足肠胃,取肉炙为末) 黄连(去须) 细辛(去苗叶) 防风(去叉) 瞿麦子 桂(去粗皮) 蒺藜子(炒去角) 甘菊花 牡蛎(烧为末,各五两) 蔓荆子(二升,蒸五七遍) 羌活(去芦头,三两) 白茯苓(去黑皮,四两) 决明子(炒,三两)

上一十五味,捣罗十二味为末,入羊肝斑鸠牡蛎末,乳钵内同研匀,炼蜜和丸如梧桐子大。每服二十丸,食后临卧茶清下。

29. 蕤仁丸(《圣济总录·卷第一百一十二·目青盲》)

治眼见黑花飞蝇,涩痛昏暗,渐变青盲。

蕤仁(去皮) 地肤子 石决明(净洗,别捣罗) 人参 细辛(去苗叶) 地骨皮(去土) 白茯苓(去黑皮) 白术(各二两) 楮实(三两) 石胆(研如粉,半两) 空青(别研如粉) 防风(去叉,各一两半) 熟干地黄(焙,三分) 鲤鱼胆(五枚) 青羊胆(一枚)

上一十五味,除胆及研药外,细锉焙,捣罗为末,入研药拌匀,胆汁和,炼蜜丸如梧桐子大。每服二十丸,食后临卧,米饮下,日再。

30. 还睛丸(《圣济总录·卷第一百一十二·目青盲》)

治眼青盲,并无赤痛,但不见物,补肾。

山芋 巴戟天(去心) 菟丝子(酒浸,别捣末) 人参 陈面(微炒黄) 杜仲(去粗皮,酥炙令烟绝) 熟干地黄(焙) 桑上寄生 续断(各一两) 牛膝(去苗,酒浸,切焙) 山茱萸 独活(去苗,各三分) 肉苁蓉(汤浸洗,焙,一两半)

上一十三味,除面外,捣罗为末,入面炼蜜和丸如梧桐子大。每服三十丸,空心温酒下。

31. 天雄散(《圣济总录·卷第一百一十二·目青盲》)

治目昏暗眩转倒仆,或三两日却明,发动无定,久成青盲。

天雄(炮裂,去皮脐) 山茱萸 芎䓖 人参 白术 远志(去心) 独活(去芦头) 桂(去粗皮) 葛根(锉) 茯神(去木) 莽草(各半两) 防风(去叉,三分) 山芋(三两)

上一十三味,捣罗为散。每服一钱匕,空心甘菊花酒调下,食后再服,日三,渐加至二钱匕。

32. 泽泻汤(《圣济总录·卷第一百一十二·目青盲》)

治肝脏热冲目赤,瞻视漠漠,积年青盲不见物。

泽泻 升麻 杏仁(汤浸,去皮尖、双仁,研) 决明子(微炒) 大黄(锉,炒) 黄芩(去黑心) 甘草(炙) 枳实(去瓤,麸炒) 芍药(各一两) 栀子仁 人参 赤茯苓(去黑皮) 黄柏(去粗皮) 细辛(去苗叶) 白术(各半两) 柴胡(去苗,四两) 桑根白皮(锉,炙,二两) 青葙子(一两)

上一十八味,粗捣筛。每服五钱匕,水一盏半,入生姜半分拍破,同煎至一盏,去滓入芒硝半钱匕,放温食后临卧服,日再。

33. 茯神汤(《圣济总录·卷第一百一十二·目青盲》)

治眼昏暗,将成青盲。

茯神(去木) 山芋 远志(去心) 肉苁蓉(酒浸,去皱皮,切焙) 地骨皮 蔓荆实 青葙子 羚羊角(镑) 甘草(炙,各半两) 人参 甘菊花(各三分)

上一十一味,粗捣筛。每服三钱匕,水一盏,煎至七分,去滓,食后临卧服,日再。

34. 升麻汤(《圣济总录·卷第一百一十二·目青盲》)

治肝肾虚,风冲目赤,视物昏暗,渐成青盲。

升麻 麦门冬(去心焙) 玄参 白杨树皮 柴胡(去苗) 栀子仁 黄连(去须,各一两) 犀角(镑,一两半) 决明子(炒) 甘草(炙,各半两) 黄芩(去黑心,二两) 地骨皮(三两)

上一十二味,粗捣筛。每服三钱匕,水一盏,煎至七分,去滓放温,食后临卧服,日再。

35. 百合汤(《圣济总录·卷第一百一十二·目青盲》)

治眼欲变青盲。

真珠末(三分) 胡黄连(三分) 石决明(三两,捣碎细研,水飞过) 地肤子(一两) 琥珀(三分) 天灵盖(三分,烧灰) 母猪肝(半两,切炙干)

上七味,捣罗为散。每服二钱匕,食后温水调下,临卧再服,日二。

36. 防风补煎方(《圣济总录·卷第一百一十二·目青盲》)

治肝虚寒,目青盲,视物多不明,渐生障翳。

防风(去苗) 白鲜皮 陈橘皮(去白) 芎䓖 甘草(炙) 独活(去芦头) 前胡(去芦头) 细辛(去苗叶,各一两)

上八味,粗捣筛。每服五钱匕,水一盏半,大枣二枚劈破,同煎至一盏,去滓放温服。

37. 点眼真珠煎方(《圣济总录·卷第一百一十二·目青盲》)

治肝虚寒,茫茫不见物。

真珠(细研,一分) 鲤鱼胆(二枚) 白蜜(二两)

上三味合和铜器中,微火煎取一半,新绵滤

过,瓷瓶中盛。每以铜箸点如黍米,著目眦,即泪出,频点取瘥。

38. 填睛丸(《圣济总录·卷第一百一十二·目青盲》)

治青盲及内外障,或因幼小泪出,或因久视伤明,或因热病瘥后,两目俱赤,或因打损,即有胬肉复睛,或吃石药热发,两目作疮,或伤烟火,两目眇视,或两目畏日,远视不辨青赤,或两眦烂疮。

石决明(一枚,净洗,别捣) 白阳起石(饮上蒸五度,研) 磁石(饭上蒸五度,研) 陈橘皮(汤浸去白,焙) 栀子花 肉苁蓉(去皱皮,切,焙) 黑石(饭上蒸五度,研) 人参 生姜(切,焙) 厚朴(去粗皮,生姜汁炙,锉) 苦参 白芷 黄芩(去黑心) 甘草(炙,锉) 白茯苓(去黑皮) 桂(去粗皮) 防风(去叉) 杏仁(去皮尖双仁,炒研,各二两) 升麻 生干地黄(焙,各八两) 龙脑(研,一分) 黄连(去须) 麦门冬(去心,焙) 槐子(炒) 黄柏(去粗皮) 车前子 乳香(研,各四两) 蕤仁 青葙子(各三两) 乌贼鱼骨(去甲并咸味,一两)

上三十味,捣研为末,炼蜜和捣三万杵,丸如梧桐子大。每服六丸,空心米饮下,服讫即食,食后更服十丸,渐加至二十丸,食后即加,食前不加,食后仍以牛乳煎汤下。二年勿食五辛热面陈物,一年勿食羊头肝肚驴马兔肉毒鱼。

39. 空青决明膏(《圣济总录·卷第一百一十二·目青盲》)

治青盲内障翳晕,无问冷热风泪等,但瞳子不破者,悉治之。

空青(研极细,一两) 决明子(马蹄者,炒) 干姜(炮,各一分) 蕤仁 黄芩(去黑心,各三分) 白蜜(好者,二升) 细辛(去苗叶) 车前子 黄柏(去粗皮) 黄连(去须,各半两)

上一十味,捣研九味为末,和蜜内铜器中,盖头勿令透气,以米五升,安药器于上蒸,饭熟为度,乘热以绵滤去滓,瓷瓶子盛。以铜箸点眼眦,若多年青盲,点二十日见物,每点两日,即用摩顶膏。

40. 苍术丸(《圣济总录·卷第一百一十二·目青盲》)

治青盲眼,瞳子分明,亦无翳膜,不痛不痒,内障不见物。

苍术(米泔浸) 知母 黄芩(去黑心) 玄

参 甘草 人参 细辛(去苗叶) 芎䓖 白茯苓(去黑皮) 木香 贝母(去心) 石决明(刮洗净) 茺蔚子(各一两)

上一十三味,细锉焙过,捣罗为末,炼蜜和丸如梧桐子大。每服三十丸,食后温水下,临卧再服。

41. 乌鸡丸(《圣济总录·卷第一百一十二·目青盲》)

治青盲。

上用黄荆嫩头,春初取之,九蒸九曝,取半斤;用乌鸡一只纯黑者,以米饲五日,安净版上,饲以大麻子,又一二日,旋收粪曝干,取半净瓷瓶子内粪熬令香黄,然后和荆头捣成末,炼蜜和丸,如梧桐子大。每服十五丸,陈米饮下,加至二十丸,日二服。

42. 蔓荆子散(《圣济总录·卷第一百一十二·目青盲》)

治青盲,瞳子不坏者,十得九瘥。

上以蔓荆子六升、蒸透,以热汤于甑中淋之,又蒸又淋,三遍止,焙干捣罗为细散。清酒服方寸匕,日二。

43. 如青盲状方(《圣济总录·卷第一百一十二·目青盲》)

治眼忽不见物,如青盲状。

上令人烂嚼母姜,以舌舐眼,六七度即瘥。

44. 五加皮汤(《圣济总录·卷第一百一十二·目青盲》)

治青盲,目无所见。

五加皮(锉) 玄参 桑根白皮(锉) 麦门冬(去心,焙,各一两) 茯神(去木,半两)

上五味,粗捣筛。每服五钱匕,水一盏半,煎取七分,去滓入荆沥半合,再煎一两沸,放温食后临卧服。

45. 猪肝膏(《圣济总录·卷第一百一十二·目青盲》)

治内障青盲,风赤翳膜。

猪肝(一具,于净铛中以水一斗同药煮) 蕤豆花 槐花 地黄花(各一两)

上四味,将后三味,捣罗为末,和肝煮一时辰,上有凝脂作片掠取,于瓷钵中,以火暖之,上有似酥片者,即收入瓷合中。以铜箸点眼。

46. 槐芽散(《圣济总录·卷第一百一十二·

目青盲》）

治青盲。

槐芽　胡黄连　杨梅青（各一两）　龙脑（研，一钱）

上四味，捣罗为散。随左右吹在鼻内，候鼻中有黄水出，数日即瘥。

47. 犀角饮子方（《幼幼新书·卷第三十三·青盲第七》）

治青盲。

犀角　防风　黄芩　芍药（各一两）　羚羊角　知母（各二两）　人参（一两半）

上为末。每服一钱，水一盏煎至五分，食后，去滓温服之。

48. 洗肝散子（《幼幼新书·卷第三十三·睛生障翳第三》）

张涣儿恣食甘酸，令目赤肿，甚即生翳，或青盲不见，宝童歌：热气熏肝眼必昏，病存轻重事须分。轻即赤疼多热泪，重生白翳色如银。赤脉眦头成瘀肉，翳昽睛白似浮云。洗肝散子频须服，障翳还收眼复明。《吉氏家传》治热气盛，翳膜上睛，青盲兼恶眼疼痛方。

兔肝（一具）　栀子仁　黄芩（各二钱）　黄连　升麻　决明子（各三钱）　细辛（一分）　蕤仁（六分，研）

上件为末，蜜丸如绿豆大。一岁五丸，熟水下。

49. 洗眼珊瑚散（《叶氏录验方·下卷·治眼目》）

治气眼、风眼、内瘴外瘴、青盲、雀盲、赤眼、黑花、羞明不能视物，不问久近，并皆治之。

每一料用净白盐三斤，沸汤泡，淘去不净，澄清，用瓷瓮或银器以炭火熬成霜，不得犯铁器，直候盐霜干了，秤一斤乳钵内略研过，不令作块，每一斤用飞过辰砂一钱重，晋矾秤一钱，以下八分许，重研细，然后与盐辰拌匀如珊瑚色。凡洗时用二大钱许，以不热不冷汤半碗以下，却用银盂子或铜盂子盛，趁不冷不热时，先以温汤洗去眼上汗，然后以药洗之，涩痛为度。若冷，再以银盂子暖动，一服可作三次洗，洗讫，却用温汤洗去盐水，第二第三次如前，用毕，可泼在净处。此方乃韩州李太尉遇一圣僧传之，云是台州人，后寻觅不知所在，再三祝令不可容易传之，径山佛日得此方，藏之甚秘。

50. 龙树镇肝丸（《叶氏录验方·下卷·治眼目》）

治肝肾俱虚，风邪内叶，眼目昏暗，或头风偏牵，眼渐细小，或青盲雀目，诸风内外障者，不过十数服立愈。

草决明（二两，炒）　人参（半两）　家菊（二两）　川芎（一两）　黄芩（一两）　玄参（一两）　地骨皮（一两）　防风（一两）

上同为细末，一料用粟米粉三两蒸熟为丸如梧桐子大。每服只可二十丸，温酒吞下，食后夜卧时服。

51. 百一选方（《普济方·卷八十三·眼目门·目青盲》）

伤寒后青盲，日久可治。

仙灵脾（一两）　淡豆豉（四十九粒）

上以水一碗半，煎至一碗，露冷。令病人顿饮之，即瘥。

52. 明目百叶丸（《普济方·卷八十三·眼目门·目青盲》引《圣惠方》）

治青盲。

百叶（一两，微炙）　夜明砂（一两，以糯米炒令黄）

上为末，用牛胆汁拌和，丸如梧桐子大。每夜临卧时，竹叶汤下二十丸，至五更初，以粥饮下二十丸。

53. 珍珠煎（《普济方·卷八十三·眼目门·目青盲》引《圣惠方》）

治眼青盲不见物，宜点。

珍珠（二两）　白蜜（二合）

上和合，微火煎两沸，绵滤取汁。日四度点之。

54. 马齿苋方（《普济方·卷八十三·眼目门·目青盲》引《龙木论》）

主青盲白翳。除邪气，利大小肠，去寒热。

以马齿苋实一升，捣为末。每一匙，煮葱豉粥和搅，食叶作粥；及着米糁五味，作羹亦得。

55. 桑柴火方（《普济方·卷八十三·眼目门·目青盲》引《龙木论》）

治青盲。此一法当用之，视物如鹰鹊者，有此方效。

上以正月二月八日，三月六日，四月四日，五月六月二日,七月七日,八月二十日,九月十二日,十月十七日,十一月二十日,十二月晦日,遇上杵神日:用桑柴灰一合,以煎汤沃之,于磁器中,澄令极清。以叶汁稍烧洗之,如觉冷,即重汤煮令得所,不住手洗。遇上杵日不得不洗,缘此神日本法也。

56. 猪胆方(《普济方·卷八十三·眼目门·目青盲》)

疗目盲。

用猪胆一枚,微火上煎之,可丸如黍米大,纳眼中,食顿良。一用五枚取汁,于铜器内煎如膏,非时点之。

57. 铁扇子(《普济方·卷八十三·眼目门·目青盲》)

治青盲,并迎风冷泪。

以十二月桑树上粘带,不落自干桑叶,煎汤洗之,数日渐觉见物,半年如旧。昔有一妇,因丧二子,啼哀不已,偶然双目不见,如青盲之状。忽遇授此方,服至半年,其目如故。

58. 补肝散(《普济方·卷八十三·眼目门·目青盲》)

疗肝脏病眼,青盲内或生障,恶风赤痛。

干姜 丹参 黄芪(各六分) 甘蕤(三分) 桂心 茯苓 附子(炮) 黄连 甘草(炙) 当归 干漆 贝齿(烧) 猪苓 白术(各五分) 防风(七分) 干地黄(八分)

上为散。酒服方寸匕,日五服。忌海藻、菘菜、生菜、猪肉、冷水、桃李、雀肉等。

59. 拨云退翳丸(《普济方·卷八十三·眼目门·目青盲》)

治云翳、青盲眼疾。

川芎 当归 白药子 楮实 藁本 羌活(各一两半) 白蒺藜(各一两) 蛇皮(三钱) 甘菊花 荆芥 川椒(七钱半) 密蒙花 蝉壳(三两) 黄连(三两) 地骨皮 薄荷(各半两)

上为末,炼蜜丸。每两分作十丸,食后气障,木香汤下。睛暗青盲,当归汤下。有翳,清米泔下。眼昏,好酒下、甘草汤下。妇人血晕,当归薄荷汤下。

60. 地芝丸(《普济方·卷八十三·眼目门·目青盲》)

治眼不能远视,能近视,或赤肿痛,及大疠风成癫,悉皆治之。

生地黄(四两,焙干秤) 天门冬(四两,去心秤) 枳壳(二两,麸炒去瓤,研) 甘菊花(三两,去枝秤)

上同为细末,炼蜜为丸,如梧桐子大。茶清送下一百丸,温酒亦可,食后服。

61. 琥珀金丝膏(《普济方·卷八十三·眼目门·目青盲》)

治一切眼疾,退翳除昏。

黄连(去须,二两) 龙胆草 黄柏(去粗皮) 山栀子(一处捣碎,以上三味各一两) 乳香(一分,别研) 白沙蜜(半斤) 青竹叶(二百叶,大者剪碎)

上前七味,用水三升同浸一伏时,于银石器内,慢火熬至一升,退火放冷。用绢袋作五七次绞取药汁,滓脚不用,于不透风处,放一伏时,澄下脚滓,又复去之。四日再倾取清药汁,更于银器内,再以慢火熬去一半,次入白沙蜜同搅,不得住手。俟有蜜香,用枝子挑出药试之,放冷再挑起,有丝为度。用绢袋子又滤去滓,于磁盒盛之,方入研细生脑子一升,同膏子搅令匀。每用少许,以铜箸点之。

62. 熊胆膏(《普济方·卷八十三·眼目门·目青盲》)

退翳膜内障,除昏涩隐痛,及风毒上攻,胬肉侵睛,或暴赤肿痛。

羯羊胆(一枚,大者) 白沙蜜(半两) 杏仁(七枚,去皮尖、双仁,研) 黄连(去头须,三钱,捣碎) 南硼砂(半钱,别研) 乳香(少许,别研) 轻粉(少许) 马牙硝(半钱,别研)

上先将羊胆并蜜,倾在磁盏内,次入黄连、杏仁浸一宿,绵滤过,次下余药,用纸两三重,紧封口,掘地坑五寸,入药盏坐定盖之。三日,匙取出点之。

63. 顽荆散(《普济方·卷八十三·眼目门·目青盲》)

治一切眼疾。

顽荆药 全蝎(去毒,炒) 踯躅花 川芎(四味各一分) 香白芷 细辛(去叶土) 鹅不食草(上三味各半钱) 雄黄(别研) 没药(别研) 乳香(别研,三味各半钱) 郁金(研末) 盆硝(四钱,别研) 脑子 薄荷(四钱)

上杵细末,入研者药令匀。每用少许,含水揞鼻中。

64. 青玉散(《普济方·卷八十三·眼目门·目青盲》)

治退翳除昏,消瘀肉,止泪,疗隐涩。

龙骨(一钱) 白善土(一钱) 铜青(半钱) 轻粉(一字) 脑子(一字)

上件并研令细。每用一字,白汤泡洗。

65. 神明椒菊丸(《普济方·卷八十三·眼目门·目青盲》)

治目睛失明,而睛不损者。或十分不见,半月取效见二三分,服药一百日收全功。如冷泪及睑紧睑肿,肝虚肝热肾风,攻注眼目及患昏花,服之立愈。

川椒(一两) 甘菊(二两) 生地黄(洗,一升)

上生地黄控断水脉,入木臼内烂捣,或砂盆内烂研,以绢袋绞取自然汁,可得十二两以上,去滓不用。将川椒、甘菊入地黄汁内,浸少时漉出。俟水脉断,入慢火焙之,约八九分干,再入地黄汁,再漉再焙,如此以汁尽为度。焙令透干,木臼内捣为细末,炼蜜丸如梧桐子大。以温水下三十丸。

66. 椒灵丹(《普济方·卷八十三·眼目门·目青盲》)

治一切眼。此方治人眼见一物为二之证,神效不可言。

青盐(二两) 川芎 防风 附子(炮,各一两) 菊花(半两) 椒子(四两,去蒂并子及有闭口者)

上件药先将青盐、椒,用好醋一碗,煮尽为度,后将四味药,捣罗为细末,将椒裹药为丸。每服三十丸,空心盐汤下。如有此证,宜与丹药门飞灵丹相间服,屡经大效。

67. 洗眼方(《普济方·卷八十三·眼目门·目青盲》)

治青盲,兼治风痒。

五倍子(去尘土) 蔓荆子(去蔓,各一分) 秦皮(半两)

上为细末。每服三钱,以十分水一碗,于器内煎取八分,淋洗,便得通明快利。兼治风痒。

68. 点眼方(《普济方·卷八十三·眼目门·目青盲》)

治青盲。

脑子 砂糖(各一钱) 黄连末(半钱) 铜青(飞过,水浸,半钱) 炉甘石末(三钱)

上入糖一处研匀,罐儿盛了。点时以少许点眼头,用水一盏,铜箸洗之。

69. 揞鼻方(《普济方·卷八十三·眼目门·目青盲》)

治青盲。

川芎 甘草 细辛 桔梗 蝎梢(七个) 龙脑 薄荷叶

上各二钱,重为末,再入乳钵内研细,入雄黄一钱,重研匀,方可用。揞鼻药明眼,又去头风。

70. 还睛菩萨水(《普济方·卷八十三·眼目门·目青盲》)

龙胆草(一钱) 槐角(洗切碎,一钱) 雪水(少许) 生珍珠(二十七粒,别研为细末) 白沙蜜(少许) 竹上露水(少许,须用天水时,以瓷器内服)

上以新瓷盒盛,甑上蒸两次,研令极烂,以新绵重滤过,入别瓷盒内,再以雪水隔盒子窨一夜。又将脑子少许,乳钵内先研为细末,却入前蒸雪水药,再研匀。每日日中时,用新笔炒如米粒大,以新汲水蘸湿,点入眼中,闭眼,俟药行泪出方醒,连使两次。右史曾南仲用之,真有奇效。

71. 拔云拨翳丸(《普济方·卷八十三·眼目门·目青盲》)

治一切眼疾,内障青盲,瘀肉攀睛,视物不明。

川芎 当归(各一两半) 楮膏子 薄荷(各半两) 黄连 蝉壳(各五钱) 瓜蒌根(六钱) 蔓荆子(六钱) 甘菊花 密蒙花(各一两) 荆介穗 蛇蜕皮(甘草汤炙,各三钱) 地骨皮(一两) 白蒺藜(一两半,炒) 川椒(一两半,去目)

上为细末,炼蜜丸如梧桐子大。每一两作十丸,每服一丸,食后临卧茶清下。

72. 牛黄丸(《普济方·卷三百六十四·婴孩头眼耳鼻门·青盲外障》)

治青盲。

牛黄 牛胆 钩藤(各半两) 羚羊角 藿香 人参 麝香(各一两) 虎睛(少许)

上为末,炼蜜丸如梧桐子大。空心,薄荷汤下三丸,七岁以上五丸。

73. 犀角子饮(《普济方·卷三百六十四·婴

孩头眼耳鼻门·青盲外障》）

治青盲。

犀角　防风　芍药　黄芩（各一两）　羚羊角　知母　人参（半两）

上为末。以水一盏，散一钱，煎至五分，食后，去滓，温服。

74. 夜光丸（《普济方·卷七十二·眼目门·肾肝虚眼黑暗》）

治肾虚血弱，肝经不足，风毒上攻，眼目视物昏花，久则渐成内障青盲。

天门冬（去心焙）　麦门冬（去心焙）　生地黄　罗参　熟地黄　白茯苓　干山药（各一两）　枸杞子　牛膝（酒浸）　金钗石斛（酒浸）　草决明（炒）　杏仁（去皮尖）　甘菊花（拣净）　菟丝子　羚羊角　肉苁蓉（酒浸焙）　五味子（炒）　甘草（炙）　沙苑蒺藜（酒浸，别研）　黄连（镑，以上各七钱半）　枳壳（面炒）　生乌犀（镑）　青葙子（各半两）

上为末，炼蜜为丸，如梧桐子大。每服三五十丸，空心温酒下，盐汤亦可。

75. 开明丸（《普济方·卷八十·眼目门·远年障翳》引《危氏方》）

治年深日近，翳障青盲，寂无所见，一切眼疾。

熟地黄（一两半，酒浸）　菟丝子（酒洗）　车前子　麦门冬（去心）　葳仁（去皮）　决明子　地肤子　茺蔚子　枸杞子　黄芩　五味子　防风（去芦头）　泽泻　细辛（去叶，不见火）　杏仁（炒去皮尖）　北葶苈（炒）　青葙子（各二两）　桂皮（半两）　羊肝（须用白羊者，只用肝，薄切瓦上焙干了作末，或即以肝煮研烂为丸，肝少则以蜜凑之）

上为末，丸如桐子大。每服三十丸，熟水下，日三服。忌生姜糟酒炙爆等物。

76. 海上方（《普济方·卷八十一·眼目门·目昏暗》）

治眼昏不见物，冷泪浸淫及青盲、天行后一切眼疾。

以西国草，一名毕楞伽，一名覆盆子，曝干，捣令极烂，薄绵裹之，以人乳汁中浸，如人行八九里久。用点目中，即仰卧，不过三四日，视物如少年。禁酒油面。或用叶自然汁，以新笔蘸点之。

77. 泉石散（《普济方·卷三百六十三·婴孩头眼耳鼻门·雀目》）

治小儿热疳雀目，青盲眼肿，并疳眼生翳。

甘泉石　大黄　栀子仁　石决明　菊花　甘草（各等分）

上为末。每服半钱，煮狗肝汤，食后服。

78. 牛胆丸（《秘传眼科龙木论·卷之六·小儿青盲外障》）

治小儿青盲。

牛胆　钩藤（各五钱）　人参　羚羊角　藿香　广香（各一两）　琥珀（少许）

上为末，炼蜜为丸如桐子大。空心薄荷汤下三丸，七岁以上五丸。

79. 夜明丸（《证治准绳·类方·目·雀盲》）

治雀目青盲。

夜明砂　木贼　防风　田螺壳　青木香　细辛（各等分）

上为末，烂煮猪肝，用末药，于净沙盆内研令极匀，丸如桐子大。每服三十丸，米饮或酒下。

80. 转光丸（《证治准绳·类方·目·雀盲》）

治肝虚雀目、青盲。

生地黄　白茯苓　川芎　蔓荆子　熟地黄　防风　山药　白菊花　细辛（各等分）

上为末，炼蜜和丸如梧子大。每服二十丸，空心桑白皮汤送下。

81. 壮水明目丸（《寿世保元·卷六·眼目》）

补中益气汤倍参，治肾水枯竭，神光不足，眼目昏暗。此壮水之主，以制阳光。

熟地黄（一两二钱）　山药（一两二钱）　泽泻（八钱）　山茱萸（酒蒸去核，一两二钱）　茯苓（去皮，一两）　川芎（二钱）　牡丹皮（八钱）　当归（酒洗，一两）　生地黄（五钱）　蔓荆子（一两）　甘菊花（五钱）　黄连（五钱）　柴胡（三钱）　五味子（五钱）

上为细末，炼蜜为丸如梧桐子大。每服四五十丸，用好酒调服。

82. 光明散（《寿世保元·卷六·眼目》）

治远年近日，烂弦风眼，翳障青盲，肿痛百病。

炉甘石（用上好的，四两）　珍珠（四钱）

上二味，用竹纸包定，将新倾银紫泥罐为饼，包石珠在内为丸。外用熊胆一钱、硼砂二钱、火硝三钱，研末为衣。再用紫泥罐包裹晒干，用炭火煅炼，以七根线香为度。炼四炷香，用童便淬之，浸黑色为妙。又炼根半香,以好醋淬之。再炼根半香歇火,听用。

前炼过末药一钱,加熊胆一分、火硝一分,为极细末。点眼,其效如神。

83. 调肝散(《外台秘要·卷第二十一·青盲及盲方六首》)

疗肝气之少,眼视,面目青,眼中眵泪,不见光明。

细辛　柏实(各二两)　蕤仁　甘草(炙,各一两)　羊肝(一具,去脂膜,炙干)

上五味捣为散,以酒服方寸匕甚良。忌同前(忌海藻、菘菜、生菜、猪肉、冷水、桃李、雀肉等)。

84. 硫黄丸(《外台秘要·卷第十六·肝劳虚寒方五首》)

治目青盲。

硫黄　干姜　吴茱萸　人参　当归　防风(各七分)　礜石(泥裹烧半日)　乌头(各八分,炮)　桂心　天雄(炮)　甘草(炙,各六分)　蜀椒(汗)　皂荚(炙去皮子)　枳实(炙,各五分)　细辛　甘菊花(各四分)

上十六味捣筛,白蜜和为丸如梧子。初服二十丸,加至三十丸,日再,温清酒进。忌猪肉冷水生葱生菜海藻菘菜。

85. 千金治眼方(《外台秘要·卷第二十一·眼杂疗方二十首》)

疗眼中一切诸疾,青盲翳者,天行风赤,无端忽不见物,悉主之。此方兵部侍郎卢英所传,价重千金。

石胆(研)　波斯盐碌(研)　石决明　乌贼鱼骨(去甲)　铅丹　细辛　浓沙(各三分)　蕤仁(三两,碎)　防风(三两,末)　秦皮(二两支)　马蹄决明(二两,净)

上十一味捣散及研,避风煮,以白蜜炼,滤使净,和讫,于臼中更捣五七千杵,以油蜡纸重裹之,重合盛,勿令见风,可致百年不败,合之,不欲见虫大与鸟雀、妇女及孝子、秽恶之类,仍取腊月合之。有患取米粒,更和上蜜如稀饧,夜卧点之,冲风行亦不畏,每日点,以瘥即止。

86. 复明丸(《审视瑶函·卷五·内障·青盲症》)

治青盲症。

冬青子(生用,一斤,陈酒共蜜拌蒸七次,晒七日,露七夜,焙干)　元蝙蝠(活捉,一个)　夜明砂(酒洗煮炒)　枸杞(捣,焙)　熟地(酒浸,焙)　绿豆壳(炒,各一两)　川黄连(微炒)　白术(制,各三钱)　辰砂(两半,用一半共蝙蝠捣烂,余为衣)

上为细末,炼蜜为丸,辰砂为衣,如桐子大。每服五十丸,食后热酒送下。

87. 本事方(《审视瑶函·卷五·内障·青盲症》)

治青盲内障。

白羯羊肝(只用子肝一片,薄切,新瓦上焙)　蕤仁(去壳皮)　泽泻　菟丝子　车前子　防风　黄芩　麦冬肉　地肤子(去壳)　杏仁(炒)　桂心(炒)　苦葶苈　茺蔚子　细辛　白茯苓　青葙子　五味子　枸杞(各一两)　熟地(两半)

上为细末,炼蜜为丸如桐子大。每服三四十丸,温汤送下,日进三服,不拘时候。

张台卿尝苦目暗,京师医者,令灸肝俞,遂转不见物,因得此方,眼目遂明。一男子内障,医治无效,因以余剂遗之,一夕灯下语其家曰:适偶有所见,如隔门缝见火者。及旦视之,眼中翳膜,俱裂如线。张云:此药灵,勿妄与人,忽之则无验。予益信之,且欲广其传也。

88. 救睛丸(《审视瑶函·卷三·运气原证·肿胀》)

旋胪泛起症兼治同症,青盲有翳。

当归身　苍术(泔水炒)　荆芥穗　蝉蜕(去头足翅)　草决明(炒)　川芎(酒炒)　苏薄荷　甘草　谷精珠　枳壳(炒)　木贼草(各等分)

上为细末,炼蜜为丸如弹子大。每服一丸,食后茶清化下。

89. 甘菊汤(《医方集宜·卷之六·眼目门·治方·甘菊汤》)

治青盲内障。

甘菊花　升麻　芎劳　石决明　大黄　黄芩　旋覆花　防风　地骨皮　荆芥　山栀　甘草　木贼草　青葙子　黄连　车前子　石膏　羌活　草决明

水二钟,煎八分,食远服。

90. 驻景丸(《医方集宜·卷之六·眼目门·治方》)

治肝肾皆虚,目中常见黑花、青盲内障。

川椒（一两）　楮实子　五味子　枸杞子（各二两）　乳香　人参（各一两）　菟丝子（酒煮，焙）　肉苁蓉（酒洗浸，各五两）

上为末，炼蜜和丸如桐子大。每服三十丸，空心温酒送下。

91. 三光饮（《吴氏医方汇编·第一册·目症》）

治视之不明，青盲。

当归（钱半）　川芎（钱半）　生地（钱半）　赤芍（钱半，酒洗）　甘草（二钱）　谷精（二钱）　木贼（二钱）　蒺藜（炒，去刺，二钱）

视之不明，名青盲，加黄柏、知母各一钱。

92. 珠参散新方（《银海指南·卷三·汤丸备要》）

治真阴不足，阴涸内热，内障青盲。

真珠　人参

等分为末，人参汤送，或莲肉汤亦可。

93. 浮石丸（《眼科锦囊·卷四·丸剂之部》）

治青盲阔大等之内障。

海浮石　龙骨　牡蛎　硝石（各二钱）　荞麦　大黄（各三钱）

上六味糊丸。每服一钱。白汤送下。

94. 乌喙散（《眼科锦囊·卷四·嚏鼻剂之部》）

治头痛如裂达睛，或呕吐，寒热往来，竟欲至瞳孔散大及青盲者。

乌头（一钱）　白芷（四钱）　薄荷（二钱）　皂角（五分）

上四味为末。茶服一字，仍微嚏鼻中。

95. 发疱膏（《眼科锦囊·卷四·发疱剂之部》）

治黑障青盲、疫眼打扑、眼痘疹入目等，其他效用极多。

葛上亭长（或斑蝥）

上一味为末，将严醋合匀如泥，摊绵絮。贴百会、耳后、眉棱等，用硬膏封上面，则一夜而发水疱。

96. 复明散（《眼科锦囊·卷四·点眼剂之部》）

治目暗不见物及冷泪淫湿不止，或青盲黑障等之证。

覆盆子（日干者）

上一味，研极细，以薄绵裹之，浸于乳汁，点之。

97. 水木两培汤〔《金匮启钥（眼科）·卷五·青盲论·雀盲》〕

治肝肾两虚，或因他病而弱，青盲初起，服之如神。

菟丝子（洗，酒煮，炒）　补骨脂　巴戟　枸杞　川牛膝（酒洗，炒）　肉苁蓉（竹刀切片，酒浸，焙干，各一两）　青盐（二钱，另研）

上为细末，用猪腰子一个，竹刀切开，半边去内筋膜，入药末一钱，用线扎紧，用上年陈酒浸湿炙热，冷定火性。食之即愈。

98. 治青盲眼方（《经验良方全集·卷一·眼目》）

用羊骨煮红米粥，每日三餐淡服，半年痊愈。

99. 二百味草花膏（《疑难急症简方·卷一·眼科》）

治青盲明目，赤障白翳，风泪等症。

羊胆（一个）　白蜜（二钱，拣净）

入胆汁拌匀，点眼角。如时暖要臭，二三日后，以纸封蒸，再点。或猪胆炼膏，每用少许噙口中，或服下，仍点眼中。

按：诸胆点睛，初则稍痛，转瞬便愈。

100. 明目清肝丸（《太医院秘藏膏丹丸散方剂·卷四》）

专治眼目昏暗，神光不足，障翳青盲，烂弦风眼等症，并皆治之。

川芎（五钱）　白芍（一两，酒炒）　菊花（一两）　橘红（八钱）　枳壳（一两，麸炒）　草决明（一两）　黄连（一两）　荆芥（八钱）　防风（八钱）　白芷（八钱）　当归（八钱，酒洗）　黄芩（一两）　羌活（八钱）　甘草（三钱）

上为细末，滴水为丸如梧桐子大。每服一钱五分或二钱，食远清茶送下。

【医案选】

《医说·卷三·神方·治内障羊肝丸》

治目方用黄连者多矣，而羊肝丸尤奇特异。用黄连末一两、白羊子肝一具，去膜同于砂盆内研令极细，众手为丸梧桐子大。每服以温水下三十丸，连作五剂。但是诸目疾及翳障青盲皆治。忌猪肉冷水。唐崔承元者，因官治一死囚出活之，因后数年,以病目致死。一旦,崔为内障所苦,丧明逾年后,半夜叹息独坐,忽闻阶除悉窣之声,崔问为谁?徐曰是昔蒙活囚,今故报恩至此,遂以此方告言讫而没。崔依此合服,不数月眼复明(《本事方》)。

《本草纲目·木部第三十六卷·木之三·桑》

青盲洗法:昔武胜军宋仲孚患此二十年,用此法,二年目明如故。新采青桑叶阴干,逐月按日就地上烧存性。每以一合,于瓷器内煎减二分,倾出澄清,温热洗目,至百度,屡试有验。正月初八,二月初八,三月初六,四月初四,五月初五,六月初二,七月初七,八月二十,九月十二,十月十七,十一月初二,十二月三十(《普济方》)。

《顾松园医镜·卷十四·数集·目病》:

一人患翳障青盲已逾年,用黄连(一两)、羊肝(一具)煮烂,丸服,不数月而复明。

《奇症汇·卷之一·目》

己丑冬,有德青农人沈姓者,患目不见,已十年余矣。渠云:初患时,耳鸣如雷,每闻人语如在头顶之上。又两目闪闪然,见两火如豆大,闭目则目热,而耳鸣更甚。投清利之剂,所患虽平,而且全不见矣。凡遇医者俱曰:青盲内障,非针不明,今特访至此,叩请求治。予曰:内障一症,六因七情,皆能为害。今切汝脉,脉尚沉弦,汝症初起,良由肝胆湿火盛而上攻,故目生火而耳如雷鸣。凡耳中火攻甚,则响如雷,如雷之响,中闻人语每自觉在头顶之上。时当用龙胆泻肝汤,泻火开郁,郁开则湿除,湿除则火全灭,自无内障之患也。乃但投凉剂,而不求其病之原,故脉尚如是。当先投加味逍遥散,去白术十剂,以除积久之郁热,使不致针后复蒙。服后用金针拨去其障,即睹物如故而愈。

《眼科锦囊·卷三·内障篇·病系硝子液之证·青盲》

阅西洋译书,载在绿眼之一证。而考究病候,即似说青盲者。故于绿眼之译字,不得无疑惑。盖自然之理,岂有瞳孔变成绿色者乎。而汉籍亦载绿风内障,则可知万里一辙。于是更怀疑,故就先辈质问之。或云有焉,或云无焉。后把兰书,亲自熟读。有勃刺阿乌恶恶古之病名,即所译定之绿眼也。因此观之,则译书之所误翻也。何则?彼谓勃刺阿乌者,天蓝色也;恶恶古则眼目也。然则确乎青色之眼目,而为青盲也明矣。其绿色者,

和兰谓之杭尔榅,可见其称呼自别也。先辈不达眼目之理,胡乱翻出绿眼之字,后辈亦仍蹈前辙,不知其非,一盲惹众盲,其此之谓也。汉人所谓绿风,亦青盲而非他证也。夫有心于利济者,反复叮咛,仔细考索,勿泥书失真。

《疑难急症简方·卷一·眼科》

丹溪治一男子,忽目盲,其脉涩,谓有死血在内,因数饮热酒故也。以苏木调人参膏饮之,二日,鼻内两手掌皆紫黑,此滞血也。以四物(地芍归芎)汤加苏木、桃仁、红花、陈皮煎调人参末,数服愈。按:古有参苏饮治产后败血入肺,盖症虽异而瘀则一也。

第三节
视瞻昏渺

【辨病名】

视瞻昏渺指眼外观无异常,而视力减退,日渐加重,终至失明的眼病。相当于西医的黄斑病变等视物昏矇内障眼病。

《证治准绳·杂病·目·目昏花》:"[视瞻昏眇证]谓目内外别无证候,但自视昏眇蒙昧不清也。"

《审视瑶函·卷五·目昏·瞻视昏渺症》:"瞻视昏渺有多端,血少神劳与损元,若是人年过五十,要明须是觅仙丹,曾经病目后,昏渺各寻缘。此症谓目内外无症候,但自视昏渺蒙昧不清也。"

【辨病因】

本病因常见于冷泪久流,劳神耗伤,情志内伤。

1. 冷泪久流

冷泪久流者,耗伤津液,津血同源,精血不足,目失濡养,以至神光昏渺。

《审视瑶函·卷六·目泪·无时冷泪症》:"只是时常流出冷泪,久则瞻视昏渺。"

《金匮启钥(眼科)·卷六·目泪·无时冷泪》:"无时冷泪,谓目不赤不痛,并无别病,且不待迎风,常流冷泪,久则瞻视昏渺,非迎风冷泪,因虚引邪之轻者比。"

2. 劳神耗伤

劳神耗伤者,劳思竭虑,脾失健运,肝肾乏源,血少精衰,故见昏渺。

《审视瑶函·卷一·识病辨症详明金玉赋》:"血少神劳精气衰,则瞻视昏渺。"

3. 情志内伤

情志内伤,肝失疏泄,肝气犯胃,脾失健运,气滞痰阻,上犯于目。

《审视瑶函·卷五·目昏·瞻视昏渺症》:"凡人年在精强而多丧失其真元,或苦思劳形纵味,久患头风,素多哭泣,妇女经产损血,而目内外别无症候,日觉昏花,月复月而年复年,渐渐昏渺者,非青盲即内障也。"

【辨病机】

本病病机主要为血少神劳精气衰。

《证治准绳·杂病·目·目昏花》:"[视瞻昏眇证]有神劳,有血少,有元气弱,有元精亏而昏眇者,致害不一。"

《审视瑶函·卷五·目昏·瞻视昏渺症》:"有神劳,有血少,有元气弱,有元精亏,而昏渺者。若人年五十以外而昏者,虽治不复光明,其时犹月之过望,天真日衰,自然目光渐衰,不知一元还返之初,虽妙药难回,故曰不复愈矣。此章专言平人之昏视,非若因目病昏渺之比,各有缘故,须当分别。凡目病外障而昏者,由障遮之故,欲成内障而昏者,细视瞳内,必有气色。若有障治愈后而昏渺者,因障遮久,滞涩其气,故光隐耗,当培其本而光自发。有因目病渐发渐生,痛损经络,血液涩少,故光华亏耗而昏。有因目病失治,其中寒热过伤,及开导针烙炮熨失当,而因损伤其血气,耗其精华而昏者。以上皆宜培养根本,乘其初时而治之,久则气脉定,虽治不愈。若目因痛暗而昏者,此因气滞火壅,络不和畅而光涩,譬之烟不得透彻,故火乃不明。如目暴痛,愈后尚昏者,血未充足,气未和畅也,宜慎养以免后患。若目病久愈,而昏渺不醒者,必因六欲七情五味四气瞻视哭泣等故,有伤目中气血精液脉络也,宜早调治。若人未五十,目又无痛赤内障之病及斫丧精元之因,而昏渺无精彩者,其人不寿。凡人年在精强而多丧失其真元,或苦思劳形纵味,久患头风,素多哭泣,妇女经产损血,而目内外别无症候,日觉昏花,月复月而年复年,渐渐昏渺者,非青盲即内障也。"

【论治法】

1. 内治法

治则主要为培补根本,补益肝肾,及早治疗。

《审视瑶函·卷五·目昏·瞻视昏渺症》:"宜服:明目地黄丸。"

2. 外治法

《审视瑶函·卷五·目昏·瞻视昏渺症》:"点目能见毫末,纤微必现,用鸬鸟眼汁注目中,效。"

【论用方】

1. 明目地黄丸(《审视瑶函·卷五·目昏·瞻视昏渺症》)

治肾虚目暗不明。

熟地黄(焙干,四两) 生地黄(酒洗) 山药 泽泻 山茱萸(去核,酒洗) 牡丹皮(酒洗) 柴胡 茯神(乳蒸晒干) 当归身(酒洗) 五味子(烘干,各二两)

上为细末,炼蜜为丸如桐子大。每服三钱,空心淡盐汤送下。忌萝卜。

2. 龟鹿二仙膏(《审视瑶函·卷五·目昏·瞻视昏渺症》)

此膏最治虚损,梦泄遗精,瘦削少气,目视不明等症。久服大补精髓,益气养神。

鹿角(二斤) 龟板(一斤) 枸杞子(六两) 人参(三两)

上将鹿角截碎,龟板打碎,长流水浸三日,刮去垢,入砂锅,用河水,慢火鱼眼沸,桑柴煮三昼夜,不可断火,当添滚水,不可添冷水,至三日,取出晒干,碾为末,另用河水将末并枸杞、人参又煮一昼夜,滤去滓,再慢火熬成膏。初服一钱五分,渐加至三钱,空心无灰酒化下。

3. 三仁五子丸(《审视瑶函·卷五·目昏·瞻视昏渺症》)

治肝肾不足,体弱眼昏,内障生花,不计近远。

柏子仁 肉苁蓉(酒浸制) 车前(酒浸炒) 苡仁 酸枣仁(去壳炒) 枸杞子(酒蒸,焙干) 菟丝(酒煮焙干) 当归(酒洗,炒) 覆盆子(酒蒸焙干) 白茯苓(乳拌蒸,晒干,各二两) 沉香(锉末,五钱) 五味子(焙干,一两) 熟地黄(三两,酒水煮烂浓捣膏)

上除沉香末,熟地膏另入,余为细末,炼蜜为丸,如桐子大。每服五十丸,空心青盐汤送下,即白滚汤亦可。

4. 地黄丸(一名**菊花丸**)(《审视瑶函·卷五·目昏·瞻视昏渺症》)

治用力劳心,肝虚风热攻眼,赤肿羞明,渐生翳膜,兼肝肾风毒热气上冲而目痛,久视伤血,血主肝,故勤书则伤肝而目昏,肝伤则木生风而热气上凑,目昏赤盛,不宜专服补药,当益血镇肝,而目自明矣。

熟地黄(一两半) 防风 川羌活 桂心 白菊花 没药 明朱砂(各五钱) 黄连 决明子(各一两)

上为细末,炼蜜为丸如桐子大。每服三钱,食后沸汤送下,每日三次。

5. 洞见碧霄(《审视瑶函·卷五·目昏·瞻视昏渺症》)

此鹰、鹚、鼠睛三法,点目之说,似乎不经,然载《医统》,故录之,俟高明酌用。

用鹰眼一对,炙干为末,研令极细,以人乳汁再研。每以簪脚少挑,点于瞳仁上,日夜三度,可以夜见物。或取腊月的鸱眼,依上法用,效,三日能见霄中之物。

第四节

视瞻有色

【辨病名】

视瞻有色系指眼外观正常,自觉视野有某种颜色阴影的证候。相当于西医的中心性浆液性脉络膜视网膜病变等视物有色的内障眼病。

《证治准绳·杂病·目·目妄见》:"[视瞻有色证]非若萤星、云雾二证之细点长条也。乃目凡视物有大片,甚则通行,当因其色而别其证以治之。"

《张氏医通·卷八·七窍门上·目妄见》:"视瞻有色,则常见萤星云雾及大片青绿蓝碧之色。视赤如白,则视物却非本色;或视粉墙如红如碧;或看黄纸似绿似蓝之类;光华晕大,则视日与灯烛皆生红晕而大。"

【辨病机】

本病病机多为肝肾亏虚,阴虚血少,目失所养;脾胃虚弱,肝气不舒,内生痰火,痰浊上犯;肺虚痰浊内阻;肾元虚衰,精气不足,不能上乘于目。

《证治准绳·杂病·七窍门上·目·目妄见》:"(视瞻有色证)乃目凡视物有大片,甚则通行,当因其色而别其证以治之。若见青绿蓝碧之色,乃肝肾不足之病,由阴虚血少,精液衰耗,胆汁不足,气弱而散,故视亦见其色,怯弱证人,眼前每见青绿色,益见其阴虚血少之故也。若见黄赤者,乃火土络有伤也。痰火湿热人,每有此患。夫阴虚水少,则贼火得以燥烁,而清纯太和之气为之乖戾不和,故神光乏滋运之化源,而视亦因其本而见其色也。因而不能滋养,反有触犯者,内障生焉。若见白色者,病由金分元气有伤及有痰沫阻滞道路者,皆有此患。若视有大黑片者,肾之元气大伤,胆乏所养,不久盲矣。"

《张氏医通·卷八·七窍门上·目妄见》:"视瞻有色……此阴精亏损,阳光飞越之候。总补养为主……久而不治,不无内障之虞。"

《金匮启钥(眼科)·卷五·妄见·视瞻有色论》:"当因其色而别其证以治之,若见青绿蓝碧之色,乃肝肾不见之病,由阴虚血少,胆汁不足,气弱而散,故视亦见其色……若见黄赤者,乃火土络有伤也,痰火湿热人……若见白色者,由金分元气有伤及有痰沫阻滞者……若视有大黑片者,肾之元气大伤,胆之所养不荣……若久不治,则盲矣。"

【论治法】

若见青绿蓝碧色,则肝肾亏虚,予以补益肝肾。若见黄赤光,则脾湿痰火,予以清胃泻火,化痰除湿。若见白光者,肺虚痰阻,予以清肺化痰。若见黑色者,为肾元亏虚,予以培补肾元。

《张氏医通·卷八·七窍门上·目妄见》:"视瞻有色……此阴精亏损,阳光飞越之候。总补养为主,如加减驻景丸、益气聪明汤之类。久而不治,不无内障之虞。"

《金匮启钥(眼科)·卷五·妄见·视瞻有色论》:"当因其色而别其证以治之,若见青绿蓝碧之色,乃肝肾不见之病,由阴虚血少,胆汁不足,气弱而散,故视亦见其色。治宜三仁五子丸,及加减驻景丸。若见黄赤者,乃火土络有伤也,痰火湿热人,每有此患,治宜调脾清毒饮,或清脾散。若见白色者,由金分元气有伤及有痰沫阻滞者,皆有此患,治宜泻肺汤,继进黄芪汤。若视有大黑片者,肾之元气大伤,胆之所养不荣,治宜明目地黄丸,益阴肾气丸。"

《金匮启钥(眼科)·卷五·妄见·视瞻有色论·证治歌》:"视瞻有色证原殊,因色验证各分区。色为青绿与蓝碧,此病原由肝肾虚。阴亏血少胆不足,气弱而散病相符。三仁五子丸进善,加减驻景丸与俱。火土有伤见黄赤,调脾清毒饮可茹。金元有伤痰沫阻,目中白色自卷舒。治宜泻肺汤为妙,继进黄芪(汤)病可除。胆养不荣肾元损,片成大黑自模糊。明目地黄丸可选,益阴肾气(丸)定无虞。"

![第五节 分隔线]

第五节

高风内障

【辨病名】

高风内障指以夜盲和视野日渐缩窄,经年后瞳色如金为主症的眼病。又称高风雀目、鸡盲、阴风障、高风障证。本病具有遗传倾向。一般双眼罹患,病程漫长,日久则成青盲,或瞳内变生翳障。相当于西医的原发性视网膜色素变性。

《世医得效方·卷第十六·眼科·内障》:"高风雀目二十二:雀目二证,病状虽同,中有异处。盖高风才至黄昏便不见,经年瞳子如金色,所谓黄风者即此也。"

《明目至宝·卷二·眼科七十二证受疾之因·高风雀目》:"《鹧鸪天》:高风雀目证同前,形状其间有异偏。才到黄昏昏不见,经年瞳子似珠圆。高风候,古今传,莫贪口味色心牵。灵丹妙药能医治,便是人间快活仙。"

《证治准绳·杂病·目·雀盲》:"俗称也,亦曰鸡盲,本科曰高风内障,至晚不明,至晓复明也。"

《审视瑶函·卷五·内障·高风障症》:"高风俗号是鸡盲,为类朱鸡夜不明,因损元阳真气弱,亦能致祸勿言轻。能知变理,不治自宁,不知戒忌,何止双盲。阴阳痞塞为中满,不久魂飞入

北溟。"

《眼科心法要诀·卷一·高风内障歌》:"高风内障号鸡盲,天晚不明天晓光,夜能上视难见下,损亏肝血肾精伤……[注]高风内障之证,两眼至天晚不明,天晓复明。缘肝有积热,肾经虚损,乃阳微阴盛也。天晚阴长,则天时之阴,助人身之阴,能视顶上之物,不能下视诸物,至天晓阳长,则天时之阳,助人身之阳,而眼复明矣。"

《麻科活人全书·卷之四·雀盲第七十八》:"雀目者,每至日暮,而眼不能见物是也。又名鸡目瞎,又名高风障。"

《目经大成·卷之二·八十一证·阴风障五十六》:"《瑶函》名此证曰'高风障',义不可解。此症世呼鸡盲,一名雀目,《本经》曰阴风障。至晚不见,晓则复明,盖元阳不足之病。"

《杂病源流犀烛·卷二十二·面部门·目病源流》:"二十二曰高风雀目,与前症相同,昼明晦暗,但经年瞳子如金色,名曰黄风,不治。"

【辨病机】

1. 肝血亏虚

肝开窍于目,肝得血而能视,故雀目属于肝虚,脾失健运,肝脏失养,肝血亏虚而引起。症见黑夜或暗处视物不清。

《古今医统大全·卷之六十一·眼科·病机》:"高风雀目十六:此因脏腑热极,肾水不滋,金不制木,肝气损目,久则变为青昏不见。"

《明目至宝·卷二·眼科七十二证受疾之因·高风雀目》:"此是肝虚劳也,此疾难治。"

《张氏医通·卷八·七窍门上·雀盲》:"雀盲,俗称也,亦曰鸡盲。本科曰高风内障,至晚不见,至晓复明也。方书以为木生于亥,旺于卯而绝于申。至酉戌之时,木气衰甚,故不能睹。至日出于卯之时,木气稍盛,故复明……按《内经》云:目得血而能视。血虚肝失所,则不能视。夜属阴,人之血属阴,阴主静而恶躁扰,阴虚则火必盛,弱阴不能胜强火。故夜转剧,昏暗而不能睹。天明以阳用事,阳主动,火邪暂开,故稍明。"

《麻科活人全书·卷之四·雀盲第七十八》:"麻发于心火烊烊,丙子反侮壬癸乡。以致麻后患雀盲,照月夜灵四六汤。雀目者,每至日暮,而眼不能见物是也。又名鸡目瞎,又名高风障。《经》

曰：眼得血而能视。肝脏血，肝血有亏，兼之火邪旺盛，熬于壬癸，津血亏耗，致病雀目。至日暮属阴之时，而目不能视物矣。"

《疡医大全·卷十一·眼目部·雀目眼门主论》："高风内障，此证皆因脏腑热极，气血两亏，肝肾虚劳，致使日夜不能见物，先因肝虚，雀目久则不睹三光，谓之青盲，不治之证也"。

2. 肝热肾虚

素体真阴不足，阴虚不能济阳，阴精亏损，阳气不能为用而病。

《普济方·卷八十三·眼目门·雀目》："高风雀目内障，此眼初患之时，肝有积热冲上，胃脏虚劳，亦兼患风冲，肝气不足。致患此疾。与前疾不同，见物有别。惟见直上之物，然后为青盲……歌曰：雀目前篇已辨根，此篇何要再三论。直缘病状同中异，为是风高要别陈。一种黄昏无所见，若观天象总难分。多年瞳子如金色，欲识高风只是真。两目初医何药妙，卓肝入口火燃薪。风劳更若除根本，永保千秋共万春。"

《秘传眼科龙木论·卷之二·高风雀目内障》："此眼初患之时，肝有积热冲，肾脏虚劳，亦兼患后风冲，肝气不足，致患此疾。"

《眼科心法要诀·卷一·高风内障歌》："高风内障号鸡盲，天晚不明天晓光，夜能上视难见下，损亏肝血肾精伤……［注］高风内障之证，两眼至天晚不明，天晓复明。缘肝有积热，肾经虚损，乃阳微阴盛也。"

《外科证治全书·卷一·眼部证治·内障》："眼科虽有乌风障、绿风障、青风障、黄风障、高风昏花障、肝虚目胀、振惊内障等名，总由血少神劳，肝肾亏损，精竭视昏，神竭视黑。"

3. 元阳气衰

禀赋不足，命门火衰，阳虚无以抗阴，阳气陷于阴中，不能自振，目失温煦所致。

《证治准绳·杂病·目·雀盲》："俗称也，亦曰鸡盲，本科曰高风内障，至晚不明至晓复明也。盖元阳不足之病，或曰既阳不足，午后属阴，何未申尚见？子后属阳，何丑寅未明？曰午后虽属阴，日阳而时阴，阳分之阴，且太阳明丽于天，目得其类故明。至酉日没，阴极而瞑，子后虽属阳，夜阴而时阳，阴分之阳，天地晦黑，理之当瞑。虽有月灯而不见者，月阴也，灯亦阴也，阴不能助内之阳，

病轻者视亦稍见，病重者则全不见。至寅时阳盛，日道气升而稍明，卯时日出如故。若人调养得宜，神气融和，精血充足，阳光复盛，不治自愈。若不能爱养，反致丧真，则变为青盲、内障，甚则有阴阳乖乱，痞塞关格，为中满而死者……《黄帝生气通天论》曰：自古通天者，生之本，本于阴阳。天地之间，六合之内，其气九州九窍，五脏十二节，皆通乎天气。又曰：阴阳者，一日而主外，平旦人气生，日中而阳气隆，日西而阳气已虚，气门乃闭。又曰：阳不胜其阴，则五脏气争，九窍不通是也。问曰：阳果何物耶？答曰：凡人之气，应之四时者，春夏为阳也。应之一日者，平旦至昏为阳也。应之五脏六腑者，六腑为阳也。问曰：阳何为而不能抗阴也？答曰：人之有生，以脾胃中州为主也。灵兰秘典曰：脾胃者，仓廪之官，在五行为土，土生万物，故为阳气之原。其性好生恶杀，遇春夏乃生长，遇秋冬则收藏。或有忧思恐怒、劳役饥饱之类，过而不节，皆能伤动脾胃。脾胃受伤，则阳气下陷，阳气下陷，则于四时一日五脏六腑之中阳气皆衰，阳气既衰，则于四时一日五脏六腑之中阴气独盛，阴气既盛，故阳不能抗也。问曰：何故夜视罔见？答曰：目为肝，肝为足厥阴也。神水为肾，肾为足少阴也。肝为木，肾为水，水生木，盖亦相生而成也。况怒伤肝，恐伤肾，肝肾受伤，亦不能生也。昼为阳，天之阳也。昼为阳，人亦应之也。虽受忧思恐怒、劳役饥饱之伤，而阳气下陷，遇天之阳盛阴衰之时，我之阳气虽衰，不得不应之而升也，故犹能昼视通明。夜为阴，天之阴也。夜为阴，人亦应之也。既受忧思恐怒、劳役饥饱之伤，而阳气下陷，遇天阴盛阳衰之时，我之阳气既衰，不得不应之而伏也，故夜视罔所见也。"

《目经大成·卷之二·八十一证·阴风障五十六》："《瑶函》名此证曰'高风障'，义不可解。大道行不去，可知世界窄，未晚草堂昏，几疑天地黑。心迹非无素，双睛绝尘墨，何以蔽幽光，惺惺重侧侧。潍川古疾民，元气能培植，相识半盲人，共子度晨久。秋风哭不成，浩歌响岩石。此症世呼鸡盲，一名雀目，《本经》曰阴风障。至晚不见，晓则复明，盖元阳不足之病。或曰：阳既不足，午厉属阴，何未申尚见？子后属阳，何丑寅不明？曰午后虽阴，太阳离丽，日阳而时阴，阳分之阴；子后虽阳，太阴瞑黑，夜阴而时阳，阴分之阳。目其类

也,故晦明共之。然有灯、月亦尔者,月太阴,灯亦是阴,安能内助乎阳而容光必照焉。且五六天地中合,人身脏腑十数,既与天地相参,则阴阳之气无时不中,亦无时不合。平旦阳气生,景午阳气隆,日西阳气息,气门乃闭。人而阳不胜阴,则气必下陷,阳气下陷则阴气上腾,纵有不光月色,终不能睹。"

【辨病证】

辨吉凶

初发时及早治疗,后期日落即不见物,不必治,治亦无效,久则双目盲。

《杂病源流犀烛·卷二十二·面部门·目病源流》:"二十一曰肝虚雀目,雀目者,日落即不见物也,此由肝虚血少,时时花起,或时头痛,久则双目盲,此则有初时好眼,患成雀目者,而亦有生成如此,并由父母遗体,日落即不见物,不必治,治亦无效(宜雀目散,鲜地黄炒猪肝食亦炒)。"

【论治法】

1. 内治法

治则以补益肝血,温补脾阳为主。

《普济方·卷八十三·眼目门·雀目》:"镇肝丸,一名石决明子丸,治雀目。""高风雀目内障。此眼初患之时,肝有积热冲上,胃脏虚劳,亦兼患风冲,肝气不足,致患此疾。与前疾不同,见物有别。惟见直上之物,然后为青盲。切宜服补肝散、还睛丸。即得效痊。"

《古今医统大全·卷之六十一·眼科·病机》:"高风雀目十六:此因脏腑热极,肾水不滋,金不制木,肝气损目,久则变为青昏不见,宜服泻肝散。"

《明目至宝·卷二·眼科七十二证受疾之因·高风雀目》:"此是肝虚劳也,此疾难治。宜服三花五子丸、镇肝散、还睛散、梦灵散。"

《证治准绳·杂病·目·雀盲》:"问曰:何以为治?答曰:镇阴升阳之药,决明夜灵散主之。《三因》蛤粉丸。《千金方》:地肤子五钱,决明子一升,二味为末,以米饮汁和丸,食后服二十丸至三十丸,日日服至瘥止。苍术四两,米泔水浸一宿,切作片,焙干为末,每服三钱,猪肝二两,批开,掺药在内,用麻线缚定,粟米一合,水一碗,砂锅内煮熟熏眼,候温、临卧服大效。又方,苍术一两,捣罗为末,每服一钱,不计候。"

《保幼新编·雀目》:"碧鱼烂烹,熏其热臭,亦效。"

《张氏医通·卷八·七窍门上·雀盲》:"雀盲,俗称也,亦曰鸡盲。本科曰高风内障,至晚不见,至晓复明也。方书以为木生于亥,旺于卯而绝于申,至酉戌之时,木气衰甚,故不能睹。至日出于卯之时,木气稍盛,故复明。蛤粉丸、煮肝散、决明夜灵散。效后常服六味丸加当归、沙参。永保终吉。按《内经》云:目得血而能视,血虚肝失所养,则不能视。夜属阴,人之血属阴,阴主静而恶躁扰,阴虚则火必盛,弱阴不能胜强火,故夜转剧,昏暗而不能睹。天明以阳用事,阳主动,火邪暂开,故稍明。治以补气养血为主。食以牛猪之肝即愈。益见其元气弱而阴不足也。"

《眼科心法要诀·卷一·高风内障歌》:"高风内障号鸡盲,天晚不明天晓光,夜能上视难见下,损亏肝血肾精伤。补肝羚细羌苓楮,参黑车斛枯草防,还睛石决人参细,茺蔚知苓芎木香。[注]高风内障之证,两眼至天晚不明,天晓复明。缘肝有积热,肾经虚损,乃阳微阴盛也。天晚阴长,则天时之阴,助人身之阴,能视顶上之物,不能下视诸物,至天晓阳长,则天时之阳,助人身之阳,而眼复明矣。宜用补肝散、还睛丸。"

《麻科活人全书·卷之四·雀盲第七十八》:"麻发于心火烊烊,丙子反侮壬癸乡。以致麻后患雀盲,照月夜灵四六汤。雀目者,每至日暮,而眼不能见物是也。又名鸡目瞎,又名高风障。《经》曰:眼得血而能视。肝脏血,肝血有亏,兼之火邪旺盛,熬于壬癸,津血亏耗,致病雀目。至日暮属阴之时,而目不能视物矣。治法宜以四物汤合六味地黄汤,加石决明、夜明砂主之。或以照月饮、决明夜灵散治之亦可。"

《目经大成·卷之二·八十一证·阴风障五十六》:"或曰:阳既不足,午厉属阴,何未申尚见?子后属阳,何丑寅不明?日午后虽阴,太阳离丽,日阳而时阴,阳分之阴;子后虽阳,太阴瞑黑,夜阴而时阳,阴分之阳。目其类也,故晦明共之。然有灯、月亦尔者,月太阴,灯亦是阴,安能内助乎阳而容光必照焉。且五六天地中合,人身脏腑十数,既与天地相参,则阴阳之气无时不中,亦无时不合。

平旦阳气生,景午阳气隆,日西阳气息,气门乃闭。人而阳不胜阴,则气必下陷,阳气下陷则阴气上腾,纵有不光月色,终不能睹。亟用春阳回令丸、四神丸各一料,早晚量服。再汇升阳益阴上品好药,昼煎一剂,则精气冲和,自然而愈。不则,变内障者有之,变盲者有之。若骄恣不遵戒慎,或衣食不适口体,致阴阳否塞,为中满、中消而死者,患者其毋忽诸。"

《杂病源流犀烛·卷二十二·面部门·目病源流》:"二十二曰高风雀目,与前症相同,昼明晦暗,但经年瞳子如金色,名曰黄风,不治(宜还睛丸)。"

《外科证治全书·卷一·眼部证治·治目大要·鸡盲》:"俗又名雀盲,外科曰高风内障。两眼至晚不见,至晓复明,此元阳不足之病,用苍术散久服自愈。"

《外科证治全书·卷一·眼部证治·治目大要·内障》:"眼科虽有乌风障、绿风障、青风障、黄风障、高风昏花障、肝虚目胀、振惊内障等名,总由血少神劳,肝肾亏损,精竭视昏,神竭视黑。治当专补肾水,兼补其气,用加味明目地黄丸,或八珍汤加甘菊、淮山药、牛膝、山萸肉、枸杞子、谷精草、五味子、夏枯草、天冬、麦冬等药酌用之。"

《金匮启钥(眼科)·卷五·青盲论·雀盲》:"更有所谓雀盲者,其候至晚不明,至晓则见也,俗曰鸡盲,本科高风内障,此乃元阳不足,阴浊上升之病,治法宜以人参补胃汤及补中益气汤,决明夜灵散;肝虚者以转光丸;小儿得此,以还明散;肾虚者以三阴蛤蚧丸,如此分部就治,自然浊阴坠镇,清阳上升,而晓晚如一矣。证治歌:此外更有雀盲证,晚则昏兮昼则光。阴浊上升元阳损,人参补胃汤可尝。补中益气汤能效,决明夜灵散莫忘。肝虚转光丸最妙,还明散治小儿良。肾虚三因蛤蚧(丸)进,自然昼夜总如常。"

2. 针灸法

《保幼新编·雀目》:"雀目,手大指爪甲后第一节横纹中向上针一分许(小儿及壮者,皆神效),又横纹头内侧白肉际灸三、四壮亦效。"

【论用方】

1. 还睛丸(《太平圣惠方·卷第三十三·治眼内障诸方》)

治高风雀目,渐成内障。

槐子(一两,微炒) 人参(一两,去芦头) 细辛(一两) 石决明(二两,捣细研,水飞过) 白茯苓(一两) 防风(一两,去芦头) 覆盆子(二两) 甘菊花(一两) 柏子仁(一两) 芎䓖(一两) 茺蔚子(二两)

上捣罗为末,炼蜜和捣三二百杵,丸如梧桐子大。每于空心及晚食前,以温水下二十丸。

2. 补肝散(《普济方·卷八十三·眼目门·雀目》)

治高风雀目内障。

人参 茯苓 车前子 川大黄 黄芩(各一两) 五味子 防风(各二两) 黑参(各一两)

上为末。以水一盏,散一钱,煎至五分,去滓温服。

3. 人参补胃汤(《审视瑶函·卷五·内障·高风障症》)

治劳役所伤,饮食不节,内障昏暗。

蔓荆子(一钱二分) 黄芪(蜜制) 人参(各一钱) 甘草(炙,八分) 白芍药(炒) 黄柏(酒炒,各七分)

上锉剂。白水二钟,煎至八分,去滓,食远温服,临卧再服。两目广大,视物如童,时觉两脚踏地,不知高下。盖冬天多服升阳药故也。病减住服,候五七日再服,此药春间服,乃时药也。

4. 补中益气汤(《审视瑶函·卷五·内障·高风障症》)

治两目日晡紧涩,不能瞻视,乃元气下陷。

当归身(酒洗) 白术(土炒) 陈皮(各钱半) 人参(二钱) 炙甘草 升麻 柴胡(各一钱) 黄芪(蜜制,三钱)

上锉剂。白水二钟,姜一片,枣三枚,煎,食后热服。

5. 转光丸(《审视瑶函·卷五·内障·高风障症》)

治肝虚,雀目、青盲。

生地黄 白茯苓 川芎 山药 蔓荆子 白菊花 防风 细辛 熟地黄(各等分)

上为细末,炼蜜为丸如桐子大。每服二十丸,空心桑白皮汤送下。

6. 还明散(《审视瑶函·卷五·内障·高风障症》)

治小儿,每至夜不见物,名曰雀目。

夜明砂　井泉石　谷精草　蛤粉

上等分为末,煎黄蜡为丸如鸡头大。三岁一丸,猪肝一片切开,置药于内,麻皮扎定,砂罐内煮熟,先熏眼,后食之。

7. 决明夜灵散(《张氏医通·卷十五·目门》)

治高风内障,至夜则昏。

石决明(煮一伏时,另研)　夜明砂(淘净,另研,各三钱)

为散,用猪肝二两,竹刀批开,入药以线缠定,用泔水二碗,砂锅中煮至半碗。先熏眼,候温,临卧连药汁服之。

8. 高风补肝散(《眼科心法要诀·卷一·高风内障歌》)

治高风内障,肝肾精血亏损。

羚羊角　细辛　羌活　茯苓　楮实子　人参　元参　车前子　石斛　夏枯草　防风(各一钱)

上为粗末。以水二盏,煎至一盏,去渣温服。

9. 高风还睛丸(《眼科心法要诀·卷一·高风内障歌》)

治高风雀目,渐成内障。

石决明(二两)　人参(一两)　细辛(五钱)　茺蔚子(二两)　知母(一两)　茯苓(一两)　芎劳(一两)　木香(五钱)

上为细末,炼蜜为丸如桐子大。空心茶清送下三钱。

10. 六味地黄汤(《麻科活人全书·卷之四·雀盲第七十八》)

治肾虚雀盲。

熟地黄(一钱)　山茱萸(五分)　淮山药(炒五分)　白茯苓(七分五厘)　牡丹皮(去骨,七分五厘)　泽泻(七分五厘)

水煎,空心服。

11. 照月饮(《麻科活人全书·卷之四·雀盲第七十八》)

治雀目立效。

真雄黄(研细,水飞过)

用活鸡剖开,取热肝捣极烂,入雄黄末五厘。温酒调服。

12. 苍术散(《外科证治全书·卷一·治目大要·鸡盲》)

治鸡盲雀目。

茅山苍术(米泔水平浸一宿,切片,焙干。)

上为细末,每用三钱,取羊肝(如无羊肝以猪肝代之)二两,批开搀药入内,麻线缚定,用酒一合、水一碗,砂锅内煮熟。临卧服之。

13. 复明丸〔《金匮启钥(眼科)·卷五·青盲论·雀盲》〕

治鸡盲雀目。

冬青子(生用一升,陈酒共蜜拌,蒸七次,晒七日,露七夜,焙干)　元蝙蝠(活捉数个)　枸杞(捣,焙)　夜明珠(酒洗,煮炒)　熟地(酒蒸,焙)　绿豆壳(炒,各一两)　川黄连(炒)　白术(制,各三钱)　辰砂(两半,一半共蝙蝠捣烂,一半为衣)

上为细末,炼蜜为丸梧子大,辰砂为衣。每服五十丸,食后热酒下。

14. 水木两培汤〔《金匮启钥(眼科)·卷五·青盲论·雀盲》〕

治肝肾两虚,或因他病而弱,青盲初起,服之如神。

菟丝子(洗,酒煮,炒)　补骨脂　巴戟　枸杞　川牛膝(酒洗,炒)　肉苁蓉(竹刀切片,酒浸,焙干,各一两)　青盐(二钱,另研)

上为细末,用猪腰子一个,竹刀切开,半边去内筋膜,入药末一钱,用线扎紧,用上年陈酒浸湿炙热,冷定火性。食之即愈。

15. 本事方〔《金匮启钥(眼科)·卷五·青盲论·雀盲》〕

治雀盲。

白羚羊肝(只用一片,薄切,新瓦上焙干)　蕤仁(去壳皮)　泽泻　菟丝　车前　麦冬肉　防风　黄芩　苦葶苈　地肤子(去壳)　茺蔚子　杏仁(炒)　桂心(炒)　青葙子　五味　枸杞　细辛　白茯苓(各一两)　熟地(两半)

上为细末,炼蜜为丸梧子大。每服三四十丸,温汤下,日三服。

16. 转光丸〔《金匮启钥(眼科)·卷五·青盲论·雀盲》〕

治肝虚雀目青盲。

生地　白茯苓　川芎　山药　熟地　蔓荆子　白菊花　防风　细辛

上为细末,炼蜜为丸梧子大。每服二十丸,空心桑白皮汤下。

17. 蛤蚧丸〔《金匮启钥(眼科)·卷五·青盲论·雀盲》〕

治雀盲。

蛤粉(细研) 黄腊(等分)

上腊,搜粉为丸如枣大,每用猪肝一片二两许,披开包一丸,麻线扎定,入沙罐内,水一碗,煮熟,先熏目,后食之。

18. 千金方〔《金匮启钥(眼科)·卷五·青盲论·雀盲》〕

1)治青雀盲,神效。

地肤子(五钱) 决明子(一升)

上二味为末,以米饮汁和丸。食后服二十丸,加至三十丸,日二服。

2)治青雀盲,大效。

苍术四两,米泔水浸一宿,切片焙干为末,每服三钱,用猪肝二两批开,掺药末,仍合定,将麻扎紧,粟米一合,水一大碗,砂罐内煮熟,熏眼,临卧服之。

第六节

雀盲

【辨病名】

雀盲指入暮或在暗处视力锐减,甚至不辨人物,天明或于明亮处则视觉恢复正常为特征的病症。又称鸡盲、雀目、肝虚雀目内障。相当于西医的维生素 A 缺乏性所致的夜盲。

《本草经集注·虫兽三品·中品·雀卵》:"人患黄昏间目无所见,谓之为雀盲。"

《诸病源候论·小儿杂病诸候四·雀目候》:"人有昼而睛明,至瞑便不见物,谓之雀目。言其如鸟雀,瞑便无所见也。"

《普济方·卷八十三·眼目门·雀目》:"昼而明视,暮不觑物,名曰雀目,言如鸟雀,不能有见于夜也。"

《小儿卫生总微论方·卷十八·眼目病论》:"若昼日明,至瞑不见物者,此邪干经之阴也。调之雀目,言如鸟雀之目,瞑时无所见也。"

《万病回春·卷之五·眼目》:"雀目者,昼则明而夜则不见也。"

《万氏家抄济世良方·卷五·伤风咳嗽》:"小儿两目忽然视物不见,俗名雀盲。"

《医灯续焰·卷十八·目》:"或视物渐觉不明,或遇晚即为矇瞀(俗名鸡盲,亦名雀目)。"

《顾松园医镜·卷十四·数集·目病》:"治目至夜则昏,虽有灯月,亦不能睹,俗名雀盲。"

《眼科锦囊·卷三·内障篇·雀目》:"肝虚鸡盲雀目之为证也,白日见物,无异于常人,至黄昏,全阙鉴视之用,而眼容睛光,未尝异于常也。"

《验方新编·卷十七·眼部·眼科七十二症问答症因丸散》:"第四十六问:目有临卧而不见物者何也?答曰:雀盲,含糊模棱,非至理也。"

【辨病因】

1. 饮食虫伤

食积虫害,致气血运行阻塞,目珠失养。饮食不节,伤至脾胃,气血生化乏源,或阳气下陷,阳衰不能抗阴。

《秘传证治要诀及类方·卷之十·拾遗门·眼》:"有因茹素致目少光,或成雀目。盖食能生精,亏之则目无所资而减明。"

《四诊抉微·卷之三·经证考·足太阴脾经》:"雀目,脾积聚。"

《医宗己任编·卷三·四明心法(下)·鼓症》:"又有一种食鼓者,乃是饮食所伤。初起必先雀目(俗传鸡盲入肚者,即此症也)。医家不信,只治眼目,不知乃是鼓之根也。"

《疡医大全·卷十一·眼目部·雀目眼门主论》:"《秘笈》曰:此证皆因肾水亏弱,肝血不足,乃忧思恐怒,劳役饥饱,过而不节,皆伤脾胃。脾胃受伤则阳气下陷,五脏不能相生,阳衰不能抗阴,故夜有灯月,亦不能见也。"

《眼科锦囊·卷三·内障篇·雀目》:"肝虚鸡盲雀目之为证也……其病因,则蛔虫之儿及胃中畜积腐秽黏液之人,每于暑月患之。小儿尤多,而大人罕也,又不拘时候,而系是病者,间亦有之。此胆管闭塞而胆汁逆行者及腐败黏液混于血中者,有此等事,故而咸液聚满于瞳神经之近傍,以妨碍其部之运转,故在白昼明亮之时,则瞳神经为愤激弩张,而不失其机关。于金乌西没之后,网膜所写映之来影,渐以减少,诸器之官能,亦从而迟缓矣。当是之时,脱失瞳神经与病毒相激怫之势,是以瞳神经劳困,而力不能支之,姑为闭塞,自补其疲倦。故在灯下及昏暗之处,不能见物象也。此虽似轻证,放弃而不加治疗,则黏液混入硝子液中,而变成青盲者,往往有之。此证亦有天禀与旁发之别,予累年苦志,仅发明其实征,其为天禀雀目也。”

《先哲医话·卷下·惠美宁固》:“小儿疳眼,大人雀目,皆因胃中宿毒,妨害精气之运用。小儿早断乳为饮食者,此证最多。按其腹必满,故祛胃中之毒为要。”

2. 暴怒大忧所致

肝血养目,暴怒伤肝,肝火旺盛,灼伤津液,以致肝血亏虚,无以养目。

《医经小学·卷之四·病机第四·病机略一首》:“有雀目病,则不能夜视及内障,乃暴怒大忧所致。”

3. 邪滞于肝

邪滞于肝,肝阴亏虚,肝血滞涩,不能养目。

《普济方·卷八十三·眼目门·雀目》:“夫卫气昼行于阳,夜行于阴。阴血受邪,肝气不能上荣于目。肝受血而能视,今邪在于肝,阴血涩滞,至暮则甚,故遇夜目睛昏不能觑物。世谓之雀目。”

《麻疹专论·卷三·眼目》:“麻后雀盲,日暮不能见物者,余火上扰,肝阴之亏也。”

4. 消渴病所致

《中国内科医鉴·后篇·病证各论·糖尿病》:“消渴久不愈则成雀目(夜盲症),或脊发痈。”

【辨病机】

1. 肾阳不足

肾阳虚弱,命门火衰,阳不治阴,阳气陷于阴中,不能自振,目失温煦。

《原机启微·卷之上·阳衰不能抗阴之病》:“或问曰:人有昼视通明,夜视罔见,虽有火光月色,终为不能睹物者,何也?答曰:此阳衰不能抗阴之病,谚所谓雀盲者也。问曰:何以知之?答曰:黄帝《生气通天论》曰:自古通天者,生之本,本于阴阳,天地之间,六合之内,其气九州九窍,五脏十二节,皆通乎天气。又曰:阴阳者,一日而主

外,平旦人气生,日中而阳气隆,日西而阳气已虚,气门乃闭。又曰:阳不胜其阴,则五脏气争,九窍不通,故知也。”

《疡医大全·卷十一·眼目部·雀目眼门主论》:“夫昼为阳,夜为阴,阳主气而阴主血,《经》曰:目得血而能视。今夜间血分当旺之时而反不能视,何也?《难经》曰:血为荣,气为卫,荣行脉中,卫行脉外。盖言气血相调,无偏胜之理,以偏为病,今遇夜之阴气盛,阳气衰,则血虽旺而气不足,故阳气不能上升,而阴气亦不能独荣于目矣。”

《证治准绳·杂病·目·雀盲》:“盖元阳不足之病,或曰既阳不足,午后属阴,何未申尚见?子后属阳,何丑寅未明?曰午后虽属阴,日阳而时阴,阳分之阴,且太阳明丽于天,目得其类故明。至酉日没,阴极而瞑,子后虽属阳,夜阴而时阳,阴分之阳,天地晦黑,理之当瞑。虽有月灯而不见者,月阴也,灯亦阴也,阴不能助内之阳,病轻者视亦稍见,病重者则全不见。至寅时阳盛,日道气升而稍明,卯时日出如故……黄帝《生气通天论》曰:自古通天者,生之本,本于阴阳。天地之间,六合之内,其气九州九窍,五脏十二节,皆通乎天气。又曰:阴阳者,一日而主外,平旦人气生,日中而阳气隆,日西而阳气已虚,气门乃闭。又曰:阳不胜其阴,则五脏气争,九窍不通是也。问曰:阳果何物耶?答曰:凡人之气,应之四时者,春夏为阳也。应之一日者,平旦至昏为阳也。应之五脏六腑者,六腑为阳也。问曰:阳何为而不能抗阴也?答曰:人之有生,以脾胃中州为主也。《灵兰秘典》曰:脾胃者,仓廪之官,在五行为土,土生万物,故为阳气之原。其性好生恶杀,遇春夏乃生长,遇秋冬则收藏。或有忧思恐怒、劳役饥饱之类,过而不节,皆能伤动脾胃。脾胃受伤,则阳气下陷,阳气下陷,则于四时一日五脏六腑之中阳气皆衰,阳气既衰,则于四时一日五脏六腑之中阴气独盛,阴气既盛,故阳不能抗也。问曰:何故夜视罔见?答曰:目为肝,肝为足厥阴也。神水为肾,肾为足少阴也。肝为木,肾为水,水生木,盖亦相生而成也。况怒伤肝,恐伤肾,肝肾受伤,亦不能生也。昼为阳,天之阳也。昼为阳,人亦应之也。虽受忧思恐怒、劳役饥饱之伤,而阳气下陷,遇天之阳盛阴衰之时,我之阳气虽衰,不得不应之而升也,故犹能昼视通明。夜为阴,天之阴也。夜为阴,人亦应之

也。既受忧思恐怒、劳役饥饱之伤，而阳气下陷，遇天阴盛阳衰之时，我之阳气既衰，不得不应之而伏也，故夜视罔所见也。"

《神灸经纶·卷之四·小儿症略》："一雀盲昼视通明夜视罔见因禀阳气衰弱遇夜阴盛则阳愈衰故不能见物也。"

《金匮启钥（眼科）·卷二·明经通治十八章·明阳衰不能抗阴病治论》："病自阳衰难抗阴，昼则明兮夜则昏。谚谓雀盲阳气弱，五脏虚兮气不通。忧思恐惧兼劳役，饥饱失时脾胃侵。夜则阴盛阳虚候，人气随天与屈伸。药用决明夜灵散，镇阴升阳是定评。"

2. 肝热血虚

目得血而能视，肝热耗伤津液，血虚肝失所养，则不能视。

《银海精微·卷上·小儿雀目》："问曰：大人小儿雀目，至申酉时不见物者何也？答曰：肝虚受邪热所伤，经络凝滞不和，阴阳不和，荣卫不通，夜至昏也。"

《幼幼新书·卷第三·得病之源第七》："肝伏热而雀目，秽兼风而脸疮。小儿五脏受诸病，听说根源仔细明。眼赤肝家壅毒热，怕明肝与心受惊，肝脾积聚成雀目，嗌气脾家积虚膨，积热在脾多爱睡，牙疮奶食毒相生。"

《普济方·卷三百五十八·婴孩门·辨形色》："眼朦眬，主肝热，多变雀目。"

《医学入门·外集·卷四·杂病分类·外感·风类》："又肝虚雀目，晓明晚暗，乃所禀血虚有火也，年深则盲。"

《秘传眼科龙木论·葆光道人眼科龙木集·七十二问》："第五十八问：小儿雀目者何也？答曰：小儿蕴积于热，风邪客于肝经。肝血凝滞不散，阴阳不和，荣卫不通，使目夜昏，有如雀目也。"

《明目至宝·卷一·明堂问答七十二证之因》："六十问曰：小儿雀目者，何也？答曰：乃肝不和也。此是五脏蕴热，经络凝滞，阴阳不和，营卫不通，使目昼明而夜昏，如雀目之眊然也。"

《证治准绳·杂病·七窍门上·目》："如雀目不能夜视及内障，暴怒大忧之所致也，皆肝主目血少。禁出血。"

《冯氏锦囊秘录·杂症大小合参卷二·五脏部位气色外见》："若眼朦眬者，主乎肝热，多变雀目。"

《一草亭目科全书·治小儿雀目法》："世传雀目者，何也？曰：每至日晚，二目不见，又号鸡盲眼，《经》谓眼得血而能视。肝血有亏，热入血室故也。血主阴，晚夜属阴，以类相从，治不得法，亦能为害。"

《麻科活人全书·卷之四·雀盲第七十八》："《经》曰：眼得血而能视。肝脏血，肝血有亏，兼之火邪旺盛，熬于壬癸，津血亏耗，致病雀目。至日暮属阴之时，而目不能视物矣。"

《济阳纲目·卷二十六·燥证·论》："李氏曰：六气，风热火属阳，寒燥湿属阴。但燥虽属秋阴，而反同风热火化，盖火盛则金被热伤，木无以制而生风，风胜湿，热耗津。入肝则筋脉劲强紧急口噤，发为风痫，或手足瘫痪偏枯，或十指反而莫能搔痒，或为雀目内障。"

3. 肝热挟风

小儿肝热，挟风上攻，目珠受邪失养。

《保幼新编·小儿病源总论》："《经》曰：热生风。又曰：热生痰。盖胎热挟风上升则为头疮、聤耳、齿疮、雀目之证。"

《幼科类萃·卷之五·诸疳门·诸疳治法》："肝疳者，由乳食不调，肝脏受热所致也。若乳母寒温不调，滋味不节，或外感风寒内伤，喜怒邪气未散，遂以乳儿多成风疳。肝者，眼之候，伏热痰涎壅滞以致肝风入眼，赤肿翳生，眵泪烂眶，痛痒揉擦，昏暗雀盲。"

4. 水停于肝

小儿当风饮水，水停于肝。

《普济方·卷三百五十九·婴孩门·审小儿得病之源》："当风饮水，成雀目青盲。《素问》云：风气通于肝，当风饮水，则水停于肝。肝气通于目，故成青盲雀目也。《宝鉴》曰：小儿饮水久停肝，翳障全无辨物难。夜里不明为雀目，青盲昼夕一般般。"

《冯氏锦囊秘录·杂症大小合参卷二·病源详揭（儿科）》："《经》曰：形寒饮冷则伤肺，肺伤则咳嗽，兼肺主气，气伤则腹膨，当风饮水，则成雀目青盲。《素问》云：风气通于肝。当风饮水，则水停于汗，肝气通于目，故成雀目青盲也。"

5. 肝气血亏虚

肝气通于目，肝血濡养眼目，气虚无以化生气血，故肝气血亏虚，使目暗。

《世医得效方·卷第十六·眼科·内障》:"雀目者,肝脏虚劳,时时花起,或时头疼,年深则双目盲。小儿患者,因疳得之。"

《医学正传·卷之一·医学或问》:"或问:雀目之证,遇晚则目不见物,至晓复明,此何病使然?曰:是则肝虚之候也。或曰:肝常虑其有余,然亦有不足者乎?曰:邪气盛则实,正气夺则虚。其人素禀血虚,适遇寅申二年,少阳相火司天,厥阴风木在泉,火炎于上,木郁于下。夫胞络相火既盛,则心血沸淖而干涸。《经》曰:天明则日月不明,邪害空窍。盖心出血,肝纳血,心血既涸,则肝无攸受。《经》又曰:目得血而能视。缘肝开窍于目,肝既无血,则目眢而不明矣。或曰:目眢不明,既得闻命矣,其晚暗而晓复明者何也?曰:木生于亥、旺于卯而绝于申,至于酉戌之时,木气衰甚,遇亥始生,至日出于卯之地,木气稍盛而目复明矣。虽然,终不能了然如故。或曰:雀目之患,终变为黄胀而死,何也?曰:木绝于申,乃水土长生之地,木气萎和,土气敦阜,《经》谓气有余则制已所胜而侮所不胜,此土气有余而侮所不胜之木也。"

《简明医彀·卷之五·眼科》:"气血不至,成雀目、盲瘴之形。"

《证治汇补·卷之四·上窍门·目疾》:"〔附雀目眼〕雀目乃肝虚之候,盖水生于亥,旺于寅,绝于申。至于酉戌之时,木气衰甚,遇亥始生,至日出于卯,木气稍盛,是以晚暗而晓复明也。"

《冯氏锦囊秘录·杂症大小合参卷六·儿科目病》:"雀目者,上午能视,临晚失明,此因肝气衰弱也。盖木生于子,旺于卯,绝于申,所以午上而能视,至申酉而失明,况目得血而能视,午后肝气渐衰,且阴虚则火必盛,弱阴不能以胜强火,故夜转剧,天明以阳用事,阳主动,浊阴暂消,故稍明。"

《幼幼集成·卷四·目病证治》:"小儿生下数月之内,目不见物,谓之雀目,由肝虚也。"

《杂病源流犀烛·卷二十二·面部门·目病源流》:"《正传》曰:雀目病,暮暗者,肝脏无血也。至晓复明者,木生于亥,旺于卯,绝于申酉戌。木气衰,故暗。至卯木气盛,故复明。至雀目终变为黄胀而死者,木绝于申,乃水土长生之地,木衰而土盛,始变为黄胀,宜平胃散以平土气,四物汤以补肝虚。"

《银海指南·卷二·肺经主病》:"雀盲者,通夜不见,乃肝血少,肺阴亏也。"

《调疾饮食辩·卷之五·乌鲫鱼》:"凡羞明,视物无力,迎风冷泪,青盲、雀目及内障、外障,皆系肝虚,丸药中必须此物。"

《金匮启钥(眼科)·卷一·眼不医必瞎辩论·识病辨证详明金玉赋》:"小儿雀目,肝不足。"

6. 肾虚血亏

肾阴不足,精亏血少,目失濡养,故见夜盲。

《目经大成·卷之二·十二因·无因而因十二》:"如雀目、近视、残风、天旋,与夫处子血怯、小儿肾虚,皆造化使之也。"

《一见能医·卷之七·病因赋下·目疾者肝火之因》:"如昏弱不欲视物,内障见黑花,瞳子散大,遇夜雀盲,皆血少肾虚之所致也。"

【辨病证】

1. 辨症候

雀盲者入暮或在暗处视力锐减,或痒或涩,或明或暗,时有飞花飘动,天明或于明亮处则视觉恢复正常。

《秘传眼科龙木论·卷之二·肝虚雀目内障》:"此眼初患之时,爱多痒或涩,发歇,时时暗也。后极重之时,惟昏黄不见,惟视直下之物。"

《明目至宝·卷二·眼科七十二证受疾之因·肝虚雀目》:"《鹧鸪天》:雀目生来甚恼情,小儿患此曰疳名。肝脏虚劳为此病,点灯时分没光明。花乱起,或头痛,年深不料害双盲。初患之时须服药,倦医不疗暗双盲。此是肝虚劳也,久则难治也。""《鹧鸪天》:肝虚要识病来因,远视近视不光明。眼前不见如烟雾,一物看来二物形。肝虚热,定心情,补肝散服若神灵。调持保护须知己,莫使劳神眼又盲。此是肝气虚劳,难治也。"

2. 辨吉凶

雀盲若调养得当,则不治自愈。若失治误治,则变青盲、内障,甚至痞塞关格。

《证治准绳·杂病·目·雀盲》:"若人调养得宜,神气融和,精血充足,阳光复盛,不治自愈。若不能爱养,反致丧真,则变为青盲、内障,甚则有阴阳乖乱,痞塞关格,为中满而死者。"

【论治法】

雀盲治则分内治、外治及针灸治疗。

1. 内治法

（1）补益肝肾,温补肾阳,健脾益气养血

《华佗神方·卷八·治小儿雀目神方》:"小儿一至晚间,忽不见物,是名雀目。治用:仙灵脾根、晚蚕蛾各五钱,甘草(炙)、射干各二钱五分。以羊肝一枚,切开掺药,二钱扎定。以黑豆一合,米泔一盏,煮熟。分二次送下。"

《华佗神方·卷九·治雀目神方》:"老柏白皮四两,乌梅肉(熬)二两,细辛、地肤子各四两。上捣筛为散,每食后清酒服二方寸匕,日三四服瘥。又于七月七日,九月九日取地衣草,洗净阴干末之,酒和服方寸匕,日三服,一月即愈。"

《肘后备急方·卷六·治目赤痛暗昧刺诸病方第四十三》:"治雀目不计时月:用苍术二两,捣罗为散,每服一钱,不计时候,以好羊子肝一个,用竹刀子批破,掺药在内,麻绳缠定,以粟米泔一大盏,煮熟为度。患人先熏眼,药气绝即吃之。""《梅师方》治目暗,黄昏不见物者:以青羊肝切,淡醋食之,煮亦佳。"

《太平圣惠方·卷第三十三·治眼雀目诸方》:"治雀目,不计大人小儿,久患不瘥方:天南星(一枚,大者,炮裂)、防风(半两,去芦头)、黄芩半两、黄连半两(去须)、谷精草半两、甘草一分(炙微赤,锉)。上件药,捣细罗为散。每服一钱半,以羊子肝一片,用竹刀子批开两处,入药末在内,于铫子中,用米泔一中盏,以盏子合,候煮尽泔为度,放温食之。忌猪肉炙爆热面。""黄芩、谷精草、蛤粉、羚羊角屑(以上各半两)。上件药,捣细罗为散。每于食后,以温水调下一钱。""细辛、地肤子、决明子、松脂,以上各二两。上件药,捣细罗为散。每于食后,以竹叶汤调下一钱。""决明子二两,地肤子一两。上件药,捣细罗为散。每于食后,以清粥饮调下一钱。""猪肝一具(细切),上以米泔一斗,煮令熟,置一小口器内,及热,开目就上熏之。甚效。""又方:七月七日,九月九日,取地草净洗阴干,捣细罗为散。每于食后,以温酒调下二钱。上件药,捣细罗为散,用羊子肝一枚,切开,掺药二钱在内,以线系定,用黑豆一合,米泔一大盏,煮熟取出。分为二服,以汁下之。"

《太平圣惠方·卷第八十九·治小儿雀目诸方》:"老柏白皮一两,乌梅肉半两(微炒),细辛半两,地肤子一两,车前子半两。上件药,捣细罗为散。每服以粥饮调下半钱,量儿大小,以意增减。"

"细辛、麦门冬(去心,焙)、甘草(炙微赤,锉)、秦皮、蕤仁(汤浸去皮,细研),以上各一分。上件药,捣罗为末,以白羊子肝一枚,去筋膜,烂研,和丸如绿豆大。每于食后,以冷水下五丸,五岁以上增之。""乌梅肉(微炒)、槐子(微炒)、黄连(去须)、防风(去芦头),以上各一两,黄牛胆一枚(取汁)。上件药,捣罗为末,以牛胆汁,拌和令匀,曝干,捣罗为末,炼蜜和丸,如绿豆大。三岁,每日空心温水下五丸,量儿大小,以意加减。""谷精草半两,甘草半两(炙微赤,锉),干姜一分(锉)。上件药,捣细罗为散。用面一两,作饼子样,用药三钱,入在中间,安慢火内,煨令熟。用好茶下之,每日早晨一服,至三日后见物,多时者不过五服见效。无问大人小儿并治,小儿即量其大小加减。""夜明沙(半两,微炒)、黄芩(半两)。上件药,捣细罗为散。用米泔煮猪肝汁,调下半钱,日三服。三岁以上增之。""苍术一两(去皮锉,微炒),上件药,捣细罗为散。每服一钱,用羊子肝一具,以米泔煮熟。分半具细切拌药,与儿食之,至晚再服。五岁以上,即顿服。未吃食儿不可与服。""牵牛子一两,上件药,捣细罗为散,用羊子肝一片切,入末一钱拌肝,用白面作角子。两个炙令黄色,候冷服之,以粥饮下。量儿大小,加减服之。""夜明沙一两(微炒,细研),上件药,猪胆和丸,如绿豆大。不计食前后,以粥饮下五丸,三岁以下三丸。"

《集验方·卷十二·治眼病方》:"治雀目如神,黄蜡不以多少,器内熔成汁,取出入蛤粉相和,得所成球。每用以刀子切下二钱,以猪肝二两批开,掺药在内,麻绳扎定,水一碗,同入铫子内煮熟,取出乘热熏眼,至温冷并肝食之,日二,以平安为度。(《证类本草·卷二十》)"

《幼幼新书·卷第二十五·眼疳第四》:"《圣惠》治小儿眼疳及雀目、翳膜遮障,宜服此方。蛤粉一分,上化黄蜡汁,与蛤粉相和,丸如皂荚子大。用羊子肝一枚劈破,内药丸在内,着线子系定,入米泔内;用夜明砂、黄芩末各一钱同煮令熟,将子肝于临卧时任意服之,神效。"

《仁斋直指方论·卷之二十·眼目·眼目证治》:"雀盲散:治遇夜目不能视。建昌军螺儿蚌粉三钱,为末,雄猪肝一叶,竹刀披开,纳蚌粉于中,麻线扎,第二米泔煮七分熟,又别蘸蚌粉,细嚼，以汁送下。无蚌粉，以夜明砂代用。夜明砂治内外障，纳入猪肝煮，带生和汁，细嚼，效。"

《太平惠民和剂局方·附指南总论·卷下·论小儿诸疾》："论小儿雀目证，雀目，日间都无事，遇夜不见物者，是雀目也。可时常与五福化毒丹，临卧用粟米饮调下。"

《医经小学·卷之五·治法第五·机要黄芩芍药汤》："内障青盲雀目，羊肝丸；瞽昏翳膜，明目地黄丸之类。"

《普济方·卷八十三·眼目门·目青盲》："绵鸠丸，一名羊肝丸，治内外障青盲雀目，眼生黑花，十年翳白以上，不见光明，一日有效。"

《普济方·卷八十三·眼目门·雀目》："以地肤子捣取汁洗之。""治雀目：石决明一两（烧存性），苍术三两（去皮）。上为细末，切开猪肝，入药在内，麻绵封缚，入砂罐内，煮令香熟。令气熏眼了，都餐此肝，食后。"

《卫生易简方·卷之七·眼目》："治眼日落不见物者，名雀目：用定粉、黄蜡各一两消开，入粉放定。每用一钱，以猪羊肝二片切破，入药在内，麻丝缠，米泔内入茅根同煮熟，食之。""又方治眼日落不见物者，名雀目：用苍术为末，每服一钱，不拘时候。""用真正蛤粉炒黄为末，以油蜡就热和丸如皂角子，内猪腰子中麻缠，蒸熟服之，可配米粥。"

《小儿卫生总微论方·卷十八·眼目病论》："以豆豉于新瓦上炒令黄色，入雄黄半两，同研为细末。每用药一钱，獖猪肝一片批开，掺药裹合，陈米饮煮熟与食之。""治雀目，至暝不见物：以石膏为细末，每用一钱，猪肝一片薄批，掺药在中，麻缕缠定，入砂瓶中煮熟，切作块子与食。此方治诸药不效者，服之如神。"

《儒门事亲·卷一·目疾头风出血最急说八》："如雀目不能夜视及内障，暴怒大忧之所致也。皆肝主目，血少，禁出血，止宜补肝养肾。"

《保婴撮要·卷四·目症》："一小儿雀盲眼札，服煮肝丸而目明，服四味肥儿丸，而目不札。"

《种杏仙方·卷二·眼目》："治鸡盲、雀盲眼：用鲜地黄炒猪肝食之。"

《秘传眼科龙木论·卷之九·诸方辩论药性·草部术》："味苦甘温，无毒。主风眩头痛，目泪出。《圣惠方》：治雀目不计时月。用苍术二两，捣为细末。每服一钱，不计时候，以好羊子肝

一个，用竹刀子批开，摊药在内，麻绳缠定，以粟米泔一大盏，煮熟为度。患人先熏眼，药气绝即吃之。《简要济众》：亦治小儿雀目，经验方。苍术不拘多少，用米泔水浸三两日，逐日换水，候满日取出，刮去黑皮，切作片曝干，用慢火炒令黄色，细捣末。每一斤末，用蒸过茯苓半斤，炼蜜为丸如桐子大。空心卧时，温熟水下十五丸。别用术末六两，甘草末六两，拌合匀，作汤点之。可壮颜色，明耳目。忌桃李蛤雀三日。"

《医学入门·外集卷五·小儿门·内伤乳食类》："热疳黄瘦，雀目遇夜不见，或生疮者，五福化毒丹，陈粟米饮下。"

《仁术便览·卷一·眼目》："治雀目，不睹光明：苍术（去皮，三两），石决明（烧存性，一两），为末，入猪肝内，沙锅米泔水煮熟，先熏后吃。"

《明目至宝·卷四·治眼方·治雀目方》："夜不见光：茯苓、石膏各一两，猪肝尖七叶，老米半升，共浸一时，略炒，闷饭吃五六七次即有效矣。"

《本草纲目·石部第十卷·金石之四·空青》："一切目疾，雀目、赤目、青盲、内外障翳、风眼用此，觉目中凉冷为验。杨梅青（洗净）、胡黄连（洗）各二钱半，槐芽（日未出时勿语采之，入青竹筒内，垂于天、月二德方，候干，勿见鸡犬，为末）一钱半。共末，入龙脑一字密收。每卧时，漱口仰头，吹一字入两鼻内便睡，隔夜便明。（《圣济录》）"

《本草纲目·主治第四卷·百病主治药·眼目》："芥子：雀目，炒末，羊肝煮食；接入目中，去翳。""石膏：去风热，雀目夜昏，同猪肝煮食；风寒入脑系，败血凝滞，作眼寒，同川芎、甘草末服。""蜂蜜：目肤赤胀，肝虚雀目，同蛤粉、猪肝煮食。蚌粉：雀目夜盲，同猪肝、米泔煮食，与夜明砂同功。蛤粉：雀目，炒研，油蜡和丸，同猪肝煮食。"

《本草纲目·石部第九卷·金石之三·石膏》："雀目夜昏，百治不效：石膏末，每服一钱，猪肝一片薄批，掺药在上缠定，沙瓶煮熟，切食之，一日一服。（《明目方》）"

《本草纲目·鳞部第四十四卷·鳞之四·乌贼鱼》："雀目夜眼：乌贼骨半斤为末，化黄蜡三两和，捏作钱大饼子。每服一饼，以猪肝二两，竹刀批开，掺药扎定，米泔水半碗，煮熟食之，以汁送下。（《杨氏家藏》）"

《幼科证治准绳·集之二·眼目·雀盲》："《世传方》治雀盲：苍术（米泔浸，去皮，切片，焙，四两），上为末，猪肝二两批开，掺药在内，用麻丝扎定，以粟米一合，水一碗，砂锅内煮熟，熏眼。候温，临卧，每服三钱，大效。"

《万氏家抄济世良方·卷五·伤风咳嗽》："小儿两目忽然视物不见，俗名雀盲。以揭羊肝一具，不用水洗，不犯铁器，以竹刀剖开，入谷精草一撮，瓦罐内水煮熟，不时食之。"

《小儿诸证补遗·小儿春令肝胆证》："或曰：目暗雀盲，宜用何药？对曰：柴胡、黄芩、黄连、白芍、防风、木贼、款冬花、干菊、蔓荆、草决明，又宜谷精草、百草霜，等分末细，猪肝煮熟切片，蘸吃，以汁呷之。"

《医方集宜·卷之六·眼目门·治法》："雀目眼障，每至黄昏赌三光不明，如物遮蔽，乃肝肾之虚也。宜用镇肝丸、羊肝丸、菟丝子散、夜明沙散。"

《本草单方·卷十五·幼科·诸疾》："小儿雀盲，至晚忽不见物。用揭羊肝一具，不用水洗，竹刀剖开，入谷精草一撮，瓦罐煮熟，日食之，屡效。忌铁器。如不肯食，炙熟，捣作丸绿豆大，每服三十丸，茶下。"

《医宗说约·卷之二·目病》："治雀盲方：苍术（炒）为末，羊肝同食，即愈。用斋者，豆腐同食，凡昼明夜暗者佳。"

《秘方集验·诸虫兽伤·余方补遗》："雀目昏暗：干菊、黄连各三钱，夜明砂七钱，为末，水丸梧子大，盐汤下七丸。"

《冯氏锦囊秘录·杂症大小合参卷六·儿科目病》："雀目者，上午能视，临晚失明，此因肝气衰弱也……大要治肝养血，兼理脾胃为主，更有目闭而不能开者，有因过服寒凉之剂，致使阳气下陷，不能升举而然。有因胃气亏损，眼睑无力而然，并宜升阳益胃。更有暴赤肿痛，风火炽盛者，有因多泪羞明，肝心积热者，一宜疏风散火，一宜凉血清肝。"

《奇方类编·卷上·耳目门·雀盲眼》："黑羊肝一具，切碎，入砂锅内干炒，随将目于气上蒸，看肝熟随吃随蒸，必欲将肝吃完，隔日复明（羊要黑毛乌肉者佳）。"

《医宗己任编·卷三·四明心法（下）·鼓

症》："又有一种食鼓者，乃是饮食所伤，初起必先雀目（俗传鸡盲入肚者，即此症也）……此时当急用清剂以治之。《经》曰：开鬼门，洁净府，去郁除陈是也。然古法太峻，今定一保中丸，久服自愈。"

《疡医大全·卷十一·眼目部·雀目眼门主方》："石决明一个（火煅，研细），黄蜡二两，熔化为丸。用驴肝一叶或猪、羊肝竹刀刮开，将丸纳肝内，以线扎紧煮熟，露一宿，清晨炖热食之。"

"大人小儿雀目：石决明（煅）、夜明砂（洗）各二钱，研细，用犍猪肝一两，羊肝更好，竹刀剖开入药，线缚入砂锅内，米泔水煮熟，临卧时肝汁并服。"

《幼科释谜·卷四·耳目鼻口舌齿咽喉·目病原由症治》："雀盲，宜复明散。"

《种福堂公选良方·卷三·公选良方·目》："治雀目方，日落不见物也：石决明、夜明砂各二钱，猪肝、白羊肝各一两。将肝二片，中间盛药，麻线扎定，淘米泔水一碗，砂罐煮熟，临卧服。又：用揭羊肝一具，不见水，不犯铁器，以竹刀切开，入谷精草细末，瓦罐内煮熟，不时服之屡验，黑羊者佳。"

《文堂集验方·卷三·目疾》："雀目即鸡盲，至夜不见物：谷精草一两，羊肝一具，勿犯铁器，入瓦罐内，水煮熟，食羊肝，以好为度（小儿同治，如小儿不肯食，则焙干为丸）。石决明（入炭火煅存性）、夜明砂（淘净瓦上炙黄）各二钱，谷精草二钱。共为细末，用不落水猪肝一块，将竹刀切肝为两片，夹药末于内，用麻皮缚之。泔水一碗入瓦罐内，煮至半碗。临卧连肝连汁饮，以好为度。"

《名家方选·妇人病·崩漏带下》："疗妊娠中雀目症方：四物汤中加栀子、厚朴、枳实，水煎服。"

《续名家方选 上病部·眼目》："疗雀目奇方：五苓散方内加茺蔚、苍术，水煎服。"

《证治摘要·卷上·眼》："应钟散、黄钟丸、四苓散加唐苍术，治雀目。"

《眼科锦囊·卷三·内障篇·雀目》："内服茵陈五苓散、行气香苏散、干漆丸，屡用屡效。小儿者，鸬鹚菜汤，或逐虫丸。兼用鳗鲡黑散，或用鸡肝及鳗胆亦妙。若小儿兼下利者，消疳煎主之。"

《救生集·卷二·眼目门》："雀盲又方：石决明（即海巴有窟的，有眼的，火煅）为末三钱，用猪肝一个或羊肝、鸡肝亦可,用竹刀剖破,将石决明子入内,面包烧熟。白滚水送下,服一个即效。"

《喻选古方试验·卷四·小儿诸病》:"小儿雀目:淫羊藿根、晚蚕蛾各半两,炙草、射干各二钱半,为末,羊肝一枚,切开,掺药末二钱,扎定,以黑豆一合,米泔一盏,煮熟,分二次食,以汁送下(《普济》)。《卫生方》雀盲,晚不易物:羖羊肺一具,不用水洗,竹刀剖开,入谷精草一撮,瓦罐煮熟,日食,屡效。忌铁器。如不肯食,炙熟,捣作丸,绿豆大,每服三十丸,茶下。"

《验方新编·卷十七·眼部·鸡盲雀目》:"苍术四两,米泔水浸一夜,切片炒,研细末。每日用熟羊肝点食三钱,以酒送下,即愈。"

《验方新编·卷十七·眼部·眼科七十二症问答症因丸散》:"第四十六问:目有临卧而不见物者何也?答曰:雀盲,含糊模棱,非至理也。宜先服苍术猪肝散、蛤粉散。"

《济阳纲目·卷一百零一·目病中·治雀目日落不见物方》:"用獭猪肝煮熟,和夜明珠作丸服之;外用白犬初生时乳汁点眼,小犬眼开,而人眼亦见。地肤子五钱,决明子一升,上二味为末,以米饮汁和丸如桐子大,每食后服二十丸至三十丸,日日服至瘥止。""治雀目:夜明砂、蛤粉各等分,上为细末,每服二钱,猪肝一片三指大入药于内,麻绳扎定,用陈米一合煮熟,空心吃肝。"

《医心方·卷第五·治雀盲方第十五》:"《耆婆方》治雀盲方:取猪肝去上白幕,切作脍,以淡姜齑,三朝空腹食之,瘥。"

《类证治裁·卷之六·目症论治》:"雀盲,蛤粉丸,煮肝散。"

《本草纲目拾遗·卷三·草部上·小青草》:"雀目,《百草镜》一名鸡盲,白昼见物,将暮即昏。鸡肝或羊肝取一具,不落水,小青草五钱,安碗内,加酒浆蒸熟,去草吃肝,三服即愈。加明雄黄五分尤妙。"

《本草易读·本草易读卷四·决明子百十四》:"青盲雀目,同地肤末,米饮丸服。"

《疑难急症简方·卷一·眼科》:"雀盲鸡盲同类眼各家钞本:苍术末五钱,每晚生豆腐一块,拌末一钱,服完愈。""《医学指南》治雀目夜昏,百治不效:石膏末(一钱),猪肝(薄切一片),拌匀,蒸熟食之。不效再服。""雀目鸡盲:谷精草(末,二钱),夜明砂(末,一钱),甘菊汤调服。"

《本草易读·本草易读卷四·谷精草百二十六》:"雀目:为末,竹刀开羊肺,入煮食之。"

(2)小儿疳积雀目,治以泻肝除积

《银海精微·卷上·小儿雀目》:"宜服五胆丸、蝙蝠肝散,又宜服苍蝇散、猪肝散主之,不用点药,虚极者用补药亦可,增减用之。"

《幼幼新书·卷第二十五·眼疳第四》:"《玉诀》小儿眼疳生翳歌:摇头揉目热生疳,爱暗憎明不奈观。雀目每因风气盛,斑疮腑热翳侵满。此患先与凉膈,后泻肝,次淋洗之,即无误也。又一《玉诀》上,此患小儿疳热宜泻疳散、蕤仁膏凉膈退热。又一《玉诀》云:小儿疳眼,雀目斑疮,入眼者,先与利膈退热良心经,后与疳药也。"

《世医得效方·卷第十二·小方科·诸疳》:"(五福化毒丹)治热疳。肌肉黄瘦,雀目夜不见物。陈粟米饮化下。"

《本草纲目·石部第九卷·金石之三·井泉石》:"[主治]诸热,解心脏热结,热嗽,小儿热疳,雀目青盲,眼赤肿痛,消肿毒。得决明、菊花,疗小儿眼疳生翳膜。得大黄、栀子,治眼睑肿赤(《嘉祐》)。"

《片玉心书·卷之五·目病门》:"小儿生下日久之后,目不见物者,谓之雀目,此肝虚也。用地黄丸治之,以猪羊肝吞压。"

《银海指南·卷四·治验存参》:"柏幼稚年失乳,气血未足,致成肝疳,雀盲失光。党参、茯苓、山药、炙草、新会白、归身、白芍、菟丝子、石决明(煅)、鸡软肝、人乳(冲服)。"

(3)肝虚受邪,肝肾不足,治以补益肝肾,祛邪通络,和血明目

《普济方·卷八十三·眼目门·雀目》:"《龙木论》云:肝虚雀目内障,此眼初患之时。爱多痒或涩。发歇时时暗。以后极重之时。惟昏黄都不见。惟视直下之物。宜服卓肝散、泻肝汤即瘥。"

《医学正传·卷之一·医学或问》:"或问:雀目之证,遇晚则目不见物,至晓复明,此何病使然?曰:是则肝虚之候也……或曰:治法何如?曰:先宜地黄、芎、归等药,以补益其肾肝之不足;次用厚朴、苍术、陈皮之类,平其土气之有余。此乃略示端倪耳,医者自宜临证斟酌而处治之,慎不可按图而索骥也。"

《针灸聚英·卷二·玉机微义针灸证治·眼目》："雀目不能夜视，及内暴怒大忧所致。皆肝血少，禁出血，止宜补肝养胃。"

《明目至宝·卷一·明目赋》："犀角饮愈除黄膜上冲，清凉散冰臀瑕深而有效，消毒散睑生风粟以无虞。圆臀内障、坐起生花、黑臀如珠、肝虚雀目，补肝散、补肾丸悉能疗治。"

《本草纲目·主治第四卷·百病主治药·眼目》："猪肝，补肾明目，雀目：同海螵蛸、黄蜡煮食；同石决明、苍术末，煮食。""青羊肝，补肝风虚热，目暗赤痛及热病后失明，作生食，并水浸贴之；青盲，同黄连、地黄丸服；小儿雀目，同白牵牛末，煮食。"

《证治准绳·杂病·目·雀盲》："食以牛猪之肝，治以补气之药即愈，益见其元气弱而阳不足也。"

《保婴金镜录·面部见色主症》："或目视不明，或雀目揩拭眉眼，此欲生风也，急用抑肝散以解之。"

《证治汇补·卷之四·上窍门·目疾》："雀目乃肝虚之候……宜四物汤补肝肾之不足，否则多变黄胀而死。一法，用苍术入猪肝内煮食即愈。"

《本草备要·禽兽部·猪肉》："肝，主藏血，补血药用之，入肝明目，雄者良，同夜明砂作丸，治雀目。雀目者，夜不能睹，湿痰及肝火盛也。"

《张氏医通·卷八·七窍门上·雀盲》："雀盲，俗称也，亦曰鸡盲……蛤粉丸、煮肝散、决明夜灵散。效后常服六味丸加当归、沙参，永保终吉……治以补气养血为主，食以牛猪之肝即愈。益见其元气弱而阴不足也。"

《一草亭目科全书·治小儿雀目法》："世传雀目者，何也？曰：每至日晚，二目不见，又号鸡盲眼，《经》谓眼得血而能视……须用照月饮主之，或决明夜灵散更妙。"

《眼科心法要诀·卷一·雀目内障歌》："雀目内障多痒涩，暮暗朝明与雀同，黄昏视下难见上，肝风邪火障双瞳。洗肝散用车前子，柴胡芩细黑参苍，泻肝汤里硝黄芍，桔梗黄芩与防风。［注］雀目内障，患时暮暗朝明，多痒多涩，发作不常，或明或暗，夜中惟能视直下之物，而不能视上。乃肝风邪火上冲于目，致成内障。宜服洗肝散先清虚热，后服泻肝汤，以泻其实邪也。"

《麻科活人全书·卷之四·雀盲第七十八》："麻发于心火烊烊，丙子反侮壬癸乡。以致麻后患雀盲，照月夜灵四六汤。雀目者，每至日暮而眼不能见物是也。又名鸡目睛，又名高风障。《经》曰：眼得血而能视。肝脏血，肝血有亏。兼之火邪旺盛，熬于壬癸，津血亏耗，致病雀目，至日暮属阴之时，而目不能视物矣。治法宜以四物汤（见二十五条）合六味地黄汤，加石决明、夜明砂主之；或以照月饮、决明夜灵散治之亦可。"

《疡医大全·卷十一·眼目部·雀目眼门主论》："初起头旋，常见五色不定，目中困倦，时暗时明，宜服冲和养胃汤、四物补肝散，后服猪肝散、石斛夜光丸。"

《得配本草·卷九·禽部·天鼠粪》："即夜明砂：恶白薇、白蔹，辛，寒，入足厥阴经血分。活血消积，散内外结气，疗肝经血分诸病。和朱砂、麝香末，治五疟。猪胆丸，米饮下，治雀盲。掺猪肝，治臀障。酒送末，下死胎。"

《银海指南·卷四·治验存参》："精血素亏，湿邪复传肺肾，以致两目白睛黄膜，瞳神昏暗，夜视不明，雀盲之症。生地、熟地、天冬、麦冬、茵陈、黄芩、枳壳、石斛、甘草、枇杷叶、旱莲草、女贞子、丹参。

又人参固本合二至，加丹参、茵陈、黄芩。

又夜视得明，湿热已退大半，惟内热尚未尽除。二地六味去萸肉合二至，加牛膝、车前子、丹参、野马料豆。"

《古今医彻·卷之三·杂症·目病》："雀盲，至夜则目不见，用补中益气汤加枸杞子、山茱肉、山药。"

《外科证治全书·卷一·眼部证治·治目大要·鸡盲》："俗又名雀盲，外科曰高风内障。用苍术散久服自愈。"

《金匮启钥（眼科）·卷五·青盲论·雀盲》："此乃元阳不足，阴浊上升之病，治法宜以人参补胃汤及补中益气汤，决明夜灵散；肝虚者以转光丸，小儿得此，以还明散，肾虚者以三阴蛤蚧丸，如此分部就治，自然浊阴坠镇，清阳上升，而晓晚如一矣。证治歌此外更有雀盲证，晚则昏兮昼则光。阴浊上升元阳损，人参补胃汤可尝。补中益气汤能效，决明夜灵散莫忘。肝虚转光丸最妙，还明散治小儿良。肾虚三因蛤蚧（丸）进，自然昼夜总如常。"

《先哲医话·卷上·后藤艮山》:"四苓散加汉苍术治雀目屡效。雀目多属疳,因治疳方中多用此品,亦能奏效。拙轩曰:《眼科提要》云:四苓散加苍术,更加夏枯草一味,治晚盲极效。"

《先哲医话·卷上·荻野台洲》:"雀目当审腹候。若少阳经拘急者,宜抑肝散类。若因脾胃郁热者,宜平胃散加大黄或黄连,又用鸡肝亦佳。"

《本草便读·禽部·禽类·夜明砂》:"蚊为食血之物,故能入肝破血。此鼠昼伏夜飞,其目夜明,故能治雀目退翳膜。辛苦咸寒之性,无非入肝以破血消滞为用耳。"

《本草衍句·高士宗用药大略·本草衍句》:"夜明砂:寒能除血热气壅,辛能散内外结滞(入肝经血分本经,破寒热积聚、血气腹痛),明目养阴(治目盲、障翳、雀目),消瘀行血,止疟下胎,杀疳除翳。"

《一见能医·卷之七·病因赋下·目疾者肝火之因》:"如昏弱不欲视物,内障见黑花,瞳子散大,遇夜雀盲,皆血少肾虚之所致也,治以滋阴地黄丸。"

《麻疹专论·卷三·眼目》:"麻后雀盲,日暮不能见物者,余火上扰,肝阴之亏也,以六味地黄汤合四物汤加石决明、夜明砂治之。"

2. 针灸法

《备急千金要方·卷三十·针灸下·目病》:"肝俞,主热病瘥后食五辛,多患眼暗如雀目。"

《黄帝明堂灸经·卷下·正人形第五》:"小儿雀目夜不见物,灸手大指甲后一寸,内廉横纹头白肉际,各一壮。炷如小麦大。"

《太平圣惠方·卷第九十九·具列一十二人形共计二百九十六穴》:"睛明二穴,在目内眦头外畔,陷者宛宛中。是穴,手足太阳阳明之会,主肤翳白膜覆瞳子,眼暗雀目,冷泪,眵眼,视物不明,胬肉。针入一分半,留三呼补,不宜灸。雀目者,宜可久留十呼许,然后速出针。"

《针灸资生经·针灸资生经第六·目翳膜》:"雀目冷泪,巨髎,治白翳覆瞳子。"

《针灸资生经·针灸资生经第六·青盲》:"商阳、巨髎、上关、承光、童子髎、络却,主青盲无所见。期门、太泉,主目青。络却,治青风内郭,目无所见。(《铜》)巨髎,治青盲目无见,远视,白翳覆

瞳子。瞳子髎,治青盲目无见,远视,目中翳膜,头痛,目外眦赤痛。商阳,治青盲,右取左,左取右。小儿目涩怕明,状如青盲,灸中渚各一壮(《明》)。小儿疳眼,合谷各一壮。睛明,治疳眼(《铜》)。睛明,治小儿雀目疳眼。《明》云:疗眼暗,雀目冷泪。肝俞,主热病。瘥后食五辛,多患眼暗如雀目。小儿雀目,夜不见物,灸手大指甲后一寸内廉横文头白肉际,各一壮。"

《西方子明堂灸经·卷四·伏人背脊图·脊中第二行二十五穴》:"肝腧二穴,在第九椎下两旁相去各一寸半,灸三壮……主热病差后食五辛多,患眼暗如雀目,鼻中酸,两胁急痛,唾血呕血,筋急,手相引筋,寒热,痉。"

《普济方·针灸·卷十一·目痛》:"治雀目:穴偏历。治雀目,少气:灸五里,右取左,左取右。"

《普济方·针灸·卷十一·目翳膜》:"小儿雀目、疳眼,大人气眼令泪目,视物不明,大眦胬肉侵睛及治肤翳白膜覆瞳子,眼暗雀目疼,穴睛明。"

《普济方·针灸·卷十六·目病》:"治小儿雀目疳眼及眼暗冷泪,穴睛明;治雀目夜不见物(出《全婴方》),灸手大指甲后一寸,内廉横纹头白肉际各一壮,亦治翳障。"

《扁鹊神应针灸玉龙经·磐石金直刺秘传》:"青盲,雀目,视物不明:丘墟(灸,针泻),足三里、委中(出血)。"

《卫生宝鉴·卷十·眼目诸病并方·灸雀目疳眼法》:"小儿雀目,夜不见物:灸手大拇指甲后一寸内廉横纹头白肉际,灸一壮,炷如小麦大。"

《神应经·穴法图》:"睛明,在目眦内角,针寸半。雀目者可久留针,然后速出,禁灸。"

《针灸聚英·卷一上·足太阳膀胱经》:"睛明(一名泪空),目内眦。《明堂》云:内眦头外一分宛宛中,手足太阳、足阳明、阴跷、阳跷五脉之会。《铜人》:针一寸半,留三呼。雀目者,可久留针,然后速出针,禁灸。《明堂》:针一分半。《资生》云:面部所针,浅者一分,深者四分。《素注》亦云一分,是《铜人》误以一分为一寸也。《素注》:针一分,留六呼,灸三壮。主目远视不明,恶风泪出,憎寒头痛,目眩,内眦赤痛,无见,眦痒,浮肤白翳,大眦攀睛胬肉侵睛,雀目,瞳子生障,小儿疳眼。"

《针灸聚英·卷四上·百证赋》:"观其雀目肝

气,睛明、行间而细推。"

《医学纲目·卷之十三·目疾门·雀目》:"雀目不能夜视:神庭、上星、前顶、百会各出血,以盐涂之,立愈。又法:照海、肝俞。"

《医学纲目·卷之三十六·小儿部·雀目疳眼》:"灸雀目疳眼法:小儿雀目,夜不见物,灸手大指甲后一寸内廉横纹头白肉际各一壮,炷如小麦大。小儿疳眼,灸合谷二穴各一壮,炷如小麦大,在手大指次指两骨间陷中。"

《古今医统大全·卷之七·针灸直指·百证赋》:"观其雀目汗气,睛明、行间而细推。"

《古今医统大全·卷之六十一·眼科·针灸法》:"神庭、上星、囟会、百会、前顶上五穴,宜用三棱针,刺出血,以盐涂之。专治雀目不能夜视。肝俞二穴,在背脊九椎两旁,各开二寸半是穴。灸七壮,治肝风客热,迎风冷泪,雀目亦治。"

《针灸大成·卷八·穴法》:"睛明,在目内眦头外一分许,针一分半,雀目者久留针,后速出。禁灸。"

《千金翼方·卷第二十七·针灸中·肝病第一》:"治眼目法:攒竹,主目视不明,目中热痛及眵,针入一分,留二呼,泻三吸,徐徐出之。忌灸。宜出血涂盐。肤翳白膜覆瞳仁,目暗及眯,雀目冷泪,目视不明,胬肉出,皆针睛明,入一分半,留三呼,泻五吸。冷者先补后泻,复补之。雀目者,可久留十吸,然后速出。""治温病后食五辛即不见物,遂成雀目,灸第九椎,名肝俞,二百壮,永瘥。"

《针方六集·卷之五·纷署集》:"肝俞二穴,主肝中风,踞坐不得低头目,额青胁痛不得息,目眩泪出,吐血,咳逆口干,疝气,小腹痛,多怒,衄血,鼻酸,雀目夜眩,生翳,筋寒,热痉筋急,胁下与脊相引而反折,转筋入腹将死,目上视,黄疸,惊狂,癥瘕痞满。"

《景岳全书·卷之二十七必集·眼目·针灸法》:"肝俞灸七壮,治肝风客热,迎风流泪、雀目。"

《审视瑶函·卷一·识病辨症详明金玉赋》:"小儿雀目肝不足,《宝鉴》灸雀目疳眼法:小儿雀目,夜不见物,灸手大拇指甲后一寸,内臁横纹头白肉际灸一炷,如小麦大。小儿疳眼,灸合谷二穴各一壮,炷如小麦大,在手大指次指两骨间陷者中是。"

《审视瑶函·卷六·运气原证·眼科针灸要穴图像》:"睛明一名泪孔,在目内眦。《明堂》云:内眦头外一分宛中。《气府论》注曰:手足太阳、足阳明阴、跷阳、跷五脉之会,刺一分半,留六呼。《甲乙经》曰:刺六分。一曰禁灸。主治目痛视不明,见风泪出,胬肉攀睛,白翳,眦痒疳眼,头痛目眩。凡治雀目者可久留针,然后速出之。《席弘赋》云:治眼若未效,并合谷光明不可缺。《百证赋》云:兼行间可治雀目。行间在足大指间动脉应手陷中,一云在足大指次指歧骨间,上下有筋,前后有小骨尖,其穴正居陷中,有动脉应手。足厥阴所溜为荣,刺三分,留十呼,灸三壮。主治中风口喎,四逆,嗌干烦渴,瞑不欲视,目中泪出。《百证赋》曰:兼睛明,可治雀目汗气。"

《类经图翼·卷六·经络·手太阴肺经穴》:"少商,在手大指内侧端,去爪甲角如韭叶,白肉际宛宛中。手太阴所出为井。刺一分,留三呼五吸,宜用三棱针刺,微出血,泄诸脏之热。不宜灸。《甲乙经》云:灸一壮。一云三壮。忌生冷。主治项肿喉痹,烦心呕哕,心下满,汗出咳逆,痎疟振寒,腹胀肠满,雀目不明,唇干唾沫引饮,食不下,寒栗鼓颔,手挛指痛,小儿乳蛾。"

《保幼新编·雀目》:"雀目,手大指爪甲后第一节横纹中向上针一分许(小儿及壮者,皆神效),又横纹头内侧白肉际灸三四壮亦效。"

《病机沙篆·卷下·头痛》:"雀目,神庭、上星、百会、前顶、囟会五穴,宜出血,以盐涂之。"

《刺灸心法要诀·卷七·头部主病针灸要穴歌》:"听宫主治耳聋鸣,睛明攒竹目昏蒙,迎风流泪眦痒痛,雀目攀睛白翳生。[注]听宫穴,主治耳内蝉鸣,耳聋。刺三分,灸三壮。睛明、攒竹二穴,主治目痛视不明,迎风泪,胬肉攀睛,白翳眦痒,雀目诸证。睛明穴针分半,留六呼,禁灸。攒竹穴治证同前,刺三分,留六呼,禁灸。"

《眼科锦囊·卷四·点眼剂之部》:"小儿雀目难痊者,灸合谷五壮,疳眼亦妙也。小儿疳眼及雀目者:不容、天枢、七八九十一之椎,灸之皆有效。"

《勉学堂针灸集成·卷二·目部》:"大人小儿雀目:肝俞七壮,手大指甲后第一节横纹头赤白肉际各灸一壮。"

《勉学堂针灸集成·卷二·外形篇针灸》:"雀目:取神庭、上星、前顶、百会、睛明出血即愈。又取肝俞、照海。"

《勉学堂针灸集成·卷二·杂病篇针灸》:"小儿雀目:灸两手大指甲后一寸内廉、横纹头白肉际各一壮。"

《勉学堂针灸集成·卷四》:"行间兼睛明,可治雀目肝气;又兼涌泉,疗消渴。(《百证赋》)"

《针灸集成·卷四·手部》:"治大人小儿雀目:手大指内侧横纹头。"

《针灸问答·卷上·足太阳膀胱经穴歌注》:"问:膀胱经左右共百三十四穴,系何名,在何处,主治何病? 答:睛明内眦去一分,太阳阳明两跷通,一分五厘主何病,头痛目眩眦赤疼。[注]睛明穴,在目内眦头一分,宛宛中,手足太阳、足阳明、阴阳跷五脉之会。针分半,主治目远视不明,恶风泪出,憎寒头痛,目眩,内眦赤痛,眦痒淫肤白翳,攀睛胬肉,雀目生疮等症。"

《针灸问答·卷下·编辑古今针灸歌赋》:"雀目肝气,睛明、行间而细推。"

3. 禁忌

《饮食须知·卷七·禽类》:"妊妇食雀肉饮酒,令子多淫。多食雀脑,动胎气,令子雀目。"

《幼幼新书·卷第三·胎中受病第五》:"食野鸭无髓,主患雀目,鹤膝风得患。"

《本草品汇精要·卷之二十八·八种陈藏器余》:"食雀脑,令子患雀目。"

【论用方】

1. 洗眼汤(《备急千金要方·卷六上·七窍病上·目病第一》)

治雀盲。

地肤子(五两) 决明子(一升)

上二味末之,以米饮汁和丸。食后服二十丸至三十丸,日二尽即更合,瘥止。

2. 苍蝇散(《银海精微·卷上·小儿雀目》)

治雀盲。

用苍蝇翅草及花为细末,用白水煮猪肝露一宿,空心煎丸。又可服猪肝散。

3. 蝙蝠散(《银海精微·卷上·小儿雀目》)

治雀盲。

蝙蝠肝(一个,若无蝙肝用羊肝加夜明沙) 石膏(一两) 黄丹 石决明(煅) 白蒺藜(炒,各二两)

上将前药研细末。每服二钱,米汤调下,无蝙蝠肝用羊肝一块切作四块,以药一二钱掺肝内,以麻缚定,用米汁水入罐内煮熟,次早取出羊肝药细嚼,以煮肝汁同食效。如体虚弱之人亦可服补药,为丸尤妙。

4. 泻肝散(《银海精微·卷下·治小儿疳伤》)

治肝虚雀目,恐变成内障。

防风(去芦) 黄芩 桔梗 芍药 大黄(炒)

上,每服入芒硝半字,临卧温服。

5. 煮肝散(《银海精微·卷下·治小儿疳伤》)

治目生黑花,渐成内障及开睛偏视,风毒攻眼,肿痛涩痒,短视倒睫,雀目。

羌活(去芦) 独活(去芦) 青葙子 菊花(各一两)

上为细末。每服三钱匕,羊肝子一叶剉细,淡竹叶数片同裹,如粽子大,别用黑豆四十九粒,米泔一碗,银石器内同煮,豆烂泔干为度。取肝细嚼,温酒下;又将豆食,空心日午夜卧服。

6. 抵圣散(《太平圣惠方·卷第三十三·治眼雀目诸方》)

治雀目不计日月。

苍术(二两)

上件捣细罗为散。每服一钱,不计猪、羊子肝一个,用竹刀子批破,掺药在内,却用麻线缠定,用粟米泔一大盏,煮熟为度。令患人先熏过眼后,药气绝即洒之,每日未发煎服。

7. 花(老)柏皮散(《太平圣惠方·卷第三十三·治眼雀目诸方》)

治眼雀目,至暮无所见。

花(老)柏白皮(二两,剉) 乌梅肉(一两,微炒) 细辛(二两) 地肤子(二两)

上件药,捣细罗为散。每于食后,以温水调下二钱。

8. 夜明沙散(《太平圣惠方·卷第八十九·治小儿雀目诸方》)

治小儿雀目,日晚无所见。

夜明沙(半两,微炒) 细辛(一分) 羌活(一分) 姜石(半两,捣碎细研,水飞过)

上件药,捣细罗为散,都研令匀。每服一钱,用白羊子肝半枚，粟米二百粒，水一中盏，煮米熟去肝，放冷。渐渐服之，儿稍大，并肝食之。

9. 煮肝石决明散（《太平圣惠方·卷第八十九·治小儿雀目诸方》）

治小儿雀目及疳眼。

石决明（细研） 井泉石 蛤粉 谷精草（以上各半两）

上件药，捣细罗为散。每服一钱，取白羊子肝一枚，劈开入药末，以米泔一中盏煮熟。空心为食，量儿大小，以意加减。

10. 仙灵脾散（《太平圣惠方·卷第八十九·治小儿雀目诸方》）

治小儿雀目，至暮无所见。

仙灵脾根（半两） 晚蚕蛾（半两，微炒） 射干（一分） 甘草（一分，炙微赤，锉）

11. 至圣青金丹（《博济方·卷四·疳积·至圣青金丹》）

治小儿一十五种风疾，五般疳气，变蒸寒热，便痢枣花粪，脚细肚胀，肚上青筋，头发稀疏，多吃泥土，挦眉毛，咬指甲，四肢羸瘦，疳蛔咬心，泻痢频并，饶惊多嗽，疳蚀口鼻，赤白疮，疳眼雀目。此悉皆治疗，入口大有神效。

青黛（上细好者，二分，研） 雄黄（二分，研） 龙脑（少许，研） 熊胆（一分，用温水入化药） 胡黄连（二分） 麝香（五分，研） 胆酥（一皂子大） 水银（一皂子大） 铅霜 白附子（二枚） 芦荟（一分，研） 朱砂（一钱，研） 腻粉（一分）

上十三味，细研，杵罗为末后，再都入乳钵内，细研令匀，用獖猪胆一枚，取汁熬过，浸蒸饼少许，为丸如黄米大，曝干，于瓷器内收密封，或要，旋取。每服二丸，各依汤使，如后。小儿患疳眼雀目，用白羊子肝一枚，以竹刀子批开，内药二丸，在羊肝子内，以麻缕子缠定，用淘米泔水内，煮令熟，空腹吃下，仍令乳母常忌毒鱼大蒜鸡鸭猪肉等。此药，小儿常隔三两日吃一服，永无病，不染横夭之疾，凡有患但与服，必有功效。

12. 石斛散（《圣济总录·卷一一〇·雀目》）

治雀目，昼视精明，暮夜昏暗，视不见物。养肝明目。

石斛（去根） 仙灵脾（锉，各一两） 苍术（米泔浸，切，焙半两）

捣罗为散。每服三钱匕，空心米饮调服，日二次。

13. 拨云散（《圣济总录·卷第一百九·目见黑花飞蝇》）

治一切风毒，眼见黑花，攀睛翳晕，瘀肉侵暗。

蔓荆实（三升，煮一遍，炒一遍） 茼实（炒） 羌活（去芦头） 蒺藜子（炒去角） 青葙子 恶实（炒，各一两） 防风（去叉） 菊花 旋覆花 甘草（炙，各二两） 谷精草 石决明 地骨皮 蝉壳 木通（锉） 牡蛎（烧，各四两） 淡竹叶 乌贼鱼骨（去甲） 白花蛇（酒浸去骨炙） 木贼龙胆 细辛（去苗叶） 密蒙花（各三两） 苍术（去皮，米泔浸一宿切焙，半两）

上二十四味，捣罗为散。丈夫生椒汤调下二钱匕，妇人茶调下，小儿疳眼雀目生米泔调下一钱匕；肾脏风毒眼，即加胡桃仁四两。

14. 羊肝丸（《圣济总录·卷第一百一十二·目青盲》）

治内外障青盲雀目，眼生黑花白翳，十年以上不见光明者，一月有效。

羯羊肝（一具，切薄片，文武火炙为末） 蕤仁（一两） 锦文斑鸠（一只，去头足肠胃，取肉炙为末） 黄连（去须） 细辛（去苗叶） 防风（去叉） 瞿麦子 桂（去粗皮） 蒺藜子（炒去角） 甘菊花 牡蛎（烧为末，各五两） 蔓荆子（二升，蒸五七遍） 羌活（去芦头，三两） 白茯苓（去黑皮，四两） 决明子（炒，三两）

上一十五味，捣罗十二味为末，入羊肝斑鸠牡蛎末，乳钵内同研匀，炼蜜和丸，如梧桐子大。每服二十丸，食后临卧茶清下。

15. 卓肝汤（《圣济总录·卷第一百一十二·将变内障眼》）

治肝虚雀目，恐变成内障。

大黄（锉，炒） 车前子 细辛（去苗叶，各一两） 黄芩（去黑心） 茺蔚子 玄参（各二两）

上六味，粗捣筛。每服三钱匕，水一盏，黑豆三七枚，同煎至六分，去滓放温，食后临卧服。

16. 五福化毒丹（《幼幼新书·卷第八·惊热第三》引《太医局方》）

治小儿蕴积毒热，惊惕狂躁，颊赤咽干，口舌生疮，夜卧不宁，谵语烦渴，头面身体多生疮疖。

元参（洗，焙） 桔梗（各六两） 茯苓（去皮，五两） 人参（去芦头） 牙硝（枯过） 青黛（研，各二两） 甘草（锉，炒，一两半） 麝香（研，半钱） 金银箔（各八片，为衣）

上为细末，入研药拌匀，炼蜜为丸，每两作十二丸。每一岁儿一丸，分四服，用薄荷水化下。及疮疹后，余毒上攻，口齿鲜血宣露致生臭气，以生地黄自然汁化一丸，用鸡翎扫在口内；热疳肌肉黄瘦，雀目夜不见物，陈粟米泔水化下，食后临卧服。

17. 威灵散（《幼幼新书·卷第十八·疮疹入眼第十四》引《惠济论》）

治小儿斑疮，雀目，眼生翳障遮瞒。

威灵仙 仙灵脾 甘草（炙） 茯苓 子芩 青葙子 大青 芍药 大黄（蒸）

18. 天南星散（《幼幼新书·卷第二十五·眼疳第四》引《圣惠》）

治小儿眼疳及雀目。

天南星（炮裂） 谷精草 甘草（炙赤，锉） 黄芩（各半两） 麝香（一分，研）

上件药捣，细罗为散；用羊子肝一具，切破入药末二钱，用串子炙令熟，空心服，后用不淘米煮粥半盏压之。

19. 灵石散（《幼幼新书·卷第二十五·眼疳第四》引《聚宝方》）

治小儿疳眼昏涩，或泻痢久则患雀目疳眼。

灵石（各出青状，粗块如卵大小，大常盛毛中动）

上一味为末，更研极细；水飞过，再研如面。每服一大钱，猪子肝一叶劈开，掺末在内，麻皮在外缠。米泔水一盏煮肝令熟，倾器中趁热熏眼。待气冷，空心吃，用少水下。不过数服见效。

20. 黄散子（《幼幼新书·卷第二十五·眼疳第四》引《聚宝方》）

治疳眼雀目。

新牛胆 郁金 青蛤粉（各三两） 猪胆（三个） 大黄 黄连（各半两） 雄黄（一钱）

上七味为末，入胆中填满，荫干为末。每服大人一钱，小儿半钱，新水调下。赤眼、气眼、雀目日进三服，三五日瘥。疳目五日瘥，食后服。

21. 铜青散（《幼幼新书·卷第三十三·胎赤眼第二》引《吉氏家传》）

治小儿斑疮雀目、烂眩泪多。

铜青 五倍子（末，各抄半钱匕） 山栀子仁

（末） 白缮土 秦皮（末，各抄一钱匕）

上都细匀为末，乳汁为丸如鸡头子。每用一丸，百沸汤半盏泡开，澄清温洗。

22. 复明散（《幼幼新书·卷第三十三·雀目第八》引《张涣家传》）

专治小儿每至日暮即不见物，乃雀目也。

地肤子 黄芩 决明子（各半两） 苍术（二两，米泔浸，去皮，焙干） 谷精草（一两）

上件药捣为细末。每服一钱，水八分一盏，入荆芥少许，煎五分，去滓，温服食后。

23. 还睛散（《幼幼新书·卷第三十三·雀目第八》引《张涣家传》）

风气、银花攀睛，努丝瘀肉，翳膜侵睛，小儿雀目并皆治之。

蔓菁子（半升，煮一、蒸一、炒一） 蓖麻子 旋覆花 真菊花（各八铢） 羌活 防风 甘草（炙） 蒺藜（沙苑者，炒） 青葙子（炒） 鼠粘子（炒，以上各四铢） 谷精草 石决明 蝉壳 地骨皮 木通草 牡蛎 乌鱼骨 淡竹叶 木贼草 龙胆 细辛 密蒙花（各十六铢） 白花蛇（半两） 苍术（三十二铢，米泔水浸，竹刀锉去粗皮）

上件药捣，罗为末，除蔓菁子单捣细，拌和为散。每服二钱匕，丈夫生椒汤或茶汤下；妇人并小儿雀目并米泔调下。食后服。忌瓜、鱼、酱酒。或肾脏风攻眼，入桃仁四两，炒。

24. 瑞云散（《幼幼新书·卷第三十三·雀目第八》引《吉氏家传》）

治雀目夜盲。

真珠 决明子 土瓜根 石膏（慢火煨一宿，碗盖一宿）

上各等分为末。三光俱不睹，昼夜瞑瞑，嗜哇不止，多痛刺，甘草煎汤调下半钱，日三服。

25. 龙树镇肝丸（《叶氏录验方·下卷·治眼目》）

治肝肾俱虚，风邪内叶，眼目昏暗，或头风偏牵，眼渐细小，或青盲雀目，诸风内外障者，不过十数服立愈。

草决明（二两，炒） 人参（半两） 家菊（二两） 川芎（一两） 黄芩（一两） 玄参（一两） 地骨皮（一两） 防风（一两）

上同为细末，一料用粟米粉三两蒸熟为丸，如梧桐子大。每服只可二十丸，温酒吞下，食后夜卧

时服。

26. 谷精丸（《叶氏录验方·下卷·治眼目》）

治大人小儿雀目攀睛。

谷精（二两为末）　羊肝（一具，薄切片子三指大，用黑豆二合，同谷精草以水二大碗同煮干为度，取出控干）

上和黑豆，不以多少，时时嚼吃。如恐不肯吃时，初煮干时乘热入臼内捣成丸，如绿豆大。每服三十丸，茶清汤下，食后临卧服，小儿随大小加减服。

27. 洗眼珊瑚散（《叶氏录验方·下卷·治眼目》）

治气眼、风眼、内瘴外瘴、青盲、雀盲、赤眼、黑花、羞明不能视物，不问久近，并皆治之。

每一料用净白盐三斤，沸汤泡，淘去不净，澄清，用瓷瓮或银器以炭火熬成霜，不得犯铁器，直候盐霜干了，秤一斤乳钵内略研过，不令作块，每一斤用飞过辰砂一钱重，晋矾秤一钱，以下八分许，重研细，然后与盐辰拌匀如珊瑚色。凡洗时用二大钱许，以不热不冷汤半碗以下，却用银盂子或铜盂子盛，趁不冷不热时，先以温汤洗去眼上汗，然后以药洗之，涩痛为度。若冷，再以银盂子暖动，一服可作三次洗，洗讫，却用温汤洗去盐水，第二、第三次如前，用毕，可泼在净处。此方乃韩州李太尉遇一圣僧传之，云是台州人，后寻觅不知所在，再三祝令不可容易传之，径山佛日得此方，藏之甚秘。

用羊子肝，不拘多少，入黄芩末，铫子内入水少许煮熟，先食肝，次以汁吞下，青州白丸子三十丸，雀盲黑花眼患服此，取效为度。

28. 蚵蚾丸（《太平惠民和剂局方·卷之十·吴直阁增诸家名方》）

治小儿五疳八痢，乳食不节，寒温调适乖违，发竖毛焦，皮肤枯悴，脚细肚大，颅解胸陷，渐觉尪羸，时发寒热，盗汗咳嗽，脑后核起，腹内块生，小便泔浊，脓痢淀青，捋眉咬指，吃土甘酸，吐食不化，烦渴并频，心神昏瞀，鼻赤唇燥，小蛊既出，蛔虫咬心，疳眼雀目，名曰丁奚，此药救疗，效验如神。

白芜荑（去皮）　黄连（去须）　蚵蚾（酒浸，去骨，焙）　胡黄连（各一两半）　青黛（半两，为衣）

上件碾为细末，猪胆汁面糊丸，如粟米大。每服三十丸，用饭饮吞下，食后，临卧，日进三服。

29. 还睛丸（《普济方·卷八十三·眼目门·雀目》）

治雀目。

人参　细辛（去芦叶）　白茯苓（去黑皮）　木香　知母（焙用盐水）　芎䓖（一两）　石决明　茺蔚子（各二两）

上为细末，炼蜜和丸如梧桐子大。空心茶清下十丸。

30. 泻脾汤（《普济方·卷八十三·眼目门·雀目》）

治雀目。

栀子仁（半两）　犀角屑（一两）　木通（锉）　黄芩（去黑心，各半两）　决明子　黄连（去须，三分）　大黄（锉，炒）　车前子　瞿麦穗（各一两）

上粗捣筛。每服五钱，水一盏半，入竹叶七片，煎至八分，去滓，投芒硝半钱，放温食后服，临卧再服。泻脾汤出《龙木论》。

31. 坠膈丸（《普济方·卷八十三·眼目门·雀目》）

治雀目。

五味子　干山药　知母　泽泻　车前子　石决明（各一两）　防风（一两半）

上为末，炼蜜为丸如桐子大。空心茶下十丸。

32. 防风煮肝散（《普济方·卷八十三·眼目门·雀目》）

治雀目，不计大人小儿，久患不瘥。

防风（去芦）　黄连（去须）　谷精草　黄芩（去黑心）　甘草（炙锉）　天南星（炮各二两）　蛤粉（半分）

上为细散。每服一钱，用羊子肝一片，铜竹刀批开，掺药在内，以麻缕缠定，研粟米一大盏，银石锅内煮熟，放温。临卧嚼服。切忌犯铁器。

33. 郁金散（《普济方·卷八十三·眼目门·雀目》）

治雀目。

郁金　蛤粉（研，各三两）　大黄（锉，炙）　黄连（去须）　雄黄（研，各一分）　新牛胆　猪胆（二枚）

上将五味为细散，并猪胆拌入牛胆中，填满阴干为细散。每服大人一钱,小儿半钱,食后新汲水调下。赤眼、气眼、疳眼并治。

34. 泻肝汤（《普济方·卷八十三·眼目门·雀目》引《龙木论》）

治肝虚,雀目内障。

大黄　芍药　桔梗　芒硝　黄芩　防风（各二两）

上为末。以水一盏,散半钱,煎至五分,去滓,食前温服。

35. 白皮散（《普济方·卷八十三·眼目门·雀目》引《圣惠方》）

治雀目,至暮无所见,宜服。

老白柏皮　细辛　地肤子（各四两）　乌梅（三两,熟）

上为散。每食后,清酒服。二方过七日,三四服瘥。或温水调下。

36. 泉石散（《普济方·卷三百六十三·婴孩头眼耳鼻门·雀目》）

治小儿热疳雀目,青盲眼肿,并疳眼生翳。

甘泉石　大黄　栀子仁　石决明　菊花　甘草（各等分）

上为末。每服半钱,煮狗肝汤,食后服。

37. 合明散（《普济方·卷三百六十三·婴孩头眼耳鼻门·雀目》）

治小儿雀目,至夜不见物。

蛤粉　石决明　甘草（各等分）

上为末。每服半钱,煮猪肝汁调下,食后服。

38. 羚羊角汤（《普济方·卷七十四·眼目门·目积年赤》引《永类钤方》）

治眼赤肿,沙涩,羞明流泪,翳膜侵睛,雀目等证。

大黄（二两）　黄芩　山栀仁（炒）　石决明（煅）　草决明（炒）　木贼（去节）　桔梗　密蒙花　蝉蜕（洗,炒去嘴足）　蒺藜（炒去刺）　赤芍药　青葙子　龙胆草　粉草（炙）　羚角（炒,各一两,制焙）

上为末。每服二钱,食后服,心热灯心汤下,后生昏花米饮下,常服麦门冬汤下,老者猪羊肝蘸吃,肺热桑白皮汤下,洒泪夏枯草汤下,小便不通车前子汤下。

39. 泻肺饮（《普济方·卷七十九·眼目门·将变内障眼》）

治肝虚雀目恐变成内障。

防风（去叉）　黄芩（去黑心）　桔梗（铧,炒）　大黄（铧,炒）　芍药（各一两）

上粗捣筛。每服三钱,水一盏半,煎至一盏,入芒硝半钱,去滓,食后临卧温服。

40. 羊肝夹子（《普济方·卷八十一·眼目门·目晕》引《十便良方》）

治眼翳膜遮障,小儿疳眼雀目,并治之。

蝉壳　黄连（各半两）　甘草　菊花（各一分）　蛇蜕（一条,烧灰）

上为细末,以羊肝一具,竹刀子批,掺药拌匀,用白裹作夹子。每日食后吞一次。

41. 明丸（《普济方·卷三百六十四·婴孩头眼耳鼻门·眼生翳膜》引《全婴方》）

治小儿疳眼,白膜遮睛,并雀目。

夜明沙　井泉石　谷精草　蛤粉（各等分）

上为末,煎黄蜡炼丸如鸡头大。三岁一丸,猪肝一片切开,放药在内,麻扎定,沙瓶内煮熟,先熏眼,后食之。

42. 菊花散（《普济方·卷三百六十四·婴孩头眼耳鼻门·青盲外障》）

治小儿青盲及雀目。

甘菊花（一分）　牯牛胆（一枚,阴干）　寒水石（一分）　雌鸡肝（一枚,阴干）

上捣为散。取猪肝血调下半钱,不过三五服验。兼退翳。

43. 黄连肥儿丸（《普济方·卷三百八十·婴孩诸疳门·治小儿一切疳》引《仁斋直指方》）

治一切疳及眼赤肿,痛痒昏暗,雀目盲,或经月合眼。

鹰爪黄连（净,一两）　芜荑（焙）　麦芽（炒）　神曲（炒,各半两）　青皮　使君子（焙,各二钱半）

上末,猳猪胆浸糕丸麻子大。每七丸米汤下,如疳热眼,山栀仁煎汤下。

44. 洗肝汤（《秘传眼科龙木论·卷之二·肝虚雀目内障》）

治肝虚雀目。

大黄　车前子　黑参　黄芩　细辛　茺蔚子（各二两）

上捣罗为末。以水一盏。散五分。入黑豆三七粒。煎至五分。去黑豆。空心下一服。临卧一服。

45. 治雀目昏暗方(《鲁府禁方·卷二·寿集·眼目》)

治雀目昏暗。

干菊花　黄连(各三钱)　夜明砂(七钱)

上三味为末,井花水为丸桐子大。每服五七丸,盐汤送下。

46. 猪肝散(《证治准绳·类方·目·雀盲》)

治雀目。

蛤粉　黄丹　夜明砂(各等分)

上末,猪肝切开,入药末,用线扎,米泔水煮熟。不拘时嚼服,原汁送下。

47. 镇肝丸(《医方集宜·卷之六·眼目门·治方》)

治雀目昏花,暮夜视物不见。

石决明(炒,一两)　谷精草(三两)　皂角(一根)　黄芩(五两)　木贼草(五两)　苍术(八两,米汁浆洗)

上为末,用羊肝去筋膜,捣烂和丸如桐子大。每服三十丸,用清米泔水或茶清送下。

48. 夜明沙散(《医方集宜·卷之六·眼目门·治方》)

治雀目。

夜明沙　蛤粉(各等分)

上为末。每服二钱,用猪肝三指大一块,破开纳药于内,以线缚定,同陈米一合煮熟,食之。

49. 菟丝子散(《医方集宜·卷之六·眼目门·治方》)

治雀目。

用菟丝子不拘多少,淘去土为末,将猪肝、白肠洗净,如食法炒,将菟丝子末洒在上,熏食之。

50. 照月饮(《一草亭目科全书·治小儿雀目法》)

治雀目立效。

真雄黄(为末,水飞候干)

用生鸡剖取热肝,捣极烂,和黄五厘,温酒调服。

51. 雀目泻肝汤(《眼科心法要诀·卷一·雀目内障歌》)

治雀目昏暗。

芒硝　大黄　白芍药　桔梗(各一钱)　黄芩　防风(各二钱)

上为粗末,以水二盏,煎至一盏,食前去渣温服。

52. 六味地黄汤(《麻科活人全书·卷之四·雀盲第七十八》)

补益肝肾,治雀目昏暗。

熟地黄(一钱)　山茱萸(五分)　淮山药(炒,五分)　白茯苓(七分五厘)　牡丹皮(去骨,七分五厘)　泽泻(七分五厘)

水煎,空心服。

53. 羊肝退翳丸(《疡医大全·卷十一·眼目部·内障门主方》)

治雀盲眼,一切昏花老眼。

怀生地　熟地黄　白茯神(人乳拌蒸晒)　怀山药(炒,各三两)　甘枸杞　夜明沙(淘净,各四两)　木贼草(蜜水拌炒)　密蒙花(蜜拌炒)　青葙子(各二两)　草决明(二两五钱,捶碎,用水浸拌炒)　川黄连(八钱,白酒浸一宿,微炒)　黑羊肝(一具,蒸熟去外膜)

将前药为粗末,同羊肝捣匀再烘晒令干,再磨为细末,用炼蜜为丸如桐子大。每服二三钱,空心淡盐汤送下。忌萝卜、胡椒、鸡鸭蛋。

54. 四物补肝汤(《疡医大全·卷十一·眼目部·雀目眼门主方》)

补益气血,治雀盲眼。

当归　夏枯草(各一钱)　熟地　白芍　香附(各八分)　川芎(七钱)　甘草(三分)

白水煎,食远服。

55. 猪肝散(《疡医大全·卷十一·眼目部·雀目眼门主方》)

补益肝血,治雀盲眼。

键猪肝尖(七个)　苍术(三钱)

米泔水浸,清晨至晚,入罐内煮至水干为度,露一宿。空心服,三四次即愈。

56. 煮肝方(《疡医大全·卷十一·眼目部·雀目眼门主方》)

补益肝血,治雀盲眼。

石决明(一个,煅研)　苍术(焙研,一钱)

猪肝一斤和药末炒熟,伏锅上先熏眼,然后食肝,连服三次,自效。

57. 行气香苏散(《眼科锦囊·卷四·汤液之部》)

治感冒,胸痞,腹痛,或大人小儿夏月患雀目者,及眼珠膨胀初起者。

香附子(大) 紫苏 陈皮(各中) 甘草(少) 乌药 川芎 麻黄(各中) 枳实(小) 羌活(大)

上九味,水煎。

58. 助阳和血汤(《眼科锦囊·卷四·汤液之部》)

治血行不利之妇,眼目无赤脉,而痛如针刺者。

蔓荆子(中) 白芷 柴胡 黄芪 升麻 当归 防风(各大) 甘草(小)

上八味,水煎。若痛剧者,倍升麻;雀目者,加白豆蔻、人参、苍术。

59. 茵陈五苓散(《眼科锦囊·卷四·汤液之部》)

治小儿雀目。

白术 茯苓(各中) 泽泻(大) 猪苓(中) 桂枝(小) 茵陈(大)

上六味,水煎。

60. 明朗丸(《眼科锦囊·卷四·丸剂之部》)

治瞳孔阔大,黑花缭乱,一物两形不真,雀目等之证。

龙骨(一两) 磁石(二两) 沉香 木香 天麻(各二钱) 苦参(六钱)

上六味糊丸。每服五分,日二次,米饮送下。

61. 鸡肝丸(《眼科锦囊·卷四·丸剂之部》)

治小儿疳眼雀目。

鸡肝(一具) 真珠 黄连(各一钱) 莲肉(三钱) 夜明砂(五分)

上五味为丸如椒目大。每服十粒,日三次,白汤送下。

62. 苍术猪肝散(《异授眼科·眼有七十二症医治·第四十六问》)

补益肝肾,治雀盲眼。

苍术(米泔浸,炒,八两) 谷精草(一两)

共为末,用猪肝一具煮烂,同前药为末。米饮下,食后服,或酒下。

【医案选】

《医学正传·卷之六·黄疸》

一男子年三十余,得谷疸症,求予治。以胃苓汤去桂加茵陈,数十帖黄退,自以为安,不服药。

十数日后,至晚目盲不见物。予曰:此名雀目,盖湿痰盛而肝火有余也。用猕猪肝煮熟和夜明砂作丸服之,目遂明如故,来谢。予曰:未也,不早服制肝补脾消痰之剂,必成蛊胀。伊不信,半月后腹渐胀痞满,复来治。予仍以胃苓汤倍二术,加木通、麦门冬,煎汤下褪金丸,一月平安。

《医权初编·卷下·贾大成幼子雀盲眼一案第七十二》

贾大成幼子五六岁,夏月久雨,垣颓被压,忽目夜盲不睹灯月,且风痰有声。凡有损伤,不论何处,积血必流肝家,今被压而兼以风痰阻塞肺窍,是肝与肺,痰血互相壅滞也。肝属于阴,开窍于目,故至阴分不明。予用川芎、赤芍、归尾、桃仁、红花、熟军、夜明砂、穿山甲、大贝、橘红、前胡、杏仁,四帖而愈。

《续名医类案·卷十七·目》

一人年二十左右,求诊。无他病,惟日入则两目无所见,此即谚语所谓雀盲是也。其脉惟左关大,左尺极微,语之曰:君得毋新婚乎?曰:然。与生地、杞子、牛膝、甘菊、沙参、麦冬、女贞,四剂而愈。因戒其房帏搏节,否则再发,成废人矣。

《友渔斋医话·第四种·肘后偶钞下卷·泄》

陈(二一)。久泄不止,纳食作胀,失聪雀目,唇燥腿软,脉左细弱右弦,属木旺土虚。经营劳力,是为重伤,宜补脾胜湿和肝。党参、蒸冬术、茯苓、焦白芍、猪苓、泽泻、橘皮、厚朴、钩藤、炙草。

《眼科锦囊·续眼科锦囊卷一·眼珠翻花证》

弊乡邻里农家之儿,年甫七岁。尝患疳眼,两目渐昏,父负其儿来请治。诊之,瞳孔大为放开,其色茶褐,更有金光而射人。予告其父曰:是疳眼至重之证也,非惟眼目不治而已,若不速加治疗,则恐有折生之变。其父阳奉阴背,归以告邻翁。翁云:每观轻证说为重者,此时医风习也。予今年七旬,既已目击许多儿辈,此等证候,皆是属雀目。

《疡科指南医案·目部》

杨左。咳嗽吐血,腰酸腿重,胸腹胀满,日暮视物不明。高鼓峰先生《医学心悟》中有此一症,名曰:鸡胸雀目。起于脾不健运而有积滞,肝血有亏之故。焦茅术、白术、麦芽、神曲、当归、夜明沙、谷精珠、石决明,加萤火虫(二个)。复诊,原方加白芍、焦谷芽。

第七节

视惑

【辨病名】

视惑指视物颠倒紊乱的证候。相当于西医的中心性视网膜脉络膜炎,年龄相关性黄斑变性,渗出物性脉络膜炎等。

《目经大成·卷之二·似因非症·视惑五》:"此目人看无病,但自视物色颠倒紊乱,失却本来面目。如视正为邪、视定为动、赤为白、小为大、一为二之类。"

【辨病机】

气虚体亏,情志劳邪,合而神乱,心肾交劳而视物不见,发为视惑。

《目经大成·卷之二·似因非症·视惑五》:"此目人看无病,但自视物色颠倒紊乱,失却本来面目。如视正为邪、视定为动、赤为白、小为大、一为二之类。揆厥由来,盖人一脏一腑有真阴真阳,一曰真精真气,百骸滋其培渥,双睛赖以神明,除不得已之事有所烦扰,与夫岁气如临,莫能禁御,务宜恒自珍惜,毋使稍有耗损。倘放逸其心,逆于生乐,以精神徇智巧,以忧虑徇得失,以劳苦徇财利,以身世徇情欲,种种行藏,皆能斫丧真元。真元衰则脏腑不和,而神明失中,因人之形气以呈病状。是故怒气填胸,正气避位,而邪胜于一边,或饮食充胃,遏其隧道,脏气不得发越,则视正为邪;素有头痰,客感风气,风痰相搏,上干空窍,或阴虚寒战,牵引目系而阳光散乱,髓海不宁,则视定若动;左右者,阴阳之道路也,并行而不相悖。一有差错,岐境转多,视小为大、视一为二;脏气,精明所禀。五色,其征兆耳。火水未济,阴阳失其守使,则气乖而驳,视赤为白,视黑为赤。然此都无大患。但清明在躬,瞳子安可有此。万一转暂为常,则妄见内障不旋踵而至耳。"

【论治法】

治则以养心安神,补益肾精为主。

《目经大成·卷之三·补阵·既济丸二十二》:"磁石(八两),朱砂(四两),沉香(二两),六神曲(一斤)。将雄磁石置巨火中,煅极红,醋淬,不拘次数,总以手拈即碎为则。水飞过。朱砂亦飞。沉香细碾。神曲取净粉,分一半,水和作饼,蒸熟入药捣匀。摊略爽,然后搽蜜为丸,梧子大,晒干勿焙,瓷礶收贮。初起内障,每晨与服五钱。如此数十日,俯视不明,仰视渐睹星月,即其效也。亦治心火乘金,水衰反制,昏惑妄见之病。宿病时复者,进此一料,永不再作。素沉寒及虚肥之人不相投。心肾,眼目之锁钥也。心劳则视惑,肾劳则视昏,心肾交劳则视而不见,故主是方。"

《目经大成·卷之一·增易景岳补和攻散寒热固因八阵小引》:"阳虚于下,精夺视惑,和以固,黄柏、知母、栀仁、泽泻勿投。"

《目经大成·卷之二·似因非症·视惑五》:"治法:十味益营煎、瑞竹四神丸、滋阴地黄丸。因血亡昏惑者,昼饮归脾汤,夜吞都气益阴丸。此而不应,当集思广谋,该渠依所乐、所苦、所好恶,并脉息形体,就前方增删,或补阵另选。所谓自具炉锤铸古今,病情未有不合。凡病药合式,却不应手,必有不合式处。亿度未及,须如斯症设想,集隘未能直指。唯冀学者,触类而长。"

第八节

坐起生花

【辨病名】

坐起生花指久坐突然起立时头晕目眩耳鸣,眼冒星花,或红或黑或白之证。又称起坐生花。

《银海精微·卷上·坐起生花》:"坐起生花者,此是内障。此症肝血衰,肝、肾二经虚也。六阳不举,故久坐伤血,起则头晕眼花,或前常见花发数般,或赤或黑或白,缭乱昏暗不明,良久乃定,瞳仁开大不清。"

《普济方·卷七十二·眼目门·肾肝虚眼黑暗》:"此眼初患之时,眼中别无所苦,惟久坐多时,忽然起后头旋,眼中黑花发昏,良久乃定。诗曰:眼中无别患,蹲坐便生花,初患头旋闷。"

《明目至宝·卷二·眼科七十二证受疾之

因·坐起生花》："《鹧鸪天》：坐起生花似碎星，头旋目暗耳虚鸣。"

《金匮启钥（眼科）·卷五·目昏·坐起生花》："水少液枯，脉络衰疲，而坐起生花之证作矣。此证也，别无他患，但其人动作起坐，偶失其常，或久坐久立，或久眠久视，便觉头晕目眩而昏花也。""证治歌：倘逢坐起生花证，起居动作忽头昏。"

【辨病因】

1. 外感风热之邪

素体肝肾亏虚，外感热邪，邪热攻目。

《普济方·卷七十二·眼目门·肾肝虚眼黑暗》："《危氏得效方》云：此眼与心风候相似，但时时黑花起，乃肾受风邪，热攻于眼。"

《明目至宝·卷二·眼科七十二证受疾之因·坐起生花》："《鹧鸪天》：要知此证因何得，肾脏谁知客热停。"

2. 劳欲过度

劳倦过度，竭视劳瞻，纵欲无节，而至肾虚气弱，精血亏损，不能濡养目珠。

《普济方·卷七十二·眼目门·肾肝虚眼黑暗》："诗曰：初患头旋闷，心肝风触他，肾虚兼受热，房事每频多。"

《明目至宝·卷二·眼科七十二证受疾之因·坐起生花》："戒房色，质言呈，息心定意免灾生。"

《审视瑶函·卷五·目昏·坐起生花症》："坐起生花不必疑，君心仔细自寻思，外因竭视劳瞻故，内为荒淫酒色迷，元气弱，络力微，眼花头晕强支持。"

【辨病机】

1. 肝肾亏虚，肝血不足

肝肾亏虚，肝血不足，阴虚火旺，精血虚衰，目珠失养，故见生花。

《银海精微·卷上·坐起生花》："问曰：人之坐起眼前见花，数般茫茫如蝇翅者何也？答曰：肝肾二经乏气也。《经》云：肝肾之气充则精彩光明，肝经之气乏则昏蒙眩晕。"

"坐起生花者，此是内障。此症肝血衰，肝、肾二经虚也。六阳不举，故久坐伤血，起则头晕眼花，或前常见花发数般，或赤或黑或白，缭乱昏暗

不明，良久乃定，瞳仁开大不清。"

《万病回春·卷之五·眼目》："迎风出泪、坐起生花者，肾病也。"

2. 阴虚火旺，上炎伤目

久病阴精耗伤，虚火上炎，损伤目珠。

《审视瑶函·卷五·目昏·坐起生花症》："此症内外别无他症，但其人动作少过，坐起少频，或久坐或久立久眠久视，便觉头眩目花昏运也。乃元气怯弱，阴精亏损，致水少液枯，脉络衰疲之咎，惟阴弱阳盛，水不胜火，每有此患。"

《金匮启钥（眼科）·卷五·目昏·睛黄视眇论·坐起生花》："水少液枯，脉络衰疲，而坐起生花之证作矣。"

【论治法】

治则主要为补益肝肾，滋阴泄火，补心养血为主。

《银海精微·卷上·坐起生花》："此症宜补肝肾，或明目固本丸。不治，患久变为青盲内障，变为五风，难治之症也。固本丸只生熟二地黄、天门二冬，加人参也。""问曰：人之坐起眼前见花，数般茫茫如蝇翅者何也？答曰：肝肾二经乏气也。《经》云：肝肾之气充则精彩光明，肝经之气乏则昏蒙眩晕。治法：宜补肾丸、补肝重光散、还精丸、明目固本丸、补肾明目丸，随人气体虚实加减用之。"

《普济方·卷七十二·眼目门·肾肝虚眼黑暗》："致有此疾，如治疗稍迟，以后变为青盲，宜服镇心丸、补肝散立效。""宜凉肾。又不痛不痒，瞳仁俨然如不患者，但微有头旋及见生花，或劳则转加昏蒙，俱服还睛散。起在黑水上，如小黑豆，疼痛，如泪出，不可点药。此及肾虚，受风热而得闷耳，宜先服羚羊角散，后补肾丸。凡起坐生花，或觉头旋而闷，耳蝉鸣，此乃肾虚，兼受客热，宜节房事及多服补肾丸。"

《明目至宝·卷一·明目赋》："圆翳内障、坐起生花、黑翳如珠、肝虚雀目，补肝散、补肾丸悉能疗治。"

《明目至宝·卷二·眼科七十二证受疾之因·坐起生花》："《鹧鸪天》：补肝补肾还睛散，出入教君眼复明。此是心虚如水洗过一时无粪不久。宜服三花五子丸、镇肝散、还睛散、岩电散。"

《审视瑶函·卷五·目昏·坐起生花症》:"宜服加减驻景丸、止痛散、摩顶膏。"

《金匮启钥(眼科)·卷五·目昏·坐起生花》:"总宜补气血之虚耗,治肝肾之亏损,宜服加减驻景丸。若或得之饥饱劳役,形为额角目睛痛,时见黑花及目赤肿痛者,则服止痛散。若或肝肾虚风上攻,风热外侮,致瞻视生黑花,或如水浪者,则宜先用摩顶膏以摩其顶,继进驻景丸以补其虚,循次而治,宜无不愈矣。""三仁五子丸,治肝肾不足,眼昏内障生花,见瞻视昏眇。""气血虚耗宜补益,肝肾亏损贵调停。加减驻景丸最善,自许昏花不复生。或伤饥饱兼劳役,痛在额角及目睛。时见黑花及赤肿,散投止痛有奇功。肝肾虚风上攻者,风热外侮两相侵。致起黑花或如(水)浪,先投摩顶膏最工。继服驻景丸诚妙,何忧眸子不光明。"

【论用方】

1. 补肾丸(《银海精微·卷上·坐起生花》)

治血气虚弱,变成内障。

磁石(火煅醋淬七次,水飞过,三两) 肉苁蓉(酒浸焙) 五味子 熟地黄(酒蒸焙) 枸杞子 菟丝子(洗净,酒浸,蒸另研,各二两) 楮实子 覆盆子(酒浸) 车前子(酒浸) 石斛(去根,各一两) 沉香(另研,五钱) 黄柏(各二两) 青盐(另研,五钱) 或加知母

上炼蜜为丸如桐子大。每服五十丸,空心盐汤下。

2. 补肾明目丸(《银海精微·卷上·坐起生花》)

治肝肾血虚,视物不明,诸眼服凉药,表里愈后少神光。

羚羊角 生地黄 肉苁蓉 枸杞子 防风 草决明(各一两) 楮实子(五钱) 干菊花 羌活当归(各二两) 羊子肝(四两,煮焙)

上为末,炼蜜丸如梧桐子大。每服二十丸,空心盐汤送下,日午清茶下,临卧酒下,不饮酒人参当归汤下。

3. 明目固本丸(《银海精微·卷上·坐起生花》)

治心热,肾水不足用,少睛光,久服生精清心。

生地黄 熟地黄 天门冬 麦门冬 枸杞

子 干菊花

上各研末,炼蜜为丸如梧桐子大。每服三十丸,空心盐汤下。

4. 镇心丸(《普济方·卷七十二·眼目门·肾肝虚眼黑暗》引《龙木论》)

治眼坐起生花,外障。

银液(当取现成银箔,以水银销之,又一合硝石及盐研为粉,烧出水银淘去盐石,研细用之) 芎䓖 薰本 人参 细辛(各一两) 石决明 远志(去心) 黑参(各半两)

上为末,炼蜜为丸如梧桐子大。空心茶下十丸。

5. 补肝散(《普济方·卷八十一·眼目门·目见黑花飞蝇》引《圣济总录》)

治眼坐起生花外障。治眼前常见诸般禽虫飞走,以手捉之则无。

茺蔚子(一两半) 旋覆花 羌活 知母(各一两) 甘菊(三分) 防风(二两)

上为末。以水一盏,散一钱。煎至五分。食后去滓温服。

6. 大明复光散(《古今医鉴·卷之九·眼目》)

治眼病,坐起生花。

当归尾(酒洗) 生地黄(酒浸) 黄柏(酒炒) 黄连 黄芩 柴胡 白茯苓 枳壳 羌活 防风 荆芥 石膏(煅) 甘菊花 蝉蜕 车前子(炒) 密蒙花 白蒺藜(炒) 木贼(童便浸焙) 青葙子(炒) 羚羊角 石决明(煅) 甘草

上锉。每服一两,食后温服。坐起生花,加山药、熟地黄,减防风、荆芥。忌酒戒欲。

7. 加减驻景丸(《审视瑶函·卷五·目昏·坐起生花症》)

治肝肾气虚,血少气多,瞳仁内有淡白色,昏暗渐成内障,久服能安魂定魄,补血气虚耗。

车前子(略炒) 枸杞 五味子(各三两) 当归(去尾,酒洗) 熟地黄(各三两) 川椒(去目) 楮实子(晒干,无翳者不用,各一两) 菟丝子(水淘净,酒煮焙干,半斤)

上为细末,蜜水煮糊为丸如桐子大。每服三十丸,空心温酒送下,盐汤亦可。

8. 止痛散(《审视瑶函·卷五·目昏·坐起生花症》)

治两额角痛,目睛痛,时见黑花,及目赤肿痛,脉弦,作内障也,得之于饥饱劳役。

栝蒌根(二两) 柴胡(一两半) 炙甘草(七钱半) 当归 生地黄(各一两) 黄芩(四两,一半酒浸,一半炒)

上为粗末。每服三钱,水一钟半,姜三片,枣一枚,煎去滓,临睡热服。若小便不利,加茯苓、泽泻各五钱。

9. 摩顶膏(《审视瑶函·卷五·目昏·坐起生花症》)

治肝肾虚风上攻,瞻视生黑花,或如水浪。

空青(研) 青盐(研,各五钱) 槐子 白附子(炮) 木香(各一两) 牛酥(二两) 鹅脂(四两) 旱莲草(取自然汁,一升) 丹砂(研,二钱半) 龙脑(五分)

上为细末,先以旱莲草汁、牛酥、鹅脂入银器,或铜器锅中,熬至三五沸,再下诸药末,煎减一半,即倾入瓷器内盛之。临卧用旧铧铁一片,重二三两,蘸药,于顶上摩二三十遍,令入发窍中,次服驻景丸。忌铁锅。

10. 菊睛丸〔《金匮启钥(眼科)·卷五·目昏·坐起生花》〕

治肝肾眼昏,常见黑花多泪。

枸杞(三两) 苁蓉(酒浸,炒) 巴戟(去心,各一两) 甘菊花(四两)

上为末,蜜丸梧子大。每服五十丸,食远或温酒,或盐汤送下。一方加熟地二两。

11. 服椒方〔《金匮启钥(眼科)·卷五·目昏·坐起生花》〕

治肝肾虚风上攻,目生黑花。

川椒一斤,拣选去目及合口者,于铫内炒令透,于地上铺净二重,用新盆合定,周围用黄土培之,半日毒出汗,然后取之晒干,用磁盒收贮。每日空心,新汲水下十粒。

第八章

目眶疾病

突起睛高

【辨病名】

突起睛高指目睛高突胀起,疼痛难忍,眼珠转动失灵为特征的眼病。又称睛高突起、睛胀、目珠子突出、突起睛高外障。相当于西医的急性炎性突眼。

《银海精微·卷上·突起睛高》:"初起麻木疼痛,汪汪泪出,病势汹涌,卒暴之变莫测,非精于《龙木》之奥旨,不能措手。"

《杂病心法要诀·卷五·外障病证》:"两眼痒痛,忽然突起,谓之突起睛高。"

《眼科心法要诀·卷二·外障总名歌》:"突睛者,突起睛高也。"

《眼科锦囊·卷二·外障篇·眼珠膨胀》:"第二证因眼珠内部之焮肿,角膜突然如弹丸,麻木疼痛,汪汪泪出。此证有凶暴之变,治缓则至乎脓溃者,名突起睛高。"

【辨病机】

1. 风热邪毒上攻

风热毒邪循经上乘,阴阳不和,上攻于目,致眼珠突起。

《太平圣惠方·卷第三十三·治目珠子突出诸方》:"夫人风热痰饮,渍于脏腑,则阴阳不和,肝气蕴积生热。热冲于目,使睛疼痛;热气冲击其珠子,故令突出也。"

《世医得效方·卷第十六·眼科·外障》:"突起睛高四十二:风毒流注五脏,不能消散,忽然突起,痒痛。热极所致。"

《明目至宝·卷二·眼科七十二证受疾之

因·突起睛高》:"鹧鸪天:五脏停留风毒缠,致令突起眼珠悬。"

《眼科心法要诀·卷二·突起睛高歌》:"突起睛高珠肿疼,风热毒火上冲睛……[注]突起睛高之证,缘风热火毒,上冲于眼,疼痛难忍,睛珠突高胀起。"

2. 脏腑火极热盛

邪毒侵袭,脏腑积热,外邪内热相搏,火盛生风成毒,壅闭清窍。

《银海精微·卷上·突起睛高》:"突起睛高,险峻厉害之症也,同前旋螺尖大不祥矣,皆因五脏毒风所蕴,热极充眼者,内属五脏,外属五轮,五脏之气,毒攻五轮之瞳。"

《普济方·卷八十二·眼目门·目珠子突出》:"甚者突出……突起睛高外障眼。初患之时,皆因疼痛发散非时。尽是五脏毒风所攻,全时突出。"

《明目至宝·卷二·眼科七十二证受疾之因·突起睛高》:"《鹧鸪天》:五脏停留风毒缠,致令突起眼珠悬。胆虚故有如斯证,泪流肿痛夜无眠。"

《审视瑶函·卷一·识病辨症详明金玉赋》:"脾肺液损,倒睫拳毛,肝肾邪热,突起睛高。故睛突出眶者,火极气盛,筋牵胞动者,血虚风多。"

【论治法】

本病治则以泄肝清热,泻火解毒为主。外治主要为凉药洗眼为主。

1. 内治法

《银海精微·卷上·突起睛高》:"治法:扬汤止沸,莫若去薪息火,急投酒调散、酒煎散,宣退五脏之毒热;捣葱艾熨五轮之突起,消除疼痛;洗以白芷、细辛、当归、苍术、麻黄、防风、羌活,未可与点药。宜忌口荤腥,将息避风。治法稍迟,或控脓，或突出一寸高者，至此之际，须锋针针出恶水，疼痛方止，睛高取平耳！无尤之效也。"

《太平圣惠方·卷第三十三·治目珠子突出诸方》："唯宜先服冷药，泻肝，利其肠胃，然后调理，渐渐自消。凡瞳仁胀起者，水轮胀也。或如悬珠，难为卒效。疗之有据即渐微，瘰终不可全瘥。宜用气针引之，出恶浊汁以消毒气。如再发，亦宜更针之。"

《圣济总录·卷第一百六·目珠子突出》："论曰人因风热痰饮，攻溃腑脏，阴阳不和，肝气蕴积，热毒之气，上冲于目，使目睛疼痛，甚者突出，治宜先服寒药，以泻肝气，然后调治，勿求卒效，惟渐治之，仍须微针，引出恶汁也。"

《世医得效方·卷第十六·眼科·外障》："突起睛高四十二……宜服前泻肝散。"

《普济方·卷八十二·眼目门·目珠子突出》："治宜先服寒药，以泻肝气，然后调治，勿求速效，惟渐治之，仍须微针引出恶汁也。《龙木论》云：突起睛高外障眼，初患之时，皆因疼痛发散非时。尽是五脏毒风所攻，全时突出。此疾不宜针灸钩割，只宜服退热桔梗饮，还时平稳用针破流出清汁，即得安稳。歌曰：眼忽疼痛便睛高，毒风五脏热相遭。先饮桔梗泻肝后，又吞丸散渐还消。若要终归平稳计，汁出清涎莫用挑。休针更可针三便，睛轮平复似原朝。"

"羚羊角汤，治眼热毒所攻，目珠子突出。"

《明目至宝·卷二·眼科七十二证受疾之因·突起睛高》："息嗔怒，莫忧煎，洗肝散服似神仙。砂糖一块酸车草，入药调和眼亦痊。此是肝肾邪热也，宜太阳贴药。宜服消风散、逐血散、胜金散。"

《眼科心法要诀·卷二·突起睛高歌》："突起睛高珠肿疼，风热毒火上冲睛，针后退热桔梗饮，硝黄芜芍黑芩风，还睛五味参苓细，山药车前防远芜……宜先用针出其清涎毒水，后服退热桔梗饮子，用还睛丸调理可愈。"

《杂病源流犀烛·卷二十二·面部门·目病源流》："十一曰睛高突起，由风热痰饮，溃于脏腑，蕴积生热，热冲于目，致眼珠突出，是名睛胀，须用凉药泻肝（宜泻肝散）。一说云：黑睛胀当泻肝（宜龙胆散）；白睛胀当治肺（宜清肺散）。"

2. 外治法

《银海精微·卷下·审症应验口诀》："突起睛高，旋螺尖起，险峻利害之症也。又有一法，与他取平之效，将锋针针入三分，以凤屎点针口所，以毒攻毒，或阴丹蘸点亦可。先服郁金酒调散四五贴后，可动针。此乃平之法，无光之效也。"

《太平圣惠方·卷第三十三·治目珠子突出诸方》："治眼睛无故突出一二寸者方：上急以冷水浇注目上，数易水，须臾睛当自入，平复如故。"

《圣济总录·卷第一百六·目珠子突出》："用干姜、燕屎之半，无丹砂，合研如粉，以人乳调，点目中，日三。"

《眼科锦囊·卷二·外障篇·眼珠膨胀》："将小尖刀小锋针等，刺角膜下际，或横截而流出水液则治。其法同于内翳之术。"

【论用方】

1. 酒调散（《银海精微·卷上·突起睛高》）

突起睛高。

当归　甘草　赤芍药　菊花　羌活　桑螵蛸　茺蔚子　防风　荆芥　木贼

上各等分。水煎，食后加酒三盏温服。

2. 羚羊角散（《太平圣惠方·卷第三十三·治目珠子突出诸方》）

治眼热毒所攻，目珠子突出。

羚羊角屑　桑根白皮（锉）　木通（锉）　赤茯苓　旋覆花　葳蕤　川升麻　川芒硝（以上各一两半）　甘草（半两，炙微赤，锉）

上件药，捣粗罗为散。每服二钱，以水一中盏，煎至六分，去滓，食后温服，临卧时再服。

3. 葳蕤散（《太平圣惠方·卷第三十三·治目珠子突出诸方》）

治眼黑睛突出，风热壅滞，上攻疼痛。

葳蕤（一两半）　麦门冬（一两半，去心，焙）　桔梗（去芦头）　羚羊角屑　木通（锉）　子芩　黄芪（锉）　栀子仁（以上各一两）　甘草（半两，炙微赤，锉）

上件药，捣粗罗为散。每服四钱，以水一中盏，煎至六分，去滓，入朴硝一钱，食后温服，临卧再服。

4. 黄连丸（《太平圣惠方·卷第三十三·治目珠子突出诸方》）

治热毒攻眼,目珠子肿突出。

黄连(去须) 犀角屑 地肤子 决明子 黄芩 苦参(锉) 玄参 车前子(以上各一两) 川朴硝(二两) 龙胆(二两,去芦头)

上件药,捣罗为末,炼蜜和捣三五百杵,丸如梧桐子大。每服,食后以温水下二十丸,临卧再服之。

5. 桔梗汤(《圣济总录·卷第一百六·目珠子突出》)

治眼睛突起。

桔梗(锉,炒) 大黄(锉,炒) 玄参 芍药 防风(去叉) 黄芩(去黑心,各一两) 茺蔚子(二两)

上七味,粗捣筛。每服五钱匕,水一盏半,煎至七分,去滓入芒硝末半钱匕。食后临卧温服。

6. 麦冬茺蔚饮方(《圣济总录·卷第一百六·目珠子突出》)

治风热攻目赤痛,目睛欲凸出者。

麦门冬(去心焙) 茺蔚子(各二两) 桔梗(锉,炒) 防风(去叉) 玄参 知母(焙,各一两) 黄芩(去黑心) 麦门冬(去心焙,各一两半)

上八味,粗捣筛。每服五钱匕,水一盏半,煎至八分,去滓,食后临卧温服。

7. 点眼丹砂膏(《圣济总录·卷第一百六·目珠子突出》)

治目珠子卒脱出,并有青翳。

丹砂(研) 干姜(炮,捣) 越燕屎(研,各一分)

上三味,合研如粉,以人乳调。点目中,日三。

8. 洗眼黄连汤(《圣济总录·卷第一百六·目珠子突出》)

治风毒冲眼赤肿,睛欲突出。

黄连(去须) 秦皮(去粗皮) 黄柏(去粗皮,各一两) 蕤仁(三分) 干枣(十枚,去核)

上五味,㕮咀如麻豆拌匀。每用一两半,以水四盏,煎至二盏半,去滓稍热抄洗,冷即重暖,日三度。

9. 冷水灌方(《圣济总录·卷第一百六·目珠子突出》)

治眼睛忽然突出一二寸者。

上急取冷水灌眼中,数数换水,须臾睛当自收。

10. 还睛丸(《普济方·卷八十二·眼目门·目珠子突出》引《龙木论》)

治眼睛突起外障。

远志 茺蔚子(各二两) 车前子(一两半) 防风 茯苓 干山药 五味子 人参 细辛(各一两)

上为末,炼蜜和丸如梧桐子大。每服空心,用茶清送下一十丸。

11. 水淋法(《普济方·卷八十二·眼目门·目珠子突出》引《出圣惠方》)

治眼睛肿胀突出。

用新汲水沃眼中,频换水,眼睛自入。仍以麦门冬、桑白皮、山栀仁煎汤,通口服之。

12. 泻肝散(《医学入门·外集·卷六·杂病用药赋》)

治肝实热,眼昏痒痛,全无翳障,头亦不旋,或五脏风毒,突起睛高,倒睫拳毛及时行暴赤。

大黄 甘草(各二钱半) 山栀 荆芥(各五分)

水煎服。

13. 洗肝散(《良朋汇集经验神方·卷之五·急救门》)

治能平突起睛高。

薄荷 当归 羌活 防风 栀子 大黄(各三钱) 甘草(二钱) 川芎(一钱)

为粗末,水煎温服。

14. 退热桔梗饮子(《眼科心法要诀·卷二·突起睛高歌》)

疏风清热,治突起睛高。

桔梗 芒硝 大黄 茺蔚子 白芍药(炒) 黑参 黄芩 防风(各一钱)

上为粗末。以水二盏,煎至一盏,食后去渣温服。

第二节

鹘眼凝睛

【辨病名】

鹘眼凝睛指以眼珠突出,红赤如鹘鸟之眼,不能转动,呈凝视状为特征的眼病。又名鹘眼凝睛外障、鱼睛不夜。相当于西医的甲状腺相关性眼病,常伴有全身症状。

《银海精微·卷上·鹘眼凝睛》:"鹘眼凝睛……睁然如鹘鸟之眼,凝视不运之貌,难辨人物,因形而名曰鹘眼凝睛。"

《证治准绳·杂病·目·目肿胀》:"[鹘眼凝睛证]有项强头疼、面脸赤燥之患,其状目如火赤,绽大胀于眦间,不能敛运转动,若庙塑凶神之目,犹鹘鸟之珠赤而绽凝者。凝,定也。"

《审视瑶函·卷三·肿胀·鹘眼凝睛症》:"眸子起灾,转动不得,壅滞不通,三焦闭格,名鹘眼凝睛,防变出之疾。"

《眼科心法要诀·卷二·鹘眼凝睛歌》:"鹘眼凝睛睛突定,目珠胀硬痛难当,积热上冲脑热注。[注]鹘眼凝睛之证,睛突于外,不能动转,坚硬高努如鹘眼,胀满疼痛难忍。此积热上冲,脑中风热,壅注于目所致。"

《疡医大全·卷十一·眼目部·外障门主论》:"夫名鹘眼凝睛者,盖鹘鸟之眼凝视不运,此病长大坚硬,碍塞睛珠,视物不能运动,故以名之。"

《目经大成·卷之二·八十一证·鱼睛不夜十》:"愁瞳子瞪瞪不转头,阳邪亢风热又相投。此症项强,面赤燥,目如火,胀于睑间,不能开闭,若野庙凶神,与花缸变鱼之目,凸而定凝,故曰鱼睛不夜。"

【辨病因】

素体阳热亢盛,风热风毒上犯,经脉滞涩,白睛外突,红赤如鹘眼。

《普济方·卷七十九·眼目门·外障眼》:"鹘眼凝睛外障,此眼初患之时,忽然痒痛泪出,五轮胀起皆硬,难以回转,难辨人物……此疾皆因五脏热壅,冲上脑中,风毒入眼,致使然也。歌曰:五轮目硬难回转,鹘眼凝睛是本形。欲识根源何所起,脑中风热脏中蒸。"

《证治准绳·杂病·目·目肿胀》:"(鹘眼凝睛)凝,定也。乃三焦关格阳邪实盛亢极之害。风热壅阻,诸络涩滞,目欲爆出矣。"

《张氏医通·卷八·七窍门上·目肿胀》:"鹘眼凝睛证,此骤然而起,五脏皆受热毒,致五轮壅起。头疼面赤,目胀不能转动,若鹘之睛。乃三焦阳邪亢极之害。"

《目经大成·卷之二·八十一证·鱼睛不夜十》:"愁瞳子瞪瞪不转头,阳邪亢风热又相投。此症项强,面赤燥,目如火,胀于睑间,不能开闭,若野庙凶神,与花缸变鱼之目,凸而定凝,故曰鱼睛不夜。乃阳邪亢害,风热壅阻,下窍不通,上窍亦塞。"

《银海指南·卷二·肺经主病》:"鹘眼凝睛者,阴阳不和,火克金也。总之其位至高,统一身之气,其见症多在于气轮。随症审察,用药自能奏效。"

【辨病机】

邪热壅滞,经脉不利,血行不畅。

《银海精微·卷上·鹘眼凝睛》:"鹘眼凝睛,此骤然所感,非久患之症,因五脏皆受热毒,致五轮振起,坚硬不能转运,气血凝滞,睁然如鹘鸟之眼,凝视不运之貌,难辨人物,因形而名曰鹘眼凝睛。"

《疡医大全·卷十一·眼目部·外障门主论》:"鹘眼凝睛外障,按此证乃气血不分,混结而成。初患无痛疼,但上胞肿起如豆许,渐渐长大,内有紫癜,大抵人身气血不欲相混,混则阻滞于皮肤之间,遂成此病。"

【辨病证】

辨吉凶

眼珠不能转动者,不可治。

《杂病源流犀烛·卷二十二·面部门·目病源流》:"十七曰鹘眼凝睛,轮硬而不能转动者是也,此不可治。"

【论治法】

本病治则主要为祛风清热,泻火解毒。外治法以针引血脉,以摩风膏摩面。

1. 内外同治法

《银海精微·卷上·鹘眼凝睛》:"宜用香油调姜粉汁,于额睑部摩擦及面上,或摩风膏摩擦更好,服以酒煎散,以被盖出汗,其眼即活动。面用灯火烧之,断其风路。此症多是小儿急慢惊风之症,大人少有此患。"

"桑螵蛸酒调散方,在前暴风客热内,眼障初服。"

《普济方·卷七十九·眼目门·外障眼》："鹘眼凝睛外障，此眼初患之时，忽然痒痛泪出，五轮胀起皆硬，难以回转，难辨人物。宜针引血脉，以摩风膏摩之。歌曰：五轮目硬难回转，鹘眼凝睛是本形。欲识根源何所起，脑中风热脏中蒸。先将针引开风壅，药压涂摩血脉行。莫教直须从内泄，除嗔戒行即安平。"

《秘传眼科龙木论·卷之四·鹘眼凝睛外障》："此疾皆因五脏热壅冲上，脑中风热入眼所使。宜服泻肝汤、抽风散立效。"

《证治准绳·类方·目·目肿胀》："鹘眼凝睛：四物汤加醉将军、连翘散。"

《张氏医通·卷八·七窍门上·目肿胀》："若鹘之睛，乃三焦阳邪亢极之害。先用香油调姜粉汁，于额脸项上摩擦。急服酒煎散，覆盖出汗，其眼即活动。而用灯火烧断风路，其迎香、太阳、两脾、上星等要隘处，并举而劫治之。此证多是小儿急惊，大人少有此患。"

《眼科心法要诀·卷二·鹘眼凝睛歌》："鹘眼凝睛睛突定，目珠胀硬痛难当，积热上冲脑热注，外用摩风针血良，内服泻肝汤桔蔚，柴防苓黑共硝黄……宜先用金针出血泻毒，外敷摩风膏，内服泻肝汤。"

《疡医大全·卷十一·眼目部·外障门主论》："初治须择人神所在不犯之日，翻转眼皮向外于紫斑处，用眉尖刀刺破患处，以大指捻出黄脂后，服防风散结汤；如初起略觉有碍，用白酒煎消毒饮（归尾、甘草、白芷、陈皮、赤芍、防风、天花粉、金银花、皂角刺），数剂亦消。"

《目经大成·卷之二·八十一证·鱼睛不夜十》："速于百会、太阳、两睑、上星要隘等穴砭针出血。嗣后黄连解汤毒、一味大黄丸、三友丸寒之攻之，庶有可救，然亦险矣。"

《金匮启钥（眼科）·卷三·肿胀·鹘眼凝睛》："此乃三焦闭格，阳邪实盛亢极之患，风热壅阻，诸络涩滞，目欲爆出矣，治宜内服四物汤加酒蒸大黄、连翘散，或泻脑汤，外贴摩风膏。"

2. 针灸法

针灸治疗以针刺出血邪毒解热为主。

《证治准绳·杂病·目·目肿胀》："鹘眼凝睛：大宜于内迎香、太阳、两脾、上星等处要隘之所，并举而劫治之。"

【论用方】

1. 导痰消风散（《银海精微·卷上·鹘眼凝睛》）

导痰消风，鹘眼凝睛。

陈皮　半夏　甘草　白芷　全蝎　羌活　防风　荆芥　升麻　细辛　芦荟

上㕮咀，各等分。水煎，姜三片，温服。

2. 摩风膏（《银海精微·卷下·治小儿疳伤》）

治鹘眼凝睛，外障。

黄芪　细辛　当归　杏仁　防风　松脂　黄蜡（各一两）　白芷　小麻油（各四两）

上为末，煎成膏涂之。

3. 泻肝汤（《秘传眼科龙木论·卷之四·鹘眼凝睛外障》）

凉肝疏风，鹘眼凝睛。

防风　大黄　茺蔚子　黄芩　黑参　桔梗　芒硝（各一两）

上为末。以水一盏，散一钱，煎至五分，食后去渣，温温服之。

4. 抽风散（《秘传眼科龙木论·卷之四·鹘眼凝睛外障》）

疏风散热，清肝通窍。治鹘眼凝睛外障。

石决明　茯苓　车前子　五味子　人参　细辛　知母（各一两半）

上，捣罗为末。食后米饮汤调下一钱七分。

5. 泻脑汤（《审视瑶函·卷三·肿胀·鹘眼凝睛症》）

疏风泻热，疏肝通络。治鹘眼凝睛症，其状目如火赤，不能敛运转动。

防风　车前子　木通　茺蔚子　茯苓　熟大黄　玄参　元明粉　桔梗　黄芩（酒炒，各等分）

上锉剂。白水二钟，煎至八分，去滓，食远热服。

第三节

睛突

【辨病名】

睛突指因各种原因引起眼球突出，或伴有疼

痛的一类眼病。

《秘传眼科龙木论·葆光道人眼科龙木集·七十二问》："第十九问：旋螺突睛者何也？答曰：此睛损也。目者，五脏之源六腑之宗。脏腑积热，外发于肝脏，肝脏更衰，而发疮疖，脓血结硬，其睛突也。"

《眼科锦囊·卷二·外障篇·眼珠膨胀》："此证眼珠为盈胀突起，至其甚，则至使胞睑不能闭合。若兼焮痛者，动辄眼珠酿脓证候，似后条突出而不同焉，决勿混同。当今所有之病因者，使下疳便毒癞痔带下等下部结毒，作干燥内陷，遂以上攻眼目者，多系此病。一证，诸液溢满而发者，亦有之。"

【辨病因】

本病常见于外伤，热病后期，情志暴怒，呕吐脱水等。

1. 外伤

外物伤睛，损伤眼部脉络，或失于收束或血脉损伤，故目睛突出。

《圣济总录·卷第一百一十二·外物伤目》："论曰：目为外所伤，轻者因物撞击，胞睑肿痛，重者或致目睛突出。"

《眼科锦囊·卷二·外障篇·病系眼珠之证·眼珠膨胀》："因打额至重，或挛上筋麻痹等，而眼珠突出腔外，其大与寻常无异者，名突出眼。"

2. 火热上攻

火热气盛，上犯于目，筋牵睛突。

《审视瑶函·卷一·识病辨症详明金玉赋》："故睛突出眶者，火极气盛，筋牵胞动者，血虚风多。"

3. 情志暴怒，呕吐脱水

水衰精败，脉络焦脆，邪火亢害，内无从泄，则上走空窍，泄之不及，故涨涌而出。

《目经大成·卷之二·八十一证·睛凸六十七》："此症，通睛突然凸出眶外，非鱼睛因滞而慢慢胀高者比。其故颇多：有虚风痒极擦出者，有烂醉狂呕激出者，有热病关格胀出者，有暴怒吼哮挣出者。究竟皆水衰精败，脉络焦脆，邪火亢害，内无从泄，则上走空窍，泄之不及，故涨涌而出。至打扑猝凸者，不在此论。凡出未全离睑，而神色不变，可乘热捺入。但筋脉损动，终是无光。凸而犹

含者易入，光且不熄。若悬空如铃，膏液转为血肉，不能救矣。至乃不知不觉，通睛和盘托出，长垂至鼻而不能收缩，世谓之肝胀，不知此神魂将绝，谬作肝胀持论，势必用疏风之药落井下石耳。何以言之，夫肝所以藏魂，心所以凝神。比人元气大虚，则神魂颠倒，所得之症皆奇。又且肝主筋，心主脉，神去魂失，则筋脉散驰，散驰之际，邪至窍出，是以随意直下。病者惊心，观者骇目，而医者窘手。"

【辨病机】

1. 肝积生热

《秘传眼科龙木论·葆光道人眼科龙木集·七十二问》："第十九问：旋螺突睛者何也？答曰：此睛损也。目者，五脏之源六腑之宗。脏腑积热，外发于肝脏。肝脏更衰，而发疮疖，脓血结硬，其睛突也。"

《目经大成·卷之二·八十一证·睛凸六十七》："怒气并邪横入肝，入肝筋脉早伤残，通睛凸出不堪看。风月素耽精血竭，觥觞数举胃皮寒，一般为祸请从宽。目形类丸还类橘，下稍着蒂圆动极，元虚筋弛忽逢邪，橘蒂长垂成怪疾。"

2. 肾虚肝热

《明目至宝·卷二·眼科七十二证受疾之因·旋螺突起》："鹧鸪天：人生在世目为先，最贵全凭水火全。率尔睛疼多泪出，肾虚肝热贼风缠。红赤障，旋螺弦，白睛突起毒之愆。此是肝经热也，肾经虚热也。"

3. 心肝火盛

《验方新编·卷十七·眼部·眼科七十二症问答症因丸散》："第四十一问：目有乌睛突出而痛者何也？答曰：心肝二经受邪，以致毒气上攻。"

《辨证奇闻·卷六·火热》："热极发斑，目睛突出，两手冰冷，人谓心火热极，不知又有肝火助也。热病何反见寒冷？火极似水耳。火极何似水？热极于心，四肢之血齐来救心，转无血以养手足，故为冰冷，外寒极也。外寒极，实内热极，致目睛突出。肝开窍于目，目大眦，心窍也。心火既盛，又得木中火相助，则火更添焰，火性炎上，所以直奔其窍而出。目窍细小，不足畅泄其火，怒气触睛，故突出。"

【辨病证】

辨症候

本病指各种原因导致五种目睛突出，有突然发作者，也有缓慢发作者；疼痛可明显或无；或有溃脓出血。症状有眼珠突出目眶，或眼珠内部焮肿，黑睛突出；有白睛突起，赤脉疼痛。

《眼科锦囊·卷二·外障篇·眼珠膨胀》："此诸证者，眼珠突出，或低垂，而有徐徐来者，有卒然发者，有痛者，有不痛者，或有脓溃者，出血者。其证候不止一端，今区别五等，而令知其大纲：第一证，因打额至重，或挈上筋麻痹等，而眼珠突出腔外，其大与寻常无异者，名突出眼。第二证，因眼珠内部之焮肿，角膜突然如弹丸，麻木疼痛，汪汪泪出，此证有凶暴之变，治缓则至乎脓溃者，名突起睛高。第三证，即突起睛高之轻证，而角膜变青白色，突起尖高，而其形似旋螺尖者，名旋螺突起。第四证，眼珠低垂至颊，其状如黑角，时时大便出血，而疼痛不可耐者，名肝胀眼。第五证，眼珠突出，而赤脉疼痛，眼液为混浊者，名白睛突起，原因结毒而所发起也，其不丧明者，殆希矣。除此各证之外，另有一之奇证。予尝游于江都，偶见一丐者，其眼珠与常人无异，而以指头压上胞，则眼珠卒然突出，而低垂约一寸许，自为上下运转，真堪可怪，而后依然收入腔内，如儿戏然矣。见来不太有碍瞻视，做了一场，便是讨钱耳。彼其素禀六筋与神经固为弛缓者欤。至今不会其理，岂不奇异之一证乎。"

【论治法】

本病治则以清肝泻火，解毒散结为主。

1. 内治法

《太平圣惠方·卷第三十三·治目珠子突出诸方》："唯宜先服冷药，泻肝，利其肠胃，然后调理，渐渐自消。凡瞳仁胀起者，水轮胀也，或如悬珠，难为卒效。疗之有据即渐微，瘳终不可全瘥。宜用气针引之，出恶浊汁以消毒气，如再发，亦宜更针之。"

《普济方·卷四百二·婴孩痘疹门·辨疮疹诸证》："或因食毒物睛突出者，宜仙灵皮散。"

《医学入门·外集·卷六·杂病用药赋》："洗眼睛突出，用新汲水沃眼中，频洗换水，其眼自入；仍以麦门冬、桑白皮、山栀子，水煎，通口服之。"

《医方集宜·卷之六·眼目门·治法》："又小儿睛突眶外亦名蟹眼，宜用黄芪煎汤细呷之。"

《辨证录·卷之六·火热症门》："治法宜泻心火，而更平肝木，木气既舒，心火自散。方用风水散斑汤加减，而症自愈也。玄参（一两），当归（一两），黄连（三钱），荆芥（三钱），升麻（三钱），白芍（一两），生地（五钱），水煎服。此方加白芍、黄连，以黄连泻心火，而白芍平肝火也。又得荆芥、升麻引群药共入于腠理之间，则上下四旁之余热尽消，且不至遏抑其火，有经络未达之虞。此方补多于攻，散火而不耗损真气，庶几有既济之美也。此症用玄丹升麻汤亦神效。玄参（半斤），丹皮（三两），升麻（三钱），水煎一碗，一剂饮愈。"

《目经大成·卷之二·八十一证·睛凸六十七》："然业已如斯，虽未见惯，不必恐，用软帛盛住，好生安置眶内，令渠闭睑嘿坐，煎大补元汤、温经益元散，乘热呷之。一面煅磁石淬醋，对鼻熏蒸，肝得浓厚酸气，虽散合收。俟微汗欲发，开襟将冷泉水于胸前、背心不时喷之。俾肌肤一挠，脉络一缩，尽昼夜可定。然后适情顺养，或可侥万一之幸。"

《眼科锦囊·卷二·外障篇·眼珠膨胀》："因结毒者，用薰剂每每得奇效。水液溢满者，初发，行气香苏散殊有效。重者，宜用针泄出有余之水液。""治法：第一证，以新汲水屡灌注，则收入如故。然若瞳神经为弛长者，必有卒盲之变，不可忽。眼珠被损伤者，使眼珠急复其本位，而捣烂生地黄，裹在绵里，以安置于眼胞上，而可施绷带，此法试之极妙。第二、第四之证，将小尖刀、小锋针等，刺角膜下际，或横截而流出水液则治，其法同于内翳之术。第三证，禁用刀针，只宜以冷水屡浇洗，而点鳝鱼血。第五证，概为不治，但其势微者，尚可救焉，宜急用薰剂，而攻其毒。予于第二、第四之初起，尝用吐剂，或投峻下，既获大效。虽然，以其证候不同，难论定焉。此证经久，则纵令针刺，纳其突出，亦不得免昏矇之患，但不过除其苦楚耳。"

《验方新编·卷十七·眼部·眼科七十二症问答症因丸散》："第四十一问：目有乌睛突出而痛者何也？答曰：心肝二经受邪，以致毒气上攻。宜服洗心散，后服洗肝散。洗肝散：赤芍、细辛、防风、远志、桔梗、甘草、人参、羚羊角、黄芩各等分，水煎服。"

2. 外治法

《太平圣惠方·卷第三十三·治目珠子突出诸方》："治眼睛无故突出一二寸者方：上急以冷水浇注目上，数易水，须臾睛当自入，平复如故。"

《圣济总录·卷第一百一十二·外物伤目》："论曰：目为外所伤，轻者因物撞击，胞睑肿痛，重者或致目睛突出，但眼带未断，即内睑中，急捣生地黄绵裹以敷之，仍以辟风膏摩四旁，无使外风乘隙，内服除热治风镇惊止痛药以疗之，若治之失时，恶血凝积，腐瘀侵睛，致生翳膜，钩割熨烙，皆随所宜也。"

《本草纲目·主治第四卷·百病主治药·眼目》："（水土）井华水，洗肤翳，浸目睛突出。"

《医方集宜·卷之六·眼目门·治法》："睛突眶外名蟹眼，因心肺二经久受壅热，血轮赤肿多泪，宜用春雪膏、黄连膏、点眼膏子。"

《痘疹全集·卷二十三·目病》："及睛突出或陷下者，此皆不可治也，然切不可用点洗之药，以致反生大害，故最宜调理于未成，有于将痘之际，用胭脂浸水涂眼四傍及诸护眼之方，皆良法也。"

《疡医大全·卷三十七·急救部·弓箭鸟枪伤门主方》："弓伤全睛突出，并治打伤眼珠肿痛，急以手揉入，勿见风，取精猪肉切薄片，摊在热钵上，候肉热急贴伤处，冷则更换。"

《外科证治全书·卷一·眼部证治·目赤肿》："损目破睛，用牛口涎点之，如睛突出者，急揉进。日点二次，须避风，即黑睛破者，亦有可愈。"

《外科证治全书·卷四·外因杂伤证治·跌扑损伤》："打伤眼睛突出，急揉进。用生猪肉一片，将当归、赤石脂末少许，掺肉上贴之，去毒血即愈。"

3. 预后

《明目至宝·卷一》："眼有七十三证，内有十四证不治：眼睛突出不治，眼睛陷下不治。"

《证治准绳·杂病·目·真睛膏损》："急须早治，勿使深陷为窟而蟹睛突出。"

【论用方】

1. 羚羊角散（《太平圣惠方·卷第三十三·治目珠子突出诸方》）

治眼热毒所攻，目珠子突出。

羚羊角屑 桑根白皮（锉） 木通（锉） 赤茯苓 旋覆花 葳蕤 川升麻 川芒硝（以上各一两半） 甘草（半两，炙微赤，锉）

上件药，捣粗罗为散。每服二钱，以水一中盏，煎至六分，去滓，食后温服，临卧时再服。

2. 黄连丸（《太平圣惠方·卷第三十三·治目珠子突出诸方》）

治热毒攻眼，目珠子肿、突出。

黄连（去须） 犀角屑 地肤子 决明子 黄芩 苦参（锉） 玄参 车前子（以上各一两） 川朴硝（二两） 龙胆（二两，去芦头）

上件药，捣罗为末，炼蜜和捣三五百杵，丸如梧桐子大。每服，食后以温水下二十丸，临卧再服之。

3. 桔梗汤（《圣济总录·卷第一百六·目珠子突出》）

治眼睛突起。

桔梗（锉，炒） 大黄（锉，炒） 玄参 芍药 防风（去叉） 黄芩（去黑心，各一两） 茺蔚子（二两）

上七味，粗捣筛。每服五钱匕，水一盏半，煎至七分，去滓入芒硝末半钱匕，食后临卧温服。

4. 麦冬茺蔚饮（《圣济总录·卷第一百六·目珠子突出》）

治风热攻目赤痛，目睛欲凸出者。

麦门冬（去心，焙） 茺蔚子（各二两） 桔梗（锉，炒） 防风（去叉） 玄参 知母（焙，各一两） 黄芩（去黑心） 麦门冬（去心，焙，各一两半）

上八味，粗捣筛。每服五钱匕，水一盏半，煎至八分，去滓，食后临卧温服。

5. 点眼丹砂膏（《圣济总录·卷第一百六·目珠子突出》）

治目珠子卒脱出，并有青翳。

丹砂（研） 干姜（炮，捣） 越燕屎（研，各一分）

上三味，合研如粉，以人乳调，点目中，日三。又一方，用干姜、燕屎之半，无丹砂。

6. 洗眼黄连汤（《圣济总录·卷第一百六·目珠子突出》）

治风毒冲眼赤肿，睛欲突出。

黄连（去须）　秦皮（去粗皮）　黄柏（去粗皮,各一两）　蕤仁（三分）　干枣（十枚,去核）

上五味,叹咀如麻豆拌匀。每用一两半,以水四盏,煎至二盏半,去滓稍热抄洗,冷即重暖,日三度。

7. 还睛丸（《普济方·卷八十二·眼目门·目珠子突出》引《龙木论》）

治眼睛突起、外障。

远志　芜蔚子（各二两）　车前子（一两半）　防风　茯苓　干山药　五味子　人参　细辛（各一两）

上为末,炼蜜和丸如梧桐子大。每服空心,用茶清送下一十丸。

8. 水淋法（《普济方·卷八十二·眼目门·目珠子突出》引《圣惠方》）

治眼睛肿胀突出。

用新汲水沃眼中,频换水,眼睛自入。仍以麦门冬、桑白皮、山栀仁煎汤,通口服之。

9. 救睛丸（《秘传眼科龙木论·葆光道人眼科龙木集·七十二问》）

栀子　薄荷叶　赤芍药　枸杞子（各二两）苍术（三两）

上为末,酒糊为丸如桐子大。每服三十丸,井花水送下,或茶清下亦可。年壮之人可服,如是年老之人,可于前方内,加茯苓三两尤妙。

10. 芍药枣仁柴胡汤（《四圣心源·卷八·七窍解·目病根原》）

治目珠突出者。

芍药（三钱）　甘草（三钱）　首乌（三钱）枣仁（三钱,生,研）　柴胡（三钱）　丹皮（三钱）

煎半杯,热服。

11. 柴胡芍药丹皮汤（《杂证要法·七窍病类·目病》）

治目珠突出。

黄芩（三钱,酒炒）　柴胡（三钱）　芍药（三钱）　甘草（二钱）　丹皮（三钱）

水煎大半杯,温服。

【医案选】

《古今医统大全·卷之三·翼医通考（上）·明医周汉卿序》

括苍蒋仲良,左目为马所踢,其睛突出,悬如

桃。群工相顾曰:是系络既损,法当瞽。周君笑不答,以神膏封之,越三日,目如初。

《奇方类编·奇疾方·物伤睛突》

九江有夫殴其妇,致双睛突出。适有兵过其门,令勿动,取手巾水湿盛睛,旋转使其系不乱,然后纳入,即以湿巾裹住,令三日勿开。其妇性急,闭二日遂解巾,眼好如故,但遇风寒常发痛。云解早之故也。（吴诚有谈）

《目经大成·卷之二·八十一证·睛凸六十七》

东邻吴氏女,夜窗绣鞋,目忽不见。初以为灯落,举头觉有物在颧间,摸之,乃睛也。捶胸大恸。家人惊呼,余亦起视。时天严寒,系已僵。浣小碟,置温泉,将睛涵养片刻,纳入睑。治以前法,越月而瘥。然神光熹微,妙语莫能形容。

平生阅睛凸多矣,尚有奇恶二种,经书不载,谨编附症末,开发来学。一小儿右目甫病,金井随散,风轮渐大渐高,绝肖张睢阳死为厉鬼杀贼之像。越一夕,高大如酒杯,直挺射二寸许,日夜叫哭。寻睛破,非脓似血。叠请知名外科,一筹莫展,卒而毙命。一书生无因无故,左目通睛胀出,大寸半,上圆硬,下微尖而匾,垂长几与鼻齐,然能睹不疼。继复于大眦侧气轮内,另生毒物硬如石,俨若皮膜包着橄榄,将黑睛碍过一边。始昏眊作痛,畏光难耐,终焉浑睛溃腐,痛连头脑,不能食与坐起,其势亦必死而后已。总二症幻变无理,脏腑分属亦背常。何为?凡病纵暴险,须风生火,火生风,风火酷烈睛始坏,未有一患即爆凸者。且风火合在心肝部分,怎灾及脾肺?金轮无因下垂主气脱,却肿实,又加毒结。此脾肺火亢后先蕴酿,应伤残右目,曷废左眼。将谓斫耗真睛,小儿元无知识。将谓罪招恶报,书生有甚奸回。顾百药不对,坐以待毙。嗟夫!天道之微渺,人事之不可问。方书未足以尽信也,有如此。

《吴鞠通医案·卷一·温疫》

史氏,二十七岁。癸丑年七月初一日,温热误汗于前,又误用龙胆芦荟等极苦化燥于后,致七月胎动不安,舌苔正黄,烂去半边,目睛突出眼眶之外,如蚕豆大,与玉女煎加犀角。以气血两燔,脉浮洪数极故也。生石膏（四两）,知母（一两）,炙甘草（四钱）,犀角（六钱）,京米（一撮）,细生地（六钱）,麦冬（五钱）。

《本草新编·卷之五 （羽集）·虎骨》

余与水部员外心韩张公相友善,偶谈曾在松署得一豹,阖署共食,食其头及髓中髓者,觉五体发胀。惟一人食其双精,遂致遍身发挣,不能坐卧,两目睁而不合,双睛突出,直瞪欲出眶,三日而后平复。可见虎豹之雄健,至死其肉尤烈。若识者以之共补药调剂为丸,未必不大生精力,惜不可多得。故亦少所试,《本草》未之言及,姑存其说,以待博物之君子也。（金孝苣识）

第四节

眉棱骨痛

【辨病名】

眉棱骨痛指眉棱骨部或眼眶骨痛的眼病。又称攒竹痛、眉楞痛、眉骨痛、眼眶骨痛。常与阳明头痛、少阳头痛并见。相当于西医的眶上神经痛。

《儒门事亲·卷四·头痛不止三十七》:"攒竹痛,俗呼为眉楞痛者是也。"

《秘传证治要诀及类方·卷之五·诸痛门·眼眶骨痛》:"痛有二证,眼属肝,有肝虚而痛,才见光明,则眶骨痛甚。宜生熟地黄丸。又有肝经停饮一证,发则眉棱骨痛。"

《中国医药论文集·病名异同辨》:"汉医之所谓眉棱骨痛者,盖眼窝神经痛之谓也。"

【辨病因】

1. 风邪外侵

风邪外侵,郁成风热,循经上扰目窍。

《普济方·卷四十四·头门·总论》:"夫头风者,亦有阳气虚弱,及当风取凉,外伤阳经,致头目昏痛,眩不能起,或头皮肿痒,或两太阳穴痛,眉骨痛。"

《证治准绳·杂病·诸痛门·眉棱骨痛》:"若诸阳经或挟外邪,郁成风热毒,上攻于头脑,下注于目睛,遂从目系过眉骨,相并而痛。"

《医宗必读·卷之八·头痛·眉棱骨痛》:"外挟风寒,内成郁热,上攻头脑,下注目睛,眉骨作痛。"

《张氏医通·卷八·七窍门上·目痛》:"阳邪

风证,额板眉棱骨痛也。发则多于六阳用事之时,元气弱者,则有内证之患。若兼火者,则有证外之病。"

《文堂集验方·卷一·中风》:"(预防中风方)凡人觉大指、次指麻木,或眉棱骨痛,三年之内,定有风疾。"

2. 湿气内郁

湿气困脾,寒迫下焦,互引眉间。

《证治准绳·杂病·诸痛门·眉棱骨痛》:"若太阴之胜,湿气内郁,寒迫下焦,痛留项,互引眉间,其痛有酸者,有抽掣者,有重者,有昏闷者,便可审是挈气之胜也。"

3. 情志内伤

七情内伤,肝郁气滞,郁久化火,肝火上炎,攻冲目窍。

《玉机微义·卷三十五·头眩门·论眩晕分内外所因等证》:"及其七情所感,遂使脏气不平郁而生涎结而为饮,随气上逆,令人眩晕眉棱骨痛眼不可开,寸脉多沉,此为异耳。"

《审视瑶函·卷三·运气原证·眉骨痛》:"按眉棱骨痛有二,眼属肝,有肝虚而痛,才见光明,则眉骨痛甚……有眉棱骨痛,目不能开,昼夜剧……甫见眉棱骨痛者,多是肝火上炎,怒气甚者,多有此病,其谓风症,亦火之所致,热甚生风是也。大抵抑肝火,有风痰则兼而治之。"

《杂病源流犀烛·卷二十五·身形门·头痛源流》:"曰气郁眩晕,必七情过伤,痰涎迷塞心窍,眉棱骨痛,眼不可开。"

【辨病机】

1. 肝火上炎,风痰上扰

风痰上扰,阻滞目窍脉道,清阳不能升运于目。

《丹溪治法心要·卷三·眉棱骨痛》:"属风热与痰,作风痰治,类痛风证。"

《古今医统大全·卷之六十一·眉棱骨痛候·病机》:"丹溪曰:眉棱骨痛厉风热与痰类,头风痛作风痰处。或云:眉骨痛有二,眼属肝,有肝虚而痛,才见光明则眉骨痛甚……有眉棱痛目不能开,昼静夜剧……甫见眉骨痛者,多是肝火上炎,怒气甚者多有此病。其谓风证,亦火之所致,热甚生风是也。大抵抑肝火,有风痰则兼而治之。"

《古今医案按选·卷四·头痛》："至于眉棱骨痛，系足少阳风热与痰，最能伤目。"

《证治准绳·杂病·诸痛门·眉棱骨痛》："若心肝壅热，上攻目睛而痛，则亦目系与眉骨牵连并痛。若胸膈风痰上攻者亦然。"

《秘方集验·卷之下·头疾诸症》："有眉棱骨痛者，眼不可开，昼静夜剧，属痰。"

《冯氏锦囊秘录·杂症大小合参卷六·眉眶骨痛大小总论合参》："眉眶骨痛有二，俱属肝经风热与痰，或作风痰，其治类痛风。"

《神灸经纶·卷之一·周身名位经脉骨度》："眉属肝，肝脉从目系上额，肝胆相表里，足少阳风热与痰则眉棱骨痛此症。"

《金匮启钥（眼科）·卷三·眉骨痛·阴邪风论》："阴邪风者，必额角板骨、眉棱骨痛也。"

《医会元要·十二经所主部分》："眉：属肝，足厥阴肝脉从目系上额，肝胆相表里，足少阳胆受风热与痰则眉棱骨痛，多伤目并两耳出脓。眉又应足太阳膀胱，血气盛，眉佳而有毫，眉心上应咽喉证。"

《叶选医衡·卷下·首疾论》："眉棱骨痛者，风寒痰热皆得干之。"

2. 浮越阳明脉

《温疫论·上卷·原病》："如浮越于阳明，则有目痛、眉棱骨痛、鼻干。"

3. 肝血亏虚，不能濡养眼眶

《医宗必读·卷之八·头痛·眉棱骨痛》："戴元礼云：眼眶痛有二证，俱属肝经，肝虚见光则痛……肝经停饮，痛不可开，昼静夜剧。"

《幼科概论·望形色审苗窍知表里寒热虚实说》："目眶酸胀，眉棱骨痛，见光则痛痒尤甚，肝经血虚，不足致养也。"

《顾松园医镜·卷十四·数集·头痛》："眉棱骨痛，多属阴虚血亏，治宜补血益阴，然亦有挟外邪者，亦当审察。"

《医学辑要·卷一》："眉棱骨痛或眼眶痛者肝经病也（血虚者见光则痛宜逍遥散风热者痛不可开宜清空膏）。"

《一见能医·卷之六·病因赋中·六经头痛》："气虚头痛与眉棱骨痛者，其脉皆沉微而涩。"

4. 肝肾亏虚，精气不足，不荣于骨

《冯氏锦囊秘录·杂症大小合参卷六·眉眶骨痛大小总论合参》："眉若其脏之精气亏损，则其地之毫毛骨肉不荣矣。故《灵枢》曰：足太阳之上，血气盛则美眉。眉有毫毛，由是观之，眉棱骨痛者，此肝血既失其养，而肾水亦不荣于骨矣。"

【论治法】

1. 内治法

风痰湿火、肝郁肝虚皆可引起眉棱骨疼，故治以祛风涤痰、祛风散热、清热解毒、疏肝解郁、补血养肝。

《杂病源流犀烛·卷二十二 面部门·目病源流》："一为外障，总系足三阳病，按《纲目》本《灵枢经》曰：凡赤脉翳初从上而下，属太阳，主表，必眉棱骨痛，或脑项痛，或半边头肿痛，治法必当温之（宜蜡茶饮）、散之（宜夏枯草散）。眉棱骨痛，风痰湿火俱有病也。目系所过，上抵于脑，诸阳经挟外邪，郁成风热，毒上攻脑，下注目精，遂从目系过眉骨，相并不痛。若心肝壅热，上攻目精而痛，亦目系与眉骨牵连而痛。故其为症，有由风痰，眉骨痛连于目，不可开，昼静夜剧者（宜芎辛导痰汤）；有由痰火，眉心并眉梁骨痛者（宜二陈汤送青州白元子）；有由风热挟痰而痛者（宜芷苓散）；有中风寒侵犯而痛者（宜羌乌散）；有由湿痰、眉眶骨痛，而身重者（宜芎辛导痰汤加川乌、白术）。大约选奇汤、上清散二方，俱为总治眉棱骨痛之剂。戴复庵分为二症，皆属于肝。一为肝经伤，头痛，眼不可开，必昼静夜剧（宜导痰汤加川乌、细辛）；一为肝虚而痛，方见光明即发（宜生地黄丸、熟地黄丸）。"

（1）祛风涤痰

《太平惠民和剂局方·指南总论·卷中·论中风证候》："偏正头风两太阳穴及眉棱骨痛，牵引两眼昏暗者，可与遇仙散。"

《丹溪心法·卷四·眉眶痛六十九》："眉眶痛，属风热与痰。作风痰治，类痛风。入方：黄芩（酒浸炒），白芷（一本作白术），上为末，茶清调二钱。

又方：川乌、草乌（二味为君，童便浸，炒去毒），细辛、羌活、黄芩、甘草（等分，为佐）。上为细末，茶清调服。一本加南星。［附录］痛有二证，眼属肝,有肝虚而痛。才见光明,则眶骨痛甚,宜生熟地黄丸。又有眉棱骨痛,眼不可开,昼静夜剧,宜导痰汤,或芎辛汤入芽茶,或二陈汤,吞青州白丸子,良。"

《医学纲目·卷之十三·肝胆部·目疾门·外障》:"[垣]选奇汤:治眉棱骨痛,目翳从上下者妙。"

《医方集解·除痰之剂第十五·二陈汤》:"如头风眉棱骨痛,投以风药不效,投以痰药见功。"

《云林神彀·卷三·头痛》:"棱骨痛者:选奇汤内用防风,酒洗片芩羌活同,甘草更加姜半夏,风痰湿热有奇功。"

《证治准绳·杂病·诸痛门·眉棱骨痛》:"东垣选奇汤,治眉骨痛不可忍,神效。丹溪云:属风热与痰,治类头风。风热者,宜祛风清上散。因痰者,二陈汤加酒黄芩、白芷。因风寒者,羌乌散。戴云:眼眶痛有二证,皆属肝。有肝虚而痛,才见光明则眼眶骨痛甚,宜生熟地黄丸。有肝经停饮,发则眉棱骨痛不可开,昼静夜剧,宜导痰汤,或小芎辛汤加半夏、橘红、南星、茯苓。"

《寿世保元·卷六·头痛》:"一正额上眉棱骨痛者,食积痰壅:用天麻五分、半夏一钱、山楂一钱、枳实一钱。一论眉棱骨痛者,风热并痰也。选奇汤:羌活、防风(各二钱),酒片芩(一钱五分,冬月不用,或甚者炒用),半夏(姜汁炒,二钱),甘草(一钱,夏月生,冬月炙)。上锉一剂,水煎,食后服。"

《医宗必读·卷之八·头痛·眉棱骨痛》:"有属心肝壅热者,有风痰上攻者,有湿气内郁者,选奇汤神效。戴元礼云:眼眶痛有二证,俱属肝经,肝虚见光则痛,生熟地黄丸。肝经停饮,痛不可开,昼静夜剧,导痰汤。"

《医镜·卷之二·头痛》:"痰涎涌上者,必眉棱骨痛,或云属风热与痰也。宜以半夏、橘红为主治,佐以川芎、升麻、黄芩、薄荷、甘草之类。"

《伤寒绪论·卷上·总论》:"盖暑月腠理易开,即香薷热饮,便能出汗也,倘人迎脉弦,气口脉大,而咳嗽,鼻流清涕,目疼,额与眉棱骨痛,选奇汤最效。若颅胀目疼,眉棱骨痛,加葱豉微汗之。"

《张氏医通·卷八·七窍门上·目痛》:"阳邪风证,额板眉棱骨痛也。发则多于六阳用事之时。元气弱者,则有内证之患。若兼火者,则有证外之

病。选奇汤、清空膏、还睛丸选用。"

《杂病源流犀烛·卷十五·暑病源流》:"倘人迎脉紧,而气口反大,咳嗽目疼,鼻流清涕,额与眉棱骨痛,此又被风矣,宜选奇汤。"

《杂病广要·身体类·头痛》:"冰玉汤,治眉棱骨痛不可忍者,此痰厥也。"

《类证治裁·卷之二·痰饮论治》:"张路玉曰:痰饮变生诸症,必以治饮为先,诸症自愈。如头风眉棱骨痛,屡用风药不效,投以痰剂收功。"

《本草易读·卷五·半夏百四十二》:"眉棱骨痛,半夏、羌活、酒芩、白芷。子悬逆上捧心,半夏、枳壳、瓜蒌、香附、拣砂、白芍、苏梗、陈皮、生姜。去半夏,加丹参、青皮尤良。"

(2)清热祛邪,散风化痰

《医学入门·外集·卷四·杂病提纲》:"如眉棱骨痛者,风之兆也,宜古防风汤加芩、连。"

《本草纲目·序例第二卷·序例·李东垣随证用药凡例》:"眉棱骨痛,羌活、白芷、黄芩。"

《景岳全书·卷之四十八·本草正上·芳草部》:"白芷,味辛,气温。气厚味轻,升也,阳也。其性温散,败毒,逐阳明经风寒邪热,止头痛头风、头眩、目痛、目痒泪出,散肺经风寒、皮肤斑疹燥痒,治鼻衄、鼻渊、齿痛、眉棱骨痛、大肠风秘、肠风、尿血。"

《本经逢原·卷二·蔓草部·葛根》:"葛根乃阳明经之专药,治头额痛,眉棱骨痛,天行热气呕逆,发散解肌,开胃止渴,宣斑发痘。"

《张氏医通·卷五·诸痛门·头痛》:"眉棱骨痛,此证多属阳明风热。有虚实二途,虚而痛者,见光明即发,选奇汤加归、芍。实则眼不可开,昼静夜剧,选奇汤加葱、豉。风盛,加葛根。火盛,加石膏。按戴复庵云:二证皆属于肝火,虚则地黄丸,实则导痰汤。大抵此证清火散风不应,即当滋阴。若泛用风药,则火热上升,其痛愈甚矣。痛久成头风,发则眉棱骨痛者,选奇汤加川芎、白芷、荆芥、柴胡。"

《文堂集验方·卷三·头痛》:"眉棱骨痛不可忍:防风、羌活(各三钱),黄芩(酒炒一钱,冬不用,如能食而热痛者加用),甘草(三钱,夏生用,冬炙用)。每服三钱,水煎食后服。"

《罗氏会约医镜·卷之五·瘟疫·论瘟疫治法》:"如目痛、眉棱骨痛、鼻干不眠,此邪热溢于阳

明经也,加干葛。达原饮治疫病初起,先寒后热及头痛身疼,此邪热之浮越也。槟榔二钱,厚朴钱半,草果仁一钱,知母一钱,白芍一钱,黄芩一钱,甘草五分,温服。宜速投二三剂。"

《彤园医书·卷之二·外科病症·玉枕疽》:"若眉棱骨痛,常碧云散。"

《杂病广要·身体类·头痛》:"(《试效》)《统旨》祛风清上散,治风热上功,眉棱骨痛,于本方加白芷、柴胡、川芎、荆芥。"

《退思集类方歌注·葛根汤类》:"升麻葛根(汤)芍药草(此即仲景葛根汤去麻、桂加升麻,转温散为凉散,乃后人超出之方也),升散阳明表证好(葛根汤治太阳将入阳明之表,此汤治阳明自病之表),微寒壮热与头疼(太阳表病初起则恶寒甚,且发热而仍畏寒;阳明表证初起则微恶寒,及至壮热则寒不复恶矣。又太阳则头项痛,阳明则头额眉棱骨痛,此为辨也)。"

《外科备要·卷一·证治·脑后》:"若只眉棱骨痛,常吸碧云散(珠)。"

《医学刍言·头痛耳聋》:"眉棱骨痛,用荆芥、防风、羌活、白芷、半夏、沉香末等。"

《医林琐语·正文》:"眉棱骨痛,服白芷即解,是处即攒竹穴也。"

《大方脉·伤寒杂病医方·卷五·医方发表门》:"羌活冲和汤,《金鉴》用治一切头风晕痛,眉棱骨痛。即前方倍用川芎、白芷,加白菊花钱半,随经加引。痛由太阳起,牵引眉目脑额者,属胃经,倍白芷,加葛根、石膏末各二钱。"

《家用良方·卷一·治身体各症》:"眉棱骨痛:羌活、防风、半夏各二钱,黄芩(酒炙)一钱五分,生甘草一钱,生姜三片,水煎服。"

(3)清热解毒

《本草纲目·草部第十八卷·草之七·解毒子》:"眉棱骨痛,热毒攻眼,头痛眉痛,壮热不止:解毒子、木香、川大黄各三分,为末,浆水调膏摊贴,干即易之。(《普济方》)"

(4)疏肝解郁,补血养肝

眉属肝经,本病或肝气郁结或肝血亏虚,治以疏肝解郁或补血养肝。

《种杏仙方·卷二·眩晕》:"治七情感动,气郁生诞,随气上冲,头目眩晕,心嘈怅悸,眉棱骨痛。用大半夏,汤泡七次,切片。每四钱,生姜十片煎,入沉香磨水一呷,温服。"

《医学入门·外集·卷六·杂病用药赋》:"玉液汤:半夏四钱,生姜十片,水煎,入沉香水一呷温服。治七情气郁,生痰上逆,头目眩晕,心嘈怔悸,眉棱骨痛。"

《本草纲目·草部第十七卷·草之六·半夏》:"治眉棱骨痛(震亨);补肝风虚(好古);除腹胀,目不得瞑,白浊梦遗带下(时珍)。"

《顾松园医镜·卷十四·数集·头痛》:"眉棱骨痛,多属阴虚血亏,治宜补血益阴,然亦有挟外邪者,亦当审察。"

《医学心悟·卷三·头痛》:"眉棱骨痛,或眼眶痛,俱属肝经,见光则头痛者,属血虚,逍遥散。"

《外科证治全书·卷一·面部证治·痈疽就简·眉棱骨痛》:"眉属肝,肝脉从目系上额,肝胆相表里,足少阳风热与痰,则眉棱骨痛。用加味逍遥散,加天麻,防风、半夏治之。热盛者,加黄芩;兼头恶寒者,去白芍、丹皮、栀子,加川芎、羌活。一有眼不能开,昼静夜剧,是湿痰,则用二陈汤,加苍术、枳壳、苏子。一有肝虚血少,才见天明,眉棱骨疼,用四物汤加甘菊、鲜首乌;挟风加羌活、防风;有热加丹皮、黄芩。"

《郑氏家传女科万金方·胎前门·胎前问答》:"问:胎前产后,或平日半边头痛,兼畏寒与脑后痛及眉棱骨痛者,何治?答曰:此气虚而着风也,宜增损柴胡汤倍加人参。"

2.针灸法

《医学纲目·卷之十五·头风痛·眉痛》:"(《玉》)眉间痛:攒竹(泻出血,沿皮透鱼腹)、头维(一分,沿皮斜向下透悬颅,选而用之,不必尽取)。眉棱骨痛:攒竹、合谷、神庭。"

《针方六集·卷之六·兼罗集·眉间痛目昏十三》:"眉间疼痛最难当,攒竹沿皮刺不妨,若是目昏同一治,刺入头维目自康。攒竹,穴在眉尖陷中,针入一分,沿皮透鱼腰,泻多补少。禁灸。两眉棱骨痛单泻,痰饮头风同。眼目昏花,先泻后补;胬肉攀睛,先补后泻。"

《刺灸心法要诀·卷一·八脉交会八穴歌·阳跷申脉穴主治歌》:"腰背脊强足踝风,恶风自汗或头疼,手足麻挛臂间冷,雷头赤目眉棱痛,吹乳耳聋鼻衄血,癫痫肢节苦烦疼,遍身肿满汗淋漓,申脉先针有奇功。"

《勉学堂针灸集成·卷二·外形篇针灸》："(《资生》)眉棱骨痛：取攒竹、合谷、神庭、头维、解溪。"

【论用方】

1. 桃红散(《女科百问·卷上·第十七问妇人多头眩而冒》)

治男子妇人气虚，攻注头目昏眩，偏正头疼，夹脑风，两太阳穴疼，眉棱骨痛；及治风痰恶心，头运欲倒；小儿伤风鼻塞，痰涎咳嗽，并宜服之。

川乌(一两) 草乌(八钱) 天南星(半两，以上三味水洗三次) 麝香 脑子(各一钱) 朱砂(半两，别研细)

上为细末。每服半钱，薄荷茶调下，温酒亦得。

2. 一字轻金散(《类编朱氏集验医方·卷之九·头痛门·治方》)

治偏正头风痛，夹脑风，眉棱骨痛，牵引两眼抽掣，疼痛进出或生翳膜，视物不明。

藿香叶 荆芥穗 旋覆花 香白芷 石膏末(细研，水飞) 防风(各半两) 川乌(两头尖者，去皮尖，生用，二钱半) 天南星(二钱半) 川芎(半两) 草乌头(一钱半)

上十味各修事，挂日中晒干，同捣为细末。每服只一字，食后淡茶调下。神效不可言。(丙寅候金授之)

3. 消风散(《世医得效方·卷第十三·风科·热症》)

治诸风上攻，头目昏痛，项背拘急，肢体烦痛，肌肉蠕动，目眩晕，耳鸣，眼涩好睡，鼻塞多嚏，皮肤顽麻，瘙痒瘾疹。又治妇人血风，头皮肿痒，眉棱骨痛，旋晕欲倒，痰逆恶心。

荆芥穗 甘草 川芎 羌活 人参 茯苓 白僵蚕(炒，去丝嘴) 蝉蜕(去足翼，各二两) 厚朴(去粗皮，芦汁炒) 陈皮(去白，各半两)

上为末。每服二钱，茶清调下。如久病偏风，每日三服，便觉轻减。如脱者沐浴，暴感风寒，头痛声重，寒热倦疼，用荆芥、茶清调下，温酒亦可，可并服之。

4. 水玉汤(《普济方·卷一百六十七·痰饮门·痰厥》引《杨氏家藏方》)

治眉棱骨痛不可忍者，此痰厥也。

半夏(不拘多少，汤洗七次，切片子)

上㕮咀。每服三钱，水一盏半，生姜十片，煎至八分，去滓温服，食后。

5. 玉液汤(《奇效良方·卷之二十五·眩晕门·眩晕通治方》)

治七情所伤，气郁生涎，随气上逆，头目眩运，心嘈惊悸，眉棱骨痛。

半夏(肥大者，六钱，汤泡七次，切作片)

上作一服，水一盏半，生姜十片，煎至八分，去滓，入沉香末少许，不拘时温服。

6. 选奇方(《丹溪心法·卷四·眉眶痛六十九》)

治眉骨痛不可忍，大有效。

羌活 防风(各二钱) 甘草(二钱，夏月生、冬炒) 酒黄芩(一钱，冬月不用，有热者用)

上每服三钱，水煎，食后温服。

7. 生熟地黄丸(《丹溪心法·卷四·眉眶痛六十九》)

生地黄 熟地黄(各一两) 玄参 金钗石斛(各一两)

上为末，蜜丸。

8. 芎辛汤(《丹溪心法·卷四·眉眶痛六十九》)

治外感风寒，内伤生冷，气虚痰厥，头痛如破，眉眶痛，兼眩晕欲倒，呕吐不止。

附子(生，去皮脐) 乌头(生) 天南星 干姜 甘草(炙) 川芎 细辛(等分)

上锉。每服四钱，姜五片，芽茶少许，煎服。

9. 四神散(《丹溪心法·卷四·眉眶痛六十九》)

治妇人血风，眩晕头痛。

菊花 当归 旋覆花 荆芥穗

上等分，为细末。每服二钱，葱白三寸，茶末二钱，水一盏半，煎至八分，去滓，食后温服。

10. 二乌散(《古今医统大全·卷之六十一·眉棱骨痛候·药方》)

治眉棱骨痛，兼有风病亦此。

川乌 草乌(俱用童便浸，炒去毒) 细辛 羌活 黄芩 甘草(各等分)

上为细末。每服二钱，茶清调下。

11. 祛风清上散(《证治准绳·类方·头痛》引《统旨》)

治风热上攻,眉棱骨痛。

酒黄芩(二钱) 白芷(一钱半) 羌活 防风 柴胡梢(各一钱) 川芎(一钱二分) 荆芥(八分) 甘草(五分)

水二盅,煎八分,食后服。

12. 羌乌散丹溪(《证治准绳·类方·头痛》)

治因风眉骨痛不止者。

川乌 草乌(各一钱,此二味俱用童便浸二宿) 细辛 羌活 片芩(酒拌炒) 甘草(炙,各半钱)

上为细末,分二服,茶清调下。

13. 小芎辛汤(《证治准绳·类方·头痛》引《良方》)

治风寒在脑,或感湿邪,头痛脑晕及眉棱眼眶痛者。

川芎(三钱) 细辛(洗去土) 白术(各二钱) 甘草(一钱)

水二盅,姜二片,煎八分,食远服。

14. 上清散(《证治准绳·类方·头痛》引《奇效》)

治头痛,眉骨痛,眼痛不可忍者。

川芎 郁金 芍药 荆芥穗 芒硝(以上各半两) 薄荷叶 乳香 没药(以上各一钱) 片脑(半钱)

上为细末。每用一字,鼻内搐之。

治眉心并眉梁骨疼者,用二陈汤煎饮,下青州白丸子,立验。

15. 达原饮(《温疫论·上卷·温疫初起》)

治邪热溢于阳明经,目痛、眉棱骨痛、眼眶痛、鼻干不眠。

槟榔(二钱) 厚朴(一钱) 草果仁(五分) 知母(一钱) 芍药(一钱) 黄芩(一钱) 甘草(五分) 加干葛(一钱)

上用水二钟,煎八分,午后温服。

16. 防风羌活汤(《审视瑶函·卷三·眉骨痛·阳邪风症》)

治眉棱骨痛,而风寒在脑,或感痰湿及脑昏痛,宜此。

防风 川羌活 半夏(姜制) 黄芩(酒洗) 南星(姜制) 北细辛 白术(土炒) 甘草(炙) 川芎(各等分)

上锉剂。白水二钟,煎至八分,去滓,热服。

17. 天麻饼子(《外科大成·卷三·分治部下·头痛头疯》)

治头痛头风及头目昏眩,项背拘急,肢体烦痛,肌肉蠕动,耳鸣鼻塞,皮肤顽麻,瘙痒瘾疹。又治妇人头风,眉棱骨痛,牙齿肿痛,痰逆恶心等症。

天麻 川芎 细辛 苍术 防风 白芷 薄荷 甘松 白附子 甘草 草乌 川乌(二乌汤泡去皮,各五钱) 全蝎(三钱)

食面打糊为丸,豌豆大,捻作饼子。每服二十三饼,食后细嚼,葱汤送下;火热痰痛,茶清送下;甚者日进二服。忌诸般发物。

18. 夏枯草散(《赤水玄珠·第三卷·目门·外障》引《简要》)

目珠痛,至夜则痛甚,或用苦寒眼药点上反疼甚者,神效。盖目珠者,连目本,目系属厥阴经,夜疼甚,及苦寒点之反甚者,夜与寒皆阴故也。丹溪谓夏枯草禀纯阳之气,故治厥阴目疼如神。又治眉棱骨痛,目翳从上下者累效。

夏枯草 香附子(各二两) 甘草(四钱)

上为细末。每服一钱五分,茶清调下,才下咽,即痛减。

19. 二陈汤(《杂病源流犀烛·卷二十二·面部门·目病源流》)

治眉棱骨痛(痰火)。

茯苓 甘草 半夏 陈皮

20. 青州白元子(《杂病源流犀烛·卷二十二·面部门·目病源流》)

治眉棱骨痛(痰火)。

半夏(七两) 南星(三两) 白附子(二两) 川乌(五钱)

共为细末,清水浸,春五、夏三、秋七、冬十,朝夕换水,日数足,取纳绢袋滤过,渣再服滤,澄清去水晒,又为末,米饮丸。姜汤下三十丸。

21. 羌乌散(《杂病源流犀烛·卷二十二·面部门·目病源流》)

治眉棱骨痛(风寒)。

川乌(童便浸二宿,炒,一钱) 酒芩 炙草 细辛 羌活(各五分)

为末,分二腹,食后茶下。

22. 芎辛导痰汤(《杂病源流犀烛·卷二十二·面部门·目病源流》)

治眉棱骨痛（风湿痰）。

半夏（钱半）　南星　川芎　细辛　赤苓　陈皮（各一钱）　枳壳　甘草（各五分）

23. 生地黄丸（《杂病源流犀烛·卷二十二·面部门·目病源流》）

治眉棱骨痛（肝虚）。

生地　黄甘菊　防风　枳壳　决明子　石决明　白芍　茯神

24. 熟地黄丸（《杂病源流犀烛·卷二十二·面部门·目病源流》）

治眉棱骨痛（肾虚）。

金石斛　熟地　菟丝子　防风　茺蔚子　车前子　黄芪　覆盆子　肉苁蓉　地肤子　磁石煅（各一两）　兔肝（一具，炙干）

蜜丸，空心，盐汤下。

25. 芷芩散（《杂病源流犀烛·卷二十二·面部门·目病源流》）

治眉棱骨痛（风热痰）。

白芷　酒黄芩

等分，为末。每二钱，茶清下。

26. 黄芩羌活汤（《罗氏会约医镜·卷之六·杂证·论头痛·脉候》）

治眉棱骨痛，外挟风寒，内成郁热，有兼痰湿者。

防风　羌活（各钱半）　黄芩　甘草（各一钱二分）

煎服。

27. 羌活冲和汤（《彤园医书·卷四·胎前本病门·诸痛附法》）

治眉棱骨痛。

羌活　白菊花（各钱半）　川芎　白芷（各二钱）　制苍术　肉防风　炒条芩　酒洗生地（各一钱）　北细辛　小甘草（各五分）　生姜（二片）　葱白（三寸）

28. 丹溪方（《济阳纲目·卷七十·头痛·治眉棱骨痛方》）

治眉棱骨痛，属风热与痰。

白芷　片黄芩（酒炒，各等分）

上为细末。每服二钱，茶清调下。

【医案选】

《医学纲目·卷之十三·目疾门·目赤肿痛》

予周师目珠疼及连眉棱骨痛，并头半边肿痛，遇夜则作，用黄连膏子点上，则反大疼，诸药不效。灸厥阴、少阳则疼随止。半月又发，又灸又止者月余。遂以夏枯草二两，香附二两，甘草四钱，同为细末，每服一钱五分，用茶清调服下咽，则疼减大半，至四五日良愈。又一男子，年六十岁，亦目珠连眉棱骨疼，夜甚，用苦寒剂点亦甚，与前证皆同，但有白翳二点，在黑目及外眦为翳，药皆不效，亦以此药间东垣选奇汤，又加四物黄连煎服，并灸厥阴、少阳而安。

《得心集医案·卷一·头痛门·眉棱骨痛》

夫病有未经临治之症，亦必有未经用过之方，果症奇耶，抑方奇耶？总之内外之因，变幻不一，未经临治之症，汗吐下消和温清补八法，凡未经主用者，皆当触类旁通，分经别络为之主用其间，而收捷效者，乃曰善。壬子冬，临治林用礼，心腹气痛，牵引头巅，绵绵半载，犹可治事，偶因用椒炒鸡，两块下咽，头痛如破，神昏气喘，不敢稍动。诊得脉如平人，不疾不徐，惟眉棱骨内痛如刀刺，天明痛发，至午如刺，至夜如失。余临症十余载，未尝一遇，即平日所读书中，亦不见载，惭愧实甚。勉从厥阳上冒，鸡性助肝之旨，且痛甚于左眉骨，用熄风和阳，两剂不效，更进清肝凉血之剂，亦如故。窃思痛发天明，正肝木旺于寅卯，显属肝火为患，治之不中肯綮，其理安在？复将三阳头痛疆界辨别，计眉棱骨，属阳明，阳明者，胃府也。《经》曰：葛根阳明药，柴胡少阳药，于太阳有何涉乎？此三阳之药，治三阳之病，稍逊毫厘，尚无干涉。今眉棱骨痛，果阳明胃火，而主治厥阴，宜乎罔效。乃疏以石膏、石斛、生地、丹皮之属，佐以葛根为使，服之果获全愈。余甚愕然，怪其速愈也。一日检阅诸书，适见《张氏医通》，于头痛门中，集有眉棱骨痛一条，分虚实两途，并用选奇汤，虚加归芍，实加葛膏。又曰：虚而痛者，天明时发；实而痛者，昼静夜剧。此虽与余治验痛发天明属热稍异，足征先贤纂述，用心颇苦。想张氏当日集头痛诸症，特拈出眉棱骨痛一条，多属阳明风热之语，以一时之心裁，启后人之端绪者多也。若曰分门别汇之症，先贤皆经临治，溯百岁之师，未尝尽遇也。所谓审机之士，不拘于文，通变之才，自符千古，亦视乎人之心思耳。

第五节

膏伤珠陷

【辨病名】

膏伤珠陷指因精津气血亏损而致眼珠向后缩陷的病症。相当于西医的眼球萎缩。

《证治准绳·杂病·目·膏伤珠陷》:"谓目珠子觉低陷而不鲜绽也。"

【辨病机】

多因色欲过度,肾精过耗;或嗜食辛燥,耗津灼液;或因风痰湿热,郁蒸精膏;或误伤经络,出血过多,皆可致精、津、气、血亏耗,不能滋润涵养所致。

《证治准绳·杂病·目·膏伤珠陷》:"非若青黄牒出诸漏等病,因损破膏流水耗而低之比。盖内有所亏,目失其养,源枯络伤,血液耗涩,精膏损润之故。所致不一,有恣色而竭肾水者,有嗜辛燥而伤津液者,有因风痰湿热久郁而蒸损精膏者,有不当出血而误伤经络及出血太过,以致膏液不得滋润涵养者,有哭损液汁而致者,有因窍因漏泄其络中真气,及元气弱不能升载精汁运用者。大抵系元气弱而膏液不足也。凡人目无故而自低陷者,死期至矣。若目至于外有恶证,内损精膏者不治。"

【论治法】

证属肾精亏损者,治宜补肾益精。证属气血大虚者,治宜大补气血;证属风痰湿郁,治宜祛湿化痰。

《类证治裁·卷之六·目症论治》:"至于膏伤珠陷,神水将枯,并宜大补肾精,不可寒凉。"

《金匮启钥(眼科)·卷五·膏伤珠陷论·证治歌》:"膏伤珠陷最堪怜,液耗膏损病之缘。内有所亏目失养,所因不一治法传。恣色肾亏宜八味(丸),六味(丸)滋肾(丸)补肾丸。精液竭困辛热嗜,葛花解毒饮清胃(汤)便。风痰湿郁精膏损,清痰饮与泻湿(汤)连。出血过多膏失润,当归补血(汤)四物(汤)妍。哭损液汁滋阴(地黄丸)美,(或)明目地黄丸最贤。"

第九章

外伤眼病

第一节

异物入目

【辨病名】

异物入目多因细小异物,如尘砂、铁屑、麦芒、昆虫、飞丝之类进入眼内,而致沙涩刺痛,羞明流泪,白睛红赤或黑睛生翳等症状,若拖延失治或乱加揉擦挑拨,可变生凝脂翳等症的一类眼病。又称物偶入睛、眯目飞扬、眯目飞尘外障、飞丝入目、飞尘入目等。相当于西医的结膜、角膜异物。

《太平圣惠方·卷第三十三·治眯目诸方》:"夫眯目者,是飞扬诸物、尘埃之类,入于眼中,粘睛不出,遂令疼痛难开也。"

《证治准绳·杂病·物偶入睛》:"物偶入睛,又名异物入目。系指尘砂、铁屑、麦芒、昆虫、飞丝之类细小异物飞溅入眼。按损伤的部位和轻重不同,可引起沙涩刺痛,羞明流泪,白睛红赤或黑睛生翳等,甚至异物可弹射入珠内(参见真睛破损条)。"

《金匮启钥(眼科)·卷六·飞丝入目论》:"飞丝入目,谓风扬游丝偶然撞入目中而作痛也,即今之所谓天丝打眼者是。"

【辨病因】

多因防护不慎,以致沙尘、铁屑、麦芒等随风吹入眼内,或昆虫之类迎风扑目,飞入眼内。

《审视瑶函·卷六·眯目飞扬症》:"眯目多因出路行,风吹砂土入人睛。频擦频拭风轮窍,气滞神珠膏血凝。昏昏目不爽,渐渐病生成。此症因风吹砂土入目,频多揩擦,以致血气凝滞而为病也。初起磊涩赤脉,次后泪出,急涩渐重,结为障翳。然有轻重赤白,亦因人之戒触所致,当验

形症。"

《审视瑶函·卷六·飞丝入目症》:"偶被游丝入目,皆缘没意隄防。模糊眸子泪如汤,涩急壅瘀肿胀。那更羞明怕热,头疼珠痛难当。金蚕老鹳定珠伤,恶毒无如这样。此症谓风扬游丝,偶然撞入目中而病痛也,即今人呼为天丝打眼。若野蚕、蜘蛛等虫之丝,其患尚迟。若金蚕、老鹳丝,当日不出,三日必珠裂破碎。今人但患客风暴热,天行赤热,痛如针刺,一应火实之症,便呼天丝入目。殊不知飞丝入目,及人自知者,但回避不及,不意中被其入也。入目之时,亦自知之,倏然而痛,眼涩难开,又非木偶人,岂有不知。今之愚人,不度理之有无,但以己意谬呼人疾,失之甚矣。"

【辨病机】

异物入目,多因出行间风吹沙土入目,频多揩拭,以致气血凝滞而为病。

《证治准绳·杂病·目为物所伤》:"眯目飞扬,因出行间风吹沙土入目,频多揩拭,以致气血凝滞而为病也。初起涩湿赤脉,次后泪出急涩,渐渐重结为障翳。然有轻重赤白,亦因人之感受血气部分,或时令之寒热不同耳。或变或不变,亦随人之戒触所致。当辨形证、别经络而施治。"

《金匮启钥(眼科)·卷六·眯目飞扬论》:"证治歌:陡然眼目触飞丝,目中作痛亦难支。金蚕老鹳毒尤急,逾时并裂实多危。此症不须寻治法,但须外取勿迟迟。眯目飞扬何自起,飞沙入目故如斯。"

【论治法】

凡异物入目,不可揉擦或以不洁之物挑拨,须轻提胞睑,待泪来满,让其自行冲去。若异物粘在白睛表面,可用棉裹针轻轻拭去,或以药汁、鸡血、墨汁等冲洗。

《华佗神方·卷九·华佗治飞丝入目神方》："雄鸡冠血滴入目中,见有红丝,即卷去之,此方极效。"

《普济方·卷八十二·眼目门·眯目》："夫眯目者,簸糠飞尘等物,入于目中也,宜亟出之,久不出,着于睑眦,因而伤动,则为涩痛泪出。古方初眯时,令以绵裹针撩去之,或以墨汁,或以鸡血,浮出之皆良。

《龙木论》:眯目飞尘外障眯,初患之时,皆因飞扬尘物,入眼贴睑皮,粘定睛上,疼痛隐涩难开,目杂人物,欲治之时,但翻入眼皮,用锦裹针,拨出眯物。然切宜服药,将息忌口,若因此翳膜生上,急服退翳车前散补肝。

歌曰:眯目诸般物,飞尘并溅来,贴睛粘定后疼痛,即难开,绵裹针撩出,寻睛目畅怀,因兹生翳膜,好药却能回。

用鲍鱼头二枚,地肤子半合,以水煮令烂,取汁以清目中即出。

补肝丸出《龙木论》,治眯目飞尘外障……猪脂膏出《圣惠方》,治一切物眯目中,妨痛不可忍……治麦芒入目,煮大麦汤洗之。治砂尘入眼不可出者,取洗蜣螂一枚,手持其眦,遂于眼上影之,沙尘自出。治眯目物芒入目,以墨磨点瞳子上。治眯目去刺,以穿鲍鱼绳,煮汁洗之大良也。治竹木屑入目不出,以穿鳝鱼绳,煮汁洗之良。"

《医学纲目·卷之十三·目疾门·飞丝尘垢入目》："治飞丝入目者,用头垢点入眼中即出,神效。飞丝入眼,用柘树浆点了,绵裹箸头蘸水于眼上,缴拭涎毒。治飞丝入目,以火麻子一合,杵碎,井花水一碗浸搅,却将舌浸水中,涎沫自出,神效。一方用茄子叶碎杵如麻子法,尤妙。

飞丝落眼,眼肿如眯,痛涩不开,鼻流清涕。用京墨浓磨,以新笔涂入目中,闭目少时,以手张开,其丝自成一块,看在眼白上,却用绵轻轻惹下,则愈。如未尽,再涂,此方累效。

治眯目,盐与豉置水中浸之,视水,其渣立出。

治稻、麦芒入眼,取蚰蜒以新布覆目上,蚰蜒从布上摩之。其芒出着布上。

物落眼中,用新笔蘸缴出。又方,浓研好墨,点眼立出。"

《本草纲目·草部第十九卷·草之八·菖蒲》："飞丝入目:石菖蒲捶碎,左目塞右鼻,右目塞左鼻,百发百中。"

《本草纲目·菜部第二十六卷·菜之一·芥》："飞丝入目:青菜汁点之如神。"

《本草纲目·木部第三十六卷·木之三·柘》："飞丝入目:柘浆点之,以绵蘸水拭去。"

《本草纲目·人部第五十二卷·人之一·爪甲》："飞丝入目:刮爪甲末,箸头同津液点之,其丝自聚拔出也。"

《证治准绳·杂病·目·目为物所伤》："飞丝入目证,谓风扬游丝偶然撞入目中而作痛也。若野蚕、蜘蛛、木虫之丝,患尚迟。若遇金蚕、老鹳丝,其目不出三日迸裂……物偶入睛证,谓偶然被物落在目中而痛也。凡人被物入目,不可乘躁便擦,须按住性,待泪来满而擦,则物润而易出。如物性重及有芒刺不能出者,急令人取出,不可揉擦,擦则物愈深入而难取。若入深须翻上睥取之,不取则转运阻碍,气滞血凝而病变。芒刺、金石棱角之物,失取碍久及擦重者,则坏损轮膏,如痕凝脂等病,轻则血瘀水滞,为痛为障等病,有终不得出而结于睥内者,必须翻而寻看,因其证而治之。此与眯目飞扬不同。飞扬,细沙擦眯已成证者,此则未成证。若已成证,则大同小异,终彼轻而此重也。"

《药性切用·卷之四中·菜部·蔓菁》："一名芜青,即诸葛菜。苦辛性平,泻热解毒,利水明目。根:解酒毒,捣敷阴囊,肿大如斗。叶:利五脏,绞汁点飞丝入目。"

《种福堂公选良方·卷三·公选良方·目》:"明目去翳秘方:锦纹大黄一两,北细辛四两,将二味用上高泉水一百二十两,将药入砂锅煎至二十两,以细绢滤去渣,用大银碗一个盛药,碗下以砖三块放定碗底下。将灯盏注麻油,用灯草七根,燃灯熏碗底内,煎药成膏,滴水成珠。每膏一两,用野荸荠粉五钱,多些亦不妨,冰片三分,和匀作锭。如多年的厚翳,每两加水飞过蝉蜕末五分,须要去头足,揉碎去泥沙,水洗晒干为末,水飞三次用。又治飞丝入目,每两加银朱五分,研细末,水飞晒干用。"

《急救广生集·卷八·一切伤痛·毒物入内伤》："飞丝入目,用新笔于眼内运搅,即收在笔上。"

《金匮启钥(眼科)·卷六·眯目飞扬论》:

"重者须按而服药,轻者亦遵法外治可矣。而又不若保于未然,即外治,亦有不必用者之善也,何勿慎之。"

《经验良方全集·卷一·眼目》:"治烟渣入目,小儿及好烟者误犯,须用乱长头发,或凉帽缨,缓缓拖之即愈。切忌水洗,愈洗愈痛,甚至丧明。治飞丝入眼,用五倍子煎汤,先将本人舌尖涂金墨,即浸倍子汤内,飞丝便从舌尖引出,切勿用手捻目。目中卒痛,烧荆芥木,取黄汁点之。"

《经验选秘·卷一》:"泥沙入目,肿痛欲瞎:用极粗牛膝一段约二寸长,令患者嚼如泥。左眼右嚼,右眼左嚼,吐出搓丸,塞再眼角,泥沙裹药和泪流出。尘芒入目:生藕捣汁,以棉沁汁,滴入目中即出。飞丝入目,其有入目后赤肿痛闭者,以明矾一撮放水碗中,将舌舔水,随舔随快,见水面有丝一条,眼即无恙。虽患三四日者,亦无不效。或以滚水一杯,安盐少许,明矾三钱,将舌尖浸于水中,丝亦自落水内。又方,用雄鸡冠血滴入目中,亦治沙尘入目。又方,白菜揉烂,帕包滴汁二三点入目,即出。"

《外治寿世方·卷二·目·飞丝入目》:"白菜揉烂帕包,滴汁二三点即出。又荷花缸内细泥汁,点之即消。又芥菜汁点之,又桑叶滋点之。又凡诸药不效,赤肿痛甚者,以滚水一杯,入食盐(少许)、明矾(三钱),将舌尖浸入水片刻,其丝自落水中。又好墨磨浓,用新笔蘸点眼角内,闭目片时,其丝自然成块,用手轻抹即出。"

【论用方】

1. 补肝丸(《普济方·卷八十二·眼目门·眯目》引《龙木论》)

治眯目飞尘外障。

泽泻 菖蒲(各一两半) 干山药 人参 茯苓(乳汁拌,晒干) 防风 远志 知母 干地黄(各二两)

上为末,炼蜜为丸如梧桐子大。空心茶下十丸。用叶下红,以盐少许,用绢片裹滴在眼中,左眼疼用淬塞右鼻,右眼疼塞左鼻。如上障用雪裹开,并用鹅不食草些少,同前药捣碎,滴汁于眼中,淬亦塞鼻。

2. 猪脂膏(《普济方·卷八十二·眼目门·眯目》引《圣惠方》)

治一切物眯目中,妨痛不可忍。

取猪脂去筋膜,于水中煮,待有浮上如油者,掠取贮于别器中又煮,依前再取之。仰卧去枕点于鼻中,不过三两度,其脂自眼角中流出,眯物即出。

3. 车前散(《秘传眼科龙木论·卷之五·五十三·眯目飞尘外障》)

治眯目飞尘外障。

车前子 五味子 芍药(各一两半) 细辛 黑参 茯苓 人参 大黄 桔梗(各一两)

上为末。以水一盏,散一钱,煎至五分,食后去渣温服。

第二节

振胞瘀痛

【辨病名】

振胞瘀痛指眼部受钝力撞击,目珠未见破损,血液凝滞胞睑,青紫胀痛,渐而瘀血阻滞目珠内,血灌睛珠,目珠损坏或胀大如覆杯。相当于西医的眼钝挫伤。

《证治准绳·杂病·目·目为物所伤》:"[振胞瘀痛证]谓偶被物撞打,而血停滞于睑睥之间,以致胀痛也。缓而失治,则胀入珠内,瘀血灌睛,而睛有损坏之患,状亦与胀如杯覆同。"

《张氏医通·卷八·七窍门上·目为物所伤》:"打跌撞破伤胞睑也,积血紫青,撞破白仁,伤其硬壳。"

【辨病机】

因跌打撞破伤胞睑,素有痰火风邪,外伤触动,凝滞脉道,祸及瞳仁,以致气血凝滞而为病。

《金匮启钥(眼科)·卷三·肿胀·振胞瘀痛论》:"振胞瘀痛者,多因偶被物撞打,而血停滞于睑睥之间,缓而失治,则胀入珠内,瘀血灌睛而睛有损坏之患,状亦与胀如杯覆同,外治开导敷治亦同,内治不同。盖胀如杯覆,火从内起,此因外触凝滞脉道,而后灌及神珠,或素有痰火风邪,因而涌动,乘虚为患,是又当必审症而施,乃免瞽人之误。"

【论治法】

撞击伤目治则为行气活血,化瘀止痛。

《张氏医通·卷八·七窍门上·目为物所伤》:"急宜酒煎散去防己、牛蒡,加羌活、木贼,熨以葱、艾,护以清凉膏。或专以生地黄捣烂作饼,烘热贴太阳穴及眼胞上,一日一换,以散其血,如无生地黄,用芙蓉叶捣烂烘贴,干者用鸡子清调之,若眼眶青黑,捣生莱菔护贴,切宜避风忌口,痛甚,酒煎散加没药,渐生翳障者,犀角地黄汤换赤芍,加大黄、当归、柴胡、连翘、甘草,若至血散,变生白翳不痛,为不治也。"

《经验选秘·卷一》:"打伤眼睛方:生猪肉一片,以当归、赤石脂二味研末,掺肉上贴之,拔出瘀血,眼即无恙。又方,以生半夏为末,水调涂之即愈。"

【论用方】

1. 一绿散(《证治准绳·类方·目·目为物所伤》)

治打扑伤损眼胞,赤肿疼痛。

芙蓉叶　生地黄(各等分)

上捣烂,敷眼胞上;或为末,以鸡子清调匀敷。

2. 加味四物汤(《审视瑶函·卷六·运气原证·诸因·物损真睛症》)

治打损眼目。

白芍药　川芎　当归身　荆芥　熟地黄　防风(各等分)

上咬咀为剂,白水二钟,煎熟去滓,再入生地黄捣汁少许温服。外又再以生地黄一两,杏仁二十粒,泡去皮尖,研为细末,用水调稠,绵纸摊药,敷在眼上令干。

第三节

物损真睛

【辨病名】

物损真睛多因被尖锐器物戳伤黑睛,细小轻浅者可自愈,粗粝伤大者留下瘢痕,严重者损及瞳神、祸至神膏,膏汁溢出,或白色或青黄色,凝于风轮,甚至失明。相当于西医的眼球穿孔伤。

《证治准绳·杂病·目·目为物所伤》:"[物损真睛证]谓被物触打,径在风轮之急者,物大则状大,物小则状小,有黄白二色,黄者害速,白者稍迟。若尖细之物触伤,浅小者可治可消。若粗厉之物,伤大而深及缺损神膏者,虽愈亦有瘢痕。若触及破膏者,必有膏汁,或青黑色,或白色如痰者流出,为害尤急。纵然急治,瞳神虽在,亦难免欹侧之患。绽甚而瞳神已去者,不治。"

《审视瑶函·卷六·诸因·物损真睛症》:"物损真睛症,伤之在目轮。白黄两般病,黄急白迟行。若然伤得重,损坏及瞳神。纵然医得速,终必欠光明……每见耘苗之人,竹木匠辈,往往误触竹丝木屑苗叶,在风轮而病者;若飞流之物撞入,而致破风轮者,必致清黄出,状若稠痰,白脂凝在风轮,欲流不流。此是伤破神珠外边气分之精膏也,不可误认为障。若神昏者,瞳神有大小欹侧之患,久而失治,目必枯凸。大凡此症不论大小黄白,但有流泪赤障等病者,急而有变。珠痛头疼者,尤急也。"

《目经大成·卷之二·八十一证·物损真睛六十三》:"此泛言目忽被金、被木打伤、跌伤,迫在轮廓之甚者。"

【辨病机】

本病多因竹丝、木屑、苗叶等尖锐之物戳伤黑睛,可伤及瞳神和神膏,为内障眼病。素有痰火、风湿和斫丧者,风湿热邪内积,外伤引动内邪,病证更加严重。

《证治准绳·杂病·目·目为物所伤》:"[物损真睛证]且如草木刺、金石屑、苗叶尖针尖触在风轮,浅而结颗,黄者状如粟疮,急而有变;白者状如银星,为害稍缓。每见耘苗人、竹木匠,往往误触竹丝、木屑、苗叶在风轮而病者……此是伤破神珠外边上层气分之精膏也。不可误认为外障。若视昏者,瞳神有大小欹侧之患,久而失治,目必枯凸。大凡此病不论大小黄白,但有泪流赤胀等证者,急而有变,珠疼头痛者尤急。素有痰火、风湿、斫丧之人,病已内积,未至于发,今因外伤而激动其邪,乘此为害,痛甚便涩者最凶。"

【论治法】

若锐物折断在白睛或黑睛上,应立即取出,有瘀血者应先将其导出,再治瘢痕、蟹睛或破口处膏水渗出。伤口小且浅者,易痊愈;伤口深大,表面粗粝者,难以愈合。

《证治准绳·杂病·目·目为物所伤》:"又如木竹芒刺,误触断在风轮膏内者,必晓夜胀痛难当,急宜取出。物若粗大入深者,于此损处必有膏出为蟹睛,治亦有瘢。取迟,膏水滞结障生者,物去而治障,障自退。障若大而厚者,虽退亦有迹。失取而攻损瞳神者,不治。若刺伤断在气轮皮内,取迟者,必有瘀血灌胀,取去物而先导之,后治余证。大抵此证物尖细者,伤亦小,易退而全好。粗大者,伤亦大,难退而有迹。小者能大,大者损目,风轮最急,气轮次之。其小物所触浅细者,年少精强及善于护养,性情纯缓之人,亦有不治而愈者,必其内外别无他证也。"

【论用方】

1. 加味四物汤(《审视瑶函·卷六·诸因·物损真睛症》)

治打损眼目。

白芍药　川芎　当归身　荆芥　熟地黄　防风(各等分)

上咬咀为剂,白水二钟,煎熟去滓,再入生地黄捣汁少许温服。外又再以生地黄一两,杏仁二十粒,泡去皮尖,研为细末,用水调稠,绵纸摊药,敷在眼上令干。

2. 黑神散(《审视瑶函·卷六·诸因·物损真睛症》引《局方》)

治物损真睛症。

熟地黄　蒲黄　归尾　干姜(炮)　赤芍药　肉桂　甘草梢(各等分)

上为细末,量病之轻重大小,以童便生地黄汁,相和多寡调服。

3. 经效散(《审视瑶函·卷六·诸因·物损真睛症》)

治眼因撞刺生翳,疼痛无时,经久不安,复被物之所击,兼为风热所攻,转加痛楚,不能睁开见物等症。

柴胡(一两)　犀角(锉末,三钱)　赤芍药　当归尾　大黄(各五钱)　连翘　甘草梢(各二钱五分)

上为末。每服二三钱,白水二钟煎,食远服。

第十章

其他眼病

近视

【辨病名】

近视指眼无不适,而视近物清晰,视远物模糊的病症。又称能近怯远、能近视不能远视、近觑等。

《目经大成·卷之二·八十一证·近视五十二》:"双睛近觑是生来,不是生来却祸胎,……忽尔只见近,而不见远者也。"

《眼科锦囊·卷一·近视眼远视眼》:"盖近视眼者,眼面之中央,比较寻常之眼,稍为隆起。是以物象光辉尖达于网膜也,不能如常度,故近接物体,以适其度而已矣。耆期老人,血气衰弱,诸液少洒,则其凸隆之眼面,自然扁平,竟复常度者有之矣,可以知其理也。"

【辨病因】

1. 禀赋不足

先天禀赋不足,血虚气盛,目失血养。

《诸病源候论·目病诸候·目不能远视候》:"夫目不能远视者,由目为肝之外候,腑脏之精华,若劳伤腑脏,肝气不足,兼受风邪,使精华之气衰弱,故不能远视。"

《普济方·卷八十三·眼目门·目青盲》:"能近视不能远视者,阴气不足,阳气有余也,乃血虚气盛。血虚气盛者,皆火有余,元气不足。"

《证治准绳·杂病·目·能近视不能远视》:"《秘要》云:此证非谓禀受生成近觑之病,乃平昔无病,素能远视,而忽然不能者也。盖阳不足,阴有余,病于火者,故光华不能发越于外,而偎敛近视耳。"

2. 风邪劳伤

劳瞻竭视,耗伤精血,风邪外客,精血不能充养二目。

《明目至宝·卷一·明堂问答七十二证之因》:"三十九问曰:眼不能远视而能近视者,何也?答曰:此因劳伤脏腑,风邪客之,使精华之气衰弱,肝经不足,盖有水而无火也,故不能远视而能近视也。宜服补肝散、蝉花散,补心定志丸加茯苓主之。"

3. 饮食不节

恣酒嗜燥,忿怒暴悖,伤神损气所得,阳火不能发越于外。

《证治准绳·杂病·目·能近视不能远视》:"若耽酒嗜燥、头风痰火、忿怒暴悖者,必伤神损气,神气弱必发用衰,发用衰则经络涩滞,经络涩滞则阴阳偏胜,而光华不能发达矣。"

【辨病机】

1. 阳气不足

阳气衰微,神光不得发越于远处。

《古今医统大全·卷之六十一·眼科·不能远视》:"海藏云:目能近视,责其有水;不能远视,责其无火。"

《景岳全书·卷之二十七必集·杂证谟·眼目》:"观刘宗厚曰:阳气者,犹日火也,阴气者,金水也;先儒谓金水内明而外暗,日火外明而内暗,此自不易之理也。然则内明者利于近,外明者利于远,故凡不能远视者,必阴胜阳也,不能近视者,必阳胜阴也。由此言之,则海藏是而东垣非矣。若以愚见评之,则但当言其不足,不必言其有余。故曰:不能远视者,阳气不足也;不能近视者,阴气不足也,岂不甚为明显。若东垣以阴气有余,阳气有余,皆谓之火,则能视者皆火病也。海藏云:能近视责其有水,能远视责其有火,则当责者亦是病也。此等议论,余则未敢服膺。"

2. 肝肾阴虚,心血不足

肝肾阴虚,精血不足,以致神光衰微,光华不能远及。

《银海精微·卷下·能近视不能远视》:"问曰:能近视,不能远视者何也? 答曰:血虚气不足也。"

《普济方·卷八十三·眼目门·目青盲》:"能近视不能远视者,阴气不足,阳气有余也,乃血虚气盛。血虚气盛者,皆火有余,元气不足。火者,人身真气之贼也。元气来也徐而和,细细如线。邪气来也紧而强,如巨川之水不可遏。"

《证治准绳·杂病·目·能近视不能远视》:"胆肾足则神膏厚,神膏厚则经络润泽,经络润泽则神气和畅而阳光盛矣。夫气之所用谓之火,在身为运用,在目为神光……必伤神损气,神气弱必发用衰,发用衰则经络涩滞,经络涩滞则阴阳偏胜,而光华不能发达矣。"

《寿世保元·卷六·眼目》:"不能远视者,心血不足也。"

《医学原理·卷之七·眼目门·丹溪治眼活套》:"如能近视,不能远视者,乃水盛火亏,法当补心,宜定志丸之类主之。盖火亏者,乃心血不足也。"

《证治汇补·卷之四·上窍门·目疾》:"能近视不能远视者,属肾虚,阳气有余,阴气不足也。"

《辨证录·卷之三·目痛门》:"人有能近视而不能远视者,近视则蝇脚细字辨晰秋毫,远视则咫尺之外不辨真假,人以为肝血之不足,谁知是肾火之本微乎。肾火者,先天之火也,是火存于肾水之中,近视之人,既非水之不足,何致火之无余? 不知先天之火,天与之也,生来火微,光焰自短。盖眼目之中,不特神水涵之,抑亦神火藏之,故凡光能照远者火也,近视之人,正神火之微耳。"

【论治法】

以内外兼治,内治以温补心肾、滋阴补血为主;外治则可针刺经穴、按摩等,也可配镜矫正。

1. 内治法

(1) 温补肾阳

《医学纲目·卷之十三·肝胆部·目疾门》:"(东)定志丸出《局方》,治眼不能远视,能近

视者。"

《辨证录·卷之三·目痛门》:"人有能近视而不能远视者……治近视之病,必补肾火为主。然而火非水不养,虽近视之人,原有肾水,然能保其后天之不斫削乎。水中补火,不易之道也。方用养火助明汤。"

《四诊抉微·卷之一·望诊·察目部》:"王海藏曰……能近视,责其有水;不能远视,责其无火,法当补心,人参、茯神、远志。"

(2) 滋阴补血

《银海精微·卷下·能近视不能远视》:"问曰:能近视,不能远视者何也? 答曰:血虚气不足也。《经》云:远视不明,是无火也。治初起者宜服地芝丸、千里光散、菊花散,随人气血虚实加减,诸补药皆可用。"

《医学入门·外集·卷四·杂病分类》:"近视阴虚远视阳,能近视不能远视者,看一成二,属肝肾虚,宜肾气丸、地芝丸,或加降火之剂。"

《审视瑶函·卷五·内障·能近怯远症》:"怯远症,肝经不足肾经病……治在胆肾……宜服补肾磁石丸,治肝肾气虚上攻,眼目昏暗,远视不明,时见黑花,渐成内障。"

《苍生司命·卷六(利集)·目病证》:"丹溪曰……目能近视,不能远视者,心血不足也,定志丸加茯苓主之。"

2. 针灸法

《针灸问答·卷上·第十七章·足少阴肾经穴歌注》:"问:水泉穴呢? 答:水泉溪下一寸许,四壮四分何病治,主治近视目,女人经病腹中刺。[注]水泉穴,在太溪下一寸,四壮,四分。主治目不能远视,女子经病,腹中痛等症。"

3. 眼镜矫正

《眼科锦囊·卷三·内障篇·近视眼》:"近视远视二证,因眼珠及水晶液之隆高与扁平,而所发起也。治法,带用适宜之眼镜,而可以补助其机转。"

【论用方】

1. 千里光散(《银海精微·卷下·能近视不能远视》)

治能近视不能远视。

菊花　千里光　甘草(各等分)

上为末。每服三钱,夜间临卧,用茶清调下。

2. 菊花散(《银海精微·卷下·能近视不能远视》)

治能近视不能远视。

菊花(四两) 甘草(五钱) 生地黄(四两) 白蒺藜(去刺炒,二两)

上为末。每服二钱,食后米泔水下。

3. 万寿地芝丸(《奇效良方·卷之五十七·眼目门·眼目通用方》)

治目能近视,不能远视。

天门冬(去心) 生姜(焙,各四两) 甘菊花(二两) 枳壳(去瓤,炒,三两)

上为细末,炼蜜为丸如梧桐子大。每服一百丸,食后用茶清或温酒送下。

4. 四物菊花汤(《脉症治方·卷之三·火门·上部》)

清热,养血,疏风。治能近视,不能远视,乃气盛血虚。

川芎(七分) 当归(酒浸一钱五分) 白芍药(一钱五分) 淮生地(一钱) 甘菊花(一钱五分) 防风(七分) 黄连(八分) 白扁豆(七分) 甘草(生用,五分) 甘州枸杞子(八分)

上作一服,水一钟半,煎八分,食后服,兼有他症,依后加减。能近视,不能远视,乃气盛血虚,倍当归,加熟地黄(一钱五分)。

5. 定志丸(《证治准绳·类方·目·能近视不能远视》)

治能近视不能远视。

远志(去苗心) 菖蒲(各二两) 人参 白茯苓(去皮,各一两)

为细末,炼蜜丸,以朱砂为衣。每服十丸,加至二十丸,米饮下,食后。

6. 补肾磁石丸(《审视瑶函·卷五·内障·能近怯远症》)

治肝肾气虚上攻,眼目昏暗,远视不明,时见黑花,渐成内障。

石决明(醋煅) 甘菊花(去梗叶) 磁石(捶碎,煅红醋淬) 肉苁蓉 菟丝子(水淘净,酒浸一宿,慢火烘干,各一两)

上为细末,用雄雀十五双,去毛嘴足,留肚肠,以青盐二两,水三升,同煮令雄雀烂,水欲尽为度,取出先捣如膏,和药末为丸如桐子大。每服三钱,空心温酒送下。

7. 养火助明汤(《辨证录·卷之三·目痛门》)

补命门之火,治能近视而不能远视。

熟地(五钱) 山茱萸(三钱) 葳蕤(五钱) 巴戟天(一两) 肉桂(一钱) 麦冬(三钱) 北五味子(三分) 枸杞(三钱)

水煎服。一月之后,自然渐能远视矣。仍将前药修合丸散,日日吞服,一年之后,远近俱能视也。但服药之时,必须坚忍色欲为妙,否则仅得半之道耳。

8. 地芝丸(《济阳纲目·卷一百零一·目病中·治目不能远视能近视方》)

治目不能远视能近视,或亦妨近视,以此除风热。

生地黄(焙) 天门冬(去心,各四两) 枳壳(麸炒) 甘菊花(各二两)

上同为细末,炼蜜丸如桐子大。每服百丸,温酒茶清任下,食后。六味地黄丸亦治此证。

9. 芎䓖丸(《济阳纲目·卷一百零一·目病中·治目不能远视能近视方》)

治远视不明,常见黑花,久服明目。

芎䓖 菊花 荆芥 薄荷 甘草(各一两) 苍术(米泔浸,二两)

上为末,炼蜜丸如桐子大。每服五十丸,食后茶清下。

【医案选】

《石山医案·卷之上·条答福建举人谢邦实所患书》

东垣云:能远视不能近视,气有余血不足也;能近视不能远视,血有余气不足也。今贵目既不能视远,又不能视近,此气血俱不足也。直视天日,惟见白花,白花乃肺之象。何则?肺为气主,属金而燥,肺金一虚,火来易侮,且天与日皆阳火也,虚金受侮于天日之阳火,故白花纷纷散漫而见于前矣。白精血缕不断,睡醒反溃泪者,属于肝火之动也。《经》云"肝热甚则出泪"是矣。所治之方,要当滋肾水以制火,保肺气以畏木,则眼中诸疾虽不期愈而自愈矣。然加减补阴丸正与病对,先生宜详审之。

《辨证奇闻·卷三·目痛》

近视不能远视，人谓肝血不足，谁知肾火微乎。肾火，先天火，存肾中。目不特神水涵之，神火亦藏之。远照者，火也。江上渔火，明透数十里，水气岚烟不得掩。然渔火细光，亦若隐若现。可见火盛照远，火衰照近，近视正神火之微。神火发于肾，必补肾火为主。然火非水不养，水中补火，不易之道也。用养火助明汤：熟地、葳蕤五钱，枣皮、麦冬、枸杞三钱，巴戟一两，肉桂一钱，北味三分。一月渐远视。一年远近俱能视。但必坚忍色欲，倘服兴阳以图善战，且有病，戒之。

第二节

远视

【辨病名】

远视指眼无不适，目能远视，而视近物模糊不清的病症。又称能远怯近、能远视不能近视。本病眼无翳障可寻，瞳神气色大小如常，视远较清楚，视近模糊昏花。

《目经大成·卷之二·八十一证·远视五十三》："此症目渐次昏昧，能远视而不能近视者也。"

【辨病因】

1. 饮食劳伤

若劳倦太过，忧伤悲思，皆能损耗阴精；或因饮食不节，脾胃内伤，气血两虚，目无所养，光华不能收敛，而视近不明。

《证治准绳·杂病·目·能远视不能近视》："《秘要》云：阴精不足，阳光有余，病于水者，故光华发见散乱，而不能收敛近视。治之在心肾，心肾平则水火调，而阴阳和顺，阴阳和顺则收敛发用各得其宜。夫血之所化为水，在身为津液，在目为膏汁。若贪淫恣欲，饥饱失节，形脉甚劳，过于悲泣，皆斫耗阴精，阴精亏则阳火盛，火性炎而发见，阴精不能制伏挽回，故越于外而远照。不能治之，而反触激者，有内障之患。"

《审视瑶函·卷五·内障·能近怯远症》："此症非谓禀受生成近觑之病不治者，盖言平昔无病能远视，忽目患能近视而不能远视者，阳不足，阴有余，病于火少者也。无火，是以光华不能发越于远，而拘敛近视耳。治在胆肾，胆肾足则神膏厚，神膏厚则经络润泽，经络润泽则神气和畅，而阳光盛矣。夫气之所用谓之火，在身为运用，在目为神光，若耽酒嗜燥，头风痰火，忿怒暴悖者，必伤神损气，神气弱必发用衰，发用衰则经络涩滞，故阴胜阳衰，而光华不能及远矣。"

2. 禀赋不足、年老体衰

因先天禀赋不足，与生俱来；或因年高体弱，阴阳两衰，阳不生阴，阴精不能收敛，光华散乱，视近昏暗。

《普济方·卷八十三·眼目门·目青盲》："能远视不能近视者，阳气不足，阴气有余也，乃气虚而血盛者，阴火有余，气虚者气弱也，此老人桑榆之象也。"

《眼科锦囊·卷一·近视眼远视眼》："耆期老人，血气衰弱，诸液少洒，则其凸隆之眼面，自然扁平，竟复常度者有之矣，可以知其理也。其远视眼者，与前证相反，而眼面扁平之所致也，故光辉聚映，亦在角膜后部，以为交叉，故使物景近接眼面，则愈失其度。譬如衰老之眼，不远隔物象，则不克洞见焉，此乃血气乏少，诸液减耗，眼面扁平，而使然也，此二证共是一般，而唯来影之度，有过不及耳。"

【辨病机】

肾气不足，肾精亏虚而不能敛聚光华，故视近模糊。

《古今医统大全·卷之六十一·眼科·不能近视》："海藏云：目能远视，责其有火；不能近视，责其无水。宜东垣地芝丸主之。"

《景岳全书·卷之二十七必集·杂证谟·眼目》："观刘宗厚曰：阳气者，犹日火也，阴气者，金水也；先儒谓金水内明而外暗，日火外明而内暗，此自不易之理也。然则内明者利于近，外明者利于远，故凡不能远视者，必阴胜阳也，不能近视者，必阳胜阴也。由此言之，则海藏是而东垣非矣。若以愚见评之，则但当言其不足，不必言其有余。故曰：不能远视者，阳气不足也；不能近视者，阴气不足也，岂不甚为明显。若东垣以阴气有余，阳气有余，皆谓之火，则能视者皆火病也。"

《医学原理·卷之七·眼目门·丹溪治眼活套》："如能远视，不能近视者，乃火盛水亏……水亏者,乃肾水不足也。"

《目经大成·卷之二·八十一证·远视五十三》:"盖阴不配阳,病于水者。水病则从燥化热,不遑涵虚静鉴,又且水之所变为血,亲上与气谋,亲下与精谋。若淫泣劳极,斫耗风力,则元神飞越,命门少火。"

【论治法】

1. 补肾滋阴

远视因肾精亏虚而目中光华散漫不收,故治以补肾滋阴。

《银海精微·卷下·眼能远视不能近视》:"问曰:能远视不能近视者何也?答曰:气旺血衰也。《经》云:近视不明,是无水也。治宜六味地黄丸,加补肾丸,诸补阴药皆可主之。"

《医学纲目·卷之十三·目疾门·能远视不能近视、能近视不能远视》:"(东)地芝丸,治目不能近视能远视及大厉风成癞,悉皆治之。"

《医学入门·外集·卷四·杂病分类》:"能远视不能近视者,属心虚,宜定心丸。"

《医宗金鉴·眼科心法要诀·能远怯近歌》:"近视昏蒙远视明,阳光有余损阴精,须用地芝丸枳壳,菊花生地共天冬。[注]能远怯近者,谓视物远则能见,近则昏蒙也。盖由其人阳气有余,阴精不足,故光华散乱,不能收敛于近也。宜用地芝丸养阴,久服则目自愈。"

2. 佩戴眼镜

《眼科锦囊·卷三·内障篇·近视眼》:"近视、远视二证,因眼珠及水晶液之隆高与扁平,而所发起也。治法带用适宜之眼镜,而可以补助其机转。说既详明于卷首,故省蛇足。"

【论用方】

1. 六味地黄丸(《银海精微·卷下·眼能远视不能近视》)

治肾虚,眼不奈视,神光不足。

熟地黄　泽泻　白茯苓　牡丹皮　山萸　山药　一方加川芎、当归、蔓荆子

上为末,炼蜜为丸如桐子大。每服三十丸,空心服,不必点丹

2. 定志丸(《素问病机气宜保命集·卷下·眼目论第二十五》)

治能远视不能近视。

白茯苓(去皮)　人参(去芦头,各三两)　远志(去苗及心)　菖蒲(各二两)　生地黄(焙)　天门冬(去心,各四两)　枳壳(炒)　甘菊花(去蒂,各二两)

上为细末,炼蜜丸如桐子大。每服一百丸,茶清送下。

3. 四物菊花汤(《脉症治方·卷之三·火门·上部》)

清热。养血。疏风。

川芎(七分)　当归(酒浸,一钱五分)　白芍药(一钱五分)　淮生地(一钱)　甘菊花(一钱五分)　防风(七分)　黄连(八分)　白扁豆(七分)　甘草(生用,五分)　甘州枸杞子(八分)

上作一服。水一钟半,煎八分,食后服。兼有他症,依后加减:能远视,不能近视,乃血盛气虚,加人参、白茯苓(各一钱),石菖蒲(五分)。

4. 地芝丸(《证治准绳·类方·目·能远视不能近视》)

治能远视不能近视。

生地黄(焙)　天门冬(去心,各四两)　枳壳(炒)　甘菊花(去蒂,各二两)

上为细末,炼蜜丸如桐子大。每服一百丸,茶清送下。

5. 补阳活血汤(《医方集宜·卷之六·眼目门·治方》)

能远视而不能近视,乃阳气不足,阴气有余,气虚而血盛,则阴火盛而阳气衰,宜用。

黄芪　甘草　蔓荆子　防风　白芷　升麻　当归　柴胡

白水煎服。

【医案选】

《石山医案·卷之上·条答福建举人谢邦实所患书》

东垣云:能远视不能近视,气有余血不足也;能近视不能远视,血有余气不足也。今贵目既不能视远,又不能视近,此气血俱不足也。直视天日,惟见白花,白花乃肺之象。何则?肺为气主,属金而燥,肺金一虚,火来易侮,且天与日皆阳火也,虚金受侮于天日之阳火,故白花纷纷散漫而见于前矣。白精血缕不断,睡醒反溃泪者,属于肝火

之动也,《经》云"肝热甚则出泪"是矣。所治之方,要当滋肾水以制火,保肺气以畏木,则眼中诸疾虽不期愈而自愈矣。然加减补阴丸正与病对,先生宜详审之。

第三节

风牵偏视

【辨病名】

风牵偏视指目珠偏离正位,或左或右,或上或下,失其常态,要转不得转的病症。又称目偏视、坠睛。相当于西医的麻痹性斜视。

《诸病源候论·目病诸候·目偏视候》:"目,是五脏六腑之精华。人腑脏虚而风邪入于目,而瞳子被风所射,睛不正则偏视。"

《太平圣惠方·卷第三十三·治坠睛诸方》:"夫坠睛眼者,由眼中贼风所吹故也。风寒入贯瞳仁,攻于眼带,则瞳仁牵拽向下,名曰坠睛也。"

《圣济总录·卷第一百六·坠睛》:"论曰:坠睛者,眼因贼风所吹,血脉受寒,贯冲瞳仁,风寒气随眼带牵拽,睛瞳向下,名曰坠睛也。日久不治,瞳仁损陷,遂致失明。"

《证治准绳·杂病·目·神珠将反》:"谓目珠不正,人虽要转而目不能转。乃风热攻脑,筋络被其牵缩紧急,吊偏珠子,是以不能运转。甚则其中自闻刮眙,有声时响。血分有滞者,目亦赤痛。失治者,有反背之患。与双目睛通初起,状相似而不同。"

《审视瑶函·卷五·内障·瞳神反背症》:"瞳神反背患者少,识者须当要心巧,不逢妙拨转将来,定是昏冥直到老。此症因六气偏胜,风热抟击,其珠斜翻倒转,白向外而黑向内也。"

【辨病机】

1. 脏腑亏虚,风邪乘袭

脏腑气血亏虚,风邪乘虚而入,客于经络,气血凝滞,筋脉失养,牵珠难转。

《太平圣惠方·卷第三十三·治眼偏视诸方》:"夫人肝气虚,风邪入于目,而瞳子被风所射,睛不正则偏视。此患亦有从少而得之者,亦有长大方病之者。皆由目之精气虚,为风邪所牵,故令偏视也。"

《普济方·卷七十六·眼目门·目偏视风牵》:"夫目偏视者,以腑脏虚,而风邪牵睛。其睛不正,则瞳子亦邪侧,故其视偏也。固有自幼小而得之,亦长大病者,率由气血亏而复受风邪也。"

《证治准绳·杂病·目·辘轳转关》:"目病六气不和,或有风邪所击,脑筋如拽,神珠不待人转,而自蓦然察上,蓦然察下,下之不能上,上之不能下,或左或右,倏易无时。盖气搏激不定,筋脉振惕,缓急无常,被其牵拽而为害。轻则气定脉偏而珠歪,如神珠将反之状,甚则翻转而为瞳神反背矣。"

《证治准绳·杂病·目·瞳神反背》:"因六气偏胜,风热搏急,其珠斜翻侧转,白向外而黑向内也。药不能疗,止用拨治,须久久精熟,能识其向入何眦,或带上带下之分,然后拨之,则疗在反掌。否则患者徒受痛楚,医者枉费心机。今人但见目盲内障,或目损风水二轮,坏而膏杂,白掩黑者,皆呼为瞳神反背,谬矣。夫反背,实是斜翻乌珠向内,岂有珠正向外,而可谓之反背者哉。"

《金匮启钥(眼科)·卷五·神珠将反论·证治歌》:"神珠将反势危哉,风热攻脑祸之阶。经络被牵珠难转,甚则自开更可哀。血分有滞亦赤痛,失治恐成反背灾。双目睛通初略似,钩藤饮子首宜裁。麦(门)冬汤与天门(冬)饮,元参泻肝(汤)治法赅。"

2. 劳欲过度,肾脏虚劳,脾胃壅毒

《普济方·卷七十六·眼目门·目偏视风牵》:"风牵喎偏外障,此眼初患之时,皆因肾脏虚劳,房事不节,脾胃壅毒夜卧多涎,肝气不足,致使不觉中风,口眼喎斜,睑中赤痒,时时颠人牵动。"

【论治法】

1. 内治法

证属风邪中络者,治宜驱散风邪,活血通络;证属风痰阻络者,治宜祛风除痰,通利脉络;证属热病伤阴,风痰滞络者,治宜养阴祛风,化痰通络。

《普济方·卷三百六十四·婴孩头眼耳鼻门·目偏视通睛》:"夫目偏视者,皆由肝脏风邪所攻,瞳人不正,顾视常偏,宜服羚羊角散、牛黄散治之。"

《审视瑶函·卷四·惊搐·辘轳转关症》："钩藤饮子治卒然惊悸,眼目翻腾:钩藤(炙,五分),麻黄(去节)、甘草(炙,各三分),天麻、川芎、防风、人参(各七分),全蝎(炒去毒,一钱),僵蚕(炒,一钱二分)。上锉剂,白水二钟,姜三片,煎至八分,不拘时服。"

《张氏医通·卷八·七窍门上·瞳神反背》："瞳神反背者,因风热搏击其珠,而斜翻转侧,通肝散加全蝎、钩藤,或黄芪建中加羌活、归身、蝎梢;虚则神效黄芪、补中益气皆可取用。或云即是瞳神发白,北人声韵相似也,盖发白即是内障,故宜金针拨之。若前所言,即神珠将反之暴者,非真反背也,安有目系内系而能反背之理,医者审之。"

2. 外治法

外治法以点眼、按摩及针刺为主。

《太平圣惠方·卷第三十三·治坠睛诸方》："治坠睛风热所攻,宜用此点眼药方。猪肝(一具),黑豆花(曝干),槐花(曝干),地黄花(曝干,以上各一两)。上件药,除猪肝外,捣细罗为散,和猪肝纳铛中,以水二斗,缓火煎,候上有凝脂,似酥片子,此是药炙上物,掠尽为度,以瓷合中盛。每以铜箸取如黍米大,点眦中。"

《圣济总录·卷第一百七·目偏视风牵》："论曰:目偏视者,以腑脏虚而风邪牵睛,其睛不正,则瞳子亦斜侧,故其视偏也。固有自幼小而得之,亦有长大方病者,率由气血亏而复受风邪也。《龙木论》有去风热及摩点之剂。又云:有息肉则用钩割,若上下睑赤而动者,又著针穴,不可不审也。"

《普济方·卷七十六·眼目门·目偏视风牵》："宜令火针出泪,又针睛明穴。若有胬肉,即依法钩割熨烙。若无胬肉,不得钩割,只服羚羊角饮子,用摩风膏摩之,立效。歌曰:偏风牵引目斜喎,泪出还应不禁何。汤饮去除风毒了,摩风膏药且涂磨。若除胬肉休钩割,有即饮当用亦佳。承泣睛明须是穴,风牵睑动即针他。"

《危氏得效方》云："偏风牵引,双目喎斜,泪出频频,却无翳膜,不痒不痛。宜服消风散,荆芥汤下。"

【论用方】

1. 细辛散(《太平圣惠方·卷第三十三·治坠睛诸方》)

治坠睛眼,风热牵瞳仁向下。

细辛(一两)　赤茯苓(一两)　黄芩(一两)　麦门冬(一两半,去心,焙)　木通(一两半)　黄连(一两半,去须)　川大黄(一两,锉碎,微炒)　蕤蕤(一两半)　甘草(半两,炙微赤,锉)

上件药,捣粗罗为散。每服四钱,以水一盏,煎至六分,去滓,食后温服,临卧再服。忌炙爆油腻毒滑鱼肉。

2. 菊花散(《太平圣惠方·卷第三十三·治坠睛诸方》)

治坠睛,风毒牵瞳仁向下,眼带紧急,视物不明。

甘菊花(一两)　旋覆花(三分)　生干地黄(半两)　羚羊角屑(一两)　海桐皮(半两)　秦艽(半两,去苗)　白附子(半两,炮裂)　防风〔三(二)分,去芦头〕　蔓荆子(三分)　决明子(半两)　芎䓖(半两)

上件药,捣粗罗为散。每服三钱,以水一中盏,煎至六分,去滓,食后温服,临卧再服之。

3. 犀角散(《太平圣惠方·卷第三十三·治坠睛诸方》)

治坠睛眼失明,眼睛牵陷,或时发,视物散乱。

犀角屑(半两)　羚羊角屑(半两)　车前子(一两)　枸杞子(一两)　槐子　五味子　青葙子　牛蒡子(微炒)　茺蔚子　胡黄连(以上各三分)　兔肝(一具,微炙)

上件药,捣细罗为散。每于食后,煎槐子汤调下二钱,临卧再服。

4. 羌活散(《太平圣惠方·卷第三十三·治坠睛诸方》)

治坠睛久不瘥。

羌活(二两)　秦艽(去苗)　防风(去芦头)　桂心　牛蒡子(微炒)　胡黄连　茯神(以上各一两)　白附子(炮裂)　犀角屑　酸枣仁(微炒,各三分)　龙脑(一分,细研)

上件药,捣细罗为散。每于空心,盐汤调下二钱;晚食前,煎麦门冬热水,再调服之。

5. 槐子丸(《太平圣惠方·卷第三十三·治坠睛诸方》)

治眼风邪所攻,坠睛向下,渐渐失明。

槐子　天麻　独活　地肤子　沙参(去芦头)　人参(去芦头)　羚羊角屑(以上各一两

半）　决明子（二两）　防风（一两,去芦头）　甘菊花（一两）　枳壳（一两,麸炒微黄,去瓤）

上件药,捣罗为末,炼蜜和捣三五百杵,丸如梧桐子大。每日空心,以温浆水下三十丸,夜临卧再服。

6.　羚羊角散(《圣济总录·卷第一百六·坠睛》)

治眼白睛肿胀,日夜疼痛,心胸多闷,洗肺利肝。

羚羊角屑（一两）　赤茯苓（三两）　木通（三分）　甜葶苈（半两,隔纸炒令紫色）　郁李仁（一两,去皮）　防风（三分,去芦头）　桑根白皮（一两,锉）　甘草（半两,炙锉）　赤芍药（三分）　黄芩（三分）　枳壳（三分,炒黄,去瓤）　汉防己（一两）　川大黄（一两,锉）　杏仁（三分,汤浸去皮尖炒黄）

上一十四味,捣筛为粗散。每服三钱匕,水一盏,煎至六分,去滓,食后临卧温服。

7.　点朱砂煎方(《圣济总录·卷第一百六·坠睛》)

治眼白睛肿起,赤涩疼痛。

朱砂（一分,细研）　马牙硝（半两,细研）　黄连末（半两）　杏仁（一分,汤浸去皮尖）　青盐（一分）

上五味,研匀绵裹,用雪水三合,浸一宿,滤过入瓷合中。铜箸蘸少许点之。

8.　洗眼决明汤(《圣济总录·卷第一百六·坠睛》)

治坠睛,视物失明。

决明子　柴胡（去苗）　秦皮　防风（去叉）　蛇衔草（各一两）　生干地黄（二两）

上六味,锉令匀细。每用一两,以水三盏,煎取二盏,去滓,再用绵滤过,每暖适温热洗讫,避风即瘥。

9.　点眼蕤仁煎方(《圣济总录·卷第一百六·坠睛》)

治坠睛,风毒所攻。

蕤仁（去皮研,二两）　黄连（去须,锉）　地骨皮（取白者用）　曾青（研如粉,各一两）　青盐（一分）　古钱（十文）　蜜（二盏）

上七味,以新绵裹六味,安新瓷瓶中,与蜜相和,煮一复时后,以重绵滤去滓令尽,依前安瓶子

中,著露地两宿去毒。日点黍米大,日三五次。

10.　凉隔天门冬汤(《圣济总录·卷第一百七·目偏视风牵》)

治眼风牵,睑硬睛疼,视物不正。

天门冬（去心）　大黄（锉,炒,各一两）　车前子　芜蔚子　黄芩（去黑心,各一两半）

上五味,粗捣筛。每服三钱匕,水一盏,煎至七分,去滓,食后临卧温服。

11.　黄芩汤(《圣济总录·卷第一百七·目偏视风牵》)

治眼风牵痛如针刺,视物不能回顾。

黄芩（去黑心）　大黄（锉,炒）　桔梗（炒）　知母（焙,各一两）　玄参　马兜铃（各一两半）　防风（去叉,二两）

上七味,粗捣筛。每服三钱匕,水一盏,煎至六分,去滓,食后临卧温服。

12.　防风散(《圣济总录·卷第一百七·目偏视风牵》)

治目偏视,冲风多泪。

防风（一两,去芦头）　栀子仁（三分）　黄芩（一两）　蕤蕤（一两）　黄连（一两,去须）　甘草（一两,炙赤,锉）

上六味,捣罗为细散。食后煎竹叶汤,调下一钱。忌油腻热酒湿面。

13.　点眼杏仁膏(《圣济总录·卷第一百七·目偏视风牵》)

治目偏视,冲风泪出。

杏仁（四十九枚,汤去皮尖,细研,绢袋盛,饭甑中蒸热绞取脂）　铜青（一大豆许）　胡粉（一大豆许）　干姜末（一大豆许）　青盐（一大豆半许）

上五味细研如粉,以杏仁脂调如膏,贮瓷盒中。每以铜箸取如麻子大,点目眦中,日二三次。

14.　摩顶膏(《圣济总录·卷第一百七·目偏视风牵》)

治一切眼疾及生发退热毒。

生油（二升）　黄牛酥（三两）　淡竹叶（一握）　大青（一两半）　蕤蕤（一两半）　曾青（一两,细研）　石长生（一两半）　吴蓝　槐子（一两半）　青盐（二两）　栀子仁（一两半）　蕤仁（一两半）　旱莲子草汁（一升）

上一十三味,粗捣筛一十味,以绢袋盛之,先

于净铛中,下油酥二味,然后入莲子草汁及药袋,以文武火微养半日,即渐加火急煎,以莲子草汁尽不沸为度,候冷绵滤过,以通油瓷瓶收盛。每候夜间欲卧时,将铁匙取半匙,细涂顶上。以铁匙摩顶中,药力消散,入顶发孔中,渐入脑内,顿觉两太阳穴凉,从大眦中入眼,其黑风热毒气自然退。不过十日瘥,其膏仍隔三夜一度摩。其膏又治肾脏风毒,上冲脑户,脑脂流下,变为内障者;又治眼暗、赤眼、风眼冷热泪,久不瘥者。

15. 抵圣散(《圣济总录·卷第一百七·目偏视风牵》)

治目偏风牵疼痛。

荆芥穗(二两) 芎䓖 羌活(去芦头) 木贼 楮实(麸炒,各一两) 甘草(炙,半两)

上六味,捣罗为散。每服二钱匕,茶清调下,食后服。

16. 五神散(《圣济总录·卷第一百七·目偏视风牵》)

治目偏视风牵。

荆芥穗(四两) 白术 木贼(各二两) 青盐(一两,研) 甘草(炙,半两)

上五味,捣研为散。每服二钱匕,好茶点服。

17. 点眼药方(《普济方·卷八十二·眼目门·坠睛》)

治坠睛,风热所攻。

猪肝(一具) 黑豆花(曝干) 槐花(曝干) 地黄花(曝干,各一两)

上除猪肝外,捣细罗为散,和猪肝内铛中,以水二斗煎,俟上有凝脂,此是药成矣。以物掠尽为度,以瓷盒中盛。每以铜箸取如黍米大,点眦中,日三四度。

18. 羚羊角散(《普济方·卷七十六·眼目门·目偏视风牵》)

治眼风邪,攻瞳不正,顾视常偏。

羚羊角屑(一两半) 犀角屑(一两) 龙脑(细研) 牛黄(细研,各一分) 朱砂(半两,细研) 赤芍药 甘草 甘菊花 细辛 防风(去芦头) 酸枣仁(微炒) 沙参(去芦头) 玄参 蔓荆子 人参(去芦头) 蕤仁(去赤皮,各三两) 天竺黄

上为细末散,入研了药,更研令匀。每于食后,以竹沥汤调下二钱服之。

19. 归睛散(《普济方·卷七十六·眼目门·目偏视风牵》)

治眼偏视。

防风(去芦头) 青葙子 决明子 独活 车前子 黄连(去须) 地肤子 蕤仁(汤浸去赤皮,各一两) 细辛 芎䓖 赤芍药 甘菊花 茺蔚子 生姜 地黄 槐子 甘草(炙微赤,锉,各半两) 赤茯苓(三分)

上为细末散。每服于食后,以竹叶汤调下一钱,临卧再服之。

20. 牛黄散(《普济方·卷七十六·眼目门·目偏视风牵》)

治心腹肝脏风热,攻眼偏视。

牛黄(细研) 龙脑(细研,各一钱) 朱砂(细研) 甘草(炙微赤,锉,各一分) 犀角屑 甘菊花 天麻 槐子 人参(去芦头) 芎䓖 防风(去芦头) 车前子 决明子 黄芪(锉) 蔓荆子 羚羊角屑(各半两)

上为细末散,入研了药,同研令匀。每食后,以竹叶汤调下一钱,临卧再服之。

21. 摩风膏(《普济方·卷七十六·眼目门·目偏视风牵》)

治风牵㖞斜外障。

木香 当归 黑附子 骨碎补(各一两) 乌头 芍药 藁本 白芷 防风 细辛 肉桂(各一两) 猪脂(半斤) 牛酥 鹅脂(各四两)

上为末,以麻油半斤,浸药末一宿一日,然后以文武火,煎如膏为度。涂摩之。

22. 独活散(《普济方·卷七十六·眼目门·目偏视风牵》)

治眼偏视,风邪攻肝,牵射瞳仁,致目不正。

独活 防风(去芦头) 羚羊角屑 酸枣仁(微炒) 茯苓(各三两) 细辛 甘菊花 蔓荆子 决明子 前胡(去芦头) 桑根白皮(锉,各三分) 甘草(半两,炙微赤,锉)

上为散。每服三钱,水一中盏,煎至六分,去滓,每于食后温服。忌毒鱼肉。

23. 甘菊花散(《普济方·卷七十六·眼目门·目偏视风牵》)

治风邪入目,致瞳子不正,眼常偏视。

甘菊花 赤箭 酸枣仁(微炒,各一两) 犀角屑 防风 白藓皮 白芷 细辛 沙参(去芦

头） 羌活 甘草（各三分）

上为散。每服三钱，以水一中盏，煎至六分，去滓，每于食后温服之。

24. 牛黄丸（《普济方·卷三百六十四·婴孩头眼耳鼻门·目偏视通睛》）

治目偏视通睛。

牛黄 白附子（泡） 肉桂 全蝎 芎䓖 石膏（各一分，烧通赤） 白芷 藿香（各半两） 朱砂（二钱） 麝香（一分）

上为末，炼蜜丸如芡实大。三岁以下每服一丸，薄荷汤化下，乳食后服。乳母忌酒、面、猪肉。

25. 犀角饮子（《普济方·卷三百六十四·婴孩头眼耳鼻门·目偏视通睛》）

治目偏视通睛。

犀角（一两） 射干 草龙胆（各半两） 钩藤（三分） 黄芩（五分） 人参（二两） 茯苓 甘草（各一分） 远志

上为末。以水一盏，散一钱，煎至五分，去滓，食后温服。

26. 牛黄膏（《普济方·卷三百六十四·婴孩头眼耳鼻门·目偏视通睛》）

治婴儿双眼睛通者，欲观东边，则见西，若振掉头脑，则睛方转，此肝受惊风，宜服。

牛黄（一钱） 犀角（二钱） 金银箔（各五片） 甘草（一分）

上为末，炼蜜丸绿豆子大。每服七丸，用薄荷汤吞下，食后服。

27. 通顶石南散（《普济方·卷三百六十四·婴孩头眼耳鼻门·目偏视通睛》）

治目偏视通睛。

石南（一两） 藜芦黄（三分） 瓜蒂（五七个）

上为细末。每用一钱，粳米少许，一日两度，通顶为妙。

28. 槐子丸（《奇效良方·卷之五十七·眼目门·眼目通用方》）

治肝虚，风邪所攻，致目偏视。

槐子仁（二两） 酸枣仁（微炒） 覆盆子 柏子仁 车前子 蔓荆子 茺蔚子 牛蒡子（微炒） 蒺藜子（微炒，一两）

上为细末，炼蜜和丸如梧桐子大。每服三十丸，空心温白汤送下，晚食前再服之。

29. 参芪羚角汤（《证治准绳·类方·目·目痛》）

治风牵眼，偏斜外障。

羚羊角（镑） 防风 五味子 赤茯苓 人参（各一两） 黄芪 茺蔚子 知母（各一两半）

上水煎，食后服。

【医案选】

《奇症汇·卷之一·目》

有人患脑筋如揪，神珠不待人转，而自蓦然擦上，蓦然擦下，下之不能上，上之不能下，或左或右，倏易无时，盖转动搏击不定，筋脉振惕，缓急无常，被其牵拽而为害，名曰辘轳转睛。轻则气定脉偏而珠歪，重则反转而为瞳神反背矣。服钩藤饮子自愈。

第四节

通睛

【辨病名】

通睛指小儿双侧目珠偏斜于内眦的病症。又称双目通睛、斗睛、天旋、小儿通睛外障。相当于西医的共同性内斜视。

《奇效良方·卷之六十四·小儿门·眼疾·牛黄丸》："治小儿失误筑打，触着头面额角，兼倒扑，令儿肝受惊风，遂使两目睛斗，名曰通睛。"

《医学纲目·卷之十三·肝胆部·目疾门·明目直视》："明目者，目睛斜倒不正，小儿谓之通睛。"

《古今医统大全·卷之六十一·眼科·睛目直视》："睛目者，目睛邪侧不正也，俗谓邪视，小儿谓三通睛，此亦胎气得之者。"

《秘传眼科龙木论·卷之六·小儿通睛外障》："此眼初患之时，皆因失误筑打着头面额角，倒蹷扑下，令小儿肝受惊风，遂使眼目通睛……诗曰：小儿两目患通睛，欲拟看西又看东，振着脑中睛带转，肝家受得内惊风。"

《医学入门·外集·卷四·杂病分类》："又小儿通睛，欲观东边则见西畔，若振掉头脑，则睛方转，此肝受惊风。"

《本草纲目·主治第四卷·百病主治药·眼目》："小儿受惊，瞳仁不正，视东则见西，名通睛。"

《本草纲目·木部第三十六卷·木之三·石南》："小儿通睛：小儿误跌，或打着头脑受惊，肝系受风，致瞳仁不正，观东则见西，观西则见东。"

《明目至宝·卷二·眼科七十二证受疾之因·小儿双目通睛》："小儿肝受惊风，双目故此睛通，欲观西处又观东，无时徘徊视弄。"

《幼科释谜·卷六·诸病应用方》："斗睛，即名通睛。治小儿触打扑跌着头额，肝受惊风，成斗睛。"

《目经大成·卷之二·八十一证·天旋七十三》："天旋白眼过于黑，患者仍多容易识，明看东边反顾西，业已进门似欲出，人谁怍若若生嗔，若不傲人人辣惕……此症通睛偏戾，白眼斜觑。盖乾廓下倾，幼时所患者也，故曰天旋。"

《大医马氏小儿脉珍科·卷下·眼目论治》："有失误筑打触者，头面额角并打扑，令儿肝受惊风，使两目睛斗，名曰通睛。"

【辨病因】

1. 风热上攻

幼儿时期风热之邪上攻于脑，致瞳仁不正。

《普济方·卷三百六十四·婴孩头眼耳鼻门·目偏视通睛》："夫目偏视者，皆由肝脏风邪所攻，瞳人不正，顾视常偏。"

《审视瑶函·卷四·附治小儿癍疹疳伤并暴赤疼痛翳膜诸方·惊搐·双目睛通症》："幼因风热所逼，患即医之，庶无终失，至长求医，徒劳心力，此症谓幼时目珠偏邪，而视亦不正，至长不能愈矣。患非一端，有脆嫩之时，目病风热，攻损脑筋急缩者；有因惊风天吊，带转筋络，失于散治风热，遂致凝结经络而定者。"

《目经大成·卷之二·八十一证·天旋七十三》："其致非一，有褓褓中目病风热上攻，脑筋急缩者。"

2. 跌扑损伤，肝受惊风

小儿因跌扑损伤颅脑，肝受惊风，致筋络凝滞而偏。

《银海精微·卷上·小儿通睛》："小儿通睛与鹊眼凝睛、辘轳展开，此三症颇同，然此症或因外物打着头颅，或被诸般人物惊心，遂成惊风之症。"

《幼幼新书·卷第六·通睛第十四》："《龙木论》论小儿通睛、外障，此眼初患时，皆因失误筑打着头面，额角兼倒蹩扑下，令小儿肝受惊风，遂使眼目通睛。"

《明目至宝·卷二·眼科七十二证受疾之因·小儿双目通睛》："西江月：小儿肝受惊风，双目故此睛通，欲观西处又观东，无时徘徊视弄。此疾心受邪热……必须退热显医功，眸子依然不动。此是心经有邪热也。"

《眼科心法要诀·卷二·小儿通睛歌》："小儿通睛因惊振，看东反西视斜偏，牛黄珠麝竺金黛，地龙苏附珀油蚕。[注]小儿通睛之证，或因惊恐，或缘击振，致双目睛通，瞻视偏斜，看东反西，视左反右。"

《医宗金鉴·眼科心法要诀·卷二·小儿通睛歌》："急用牛黄丸，疏风镇惊，久则即成难治之证。"

《目经大成·卷之二·八十一证·天旋七十三》："有惊风天吊，带转经络，失于涣散者。"

3. 侧卧久视

长期侧卧久视，逼近看物，致筋脉凝滞，吊偏眼珠。

《审视瑶函·卷四·惊搐·双目睛通症》："有因小儿眠于牖下亮处，侧视既久，遂致筋脉滞定而偏者。凡有此症，急宜乘其日近，血气未定治之，若至久，筋络气血已定，不复愈矣。"

《目经大成·卷之二·八十一证·天旋七十三》："有乳母挽抱饲乳，长夜不换手，卧侧者。"

4. 目珠发育不良

先天禀赋不足，眼带发育不全，偏视与生俱来。

《古今医统大全·卷之六十一·眼科·病机·睛目直视》："睛目者，目睛邪侧不正也，俗谓邪视，小儿谓三通睛，此亦胎气得之者。药无治法，惟《甲乙经》针灸水沟为主。"

【辨病机】

先天筋脉失养或后天气血运行不畅，气滞血瘀，以致带转经络，眼目通睛。

《银海精微·卷上·小儿通睛》："小儿通睛与鹊眼凝睛、辘轳展开，此三症颇同，然此症或因外物打着头颅，或被诸般人物惊心，遂成惊风之症。风热伤肝魂不应目，风邪上壅黄仁不成关锁，瞳仁开,惟直视不辨人物,致眼通睛,通者黄仁、水轮皆黑,似无黄仁,瞳仁水散,似无瞳仁,此黄仁与瞳仁通混不分,号曰通瞳。"

《审视瑶函·卷四·惊搐·双目睛通症》:"双目睛通……而视亦不正,至长不能愈矣。患非一端,有脆嫩之时,目病风热,攻损脑筋急缩者;有因惊风天吊,带转筋络,失于散治风热,遂致凝结经络而定者;有因小儿眠于牖下亮处,侧视既久,遂致筋脉滞定而偏者。凡有此症,急宜乘其日近,血气未定治之,若至久,筋络气血已定,不复愈矣。"

《目经大成·卷之二·八十一证·天旋七十三》:"天旋白眼过于黑,患者仍多容易识,明看东边反顾西,业已进门似欲出,人谁怦若若生嗔,若不傲人人竦惕。小时了了未经师,长大无徒妨药石。此症通睛偏戾,白眼斜视,盖乾廓下倾,幼时所患者也,故曰天旋。其致非一,有襁褓中目病风热上攻,脑筋急缩者;有惊风天吊,带转经络,失于焕散者;有眠于牖下灯前,小儿望光既久,目系凝滞而偏者;有乳母挽抱饲乳,长夜不换手,卧侧者。凡此急乘时治之,若长成,筋络已定,气血成性,不复愈矣。然无害于明,但不免猪头、羊眼之诮云。常有一家父子兄弟皆如此眼,谓其苗裔耶,则前为臆说;谓其病情耶,曷相同若此。厥理殆不可解。"

【论治法】

1. 内治法

多宜平肝息风。

《银海精微·卷上·小儿通睛》:"亦风药摩擦二法,发散风邪宜服牛黄丸,不须点药,只服药,然前症牛黄丸、通顶石楠散亦可用也。"

《幼幼新书·卷第六·通睛第十四》:"安师传,治小儿通睛眼方。竹叶(四十九片),黑豆(四十九粒),石决明(研极细,一钱)。上三物,用水一盏半同煎至半盏,遂旋随儿大小与温服少许,令两日尽,再煎服之。"

《幼幼新书·卷第六·通睛第十四》:"《龙木论》论小儿通睛外障,此眼初患时,皆因失误筑打着头面,额角兼倒蓦扑下,令小儿肝受惊风,遂使眼目通睛。宜服牛黄丸、犀角饮子、通顶石南散立效。"

《普济方·卷三百六十四·婴孩头眼耳鼻门·目偏视通睛》:"夫目偏视者,皆由肝脏风邪所攻。瞳人不正,顾视常偏,宜服羚羊角散、牛黄散治之。小儿通睛外障者,此眼初患之时,皆因失误,筑打着头面额角,到足扑下,令小儿肝受惊风,遂使眼目通睛。宜服牛黄丸、犀角饮子、通顶石南散立效。歌曰:婴儿两目患睛通,欲拟看西又着东。振着脑中睛带转,肝中受得内惊风。牛黄犀角频研灌,细捣石南吹鼻中。乳母牵连须忌口,数朝方得旧时容。"

《医学入门·外集·卷四·杂病分类》:"又小儿通睛,欲观东边则见西畔,若振掉头脑,则睛方转。此肝受惊风,宜牛黄丸。"

《明目至宝·卷二·眼科七十二证受疾之因·小儿双目通睛》:"《西江月》:小儿肝受惊风,双目故此睛通,欲观西处又观东,无时徘徊视弄。此疾心受邪热,牛黄膏子可用。必须退热显医功,眸子依然不动。此是心经有邪热也。宜服凉肝散、逐血散、聚宝散、岩电散。"

《幼科证治准绳·集之二·眼目·通睛》:"汤氏牛黄丸,治小儿通睛,皆因失误筑打,触着头面额角,兼倒扑,令儿肝受惊风,遂使两目斗睛,名曰通睛,宜服此。"

《张氏医通·卷十一·婴儿门上·目》:"小儿误跌。或打著头脑受惊。肝系受风。致瞳神不正。名曰通睛。宜石南散吹鼻。内服牛黄平肝镇惊药。"

《眼科心法要诀·卷二·小儿通睛歌》:"小儿通睛因惊振,看东反西视斜偏,牛黄珠麝竺金黛,地龙苏附珀油蚕。[注]小儿通睛之证,或因惊恐,或缘击振,致双目睛通,瞻视偏斜,看东反西,视左反右。急用牛黄丸,疏风镇惊,久则即成难治之证。"

2. 外治法

以石楠吹鼻,祛风散邪为主。

《本草纲目·主治第四卷·百病主治药·眼目》:"石南:小儿受惊,瞳仁不正,视东则见西,名通睛。同瓜丁、藜芦吹鼻。"

《本草纲目·木部第三十六卷·木之三·石南》:"小儿通睛:小儿误跌,或打着头脑受惊,肝系受风,致瞳仁不正,观东则见西,观西则见东。宜石南散,吹鼻通顶。石南一两,藜芦三分,瓜丁五七个。为末。每吹少许入鼻,一日三度。内服牛黄平肝药。(《普济方》)"

《本草从新·卷九·木部·石楠叶》:"肾。辛、苦,平,有毒。散风坚肾,利筋骨皮毛,逐诸风,疗风痹脚弱。浸酒饮,治头风。为末吹鼻,愈小儿通睛。(小儿误跌,或打着头脑受惊,肝系受风,致瞳人不正,宜石楠散,吹鼻通顶:石楠一两,藜芦三分,瓜丁五七个,为末,每吹少许入鼻,一日三度,内服牛黄平肝药)祛风通利,是其所长。补肾之说,未可信也。关中者佳,炙用。五加皮为使,恶小蓟。"

《本草述钩元·卷二十四·枳·石南叶》:"治肝肾为风寒湿所乘,以致痹弱不能行动。小儿通睛,因误跌或打著头脑受惊,肝系受风,瞳仁不正,观东则见西,观西则见东。用石南散吹鼻通顶:石南一两,藜芦三分,瓜丁五七个,为末,每吹少许入鼻,一日三度;内服牛黄平肝药。"

3. 针灸法

《太平圣惠方·卷第九十九·具列一十二人形共计二百九十六》:"客主二穴,在耳前上廉起骨,开口有穴动脉宛宛中。是穴,一名上关,足阳明之会。主垂目、风牙疼、牙车不开、口噤、嚼食鸣、偏风、眼喎通睛、耳聋、状如蝉声。针入二(一)分留之,得气即泻。灸亦得,日灸七壮,至二百壮罢,艾炷不用大作。"

《针灸资生经·针灸资生经第四·偏风》:"上关,治偏风口眼喎。(《明》云:眼喎通睛。)"

《目经大成·卷之二·八十一证·内障五十七》:"通睛沉陷针难转拨者,须罢手勿强为针。后有头痛用葱艾熨法,痛甚按穴灸,呕吐当暖胃,白睛红当清火行血,通睛急痛安神养精,佐以和肝。"

《本草撮要·卷二·木部·石南叶》:"治小儿通睛,炙用,五加皮为使。恶小蓟。"

【论用方】

1. 五七犀角饮(《银海精微·卷上·小儿通睛》)

发散风邪,治通睛。

犀角 人参 茯苓 甘草 远志(各一两) 麝香(少许) 龙胆草 黄芩(各五钱)

上㕮咀,水煎服。

2. 僻巽锭子(《银海精微·卷上·辘轳展开》)

治肝胆受风,变成前症,小儿通睛,瞳仁阔大,并皆治之。

牛胆南星(七钱) 防风 干姜(各三钱) 白附子(五钱) 牛黄(三分) 川乌 白芷 薄荷 木香 白术 白茯苓 人参(各五钱) 朱砂(一钱) 麝香(五分) 白僵蚕(二十个,生用) 片脑(五分)

上,将前药俱研为细末,冬用蜜二斤、甘草半斤煎作膏稀稠得宜,将次药末和作锭子,金箔为衣。小儿急慢惊风,手足搐搦,金银箔磨汤化下一锭;大人破伤风,酒化下三四锭子,约一钱一个,或七分一个。夏用麻黄一斤、甘草半斤,用水三四碗,砂锅内煎至一钟之时,入蜜一斤,缓缓熬炼,滴水内成珠,方将前药搜和为丸,即作锭子也。

3. 牛黄丸(《幼幼新书·卷第六·通睛第十四》)

治小儿通睛。

牛黄 白附子 肉桂 干蝎 芎䓖 石膏(各一两) 白芷 藿香(各半两) 朱砂 麝香(各少许)

上为末,炼蜜为丸梧桐子大。临卧薄荷汤下三丸,乳母忌热面、猪肉等。小儿化服亦得。

4. 犀角饮子(《幼幼新书·卷第六·通睛第十四》)

治小儿通睛。

犀角(一两) 射干 草龙胆(各半两) 钩藤(三分) 黄芩 人参 茯苓 甘草(炙) 远志(各一分)

上为末。水一盏,散一钱,煎至五分,食后去滓温服。

5. 通顶石南散(《幼幼新书·卷第六·通睛第十四》)

治小儿通睛。

石南(一两) 藜芦(三分) 瓜蒂(五七个)

上为末。每用一粳米许,一日两度,通顶为妙。

6. 羚羊角散(《普济方·卷三百六十四·婴孩头眼耳鼻门·目偏视通睛》)

治眼风邪所攻,瞳人不正,顾视常偏。

羚羊角屑(一两) 犀角屑 密蒙花(各一两) 龙脑(研) 牛黄(各一分,研) 天竺黄(研) 甘草(炙微赤) 朱砂(研,各半两) 防风 人参 沙参(各去芦) 赤芍药 甘菊花 细

辛 酸枣仁(微炒) 蔓荆子 蕤仁(去皮,汤浸) 玄参(各二两)

上为散,入研了药,更研令匀。每于食后,以竹沥汤调下二钱。

7. 牛黄散(《普济方·卷三百六十四·婴孩头眼耳鼻门·目偏视通睛》)

治肝脏风热攻眼,偏视,宜服之。

牛黄(一钱,细研) 人参 防风(各去芦) 犀角屑 甘菊花 天麻 槐子 芎䓖 车前子 决明子 蔓荆子 黄耆(锉,各半两) 朱砂(一分,细研) 龙脑(一钱,研) 甘草(一分,炙赤) 羚羊角屑

上为末,入研了药,同研令匀。每于食后,以竹叶汤调下一钱,临卧再服。

8. 牛黄膏(《普济方·卷三百六十四·婴孩头眼耳鼻门·目偏视通睛》)

治婴儿双眼睛通者。

牛黄(一钱) 犀角(二钱) 金银箔(各五片) 甘草(一分)

上为末,炼蜜丸绿豆子大。每服七丸,用薄荷汤吞下,食后服。

9. 天门冬饮子(《济阳纲目·卷一百零一·目病中》)

治转关通睛视物不正。

天门冬 茺蔚子 知母(各一钱) 人参 茯苓 羌活(各七分半) 五味子 防风(各五分)

上锉,水煎服。

【医案选】

《济阳纲目·卷一百零一·目病中·治转关通睛视物不正方》

视正为斜 淮安陈吉老,儒医也。有富翁子,忽病视正物皆斜,凡几案书册之类,排设整齐,必更移令斜,自以为正,以至书写尺牍,莫不皆然。父母甚忧之,更历数医,皆不谙其疾。或以吉老告,遂携子往求治。既诊脉后,令其父归,留其子设乐开宴,酬劝无算,至醉乃罢,扶病者坐轿中,使人舁之,高下其手,常令倾侧,展转久之,方令登榻而卧。达旦酒醒,遣之归家,明日斜视之物皆理正之。父母跃然而喜,且问治之之方。吉老公云:令嗣无他疾,醉中当闪倒,肝之一叶搭于肺上,不能下,故视正物为斜。今复饮之醉,则肺胀,展转之

间肝亦垂下矣,药亦安能治之哉。富翁厚为之酬。

视物倒植 元末四明有吕复,别号沧州翁,深于医道。临川道士萧云泉眼中视物皆倒植,请治于复,复问其因。萧曰:某常大醉,尽吐所饮酒,熟睡至天明,遂得此病。复切其脉,左关浮促,即告之曰:当伤酒大吐时,上焦反覆,至倒其胆腑,故视物皆倒植,此不内外因而致内伤者也,法当复吐,以正其胆。遂以藜芦、瓜蒂为粗末,用水煎之,使平旦顿服,以吐为度,吐毕,视物如常。

第五节

睊目直视

【辨病名】

睊目直视指视物时眼球不可随意转动,或有偏斜的眼病。又称睛目直视。常见于儿童,小儿偏内斜又称通睛,此处是目偏斜,不转动。相当于西医的颅神经炎,眼肌麻痹。

《医学纲目·卷之十三·目疾门·睊目直视》:"(《集》)直视者,视物而目睛不转动者是也。若目睛动者,非直视也。"

《审视瑶函·卷四·睊目直视》:"《集成》:直视者,视物而目睛不转动者是也。若目睛动者,非直视也。"

【辨病机】

伤寒邪盛,冒其正气,使神气不慧,脏腑之气不上荣于目,则目为之直视。

《医学纲目·卷之十三·目疾门·睊目直视》:"伤寒直视者,邪气壅盛,冒其正气,使神气不慧,脏腑之气不上荣于目,则目为之直视。伤寒至于直视,为邪气已极,证候已逆,多难治。《经》曰:衄家不可发汗,发汗则额上陷脉紧急,直视不能眴,不能眠。以肝受血而能视,亡血家,肝气已虚,目气已弱,又发汗亡阳,则阴阳俱虚所致也。此虽错逆,其未甚也。逮狂言反目直视,又为肾绝;直视摇头,又为心绝,皆脏腑气脱绝也。直视谵语,喘满者死,下痢者亦死。又剧者发狂则不识人,循衣摸床,惕而不安,微喘直视,脉弦涩者死。皆邪气盛而正气脱也。少阳终者,其百节纵,目绝系。"

【论治法】

1. 内治法

直视一证，十之有九难治，只有肝热导致目直视不搐，眼内发青者，可以泻青丸治之。余为虚绝之候，只宜急从标治。

《金匮启钥（眼科）·卷四·小儿目病·瞤目直视论》："《素问》曰：少阳经者，其百节纵，目绝系。王注云：谓直视如惊貌，目系绝，故目不动而直视。《经》曰：瞳子高者，太阳不足，戴眼者，太阳已绝。盖太阳之脉，其终也，戴眼，反折瘛疭。总之，直视一证十九难治，惟因肝脏之热，形为手循颔，乱捻物，目直视不搐，身反折强直，目内青者，以泻青丸治之，可以获效。外此而为虚绝之候，此方断不可用，用之反以促死。斯时也，只宜急从标治。阳绝者，用六味回阳饮、附子助阳汤、右归饮之类；阴绝者，用八珍汤、右归丸、益阴煎之属；阴阳俱绝者，用十全大补汤合六味回阳饮。如此而治，庶几救人于万一焉。若和大师之牛黄丸，则又卒暴中风，晕眩倒仆，精神昏塞，不省人事，牙关紧急，目睛直视，胸膈喉中，痰涎壅塞及诸发，手足瘛疭，口眼相引，项皆强直之证者也，不在此例。而究必体素强壮者，乃可用之。若虚者用之则又促死之方也，可不慎哉。"

"证治歌：瞤目直视证宜思，伤寒至此已垂危。脏腑之气难荣目，邪气盛兮正气亏。成书备晰宜参考，总之此证实难医。倘因肝热成直视，致生诸证泻青（丸）宜。外此则为虚绝候，此方禁用最宜知。急从标治阴阳别，阳绝附子助阳（汤）持。六味回阳（饮）俱妙药，右归饮进莫迟迟。阴绝八珍（汤）右归（丸）妙，益阴煎进庶能追。阴阳俱绝十全（大）补（汤），六味回阳（饮）可并施。亦有仰视若神祟，此候惊风可类推。治用九龙控涎散，碧霞丹进古方垂。体素肥强方可用，若拘古法咎难辞。宜从寒热分虚实，寒用麻附细辛（汤）治。虚则（姜附）六君子汤加桂，热证人参白虎（汤）期。虚实生熟地黄（汤）进，辨证切勿爽毫厘。"

2. 针灸法

《医学纲目·卷之十三·目疾门·瞤目直视》："（《甲》）瞤目者，水沟主之。"

《古今医统大全·卷之六十一·眼科·睛目直视》："睛目者，目睛邪侧不正也，俗谓邪视，小儿谓三通睛，此亦胎气得之者。药无治法，惟《甲乙经》针灸水沟为主。"

第六节

瞳仁不正

【辨病名】

瞳仁不正多发生在小儿，由于受惊或风邪所致的目珠不正。

《太平圣惠方·卷第三十三·治眼偏视诸方》："瞳仁不正，顾视常偏。"

【辨病因】

瞳仁不正多由受惊或风邪所致。

《太平圣惠方·卷第三十三·治眼偏视诸方》："眼风邪所攻。"

《本草纲目·主治第四卷·百病主治药·眼目》："小儿惊后，瞳仁不正。"

《本草纲目·木部第三十六卷·木之三·石南》："小儿通睛：小儿误跌，或打着头脑受惊，肝系受风，致瞳仁不正，观东则见西，观西则见东。"

【论治法】

瞳仁不正治以祛风通络，补血养神。

《太平圣惠方·卷第三十三·治眼偏视诸方》："治眼风邪所攻，瞳仁不正，顾视常偏，宜服羚羊角散方。"

《本草纲目·主治第四卷·百病主治药·眼目》："小儿惊后，瞳仁不正，（人参）同阿胶煎服。"

【论用方】

1. 羚羊角散（《太平圣惠方·卷第三十三·治眼偏视诸方》）

治眼风邪所攻，瞳仁不正，顾视常偏。

羚羊角屑（一两半） 犀角屑（一两） 龙胆（一分，细研） 牛黄（一分，细研） 朱砂（半两，细研） 赤芍药 甘菊花 细辛 防风（去芦头） 酸枣仁（微炒） 沙参（去芦头） 蔓荆子 玄参 人参（去芦头） 蕤仁（去赤皮，各三两） 天竺黄（半两，细研） 密蒙花（一两） 甘草（半

两,炙微赤,锉)

上件药,捣细罗为散,入研了药,更研令匀。每于食后,以竹沥汤调下二钱。

2. 石南散(《本草纲目·木部第三十六卷·木之三·石南》)

小儿误跌,或打着头脑受惊,肝系受风,致瞳仁不正,观东则见西,观西则见东。宜石南散,吹鼻通顶。

石南(一两) 藜芦(三分) 瓜丁(五七个)

为末。每吹少许入鼻,一日三度。内服牛黄平肝药。

3. 直指方(《奇方类编·奇疾方·惊后瞳斜》)

治小儿惊后,瞳仁不正者。

参、胶、糯米炒成珠,各一钱,水一盏,煎七分,温服,日再服,愈乃止,效。

第七节

视歧

【辨病名】

视歧是因精气散乱而致视一为二的病症。相当于西医的复视。

《黄帝内经灵枢·大惑论》:"邪其精,其精所中不相比也,则精散,精散则视歧,视歧见两物。"

《证治准绳·杂病·目·目妄见》:"[视一为二证]谓一物而目视为二,即《内经》所谓视歧也。"

《医述·卷十一·杂证汇参·目》:"人有两目,而视物惟一,窍分而所以注窍之精不分。若精不相合,则视一为二矣。故曰:精散则视歧。"

《金匮启钥(眼科)·卷五·妄见》:"视一为二者,本一物也,而目视为二焉,即《内经》所谓视歧也。此乃精光衰乱,偏隔败坏,病在肾胆。"

《黄帝内经灵枢集注·卷九·大惑论第八十》:"邪其精,其精为邪所中,则不相比密,而精散矣。精散则视歧而见两物矣。"

《灵枢识·卷六·大惑论篇第八十》:"视歧失正,则两睛之所中于物者,不相比类,而各异其见,是以视一为两也。此承帝问而先发邪气之中人者

如此。"

【辨病机】

本病机主要由于脏腑精气不足,风、火、痰邪上攻致精气耗散,精散则视歧见两物。

《针灸甲乙经·卷十二·足太阳阳明手少阳脉动发目病第四》:"邪中之精,则其精所中者不相比,不相比则精散,精散则视歧,故见两物也。"

《黄帝内经太素·卷第二十七·邪论·七邪》:"邪中其精,所中不相比也则精散,精散则视歧,故见两物。(五精合而为眼,邪中其精,则五精不得比和,别有所见,故视歧见于两物,如第二问等也。[平按]邪中其精,《灵枢》作'邪其精其精'五字,《甲乙》作'邪中之精则其精'。袁刻精误作'经',注亦误。)"

《证治准绳·杂病·目·目妄见》:"[视一为二证]乃精华衰乱,偏隔败坏,病在肾胆,肾胆真一之精不足,而阳光失其主倚,故视一为二。若目赤痛者,乃火壅于络,阴精不得升运以滋神光,故反为阳邪错乱神光而岐其视。譬诸目痛时,见一灯火为二、三灯也。许学士云:荀牧仲尝谓予曰,有人视一物为两,医作肝气盛,故见一为二,服泻肝药皆不验,此何疾也。予曰:孙真人曰,《灵枢》有云,目之系,上属于脑,后出于项中云云,则视歧,故见两物也。令服驱风入脑药得愈。证治歌:视一为二最堪忧,病从肾胆溯源头。真精不足阳无主,致成歧视害双眸。火壅于络必赤痛,神光失润是病由。"

《寿世保元·卷六·眼目》:"若精神乱而不守,卒然见非常之怪。邪中其精则精散,则视歧昏,一物为两也。因事烦扰,饮食失节,劳役过度,致脾胃虚弱。心火大盛,则百脉沸胜,血脉并行。"

《审视瑶函·卷五·妄见》:"视一为二阴阳渗,肾肝不足精华少。神光将欲落瞳神,急急求医休去祷。不逢妙手理真元,内障昏昏何日了。若然赤痛犹轻微,火退自然容易好。常时视二尤难医,休道精光还得早。"

《苍生司命·卷六利集·目病证》:"苟精神烦乱,则视歧,观一物而为两。"

《辨证录·卷之三·目痛门》:"夫目之系通于肝,而肝之神注于目,肝斜则视斜,肝正则视正,肝直则视直,肝曲则视曲,肝歧则视歧,此理之

常也。"

《冯氏锦囊秘录·杂症大小合参卷六·方脉目病合参》:"目者,五脏六腑之精也,故精散则视歧。"

《方症会要·卷四·目病》:"精神烦乱,则视歧视,一物而为两,脾虚则五脏之精气皆失,所司不能归明于目。由此观之,医目者,若不理脾胃及养血安神,是乃治标不治本也。"

《目经大成·卷之一·证治语略》:"视歧见妄,火退乃复如初。"

《目经大成·卷之二·八十一证·内障五十七》:"故脏病者,气亏血损,邪中之则神光自现而精散,精散则视歧,故以一为二。"

《温病条辨·原病篇》:"《经》曰:精散视歧,又曰气脱者目不明。"

《外科证治全书·卷一·眼部证治·治目大要》:"然有心神散乱,卒见非常之怪,或精散视歧,观一物为两。"

《温热经纬·卷一·〈内经〉伏气温热篇》:"吴鞠通曰:目不明,精散而气脱也。《经》曰:精散视歧。又曰:气脱者目不明。热犹未已,仍烁其精而伤其气,不死得乎。"

《黄帝内经灵枢注证发微·卷之九·大惑论第八十》:"邪(斜同)其精(睛同),其精(同上)所中(去声)不相比(去声)也,则精散,精散则视歧,视歧见两物。"

《类证治裁·卷之六·目症论治·目脉案》:"精散则视歧,精虚则目暗。"

《灵素节注类编·卷八·惑病》:"目精受邪,其气血乱而不相比洽,则精华散而视歧,见一物成两物,此言因外邪所伤者也。"

【论治法】

本病以内治法为主,治以补益肾精,益气明目为主,兼以驱邪,补血,泄肝。

《原机启微·卷之上·阴弱不能配阳之病》:"其病初起时,视觉微昏,常见空中有黑花,神水淡绿色;次则视歧,睹一成二,神水淡白色,可为冲和养胃汤主之,益气聪明汤主之,《千金》磁朱丸主之,石斛夜明丸主之。"

《审视瑶函·卷首·前贤医案》:"邪中其精,所中不相比也,则精散,精散则视歧,故见两物。令服驱风入脑药得愈。"

《审视瑶函·卷五·妄见·视一为二症》:"此症谓目视一物而为二也。乃光华耗衰,偏隔败坏矣。病在胆肾。胆肾真一之精不足,而阳光失其主倚,故错乱而渺视为二。若目赤痛,而视一为二者,乃火壅于络,阴精不得升运,以滋神光,故反为阳邪错乱神光,而渺其视也。譬诸目病时,见一灯火而为二、三也。宜服补肝散、千金磁朱丸、冲和养胃汤。"

《保幼新编·眼病》:"如眼胞及眼下如炭烟熏黑者,痰也。加半夏(炮干,制)、贝母(干制)各五分,青皮二分。如心神乱而不守,卒然见非常之怪,若邪中其睛则精散视歧,加人参五分,麦门冬、酸枣仁(另炒)、白茯神、决明子(酒蒸)各七分,青葙子五分,蝉蜕二分半。"

《医学纲目·卷之十三·目疾门·视歧乱见》:"(《本》)荀牧仲顷年尝谓予曰:有人视一物为两,医作肝气盛,故见一为二,服泻肝药皆不验,此何疾也?予曰:孙真人曰:《灵枢》有云,目之系上属于脑,后出于项中云云,则视歧故见两物也。令服驱风入脑药得愈。""右目乱见治法,东垣益气聪明之类是也。"

《顾松园医镜·卷十四·数集·目病》:"其症初起,视物微昏,空中常见黑花,神水色变淡绿,急宜杞菊地黄丸、补心丹治之。次则视歧,睹一成二,色变淡白,失此不治,久则不能睹物,色变纯白,永为废疾。此症亦有因暴怒伤肝,致神水渐散昏花者,急宜滋肾水,养肝血,收其散大之神瞳,镇其上冲之逆气,当宜杞菊地黄丸合磁朱丸治之。"

《杂病源流犀烛·卷二十二 面部门·目病源流》:"邪中脑项之精,精散视歧,见一为两也(宜驱风一字散)。肝肾虚而视一为两也(宜肾气丸)。"

《奇症汇·卷之一·目》:"邪中其精,其精所中,不相比也。则精散,精散则视歧,故见两物也。令服驱风入脑药得愈。"

《金匮启钥(眼科)·卷二·明经通治十八章·阴弱不能配阳之病论》:"其病初起时,视觉微昏,常见空中有黑花,神水淡绿色,次则视歧,睹一为二,神水淡白色,可为冲和养胃汤主之,益气聪明汤主之,《千金》磁朱丸主之,石斛夜光丸主之。有热者,泻热黄连汤主之。久则不睹,神水纯白色,永为废疾也。"

"阴阳偏胜定为殃,脏腑阴阳审必详。初起微昏眼花黑,神水淡绿已堪伤。次则视岐(神)水淡白,宜用冲和养胃汤、益智聪明(汤)或(十全)磁石(丸),石斛夜光丸亦良。"

《金匮启钥(眼科)·卷五·妄见·视一为二论》:"通治宜服补肝散,《千金》磁朱丸,或冲和养胃汤。许学士云:苟牧仲谓予曰:有人视一为二,医作肝气盛,治以泻肝汤不愈,予曰孙真人有云,目之系上属于脑,令服驱风大脑药,得愈,此又一治法也。由此以观,凡行医治,岂可执一概论哉。"

【论用方】

1. 益气聪明汤(《东垣试效方·卷五》)

治中气不足,清阳不升,致患内障目糊,视物昏花,神水变淡绿,次成视岐,久则不睹,神水变成纯白色;亦治耳鸣、耳聋。

黄芪 甘草(各半两) 人参(半两) 升麻 葛根(各三钱) 蔓荆子(一钱半) 芍药(一钱) 黄柏(一钱,酒制,锉,炒黄)

㕮咀。每服三钱,水二盏,煎至一盏,去滓热服,临卧、近五更再服之。

如烦闷或有热,渐加黄柏,春夏加之,盛暑夏月倍之。

2. 冲和养胃汤(《原机启微·卷之下·附方》)

治内障初起,视觉微昏,空中有黑花,神水变淡绿色,次则视岐,睹一成二,神水变淡白色,久则不睹,神水变纯白色。

柴胡(七钱) 人参 当归(酒浸,各一两) 五味子(二钱) 白芍药(六钱) 白茯苓(三钱) 羌活(一两半) 炙草(一两) 防风(半两) 黄芪(一两半) 白术 升麻 葛根(各一两) 干生姜(一钱)

每服六钱,水三盏,煎至二盏,入黄芩、黄连各一钱,再煎至一盏,去滓,稍热,食后服。

上方,因肝木不平,内挟心火,故以柴胡平肝,人参开心,黄连泻心火为君;酒制当归荣百脉,五味敛百脉之沸,心包络主血,白芍药顺血脉、散恶血为臣;白茯苓泻膀胱之湿,羌活清利小肠之邪,甘草补三焦,防风升胆之降为佐;阴阳皆总于脾胃,黄芪补脾胃,白术健脾胃,升麻、葛根行脾胃之

经,黄芩退壮火,干生姜入壮火为导为使。此方逆攻、从顺、反异、正宜俱备。

3. 千金磁朱丸(《证治准神·类方·目·内障》)

治神水宽大渐散,昏如雾露中行,渐睹空中有黑花,渐睹物成二体,久则光不收,及内障神水淡绿色、淡白色者。

磁石(吸针者) 辰砂 神曲

先以磁石置巨火中醋淬七次,晒干,另研极细二两;辰砂另研极细一两;生神曲末三两,与前药和匀,更以神曲末一两,水和作饼,煮浮为度,搜入前药,炼蜜为丸如梧桐子大。每服十丸,加至三十丸,空心饭汤下。

4. 补肝散(《审视瑶函·卷五·运气原证·妄见》)

治肝风内障,不痛不痒,眼见花发黄白黑赤,或一物二形难辨。

车前子 黄芩 川羌活 细辛 黑玄参(各一两) 人参 白茯苓(各二两) 防风 羚羊角(锉末,各三两)

上为细末。每服一钱五分,食后米饮调服。

5. 石斛夜光丸(《本草简要方·卷之四·草部三·昆布》)

治目光不敛,神水渐散,色淡绿或淡白,昏如雾露,或见黑花,或视一为二及瞳仁内障诸症。

石斛(五钱) 天冬(焙,二两) 菟丝子(酒浸,七钱五分) 人参 茯苓(各二两) 甘菊 山药(各七钱五分) 麦冬 熟地(各一两) 苁蓉 青葙子(各五钱) 枸杞子 草决明 杏仁(各七钱五分) 羚羊角(屑) 五味子 蒺藜 川芎 炙草 黄连 防风 枳壳(麸炒) 乌犀角(镑,各五钱) 牛膝(酒浸,七钱五分)

研末,蜜丸梧子大。每服三五十丸,温酒或盐汤下。

【医案选】

《伤寒绪论·卷下·衄血》

治墅关张九弘之媳,头痛如破,屡服发表之药转剧,邀余诊之,六脉数疾无伦,寸口大三倍于尺中,时大烦渴,饮不能多,白睛微黄而视岐,曰:此伏气之发,误用表药,热邪载火于上而欲衄也。以黄芩汤一剂投之。明晨果衄血如流,与芍药甘草

汤加茅花、童便,不时温服,至晚微颤而止。

《竹亭医案·女科卷三》

嘉兴郑惕庵乃室产后身热发厥危症治验。

廿二复诊:未厥,呕止,纳粥。据述进粥三次,约有二盏。惟热势未尽,左脉空虚,右脉稍小无力。细审之,产时去血过多,兼之汗出不少。两日间,汗虽减而心血大亏,以致藏血之肝亦虚,此昨之所以见厥也。血既大亏,无怪虚热难退。宜乎补血为先,而产后之补血又不能全责之血分,必以气分之阳为血分之阴之主为最。盖气阳也,血阴也。扶阳可以生阴,亦阳生阴长之义也,必需益气养血、调和营卫为紧要关头。即此软大无力之脉,神疲难支之状,视一人如两形证名视歧,岂非气血大亏,究恐虚脱,立方于下,酌之高明。

人参(五分,冲) 炒熟地(四钱) 陈阿胶(三钱) 茯神(二钱) 柏子仁(三钱,去油) 炒枣仁(一钱半) 归身(一钱) 白芍(一钱半) 小青皮(三分)

立方后,又延钟愚泉诊。案云:读竹亭先生方案,颇费匠心周匝,无用更章。即于余方中增紫石英三钱、左牡蛎七钱。据主家云,仍服予原方。

不时呵欠,恍惚,视歧,阳气外越,阴不内守,脉软大而空。仍议固纳一法,以冀转机。(五月二十三日)

人参(七分,冲) 大熟地(五钱) 茯神(两钱) 白芍(一钱半,炒) 龙齿(三钱) 炒枣仁(二钱) 左牡蛎(七钱) 五味子(四分,研)

加麦冬一钱,朱砂填扎,紫石英五钱,捣碎,水三盏先煎,煎至一半,同前药再煎。

余定方案后,又延曹乐山兄诊,其案云:读竹亭先生方案,俱皆中的,弟亦不能出其范围而喜功生事也。于余方中去牡蛎、五味子,而加石决明、黄芪一钱、珠粉四分。

乐山于余方中所加黄芪、珠粉亦未始不可用也。至于去余方中之五味子、牡蛎而又加石决明,恐未当也。且五味、牡蛎之用,亦取佐固纳之法,何可少也,识者鉴之。

晚诊:晨进前方,二目呆钝之势渐自灵活,视歧之状,近视他人则一,远观之仍是两形,足征阳气虚而心神不敛也。今进固纳法,略有转机。大便数日未解,欲解未能,亦产后去血过多,气虚不能送,血燥不能润。《金匮》论产后三病,前案已

言,今一人而兼之,可为重极矣。仍于晨诊方中加一二润燥之品,扶过明晨再商。

复诊(五月二十四日):昨进固纳润燥两方,视歧不觉,惟天明虚热朝暮未克净尽,精神疲倦,喉舌干燥却不多饮,舌绛无苔。究宜气阴两固,冀其热退肠润为最。

人参(七分,冲) 制首乌(三钱) 炒生地(三钱) 丹皮(一钱半,炒) 茯神(二钱) 五味子(四分,研) 地骨皮(一钱半) 麦冬(一钱,去心) 归身(一钱,炒) 白芍药(一钱半,炒) 远志炭(六分) 南枣(两枚,去核)

此方气营两固,理应佐姜枣以退虚热。因素不喜姜,执性不用,方中惟用南枣耳。服后精神稍健,耳聋渐减,舌绛稍淡,忽热忽退,喉干引饮,小溲二三次,出时觉热,转失气时有,食饮渐贪,脉仍虚大无力。用六味地黄汤加人参、麦冬、远志、南枣。煎好去渣,以蔗浆五钱冲服。

服三四剂,虚热渐退,喉干亦减,溲出热缓。

第八节

视定反动

【辨病名】

视定反动指目外观如常,视静止不动之物,似有振动之感的病症。又称视定若动。

《证治准绳·杂病·目·目妄见》:"视定反动证,谓物本定而目见为动也。"

【辨病机】

素有头风痰火之人,恣酒嗜燥,风痰相搏,上扰清窍,牵引目系,髓海不宁,视静为动;或色欲哭泣,产伤血耗,阴精亏损,神光欲散,视定反动。

《证治准绳·杂病·目·目妄见》:"视定反动证,谓物本定而目见为动也。乃气分火邪之害,水不能救之故。上旋眩晕,振掉不定,光华欲坠,久则地石亦觉振动而不定,内障成矣。恣酒嗜燥,头风痰火人,阴虚血少者,屡有此患。"

《金匮启钥(眼科)·卷五·妄见·视正反斜论》:"视正反斜者,谓物本正,而目见为倚斜也。此候乃阴阳偏盛,神光欲散之候。阳盛阴者,因恣

辛嗜酒,怒悖头风,痰火气伤之病;阴胜阳者,因色欲哭泣,饮味经产血伤之病。总内之元府郁滞有偏,而气重于半边,故发见之光,亦偏而不正耳。"

【论治法】

证属阴虚火旺者,治宜滋阴降火;证属心虚血少者,治宜养心安神;证属血气虚弱者,治宜补气养血;证属风邪痰火者,治宜祛风清热除痰。

《金匮启钥(眼科)·卷五·妄见·视正反斜论》:"治宜培其本而伐其标。然必审其何胜何虚,而后下方。阳不胜其阴者,以补阳汤,或升阳泄阴汤主之;阴不胜阳者,以连柏益阴丸主之。"

"更有视物颠倒者,其候视定物皆振动而颠倒也。此盖血气不正,阴阳反复,阴精衰弱,阳邪上干,虚眩而运掉,其发不一时,有一年数发者,有一月数发者,须因其发时,别其因虚因火因痰因风而治之,通宜服羚羊角散……

证治歌:

视正反斜证有因,阴阳偏盛损其神。阳盛气伤痰火炽,嗜酒头风更恣辛。

阴胜由悲兼色欲,经产伤血病斯成。总由元府多郁滞,气重半边是祸根。

伐标培本为良策,更从虚火辨分明。阳不胜阴补阳好,升阳泄阴汤亦同。

若逢阴不胜阳者,连柏益阴丸建功。视定反动尤堪异,气忿火邪害相侵。

水难救火火旋上,病因痰火与头风。血少阴虚食不节,治用钩藤散最工。

尤奇视物多颠倒,血气不正阴阳争。阳邪上干阴精弱,虚眩运掉发无凭。

发时所因原不一,虚风痰火莫朦胧。通治宜用羚羊角(散),昔人治法可明微。藜芦瓜蒂为粗末,吐法流传试细询。"

【论用方】

1. 钩藤散(《审视瑶函·卷五·妄见·视定反动症》)

治视定反动症。

钩藤　陈皮　麦门冬　石膏　家菊花　人参　明天麻　防风　白茯苓　鹿茸　制半夏　甘草(各等分)

上为粗末。每服四钱,姜三片,白水煎服。

2. 补阳汤〔《金匮启钥(眼科)·卷五·妄见·视正反斜论》〕

治视正反斜症。

炙甘草　羌活　独活　人参　熟地　白术(土炒)　黄芪(制,各一两)　白茯苓　生地　知母(炒,各三钱)　柴胡(去油,二两)　肉桂(三钱)　白芍　陈皮　泽泻　防风　归身(酒制,各二钱)

上为末。每服五钱,水煎温服。

3. 连柏益阴丸〔《金匮启钥(眼科)·卷五·妄见·视正反斜论》〕

治视正反斜症。

甘草根　羌活　独活　归身(酒洗)　五味　防风　黄芩　草决明　黄柏　知母　黄连(酒洗,炒,各一两)　石决明(煅存性,六钱)

上为末,蜜丸豆大。每服五十丸,渐至百丸,临卧茶清下。

4. 升阳泄阴汤(一名**升阳柴胡汤**)〔《金匮启钥(眼科)·卷五·妄见·视正反斜论》〕

治视物颠倒。

羌活　归身　独活　甘草根　白芍　熟地(各一两)　人参　生地(酒洗,炒)　黄芪　楮实子(酒蒸,焙)　白术(各两半)　白茯苓　防风　陈皮　知母(酒炒,各二钱)　柴胡(去苗)　肉桂(去皮,各钱半)

上,每服五钱,水煎服;另合一料为末,蜜丸梧子大,食远茶清下。每日五十丸,与煎药合一服,如天气热甚,加五味三钱、天冬五钱。

5. 羚羊角散〔《金匮启钥(眼科)·卷五·妄见·视正反斜论》〕

治视物颠倒。

制法夏(七钱)　当归　川芎　白芷　防风　明天麻　枳壳　甘草(各二钱半)　茯神　羚羊角(锉细末,各一两)

上为末,每服四钱,入姜三片,煎服。

第九节

辘轳转关

【辨病名】

辘轳转关指两侧目珠不自主地向左右,或上

下不停地有节奏的颤动或旋转，形似转动之辘轳，不能回归正中的病症。又称辘轳自转。相当于西医的眼球震颤。

《世医得效方·卷第十六·眼科·外障》："此乃睛藏上下睑，不能归中，所以言之为辘轳也。"

《审视瑶函·卷四·惊搐·辘轳转关症》："辘轳转关，人所罕闻，瞳睛勿正，那肯中存，上垂下际，或倾或频，气所使动，人所不能……神珠不待人转，而自蓦然察上，蓦然察下，下之不能上，上之不能下，或左或右，倏易无时，盖转动搏击不定，筋脉振惕，缓急无常，被其牵拽而为害，轻则气定，脉偏而珠歪，如神珠将反之状，甚则翻转而为瞳神反背矣。"

【辨病机】

人身腠理不固，外为风邪所击，风邪上犯脑筋，筋脉拘急振剔，缓急无常，眼珠被其牵拽而颤动，尤以小儿脏腑娇嫩，气血未充，经脉未盛，肝经风热更易上攻入脑而得此患。

《普济方·卷七十九·眼目门·外障眼》："辘轳转关外障，此眼初患之时，皆因膈中壅毒，肝脏热极，风热入脑，致令眼带吊起，瞳睛难以回转，不辨人物，有胎中患者，乃不可治也。"

《医宗金鉴·眼科心法要诀·卷二·辘轳转关歌》："辘轳转关肝风盛，旋转睛珠辘轳同，轻则瞳斜重反背……[注]辘轳转关之证，因肝经风邪壅盛，以致二目睛珠旋转不定，与辘轳相同，轻则瞳仁偏斜，重则瞳仁反背。"

《金匮启钥（眼科）·卷四·惊搐·辘轳转关论》："目病六气不和，或有风邪所系，脑筋如拽，神珠不待人转，而自蓦然察上，蓦然察下，上之不能下，下之不能上，或左或右，倏易无时。盖气转动，拨激不定，筋脉振惕，缓急无常，被其牵拽而为害。轻则气定脉偏而珠歪，如珠将反之状，甚则翻转而为瞳神反背矣。"

【论治法】

证属风邪中络者，治宜驱散风邪为主，活血通络为辅。证属肝虚血少，肝风内动者，治宜养血平肝息风。

《普济方·卷七十九·眼目门·外障眼》："辘轳转关外障……若初患者，急须疗之，宜服天门冬饮子、泻肝散。"

《目经大成·卷之三·因阵·抱龙丸二十九》："胆南星二两，天竺黄一两，朱砂五钱，琥珀、珍珠、雄精各三钱，檀香、人参各二钱，麝木香、沉香各一钱。甘草煎膏为丸，芡实大，金衣。小儿一切惊搐，致辘轳转关诸症，主此方者，宝气可以镇惊，金珠、琥珀、雄精是也。香气可以散搐，沉、檀、木、麝、竺黄是也。惊搐因风虚，人参、甘草扶其元。风虚生痰火，南星、牛胆清其热。抱龙二字义未详，或者龙为肝火，定风镇惊之谓与。诗曰：天竺星珠独夜光，丹砂珀酒人雄黄，木沉檀麝香初热，席抱龙须卧石床。"

《金匮启钥（眼科）·卷四·惊搐·辘轳转关论》："辘轳转关证何如，六气不和病厥躯。风邪所系脑如拽，神珠自转无定拘。轻则偏歪惟气定，重则翻转甚堪虞。治法通用钩藤饮（子），昔人明论有成书。蕴热内蓄成混浊，若将风治已拘虚。泻热清肝为上策，天门（冬）饮子正相符。继进麦门冬（汤）最好，元参泻肝汤与俱。治风为标热为本，缓急攸分其慎诸。"

【论用方】

1. 天门冬饮子（《证治准绳·类方·目·辘轳转关》）

治辘轳转关。

天门冬　茺蔚子　知母（各二两）　五味子　防风（各一两）　人参　茯苓　羌活（各一两半）

每服五钱，水一盏，煎五分，去滓，食后温服。

2. 玄参泻肝散（《证治准绳·类方·目·辘轳转关》）

治辘轳转关。

麦门冬（二两）　大黄　黄芩　细辛　芒硝（各一两）　玄参　桔梗（各一两半）

上水煎，食后服。

3. 通肝散（《张氏医通·卷十五·目门》）

治辘轳转关，睑硬睛疼，风热翳障。

栀子（炒黑）　白蒺藜（炒去刺，各一两）　羌活（二两）　荆芥穗　当归　牛蒡子（炒研）　甘草（炙，各一两二钱）

为散。每服三钱，食后竹叶汤调服。

4. 钩藤饮（《医宗金鉴·眼科心法要诀·卷二·辘轳转关歌》）

疏散风邪,治辘轳转关。

钩藤(五分) 全蝎(炒去毒,一钱) 川芎 人参 防风(各七分) 麻黄(三分) 天麻(七分) 僵蚕(炒,一钱二分) 甘草(炙,三分)

上为粗末,以水二盏,煎至一盏,去渣,不拘时服。

第十节
睛不和

【辨病名】

睛不和主要表现为视物不清晰,或眼珠转动不灵活。

《伤寒溯源集·卷之六·阳明中篇·正阳阳明证治第十二》:"睛,目瞳子也。睛不和,精神不能贯注,故视不明也。"

《感症宝筏·卷之一·类伤寒诸感证·察目法》:"凡病至危,必察两目。睛不和者,热蒸脑系也。盖脑为髓海,髓之精为瞳子,悍热之气入络于脑,故睛不和而昏眩,甚或见鬼见怪。"

【辨病机】

本病因邪热内结,内热煎灼,三阴被烁,阴精耗竭,筋脉焦槁,目系不柔。

《伤寒说意·卷四·阳明经·急下》:"胃腑始病,下不妨迟,若其内热燔蒸,三阴被烁,精液消亡,遂成死证,法当急下,不可缓也。其一,脐腹痛满,是燥土胜湿,伤及脾阴。以腹满,太阴之证,太阴之湿,化而为阳明之燥,燥土壅遏,是以痛满也。其一,发热汗多,是燥土克水,伤及肾阴。以肾主五液,入心为汗,汗多热甚,则肾水耗泄,胃土焦枯,以燥土而渗少水,势必竭流也。其一,目睛不和,是燥土侮木,伤及肝阴。以肝窍于目,目光之明烛,缘神魂之发露,目睛之宛转,因营血之滋荣,所谓目受血而能视也。土金燥热,煎熬营血,血枯木劲,筋脉焦槁,目系不柔,是以直视不转也。"

《伤寒绪论·卷上·察色》:"若睛不和者,少阴热也,目眩为痰因火运,眼胞微肿为有水,目下灰色为寒饮,目白睛黄欲发疸也。目直视不能眴,或白睛黄,此误发汗将欲衄也。"

《疡医大全·卷十一·眼目部·目部望色辨证法》:"目中不了了,睛不和不明白者,此因邪热结实在内。"

【辨病证】

辨吉凶

睛不和为凶症,患者内热甚,阴液耗竭,为死症。

《伤寒括要·卷上·察目法》:"目明者吉,昏者凶。开目欲见人,阳症也。闭目不欲见人,阴症也。目中不了了,睛不和,热甚也。目赤痛者,阳明热也。瞑目者,将衄血也。白睛黄,将发黄。目睛微定,暂时稍动者,痰也。目眦黄,病将愈。或反目上视,或瞪目直视,或目睛正圆或戴眼反折,或眼胞陷下,皆死症也。"

【论治法】

睛不和因邪热内结实证所致,治以急下存阴,祛邪外出。

《伤寒说意·卷四·阳明经·急下》:"《经》云:五脏六腑之精,皆上注于目。热邪内烁,津液枯燥,则精神不得上注于目。故目中不了了,睛不和也。此终为邪热内实于里也,当急下之,以救阴液,宜大承气汤。"

【论用方】

大承气汤(《删补名医方论·卷七》)

治阳明病,潮热,手足濈然汗出,谵语汗出多,胃燥独语,如见鬼状,喘冒不能卧,腹满痛,脉滑实。又目中不了了,睛不和。又少阴病初得之,口燥咽干者。自利清水,色纯青,心下痛,口燥舌干者。六七日,腹胀不大便者。

大黄(酒洗,四两) 厚朴(半斤) 枳实(炙,五枚) 芒硝(三合)

上四味,以水一斗,先煮二物,取五升,内大黄,煮取二升,去滓;内芒硝,再上火微煮一二沸,分温再服。得下即停后服。

【医案选】

《经方实验录·第一集上卷·第三一案》

目中不了了,睛不和,燥热上冲,此阳明篇三急下证之第一证也。不速治,行见其脑膜爆裂,病不可为矣。于是遂书大承气汤方与之。

大黄（四钱）　枳实（三钱）　川朴（一钱）
芒硝（三钱）

并嘱其家人速煎服之，竟一剂而愈。盖阳明燥气上冲颠顶，故头汗出，满头剧痛，神识不清，目不辨人，其势危在顷刻。今一剂而下，亦如釜底抽薪，泄去胃热，胃热一平，则上冲燥气因下无所继，随之俱下，故头目清明，病遂霍然。非若有宿食积滞，腹胀而痛，壮热谵语，必经数剂方能奏效，此缓急之所由分。是故无形之气与有形之积，宜加辨别，方不至临诊茫然也。

[佐景按]余尝见一男子病者，神志恍惚，四肢痉厥，左手按额上，右手按其阴器，两足相向弯曲而崛起。旁人虽用大力，不能使之直伸，目张而赤，近光则强闭，脉凌乱隐约，大便多日不行，数日来头痛，病起仅七八日，服药五六日，即至如此地步。据谓前曾宿娼患疮，外治而愈。余曰：此大承气证失治者也。顾口噤药不能下，侍者用简便法，纳甘油锭于其肛中，凡三次，毫无效验。惜无亲人作主，不能试胆导法。次日汗出夜毙，是可悯也。又一男子病者感病数日，腹中微痛，医以四逆散作汤与之，痛略差，而目中之不了了更显，与之言，半是半非，其夜即毙。

由上实验证之，目中不了了，睛不和，确为至危至急之候。虽伤寒不过六七日，无表里证，身但微热，大便但难而不结，即为实，当急下之，宜大承气汤。仲圣笔之于论，固甚明了也。果能治之得法，获效亦捷，如本案所示者是。

第十一节
产后目病

【辨病名】

产后目病指产妇分娩后，发生外障、内障眼病者。

《张氏医通·卷八·七窍门上·产后目病》："产则百脉皆动，邪易以乘，肝部发生之气甚弱，而胆失滋养，精汁不盛，则目中膏液，皆失化源，所以目病者多皆内不足所致。"

【辨病因】

因悲伤哭泣，七情郁结，目窍闭塞；或过食辛辣厚味，脾胃湿热郁结，复感风邪，上犯于目；或头风伤目；或产后失于调理，感受毒邪，上窜于目所致。

《证治准绳·杂病·目·产后目病》："有劳瞻竭视，悲伤哭泣，而为无时冷热泪，内障昏眇等证。有窍不密，引入风邪，为湿烂头风者。有因虚沐发，湿气归脑，而为内障诸病者。有因虚劳役，恣辛嗜热及患热病而伤目血为外障者。皆内不足所致。善知爱护者，疾微而不变。不知保养，反纵斫丧，则变重不一。大抵产后病宜早治，莫待其久，久则气血定而病深，治亦不易。其外证易知者，人皆知害而早治；其内证害缓者，人多忽之，比其成也，为无及之，悔者多矣。"

【辨病机】

产后气血俱虚，滋目之精血、津液皆失化源，目失濡养，易得目疾。

《证治准绳·杂病·目·产后目病》："产则百脉皆动，气血俱伤，太虚不足，邪易以乘，肝部发生之气甚弱，血少而胆失滋养，精汁不盛，则目中精膏气液皆失化源，所以目病者多。"

【论治法】

妇人产后气血大亏，且易情志失调，故治宜益气补血，养肝疏肝，兼受风邪时，宜疏风祛邪。

《金匮启钥（眼科）·卷四·妊娠·产后目病论》："总之产后无有余之血，治须稳护肝气，不可轻用薄肝之剂为主药也。而要不离乎对证，下方者近是。治法产后眼昏头晕，咽渴口干，气少脚软者，以熟地黄汤主之；有午后至夜眼昏花不明者，则以四物补肝散主之；若崩漏亡血过度，致睛珠疼痛及经不调者，则以四制香附丸主之。甚有虚寒之候，怯冷畏寒，或肌热夜热，目且昏花者，此更为气血大虚之证，则宜以千金大补汤、八珍汤、桂附八味丸之属主之。要之，治病如治兵，只可因阵破阵，不可以我架他。武穆云：运用之妙，存乎一心，其斯之谓欤。"

《眼科阐微·卷之三·利集·妇人胎前产后眼症》："（生黄散）产后眼昏头晕，烦渴口干，气少脚软，宜服。""产后目病者，血少肝虚也。盖产则百脉皆动,气血俱伤,虚而不足,风邪易入。肝虚则发生之气弱,血少而胆失滋养。精汁少,则目中精膏、气液皆失化源,所以目症者多。"

【论用方】

1. 熟地黄汤〔《金匮启钥(眼科)·卷四·妊娠·产后目病论》〕

治产后眼昏头晕,咽渴口干,气少脚软。

熟地(酒洗晒干八分) 人参(一钱) 麦冬(去心一钱五分) 炙草(五分) 花粉(三钱)

上加生姜一片,枣二枚,糯米一撮,水煎温服。

2. 四制香附丸〔《金匮启钥(眼科)·卷四·妊娠·产后目病论》〕

治产后崩漏亡血过度,致睛珠疼痛及经不调。

香附(杵去皮毛,净子八两分作四分,酒、醋、童便、盐水晒,炒) 黄柏(酒炒) 熟地(另捣各一两) 泽兰(净叶) 川芎(酒洗炒) 白芍(酒洗,炒) 当归(炒,各两半) 益母草(四两,忌铁器)

上为细末,蜜丸。每服二三钱,空心,白汤送下。

3. 八珍汤〔《金匮启钥(眼科)·卷四·妊娠·产后目病论》〕

治产后气血大虚,怯冷畏寒,或肌热夜热,眼目昏花。

人参 白术 茯苓 川芎 当归 白芍 熟地 炙草

上加姜枣,水煎服。

4. 生黄散(《眼科阐微·卷之三·利集·妇人胎前产后眼症》)

治产后眼昏头晕,烦渴口干,气少脚软。

生地 茺蔚 川芎(各二钱) 桑白皮 当归 菊花(各一钱) 赤芍(四钱) 薄荷 黄芩 黑参 白芷 木贼 防风(各三钱) 桔梗(六钱) 知母 甘草(各五钱)

上为细末,清茶下三钱。

第十二节

妊娠目病

【辨病机】

妊娠目病在气分或血分。气分证可见风轮高

耸,甚至瞳神散大,血分证则累及黑睛,出现瘀血凝脂,乃阴阳滞涩非常病。

《张氏医通·卷八·七窍门上·妊娠目病》:"妊娠目病,须分气分血分。气分则有旋胪泛起,瞳神散大等证,血分则有瘀血凝脂等病,盖其阴阳涩滞,与常人不同,内伐恐伤胎泄气,不伐则病又不除,然必善施内护外劫之法,则百发百中矣。"

【论治法】

辨热在气分血分,热在气分宜清气分热饮;热在血分宜清血分热;热壅心脾宜泻心脾积热;外感风邪宜祛风邪;胎气有伤,邪热上攻宜清火泻热。对于妊娠目病的治疗,与常人不同,内伐恐伤胎泄气,不伐则病又不除,必善施内护外劫之法。

《医宗金鉴·眼科心法要诀·妊娠目病歌》:"妊娠目病有余证,须辨气分血分医,气分旋螺瞳散大,天冬饮用茯苓知,羌活防风参五味,血分瘀血并凝脂,保胎芩芥归芍草,连翘芎地缩陈皮。〔注〕妊娠目病者,为有余之证,有气分、血分之别。属气分者,多见旋螺瞳仁散大,乃气分之热,宜天门冬饮;属血分者,多生瘀血,凝脂翳障,乃血分之热,宜用保胎清火汤以治之。"

《金匮启钥(眼科)·卷四·妊娠·妊娠目病论》:"治法不厌疏利,但避硝黄坠损破血峻药,及泄小肠之剂勿用。《经》云:有故无殒故无殒也。或以白术黄芩固胎之药,监制之药佐之,则无碍矣。通法宜以保胎清火汤。心脾壅热目赤,咽膈渴苦,烦闷多惊者,则以简易知母饮;若蕴热忽然两目失明,则以天门冬饮子;若因外感风寒,浑身壮热,眼花头昏如旋者,则以芎苏散;若因胎气有伤,热毒上攻,头旋目昏,视物不见,腮顶肿核,太阳沉痛,背项拘急,更加痰壅危急者,则以消风散;若或孕将分娩忽而目不明,头昏腮肿者,此盖因多居暖阁,烘火过热,衣被过厚,郁热存内,或服补药及热物过多,肝脏壅极,致令胎热而成此病,治宜天冬饮子。总之治胎目病,保胎固为上着,而寻源察故尤所甚重,医者甚毋草草也。"

【论用方】

1. 天门冬饮(《医宗金鉴·眼科心法要诀·妊娠目病歌》)

治妊娠气分有热,旋螺瞳仁散大。

天门冬（一钱五分）　茯苓（一钱）　知母（一钱五分）　羌活（五分）　防风（五分）　人参（五分）　五味子（五分）

上为粗末。以水二盏，煎至一盏，食后去渣温服。

2. 保胎清火汤（《医宗金鉴·眼科心法要诀·妊娠目病歌》）

治妊娠血分有热，多生瘀血，凝脂翳障。

黄芩（一钱二分）　荆芥穗　当归身　白芍药（各一钱）　甘草（炙，三分）　连翘（一钱）　川芎（八分）　生地黄　缩砂仁　陈皮（各一钱）

上为粗末。以水二盏，煎至一盏，食远去渣温服。

第十三节

痘疮入眼

【辨病名】

痘疮入眼指患痘疹时，邪毒入眼，致疮生眼中，白睛赤肿难睁，羞明多泪，黑睛生翳等病变。又称斑痘疮入眼、小儿斑疮入眼外障。

《一草亭目科全书·小儿痘毒眼治法》："痘毒入眼，有赤肿而痛不能开者，有翳障遮蔽而不能视者。自古方书所论，乃俗说所传，皆以为痘疮入眼，而不知此非有形之疮，乃无形之毒也。其遮睛之翳，有似痘疮，而实非也。"

【辨病机】

因患痘疹，五脏热毒，或病中饮食发物，以及辛热燥腻之品，或误投热药，毒邪自内达外，上攻于目；痘发则正气虚，或调理失宜，邪气乘虚而入，引动内热，内外合邪而致目病；亦可因痘疮抓破，或接种牛痘疫苗时，痘毒移入睛内所致。诸疮皆属于心，其候见于目，本病责之于心。

《普济方·卷四百四·婴孩痘疹门·疮疹入眼》："《幼幼新书》云：《龙木论》治小儿斑疮入眼外障，初患时，觉疮入眼中，即须将息慎忌，若不忌口将息，即便疼痛，泪出赤涩，怕日难开，肿便翳如银色，此为热气在肝，上冲入眼，肝膈壅毒，致成障翳。"

《景岳全书·卷之四十五烈集·痘疹诠·痘疮（下）·目证》："目虽肝之窍，而实五脏六腑之精气皆上注于目，故其赤脉属心，瞳子属肾，白珠属肺，黑珠属肝，裹约属脾。又太阳为上网，阳明为下网，少阴循外眦，太阳出内眦，此其部分各有所主，故可因证以察其本也。然痘疮之病目而为障为翳者，多由火炎于内而热以生风，风热散于诸经，因多红赤肿痛之患。故治此者，亦当察其所属而因证以调之也。"

《冯氏锦囊秘录·痘疹全集卷二十三·目病》："夫目者，心之所使，神所寓焉。然目得血而能视，兼之诸脉及五脏六腑之精气，皆上注于目，故阴阳合德而为之精。凡痘毒发于脏腑，其热毒之甚者，火走空窍，肝肾虚者，目必受之。然若发热之初，观其两目，神倦不欲开者，痘也；目中汪汪若水者，疹也。盖诸疮皆属于心，故候见于目也。"

【辨病证】

辨吉凶

痘疮入眼，多在病变后期，病在白睛，可不治，可自愈。病在黑睛，眼痛明显，黑睛生翳膜，甚至赤痛流血，可至黑睛破损，睛突或陷下，急当治之。

《冯氏锦囊秘录·痘疹全集卷二十三·目病》："至若痘疮入眼者，此不在于初，多在收靥之时，满面破烂，重复充灌，脓血胶固，是以热毒熏蒸，内攻于目者，或有痘毒太盛，成就迟缓，过用辛热之药以致者，在白珠子者，此不必治，久当自去，惟在黑轮上者，急宜治之，治法惟宜活血解毒而已。活血不致于热，解毒不致于冷，用药得宜，其症渐退。至于虚弱者，尤忌凉剂，恐致变症百出。非徒无益矣。但调脏腑平和而再不愈，乃专治之。如至靥后，目涩不开，明暗皆然者，是肝热也。如见明则合，暗处则开者，谓之羞明，此余热在于心肝，或肾虚所致也。若眼目昏暗，时多热泪者，是肝脏实热也。更有风热上攻而赤肿流血者；更有疮毒入目，血热不散，两目皆赤痛楚难忍者；更有翳膜生中者。若翳生四边散漫者，易治。如暴遮黑睛者，多致失明，至如瞳人破损及睛突出或陷下者，此皆不可治也。然切不可用点洗之药，以致反生大害，故最宜调理于未成，有于将痘之际，用胭脂浸水涂眼四傍及诸护眼之方，皆良法也。痘后忌食鸡、鸭、蛋者，盖卵性寒多滞，滞则毒不化，流"

入于肝,乃目病也。”

【论治法】

1. 内治法

证属外邪引动内热者,治宜祛风清热;证属热毒所致者,治宜清泻热毒。

《幼幼新书·卷第十八·疮疹入眼第十四》:"《圣惠》治小儿疹痘疮入眼,并无辜气入眼,密蒙花散方:密蒙花三两,青葙子一两,决明子、车前子各一两。上件药各捣,罗为末。每服以密蒙花一钱半,诸药各半钱相合令匀,用羊肝一大片切破,掺诸药在肝内。以湿纸裹,煨令热,空心量力与食之。钱乙治小儿痘疮入眼及无辜气入眼方同,名羊肝散。《活人书》治疹痘疮并诸毒气入眼,亦名密蒙花散。”

《普济方·卷四百四·婴孩痘疹门·疮疹入眼》:"凡痘疮欲出,先攻目赤肿不开,次出疮痘,不甚红活,有痰者,设有安者,须损眼目,宜以调肝散护目,生银丸并珍珠丸化痰,更宜对证用药也。疮痘盛出,热毒气攻,则斑疮入眼,多食毒物亦尔,若觉眼肿,或赤痛多泪,时时与开,看睛无疮,即不害,若有疮赤肿者,宜用四顺饮,每日食后一服,常令微利,毒消平愈,不尔害目。

《惠济》论小儿斑疮入眼候歌:斑痘才生眼不开,泪流频有热横腮。如桃肿赤如锥痛,此疾应知奔眼来。因与毒餐同热面,或因鸡鸭与鹅灾。急交制造威灵散,百日无逾尚可回。

治疮疹入眼:马屁勃半两,皂角子十四粒,蛇皮半两。上入小罐子内,盐泥固济,烧存性,研细。温酒调下三钱,食后服。

治痘疮入眼:用谷精草煮白柿吃,仍用绿豆根烧灰,淋漤,以上面澄清者,洗,下面浓者服之。

治疮入眼:用《局方》洗心散、洗肝散。加干柿、菊花、谷精草、绿豆壳同煎。嚼生葱薄荷食后服。

养生必用,治目暴赤肿痛,小儿斑疮入眼:麻子(炒香)、蔓菁子(绢袋盛饭上蒸熟,取出焙干炒令香)、甘草(炙)、木贼(去节)各等分。上为末,沸汤点一钱,食后服,日三。

透关散:治小儿斑疮初作,眼患痛涩,羞明怕日,出泪频多,或已觉,渐成白翳子,宜用神效。

治小儿斑疮入眼:用麸炒蒺藜、炙甘草、羌活、防风等分。捣,每服二钱,浆水下。拨云见日直到老。

治小儿痘疮后,眼上生膜:威灵仙、仙灵脾、川芎等分。上为末,用不下水猪肝薄批片子,撒药末于上,卷之,用麻线缚之。如此数卷,碗内盛。饭上蒸熟,去线。令儿吃之,自然落下。

治小儿痘疮入眼方:用蛇蜕五寸,煮绿豆去皮,只吃豆。神效。”

《急救良方·卷之二·小儿第三十九》:"治小儿痘疮入眼,或病后生翳障。用蝉蜕洗净去土,白菊花各等分,为散。每服二钱,入蜜少许,水一盏煎,乳食后,量儿大小与服之,屡验。又方:用兔子屎焙干为末,茶调下,疮疹安后方可多服,仍治昏翳。治痘疮入眼,痛楚恐伤眼睛,用浮萍阴干为末,每服三钱。随儿大小,以羊子肝半个,入盏内,以竹签刺碎烂,投水半合,搅取汁调下,食后服。不甚者一钱,瘥;已伤目者十服,瘥。”

《医学纲目·卷之三十七·小儿部·痘入目》:

"(丹)如痘伤眼,必用山栀、赤芍、决明、归须、连翘、防风、桔梗、升麻,小剂末之调服。如眼无光,过百日后,血气完复,则自明矣。

(张炳)治疮疹后毒气攻眼,或生翳膜赤黑之类。宜用四物汤加荆芥、防风煎服,兼用黑豆皮、谷精草、海蛤、甘草等分为末,用熟猪肝切片蘸服,神妙。(一方,治痘毒目翳,用江西蛤粉、黑豆皮、甘草、密蒙花等分为末,调服)

(丹)痘后生翳数服效,用威灵仙、仙灵脾等分,洗净,不见火与日,为细末。每服随时,宜第三次米泔下。

(垣)治痘疮风热毒翳,膜晕遮睛,以泻青丸治之,大效。初觉易治。

(云)用竹叶汤和砂糖水,化下泻青丸二丸,渐至微利,神效。

(《活》)瘢入眼。用决明、拨云、密蒙花、通圣、蛤粉散之类,然无出此书。”

《景岳全书·卷之四十五烈集·痘疹诠·目证》:"戴眼证,凡痘疮灌脓之后,或大汗大泻之后,多有目睛上吊,或露白者,谓之戴眼。此精气为脓血汗液所耗,乃太阳少阴真阴亏竭大虚之证。盖太阳为上网,血枯则筋急,所以上吊也,速宜大补气血,以六物煎、六气煎,或十全大补汤之类主之。

其有以此为风热而散之、解之者,是皆速其死也。若七日以前见此者多不治,或无魂失志,不省人事者亦不治……痘疮眼中流浪赤痛,或多眼眵,此肝火之盛也,宜清解之,以加味龙胆泻肝汤或抽薪饮,加木贼、蝉蜕之类主之;若大便结闭不通者,亦可少加大黄。

痘疮入眼肿痛,或痘后生翳膜者,宜蒺藜散、蝉菊散或通神散,外以秦皮散洗之。

痘疮目病,热少风多而昏暗涩痛,眵泪羞明翳障者,宜密蒙花散,亦以秦皮散洗之。

痘后眼闭泪出不敢见明者,此内火不清而阳光烁之,故畏明也,宜洗肝明目散。

痘后眼皮风毒赤烂,或痛或痒,燥涩羞明多眵泪者,秦皮散洗之。

痘疮瘥后,精血俱耗,而眼涩羞明,光短倦开,或生翳障者,宜四物汤,甚者六物煎加木贼、蝉蜕、白蒺藜。

痘斑入眼,在白珠上者不必治,久当自去,惟在黑珠上宜治之,当清肝火。"

《冯氏锦囊秘录·痘疹全集卷三十四·汇集古哲治痘诸方·通圣散》:"治小儿痘疮入眼及生翳膜。白菊花一两,绿豆皮一两,谷精草(去根梗)一两。共为末,每三岁用一钱,干柿一个,生粟米泔水一盏同煮,泔尽去药食柿,不拘时日,用二三个,近者五七日,远者半月愈。"

《张氏医通·卷八·七窍门上·痘疹余毒证》:"痘疮入眼,其痘疮初生,眼闭不开,眼上即有痘疮,点在黑暗上者,急取益母草煎汤熏洗,日三度,更以鳝血点之。忌口及夜啼,乳母亦忌口,须痘疮痊可。其眼渐开,眼中之痘亦愈矣,初起痘疮入眼,决明散、密蒙散。痘疮入眼成翳者,谷精散、神功散选用。丹方,用望月砂末,生鸡肝研烂,饭上蒸熟,每日空心食之效。大抵治之早,则易退而无变,迟则退迟。今人但见痘后目疾,便谓不治,不知但瞳神不损者,纵久远,亦有可治之理。惟久而血定精凝,障翳沉滑涩损者为不治耳。倪仲贤云:斑疹余毒所害者,与风热不制之病,稍同而异,总似羚羊散主之。便不硬者,减硝、黄。未满二十一日而病者,当消毒化斑为主,斑后风热翳膜,气晕遮睛,泻青丸泻之大效。痘疹疮痂落尽,肌体肥壮,眼中忽然红色,乃余毒郁结而发出,此证最剧,失治多能害目,只用车前草擂水,频频灌之,涤却

肝经之热毒,洗以益母草,点以鳝鱼血。"

2. 外治法

以清热解毒之剂点眼、洗眼、涂眼等。

《普济方·卷四百四·婴孩痘疹门·疮疹入眼》:"宜用秦皮汤洗之,然后服凉肝丸,亦不宜镰洗出血,点药挑拨,疼痛定后,即点退翳药,亦得,立效。

上才觉患,以盐花少许,汤浸了,令温洗两眼,昼夕可三两度,大人以指揾盐花水点眼内,旋以帛子拭之。初用,眼即多痛,用三上后,即不觉痛。不计大人小儿或患欲退时,眼内有余热者,亦宜用此法洗点。

治小儿斑疮入眼:用生鳝鱼以针刺血,贮器内。点入眼,即愈。甚佳。

治小儿目中痘疮成翳方:大黄(炒为末,挑二钱),水银(半钱)。上用男子人津唾化水银为泥,次入大黄末,方入冷水调涂囟上,如干,用水湿之。极效。

治痘疮入眼,肿痛不可开,黑靥不出:用断续即蝉蜕,为细末,以薄荷汁调敷一二次,便能开。若疮黑靥不出,温热水调下一二钱即出,乳母服亦可。凡小儿初患痘疮,先用胭脂涂眼,令疮不入眼中。不得洗面,生水入眼即损眼。

治小儿痘疹后,眼生翳膜:用净洗手,用磁片刮指甲屑,焙令燥,研细成末。点如麻子大,入翳上,两日间自落,极妙。

用荜澄茄不拘多少,为细末。每以少许,吹入鼻中,于食后频频吹之。诸证皆可用之。

大效点明膏:治斑疮眼患,只在百日内,治之容易。久即气定,难以疗理。用掘取土中覆盆根,处处有,生路傍,柱高五七尺者。净洗捣取粉,澄滤令细,日干。每用蜜和,以少许点白丁上,令其自消自散,日二三次,点用验。"

《婴童百问·卷之十·疮疹·第一百问》:"凡出疮疹,先须护眼,或用辰砂,或用胭脂,以涂眼眶,内有红花以活血尤妙。如痘疮入眼,宜与决明散、紫贝散;疮痂欲落不落,则用酥油或白蜜时时润之,可揭则揭去;若失润揭迟,痂才硬则成瘢痕,仍用灭瘢药敷之。"

《景岳全书·卷之四十五烈集·痘疹诠·目证》:"痘疮护眼法,宜钱氏黄柏膏为佳,从耳前眼皮上下颧面间,日涂三四次,可以护眼稀痘。"

用点药者,凡目中生痘,或食发物,或热毒太盛,上蒸目窍,以致热毒或生翳障,切不可妄用一切点药。盖其非毒即冷,必致寒热相激,反以为害。惟余之金露散乃为相宜,可间用之以解热毒之急。"

《本经逢原·卷四·介部·真珠》:"咸、甘,寒,无毒。珍珠入手足厥阴二经,故能安魂定神,明目退翳,解痘疔毒及痘疮入眼。"

《冯氏锦囊秘录·痘疹全集卷三十四·汇集古哲治痘诸方·搽目方》:"用象牙磨水,搽入目内,善治痘疮入眼。"

《幼科汇诀直解·卷之八·落痂痘后证治·痘疮入眼》:"要看两孔有痘,即两眼痘疮入目,急以胭脂点去两孔痘疮,兼点两眼,其目中痘疮自去耳。又用黄柏皮为末,调鸡蛋白敷其脚心,左眼痘敷右,右眼痘敷左,立扯痘归目角,神效。"

《痘疹精详·卷三·中风·痘疮入眼》:"痘疮未入目,黄柏膏保安,已入胭脂水,调点清肝丸。释:痘疮之毒,第一防眼,所以古人用护眼之法,先以黄柏膏涂之。若已入目,用清肝丸磨水,蒸出药性,以胭脂米研烂入药水中,频频点入,毒散痘收,自不伤目,或独用胭脂水点入亦可。"

《急救广生集·卷九·外治补遗·痘疮入眼方》:"用鹅儿不食草晒干为末,吹入鼻中即开。一方,象牙磨水,以软羊毛笔涂眼内,其星即落。"

《验方新编·卷十七·眼部·痘疮入眼》:"青鱼胆,以灯芯涂点四五次,自愈。或用虾蟆胆亦可。"

3. 饮食禁忌与防护

禁食鸡、鹅、野味等发物,清淡饮食。

《普济方·卷四百四·婴孩痘疹门·疮疹入眼》:"小儿疹痘初发,便令煎油渫散子之类,令儿看之,每哺儿切忌酱、醋、五味、马、牛、鸡、鹅、野味等物,止令食淡熟猪肉,淡粥饭饼饵之类,不能久食淡,入少盐无害。又于侵晨人未起时,抱儿于井上令自投绿豆七粒于井中,云使儿斑疮不入眼。又小儿疮疹若食熟鸡鸭等卵,未有不损眼目者,虽疮疹已可,尚宜数月勿食。"

《婴童百问·卷之十·疮疹·第一百问》:"切不可与鸡鸭卵与食,食则即时目盲,瞳子如卵白色,其应如神;亦不可再食猪肉,不可不戒也。"

《景岳全书·卷之四十五烈集·痘疹诠·目证》:"凡病目热者,最宜忌酒及椒、姜、牛、羊、鸡、鹅、鸭一应热物,并鸡、鹅、鸭蛋皆不可用,以防连绵不愈之患。"

【论用方】

1. 苍术散(《银海精微·卷下·治小儿疳伤》)

治小儿痘疮入眼,生翳膜,羞明怕日。

苍术 槐花 防风 干葛 藁本 川芎 蛇蜕 枸杞子 黄芩(酒炒) 蒺藜 乳香(不见火,药煎成方下) 白菊花(家产) 蝉蜕 木贼 石膏 谷精草 甘草 没药(不见火,煎成药倾碗内,同乳香一齐下服)

上为末,水煎食后服;大人水煎,小儿为末服之。

2. 菊花散(《类编朱氏集验医方·卷之九·头痛门·眼》)

治痘疮入眼。

白菊花(三两) 绿豆壳 密蒙花 旋覆花 谷精草 甘草(各一两)

上为哎咀。每服一钱,干柿一枚,粟米泔一盏,煎干尽为度,取干柿食后服。

3. 柴胡散(《类编朱氏集验医方·卷之九·头痛门·眼》)

治眼胞患斑疮,热冲透睛中,疼痛泪出,翳如银片,肿涩难开。

柴胡 黄芩 芍药(各半两) 甘草(一分)

上锉散。每服三钱,水一盏煎,大人小儿加减服,兼以药洗之。

4. 调肝散(《普济方·卷四百四·婴孩痘疹门·疮疹入眼》)

治痘疮热毒大盛,令不入目。

犀角(如无以升麻代之) 大黄(锉炒) 桑白皮 钩藤 甘草(炙,各五钱) 天花粉 石膏(煅) 黄芩 木通 荆芥 防风 牛蒡子(炒) 紫草 陈皮(去白) 龙胆草(去芦,各二钱)

上锉,白水煎,食后温服。

5. 仙灵脾散(《普济方·卷四百四·婴孩痘疹门·疮疹入眼》)

治斑疮入眼。

仙灵皮 威灵仙(各等分)

上为末。食后米饮调下,量儿大小用之。

6. 净心散(《普济方·卷四百四·婴孩痘疹门·疮疹入眼》)

治痘疮出尽,便宜服之,如入眼即自退。

蛇退(一条,烧灰) 甘草(五钱,锉为末) 不蛀皂角(五定,烧灰)

上研匀,小儿半钱,熟水调服。

7. 蛇皮散(一名子肝散)(《普济方·卷四百四·婴孩痘疹门·疮疹入眼》)

治疮疹入眼成翳,一名子肝散。

栝蒌根(半两) 蛇皮(二钱)

上为细末,羊子肝一个,批开入药末二钱,麻线缠定,米泔煮熟。频与食之,未能食肝,与乳母多食。如少小未能食,即羊肝令熟,研和为丸,如黄米大,以米泔下十九;或乳头上与亦可,日三服。

8. 仙退散(《普济方·卷四百四·婴孩痘疹门·疮疹入眼》)

治痘疮入眼成翳,眼中即便疼痛,泪出赤涩,怕日难开,肿便翳如银色。

用蝉壳末水煎,羊子肝汤调服二三钱。凡痘疮才欲着痂,用酥或面香油不住润之,可揭则揭去。若不润及迟揭疮痂,硬即隐瘢痕。

9. 蝉蜕散(《普济方·卷四百四·婴孩痘疹门·疮疹入眼》)

治斑疮如入眼,半年已后者,一月取效。

猪悬蹄甲(二两,入罐内盐泥固济烧存性) 蝉蜕(去土,用末,一两)

上为末,入羚羊角细末一分,令匀。每服一字,百日外儿半钱,三岁以上一二钱,温水或新汲水调下,日三四,夜一二,食后服。一年以外难治。孝忠倾守官江南。每置羚羊角。辄得山羊角。正如石膏、寒水石之相易也。羚羊角纤细而节纹极密,京师傺马人多用以马衔铁是也。山羊角粗长又节纹稀,当是京师用为正。一方用猪肝汤调下。

10. 谷精草散(《普济方·卷四百四·婴孩痘疹门·疮疹入眼》)

治小儿痘疮已厣,眼目翳膜遮障瞳人,瘾涩泪出,久而不退者。余毒熏蒸眼目,或因误食煎煿热物所致。

谷精草(一两) 生蛤粉(二两)

上为细末,獖猪肝一叶,用竹刀批作片子,掺药在内,用草绳缚定,以磁器内贮米泔一碗,慢火煮熟,令儿食之。一方临睡细嚼,却用原煮米泔送下。忌一切毒物等项。一方用猪肝煮熟,入磁瓶内熏眼,却服之。一方用青竹叶十片,同煎,熏服。一方用生黑豆皮二钱。

11. 决明散(一名瓜蒌散)(《普济方·卷四百四·婴孩痘疹门·疮疹入眼》)

治小儿疮痘入眼。

决明子 赤芍药 甘草(炙,各一分) 瓜蒌根(半两)

上为末。三岁半钱。蜜水调下。食后。日进三服效。

12. 拔明散(一名拔云散)(《普济方·卷四百四·婴孩痘疹门·疮疹入眼》)

治小儿疮痘入眼生翳。

用桑螵蛸真者一两,炙令焦,为末,麝香少许和剂。三岁半钱,米泔汤调下,食后。

13. 通圣散(一名豆皮饮)(《普济方·卷四百四·婴孩痘疹门·疮疹入眼》)

治小儿疮痘入眼及生翳障。

白菊花 绿豆皮 谷精草(去根,各一两)

上为末。三岁一钱,干柿一个,生粟米泔一盏,共一处煎,候米泔尽,只将干柿去核食之,不拘时,一日可三枚,五七日可救,远者半月余效。一方有夜明砂一两,又名白菊花散。

14. 浮萍散(《普济方·卷四百四·婴孩痘疹门·疮疹入眼》)

治小儿患豌豆疮入眼,疼痛,恐伤目。

用浮萍草阴干为末,三岁一钱,羊肝一片,入盏内,杖子刺碎烂,入沸汤半盏。绞汁调下,食后,三两服立效。一方投水半合,甚者一服瘥,伤目者十服瘥。一方用羊子肝。

15. 兔肝丸(《普济方·卷四百四·婴孩痘疹门·疮疹入眼》)

治小儿斑疮入眼,虽赤白障遮交眼睛,但得瞳子不陷,皆可治。

黄柏(去皮) 石决明(生用) 苍术(各半两)

上为末,兔肝丸如小豆大。三岁三十丸,米汤下,食后服。

16. 凉肝丸(《普济方·卷四百四·婴孩痘疹门·疮疹入眼》)

治疮疹入眼。

防风(二两) 人参 赤茯苓(各一两半)黄芩 茺蔚子 黑参 大黄 知母(各一两)

上为末,蜜丸绿豆大。食后茶下,量儿大小为剂。

17. 七退散(《普济方·卷四百四·婴孩痘疹门·疮疹入眼》)

治痘疮后眼生翳。

雄鸡脚粗黄皮 鹅脚黄皮 抱鸡子壳 人指爪 蝉蜕 猪后脚悬爪(不点地者) 羚羊角

上焙干,或日干为细末。煎羌活汤调下。

18. 威灵仙散(《普济方·卷四百四·婴孩痘疹门·疮疹入眼》)

治小儿斑疮雀目,眼生翳障遮睛。

威灵仙 仙灵脾 甘草 赤茯苓 子芩 青箱子 大青 赤芍药 大黄(各等分)

上为末,羊肝掺药,箬叶、麻皮缠缚,米泔煮熟,放冷吃,量儿大小用之。一方用猯猪胆二个批开,掺药在内。

19. 金华散(《普济方·卷四百四·婴孩痘疹门·疮疹入眼》)

治痘疮入眼,昏暗,翳膜遮障。

黄连 菊花 枸杞子(各一两) 甘草(三分) 牛蒡子(半两)

上为末。薄荷汤调,食后服,量儿大小用之。明目除昏暗,退翳膜,常服大效。

20. 羌蝉散(一名羌菊散)(《普济方·卷四百四·婴孩痘疹门·疮疹入眼》)

治小儿疮疹后,毒气不散,生翳障睛,并治暴赤眼疼痛,生翳、遮障、羞明。

羌活 蝉蜕(去足、翼土) 防风 蛇退 菊花 谷精草 木贼 甘草 栀子 白蒺藜 大黄 黄连 沙苑蒺藜(各半两)

上为末。每服半钱或一钱,白汤调下,或米泔调下。

21. 决明丸(《普济方·卷四百四·婴孩痘疹门·疮疹入眼》)

治小儿斑疮入眼,虽赤白障翳遮漫黑睛,但得瞳子不陷者,皆可治之。

石决明(煅) 川芎 黄檗(各一两) 苍术(半两,米泔浸)

上为细末,用兔肝,或无以羖羊肝代之,研烂,搜和丸如绿豆大。每服三十丸,食后临卧米泔下。

22. 羊肝散(一名密蒙花散)(《普济方·卷四百四·婴孩痘疹门·疮疹入眼》)

治小儿痘疮入眼及无辜气入眼。

密蒙花(三两) 青箱子 决明子 车前子(各一两)

上为细末,各别收之。每取密蒙花末三钱,余药各一钱,拌匀,用羊肝一大片,薄批掺上,湿纸裹,煨熟。量多少,空心食之。

23. 决明丹(《普济方·卷四百四·婴孩痘疹门·疮疹入眼》)

治疹痘疮后毒气入眼。

决明子 密蒙花(各一两) 青箱子 车前子 川黄连(去须) 羚羊角屑(各半两)

上为细末,煮羊肝一具,切破,同诸药捣一二百下,丸如黍米大。每服十粒,荆芥汤下。乳食后,量儿大小加减。

24. 蕤仁散(《普济方·卷四百四·婴孩痘疹门·疮疹入眼》)

治小儿痘疮入眼。

蕤仁(去皮炙) 黄芩 栀子仁 黄连 黄檗皮 川升麻 甘草(炙,各一两)

上为细末。每服二钱,用水一盏,煎至六分,去滓,食后温服。量儿大小加减。如生翳障重者,兼密蒙花散。

25. 泉石散(《普济方·卷四百四·婴孩痘疹门·疮疹入眼》)

治小儿风热攻眼及斑疮入眼。

井泉石(先为末,再研,水飞) 蝉壳 蛇皮 甘草(三味炙,以上各一两)

上为末。每服半钱至一钱,蜜水调下。忌油腻。

26. 羚羊角丸(《普济方·卷四百四·婴孩痘疹门·疮疹入眼》)

治眼昏涩,赤脉侵睛,泪多,或作翳障。

羚羊角(屑) 黄芩 大黄 芥菜子(各二钱半) 当归 玄参 甘草(炙) 木贼 蝉壳(去足) 珍珠(末,一作朱砂) 决明子(炒,各半两) 荆芥穗 川白芷 苍术(用米泔汁浸一宿,焙干,各二两) 羌活(一两)

上为末,炼蜜为丸如弹子大。每服一丸,食后用荆芥茶汤嚼下。小儿斑疮入眼,看儿大小加减,用蝉壳汤化下,食后服。

27. 桦皮散（《普济方·卷四百四·婴孩痘疹门·疮疹入眼》）

治小儿斑疮入眼及裹黑睛。

桦皮 头发 蛇蜕皮（各半两）

上细锉，净器内点火烧之，候烟尽，研细。每服半钱，煎黑豆汤入酒三滴调下，日五服。

28. 甘菊花散（《普济方·卷四百四·婴孩痘疹门·疮疹入眼》）

治小儿斑疮入眼。

甘菊花 谷精草 石决明（各等分）

上为末。每服二钱，水一盏，入干柿一个同煎至七分，干柿细嚼服。

29. 加减四物汤（《普济方·卷四百四·婴孩痘疹门·疮疹入眼》）

治斑疮入目，或疮痘收后。

当归（尾） 芍药 川芎 苍术 白菊花 干葛 羌活（各等分）

上锉散。每服水一盏，药末二钱，入生地黄少许，捶碎，同煎至半盏，量儿大小服之，乳食后服。忌一切动风毒物。虽愈后，忌三二日方可。

30. 蝉菊散（《普济方·卷四百四·婴孩痘疹门·疮疹入眼》）

治斑疮入目，或病后生翳障。

蝉蜕（净洗，去尘土） 白菊花（各等分）

上锉散。每服二钱，水一盏，入蜜少许煎，乳食后，量儿大小与之，屡验。

31. 奇犀散（《普济方·卷四百四·婴孩痘疹门·疮疹入眼》）

治小儿斑疮痘毒入眼，但不枯破，其余证候悉治之，半月即愈。疮子安后，服此药清肝膈，永远无疾证。

犀角（镑） 薄荷子（如无以叶代之） 羌活 麻黄（去节） 木贼（去节，各九钱） 石决明 赤芍药 甘草 白蒺藜（炒去刺） 瓜蒌根（各一分） 人参（去芦，九钱） 羚羊角（镑，九钱）

上为细末。每服一钱或半钱，小儿蜜汤、大人茶清调下，夜卧食后服。

32. 拨云散（《普济方·卷四百四·婴孩痘疹门·疮疹入眼》）

治疮入眼。

羌活（去芦） 防风 甘草（炒） 柴胡（各等分）

上为细末。每服二钱，水一中盏，煎至七分，食后临睡服。忌藏盐、鲊、酱、湿面、火上炙、煿、发风毒等物。

33. 乌豆麦门冬汤（《普济方·卷四百四·婴孩痘疹门·疮疹入眼》）

治疮痘眼目赤肿，癊涩疼痛，泪出羞明。

乌豆（小者，二两） 麦门冬（去心，一两）

上二味，用水三升，同煮，令乌豆烂熟为度，将药汤放温，时时抄与儿服，乳母吃乌豆麦门冬，如三五岁儿，可令嚼吃。如乌睛突高者。难治。

34. 复明散（《普济方·卷四百四·婴孩痘疹门·疮疹入眼》）

治小儿大人斑疮入眼，或成翳膜，或眼睛高出而不枯损者，虽年岁深远，并可治之。

龙胆草（去芦头） 麻黄（去节）

上二味，各等分为细末。每服三钱，食后，炙鼠肝香熟，蘸药食之，日二服。服药五六日后，眼白睛与翳膜皆粉红色，眼觉痒涩，不得揉动，亦不可疑，此是翳膜渐退也，频频用温盐汤洗之。疮大者，日三服，小儿更量大小加减服之。如不食鼠肝，只用第二次淘粟米生泔水调下。

35. 紫贝散（《普济方·卷四百四·婴孩痘疹门·疮疹入眼》）

治斑疮丁子入眼。

紫贝（一个，即田螺也）

上生为末，用羊子肝批开，掺末一钱，线缠，米泔煮香熟，入小口瓶器盛。乘热熏，候冷，于星月下露一宿，来早空心吃。不过一螺，可愈。

36. 鸡翎散（《普济方·卷四百四·婴孩痘疹门·疮疹入眼》）

治小儿斑疮入眼。

轻粉（半钱） 粉霜（一钱）

上同研，地上用炭火三两块，倾在火上，急以碗盖之，频频揭碗看，才候无烟生，即住。揭用鸡翎扫碗内，水银作一处，是一服。如人患左眼，倾入左耳内；患右眼，倾入右耳内，所患眼便开，得其疮自愈。

37. 黄柏膏（《普济方·卷四百四·婴孩痘疹门·疮疹入眼》）

治小儿疹痘出后，即须爱护面目，勿令沾染，欲用胡荽酒喷时，先用此方涂面上，然后方可喷四肢。大人婴孩有此疾悉用之。

黄柏（一两） 绿豆（一两半） 甘草（四两，生用）

上为末，再研令细后，以生麻油调如薄膏。从耳前眼唇并厚涂，日二五遍上。涂面后，可用胡荽酒喷。早用此方涂于面上，令不生疮痘。如用此方涂迟，纵出疮痘亦少。诸家方爱护面目者，皆用此方治疗，分两用法皆同，惟疮痘论用绿豆粉三两半。

38. 芥子膏（《普济方·卷四百四·婴孩痘疹门·疮疹入眼》）

治疮痘，令不入眼。

用白芥子为末，水调敷足心，热毒归下。

39. 秦皮汤（《普济方·卷四百四·婴孩痘疹门·疮疹入眼》）

治小儿痘疮入眼。

秦皮（二两） 秦艽 细辛 防风（各一两） 甘草（半两）

上白水煎，淋洗。

40. 透耳药（《普济方·卷四百四·婴孩痘疹门·疮疹入眼》）

治斑疹入眼。

朱砂（一钱） 粉霜（八分）

上研为极细末。水调少许，用铜杓头倾一两点于耳内，后用前通圣散。

朱砂 脑子 水银 麝香（以上各等分）

上为细末，用水银调滴入耳中。上法候疮疹安后，以兔屎焙干为末，茶清下，频频服，即安。

41. 护目膏（一名**黄柏膏**）（《普济方·卷四百四·婴孩痘疹门·疮疹入眼》）

治小儿痘疮入眼内及截斑毒，或疮痘后热毒壅盛，眼目障翳，或疮痘入眼而生翳者。

黄柏（一两） 绿豆粉（一两半） 甘草（四两，生用） 红花（二两）

上为末。生芝麻清油调涂两眼外四畔，频涂之，面上不生疮痘。若涂此药，疮痘以少，或胭脂敷之亦可。若用胡荽酒，尤能护目。

42. 塞耳丹（《普济方·卷四百四·婴孩痘疹门·疮疹入眼》）

治疹疮入眼。

用水银一钱，虢丹五钱，同丸。作六丸，入熔银锅中，圆瓦上盖，湿纸糊护定。用香炉盛灰，烧

一日后取出，以薄绵裹之。疮疮在右，则塞左耳；在左，则塞右耳。立见坠下。

43. 消翳丸（《普济方·卷四百四·婴孩痘疹门·疮疹入眼》）

治小儿斑疮入眼，生障翳。

朱砂（研） 指甲末（不拘男女，先以水净洗指甲，拭干，用木贼草搽取细末）

上等分，再同研令极细，以露水搜和丸如芥子大。每用一粒，于夜卧时，以新笔蘸水点在眼内，至中夜更点一粒。

44. 蛤粉散（《医学正传·卷之八·痘疹》）

治痘疮入眼。

谷精草 海蛤粉（各等分）

上为细末。每服二钱匕，用獖猪肝二两许，以竹刀批开，掺药在内卷了，外以青箬箬包裹，麻线扎缚定，用水一碗煮令熟，入小口瓶内熏眼，候温取食之，日一服，不过十服遂退。

45. 洗肝散（《古今医鉴·卷之十四·痘疹·痘后余毒方药例》）

治痘疹热毒上攻眼目，热胀疼肿，血丝遮睛者。

归尾 川芎 羌活 薄荷 栀子 防风 大黄 甘草（各等分）

上锉，水煎服。热盛便闭，加芩、连、柏煎滚，泡大黄、芒硝下之；睛疼昏暗，加滑石、石膏、谷精草、菊花、绿豆皮；上翳膜者，加蝉蜕、僵蚕、石决明、白蒺藜，或谷精草、生蛤粉、黑豆皮煮猪胆食之，亦妙；若未屦之前，痘疮入眼者，本方去大黄；瞳肿不开，以鸡子清调黄连末，涂两太阳穴及足底心。

46. 通明散（《古今医鉴·卷之十四·痘疹·痘后余毒方药例》）

治痘后余毒，眼生翳障。

当归 川芎 芍药 生地黄 防风 干葛 菊花 谷精草（倍） 蝉蜕 天花粉（各等分）

上锉，水煎服。眼赤肿，加黄连、栀子；翳厚，加木贼。

47. 回光散（《古今医鉴·卷之十四·痘疹·痘后余毒方药例》）

治痘疹伤眼。

荆芥 黄连 赤芍 谷精草 菊花 木贼 桔梗 牛蒡子 前胡 独活 甘草（各等分）

上锉,生姜、灯草煎服。

48. 吹云散(《古今医鉴·卷之十四·痘疹·痘后余毒方药例》)

治痘疮眼生翳障,或红或白,肿痛。

黄丹(水飞,一钱) 轻粉(三分) 片脑(一厘)

上为末,鹅毛管吹耳内。如左眼患,吹入右耳;右眼患,吹入左耳,一旦三次,兼服通明散。须得早治,迟则必难矣。

49. 羚羊角散(《证治准绳·类方·目·痘疹余毒》)

治小儿斑疹后余毒不解,上攻眼目,生翳羞明,眵泪俱多,红赤肿闭。

羚羊角(镑) 黄芩 黄芪 草决明 车前子 升麻 防风 大黄 芒硝(各等分)

作一服,水一盏,煎半盏,去滓,稍热服。

50. 消毒化斑汤(《证治准绳·类方·目·痘疹余毒》)

治小儿斑疹未满二十一日而目疾作者。

羌活 升麻 防风 麻黄(各五分) 黄连 当归 酒黄柏 连翘(各三分) 藁本 酒黄芩 生地黄 苍术(泔浸炒) 川芎 柴胡(各二分) 细辛 白术 生芩 陈皮 生甘草 苏木 葛根(各一分) 吴茱萸 红花(各半分)

作一服,水二盏,煎至一盏,去滓,稍热服。

51. 退翳散(《证治准绳·类方·目·痘疹余毒》)

治目内翳障,或疮疹后余毒不散。

真蛤粉(另研) 谷精草(生研为末,各一两)

上研匀。每服二钱,用猪肝三指大一片,批开掺药在上,卷定,再用麻线扎之,浓米泔一碗,煮肝熟为度,取出放冷。食后临睡细嚼,却用元煮米泔送下。忌一切毒物。如斋素,只用白柿同煎前药令干,去药食白柿。

52. 谷精散(《证治准绳·类方·目·痘疹余毒》)

治瘢疮翳膜眼。

谷精草 猪蹄蜕(炒) 绿豆皮 蝉蜕(各等分)

上为末。每服三钱,食后米泔调下。

53. 神功散(《证治准绳·类方·目·痘疹余毒》)

治瘢疮翳膜眼。

蛤粉 谷精草(各一两) 绿豆皮 羌活 蝉蜕(各五钱)

上为末。每服三钱,用猪肝一具,入药末,线缝,煮汁同服。

54. 南硼砂散(《证治准绳·类方·目·外障》)

治胬肉瘀突及痘疮入眼生翳膜。

南硼砂(一钱,即白官砂是) 片脑(一分)

上研细末,点眼;用玄参、麦门冬、生地黄煎汤,调洗心散末服。

55. 鳝血方(《证治准绳·类方·目·痘疹余毒》)

治痘疮入眼生翳膜。

鳝鱼系其尾,倒垂之,从项下割破些少,取生血点之于翳上,白鳝鱼尤佳。若翳已凝,即用南硼砂末,以灯芯蘸点翳上。仍用威灵仙、仙灵脾洗晒等分,为末,每一钱,米泔水调服。

56. 地黄散(《幼科证治大全·痘疮》)

治痘疮入眼,心肝壅热,目赤肿痛,或生赤脉,或白膜遮睛,四边散漫者易治,若暴遮黑睛,多致失明,宜速用此,大人亦宜。

熟地黄 当归 防风 蝉蜕 羌活 白蒺藜 谷精草 木贼(各一钱) 玄参(五分) 犀角(一钱) 黄连 大黄 甘草 木通(各一钱五分)

上为末。每五分,量儿大小,用羊肝煮汁,调服,忌口将息,一方有生地黄。

57. 密蒙花散(《幼科证治大全·痘疮》)

治痘入目,翳膜遮暗。

密蒙花 菊花 石决明 蒺藜 木贼 羌活

上为末,茶清调下。

58. 凉肝明目散(《幼科汇诀直解·卷之八·落痂痘后证治·痘疮入眼》)

治痘疮入眼。

白菊花 密蒙花 白蒺藜 蝉蜕(洗净) 柴胡 谷精草 当归(酒洗) 防风 龙胆草(酒洗,各四分)

用猵猪肝煮汤煎药服。热盛,加酒炒黄连;小便短赤,灯心一分;大便秘,加酒大黄。

59. 清肝丸(《痘疹精详·卷三·中风·痘疮入眼》)

治痘疮入眼。

白芍 胆草(各一两) 防风 荆芥 薄荷(各五钱) 菊花 蒺藜 连翘 黄芩 辰砂(各四钱)

合末作丸,辰砂为衣。上方清肝退热,除眼中翳膜。凡眼中有痘,红肿不开者,用饭后服,再将此丸磨研,净水浓煎,以渣敷眼胞。又用胭脂抖汁,入药水,时时点入眼,则痘毒不能伤眼矣。

60. 黄柏膏(《痘疹精详·卷三·中风·痘疮入眼》)

治痘疮入眼。

黄柏(一两) 甘草(二两)

共为细末。用新绿豆五合,新汲水三碗,浸豆一昼夜,去豆,入红花一两煮之,其水约减二盏,去红花,入二药末,慢火熬成膏。每用敷眼胞上下,厚涂之,则痘疮不入眼矣。

61. 引降剂《眼科锦囊·卷四·糊剂之部》

治痘疹入目,风眼疫眼及煅热之眼目,皆有效。

白芥子(如食料者,一两) 大蒜(杵烂,一钱) 醋(一钱)

上三味,如麦饼,贴足心,钱大。

病名索引

（按中文笔画排序）

方剂索引

（按中文笔画排序）

—— 六画 ————————

七画

— 八画 —

九画

十一画